HOSPITAL SÍRIO·LIBANÊS

Série Rotinas nas Emergências do Hospital Sírio-Libanês

Editor da Série: **Fernando Ganem**

Manual de Urgências e Emergências Pediátricas

HOSPITAL SÍRIO·LIBANÊS

Série Rotinas nas Emergências do Hospital Sírio-Libanês

Editor da Série: **Fernando Ganem**

- Manual de Emergências Clínicas
- Manual de Urgências e Emergências Geriátricas

HOSPITAL SÍRIO-LIBANÊS

Série Rotinas nas Emergências do Hospital Sírio-Libanês

Editor da Série: **Fernando Ganem**

Manual de Urgências e Emergências Pediátricas

EDITORES

Ricardo Luiz Affonso Fonseca
Maria Zilda de Aquino
Alberto Carame Helito
Flavia Nassif Gumiero
Lucilia Santana Faria
Alessandro Danesi

Atheneu

Rio de Janeiro • São Paulo
2021

EDITORA ATHENEU

São Paulo — Rua Avanhandava, 126 – 8º andar
Tel.: (11) 2858-8750
E-mail: atheneu@atheneu.com.br

Rio de Janeiro — Rua Bambina, 74
Tel.: (21) 3094-1295
E-mail: atheneu@atheneu.com.br

CAPA: Equipe Atheneu
PRODUÇÃO EDITORIAL: ASA Produções Gráficas e Editorial

CIP-BRASIL. CATALOGAÇÃO NA PUBLICAÇÃO
SINDICATO NACIONAL DOS EDITORES DE LIVROS, RJ

M251
Manual de urgências e emergências pediátricas/editores Ricardo Luiz Affonso Fonseca ... [et al.] ; editor da série Fernando Ganem. - 1. ed. - Rio de Janeiro : Atheneu, 2021.
520 p. : il. ; 21 cm. (Rotinas nas emergências do Hospital Sírio-Libanês)

Inclui bibliografia e índice
ISBN 978-65-5586-155-6

1. Emergências pediátricas – Manuais, guias, etc. 2. Tratamento intensivo pediátrico. I. Fonseca, Ricardo Luiz Affonso. II. Ganem, Fernando. II. Título. III. Série.

21-69676 CDD: 618.920025
CDU: 616-083.98-053.2

Meri Gleice Rodrigues de Souza – Bibliotecária – CRB-7/6439

03/03/2021 03/03/2021

FONSECA, R.L.A; AQUINO M.Z.; HELITO A.C.; GUMIERO F.N.; FARIA L.S.; DANESI A.
Manual de Urgências e Emergências Pediátricas –
Série Rotinas nas Emergências do Hospital Sírio-Libanês

Editor da Série

Fernando Ganem

Médico graduado pela Faculdade de Medicina da Universidade de São Paulo (FMUSP). Residência em Clínica Médica no Hospital das Clínicas (HC) da FMUSP e em Cardiologia no Instituto do Coração (InCor) do HCFMUSP. Doutor em Ciências pela FMUSP. Título de Especialista em Cardiologia pela Sociedade Brasileira de Cardiologia (SBC). Título de Especialista em Terapia Intensiva pela Associação de Medicina Intensiva Brasileira (AMIB). Coordenador do Programa de Residência de Clínica Médica do Hospital Sírio-Libanês (HSL). Diretor de Governança Clínica do HSL.

Editores

Ricardo Luiz Affonso Fonseca

Coordenador Médico do Pronto Atendimento Pediátrico do Hospital Sírio-Libanês (HSL). Coordenador do Programa de Residência Médica de Pediatria do HSL.

Maria Zilda de Aquino

Médica graduada pela Faculdade de Medicina da Universidade de São Paulo (FMUSP). Residência Médica em Moléstias Infecciosas, Especialização em Pediatria. Mestre em Medicina Preventiva. Doutora em Pediatria. MBA em Gestão em Serviços de Saúde.

Alberto Carame Helito

Título em Pediatria pela Sociedade Brasileira de Pediatria (SBP). Coordenador Médico do Hospital Dia do Instituto da Criança do Hospital das Clínicas da Faculdade de Medicina da Universidade de São Paulo (ICr-HCFMUSP).

Flavia Nassif Gumiero

Médica Preceptora da Residência Médica de Pediatria do Hospital Sírio-Libanês (HSL). Médica responsável pelo Estágio da Enfermaria da Residência Médica de Pediatria do HSL. Médica da Unidade de Pronto Atendimento, Semi-Intensiva e Retaguarda de Pediatria do HSL.

Lucilia Santana Faria

Coordenadora Médica da UTI Pediátrica do Hospital Sírio-Libanês (HSL). Mestre em Pediatria pelo Departamento de Pediatria da Faculdade de Medicina da Universidade de São Paulo (FMUSP).

Alessandro Danesi

Coordenador do Núcleo de Especialidades Pediátricas do Hospital Sírio-Libanês (HSL). Médico da Retaguarda do Pronto Atendimento de Pediatria do HSL.

Colaboradores

Adriana Maluf Elias

Mestre e Doutora pela Faculdade de Medicina da Universidade de São Paulo (FMUSP). Médica Assistente da Unidade de Reumatologia Pediátrica do Hospital das Clínicas da Faculdade de Medicina da Universidade de São Paulo (HCFMUSP).

Adriana Mandia Martirani

Médica Pediatra e Neurologista Infantil pela Irmandade da Santa Casa de Misericórdia de São Paulo (ISCMSP).

Adriana Porta Miche Hirschfeld

Médica do Serviço de Transplante Hepático Infantil do Hospital Sírio-Libanês (HSL) e Hospital Municipal Infantil Menino Jesus (HMIMJ). Médica do Serviço de Transplante Hepático Infantil do Hospital A.C. Camargo Cancer Center. Médica Plantonista do Pronto-Socorro Pediátrico do Hospital Sírio-Libanês (HSL).

Alberto Carame Helito

Título em Pediatria pela Sociedade Brasileira de Pediatria (SBP). Coordenador Médico do Hospital Dia do Instituto da Criança do Hospital das Clínicas da Faculdade de Medicina da Universidade de São Paulo (ICr-HCFMUSP).

Alessandra Araújo Gomes

Médica Assistente da Equipe Pediátrica da Unidade de Transplante de Células-Tronco Hematopoiéticas do Hospital Sírio-Libanês (HSL). Médica Assistente da Unidade da Onco-Hematologia e Transplantes de Células-Tronco Hematopoiéticas Pediátricos do Instituto de Tratamento do Câncer Infantil do Instituto da Criança do Hospital das Clínicas da Faculdade de Medicina da Universidade de São Paulo (ITACI/ICr-HCFMUSP).

Alessandro Danesi

Coordenador do Núcleo de Especialidades Pediátricas do Hospital Sírio-Libanês (HSL). Médico da Retaguarda do Pronto Atendimento de Pediatria do HSL.

Ana Carolina Dias Ferreira Calháu

Médica graduada pela Universidade Potiguar (UnP) Natal – RN. Residente do Segundo Ano da Residência do Programa de Pediatria do Hospital Sírio-Libanês (HSL).

Ana Helena D'Arcadia de Siqueira

Médica graduada na Universidade José Rosário Vellano – Alfenas (UNIFENAS). Residente de Pediatria do Hospital Sírio-Libanês (HSL).

Ana Lucia Beltrati Cornacchioni

Título de Especialista em Cancerologia, Área de Oncologia Pediátrica, concedido pela Associação Médica Brasileira (AMB), Sociedade Brasileira de Cancerologia (SBC) e Sociedade Brasileira de Pediatria (SBP). Título de Mestre em Ciências, Área de Oncologia Pediátrica, concedido pela Faculdade de Medicina da Universidade de São Paulo (FMUSP). Assistente do Serviço de Onco-Hematologia do Instituto de Tratamento do Câncer Infantil do Instituto da Criança do Hospital das Clínicas da Faculdade de Medicina da Universidade de São Paulo (ITACI/ICr-HCFMUSP).

Ana Luiza Aldrighi Ceglie

Médica graduada pela Universidade Gama Filho (UGF). Especialização em Pediatria no Hospital do Servidor Público Municipal (HSPM). Subespecialização em Nefrologia Pediátrica do Instituto da Criança do Hospital das Clínicas da Faculdade de Medicina da Universidade de São Paulo (ICr-HCFMUSP). Médica Diarista no Hospital São Camilo Pompeia (HSCP). Plantonista-Emergencista no Hospital Sírio-Libanês (HSL).

Ana Paula Beltran Moschione Castro

Mestre e Doutora em Ciências pela Faculdade de Medicina da Universidade de São Paulo (FMUSP). Médica Assistente da Unidade de Alergia e Imunologia do Instituto da Criança do Hospital das Clínicas da Faculdade de Medicina da Universidade de São Paulo (ICr-HCFMUSP). Médica Pediatra Especialista em Alergia e Imunologia.

Andrea Midori Mizioka

Médica graduada pela Faculdade de Medicina de Marília (FAMEMA). Residência Médica em Pediatria pela Universidade de Santo Amaro (UNISA). Especialização em Emergências Pediátricas pelo Instituto da Criança do Hospital das Clínicas da Faculdade de Medicina da Universidade de São Paulo (ICr-HCFMUSP). Plantonista do Setor de Pediatria do Hospital Estadual de Sapopemba (HESAP) e do Pronto Atendimento de Pediatria do Hospital Sírio-Libanês (HSL).

Andreia Watanabe

Medica Coordenadora da Unidade de Nefrologia Pediátrica do Instituto da Criança do Hospital das Clínicas da Faculdade de Medicina da Universidade de São Paulo (ICr-HCFMUSP). Médica Pesquisadora do LIM29 – Labotatório de Investigação Médica de Nefrologia Celular, Genética e Molecular.

Antonio Carlos Pastorino

Mestre e Doutor em Ciências pela Faculdade de Medicina da Universidade de São Paulo (FMUSP). Chefe da Unidade de Alergia e Imunologia do Departamento de Pediatria da FMUSP.

Antonio Foronda

Médico Efetivo de Pediatria e Cardiologia do Hospital Sírio-Libanês (HSL). Médico Assistente (aposentado) da Unidade Clínica de Cardiologia Pediátrica e Cardiopatias Congênitas do Adulto do Instituto do Coração do Hospital das Clínicas da Faculdade de Medicina da Universidade de São Paulo (InCor-HCFMUSP). Membro da Sociedade Brasileira de Cardiologia (SBC) e do Departamento de Cardiologia da Sociedade de Pediatria de São Paulo (SPSP).

Beatriz Maihara dos Santos

Graduação em Medicina pela Faculdade de Medicina de Marília (FAMEMA). Residência Médica em Pediatria na Faculdade de Medicina da Universidade de São Paulo (FMUSP). Residência Médica em Pneumologia Pediátrica pela FMUSP. Complementação em Pneumologia Pediátrica pela FMUSP. Título de Especialista em Pediatria pela Sociedade Brasileira de Pediatria (SBP) e Associação Médica Brasileira (AMB). Título de Especialista em Área de Atuação em Pneumologia Pediátrica pela SBP, Sociedade Brasileira de Pneumologia e Tisiologia (SBPT) e AMB.

Bruno Simão dos Santos

Preceptor do Programa de Residência Médica em Dermatologia do Hospital Sírio-Libanês (HSL). Médico da Retaguarda de Dermatologia do HSL. Título de Especialista em Dermatologia pela Sociedade Brasileira de Dermatologia (SBD) e Clínica Médica pela Comissão Nacional de Residência Médica (CNRM).

Camila Mariano Rêgo

Médica graduada pela Universidade de Brasília (UnB). Residente de Pediatria no Hospital Sírio-Libanês (HSL).

Carolina Vieira de Campos

Médica Assistente Diarista da Unidade de Terapia Intensiva Pediátrica Cirúrgica do Instituto do Coração do Hospital das Clínicas da Faculdade de Medicina da Universidade de São Paulo (InCor-HCFMUSP). Médico Assistente da Unidade de Cardiologia Pediátrica e Cardiopatias Congênitas do Adulto (InCor-HCFMUSP).

Christiane Cobas Pedreira

Médica pela Universidade Federal da Bahia (UFBA). Residência em Neurologia Infantil pela Faculdade de Medicina da Universidade de São Paulo (FMUSP). Especialização em Neurofisiologia pela FMUSP. Mestrado em Neurologia pela FMUSP. Mestrado Profissionalizante em Economia e Gestão em Saúde pela Universidade de São Paulo (USP). MBA Executivo pelo Insper.

Clarissa Bueno

Médica graduada pela Universidade de São Paulo (USP). Residência Médica em Pediatria e Neurologia Infantil pelo Hospital das Clínicas da Faculdade de Medicina da Universidade de São Paulo (HCFMUSP). Doutorado em Fisiologia Humana pela USP. Médica Neurologista Infantil do HCFMUSP e do Núcleo de Neuropediatria do Hospital Sírio-Libanês (HSL).

Clarissa Harumi Omori

Médica graduada pela Faculdade de Medicina da Universidade de São Paulo (FMUSP). Pediatra e Reumatologista Pediátrica pela Sociedade Brasileira de Pediatria e Reumatologia (SBP). Doutora em Ciências pelo Instituto da Criança do Hospital das Clínicas da FMUSP.

Claudia Regina Cachulo Lopes

Especialista em Pediatria pela Santa Casa de Misericórdia de São Paulo (SCMSP). Mestre em Pediatria pela Faculdade de Ciências Médicas da Santa Casa de São Paulo (FCMSCSP). Doutor em Ciências pela Saúde pela FCMSCSP. Coordenadora da Pediatria do Hospital Geral do Grajaú. Preceptora dos Residentes da Pediatria do Hospital Sírio-Libanês (HSL). Professora da Universidade de Santo Amaro (UNISA).

Clécio Pereira Barbieri

Graduação pela Faculdade de Medicina da Faculdade de Medicina da Universidade de São Paulo (FMUSP). Residência Médica em Pediatria e Terapia Intensiva Pediátrica pelo Hospital das Clínicas da Faculdade de Medicina da Universidade de São Paulo (HCFMUSP). Médico da Unidade de Terapia Intensiva Pediátrica do Hospital Sírio-Libanês (HSL).

Cristiane de Jesus Nunes dos Santos

Médica Assistente da Unidade de Alergia e Imunologia do Instituto da Criança do Hospital das Clínicas da Faculdade de Medicina da Universidade de São Paulo (ICr-HCFMUSP). Especialista em Pediatria pela Sociedade Brasileira de Pediatria (SBP). Especialista em Alergia e Imunologia pela Associação Brasileira de Alergia Imunologia (ASBAI).

Daiane Rodrigues de Oliveira

Médica Residente de Pediatria do Hospital Municipal Infantil Menino Jesus (HMIMJ).

Daniel Moribe

Assistente do Serviço de Endoscopia Geral do Hospital do Servidor Público Estadual (IAMSPE). Médico Assistente do Centro de Diagnóstico em Gastroenterologia da Faculdade de Medicina da Universidade de São Paulo (FMUSP). Médico Assistente do Serviço de Endoscopia do Serviço de Endoscopia Geral do Hospital Sírio-Libanês (HSL).

Daniela Carla de Souza

Doutora em Ciências pelo Departamento de Pediatria da Faculdade de Medicina da Universidade de São Paulo (FMUSP). Vice-Presidente do Instituto Latino Americano de Sepse (ILAS). Médica da UTIP do Hospital Sírio-Libanês (HSL). Médica da UTIP do Hospital Universitário da Universidade de São Paulo (USP).

Déborah Geraldi Rezende de Oliveira

Pediatra Especialista em Alergia e Imunologia pela Faculdade de Medicina da Universidade de São Paulo (FMUSP). Médica do Serviço de Alergia e Imunologia Pediátrica do Hospital Sírio-Libanês (HSL). Médica Plantonista do Pronto Atendimento do HSL.

Deborah Nascimento Lo Russo

Médica graduada pela Faculdade Medicina de Ribeirão Preto de São Paulo (FMRP-USP). Médica Residente de Pediatria do Hospital Sírio-Libanês (HSL).

Eliana Garzon

Neurologista. Doutora em Neurologia pela Faculdade de Medicina de Ribeirão Preto da Universidade de São Paulo (FMRP-USP). Neurofisiologista. Coordenadora dos Serviços de ECG e de Vídeo-ECG do Hospital Sírio-Libanês (HSL).

Fábio Watanabe

Médico e Pediatra pela Faculdade de Medicina da Universidade de São Paulo (FMUSP). Especialização Multiprofissional em Síndrome de Down pela Faculdade de Medicina do ABC (FMABC). Especialização em Educação em Saúde pelo Instituto de Ensino e Pesquisa do Hospital Sírio-Libanês (IEP-HSL). Membro do Núcleo de Estudos sobre a Criança e o Adolescente com Deficiência da Sociedade de Pediatria de São Paulo (SPSP). Atuação no Pronto Atendimento do Hospital Sírio-Libanês (HSL).

Fabiola Villac Adde

Médica do Núcleo de Pediatria do Hospital Sírio-Libanês (HSL). Médica Assistente da Unidade de Pneumologia do Instituto da Criança do Hospital das Clínicas da Faculdade de Medicina da Universidade de São Paulo (ICr-HCFMUSP). Doutora em Medicina pela FMUSP. *Fellowship* na Divisão de Pneumologia do Hospital for Sick Children, Toronto, Canadá. Diploma Europeu em Peadriatric Respiratory Medicine – European Respiratory Society (ERS). Membro de Departamento de Pneumologia da Sociedade de Pediatria de São Paulo (SPSP).

Felippe Nagata Otoch

Médico Pediatra do Hospital Sírio-Libanês (HSL). Intensivista Pediátrico do Instituto de Tratamento do Câncer Infantil do Hospital das Clínicas da Faculdade de Medicina da Universidade de São Paulo (HCFMUSP).

Fernanda Brandão Ferrari

Médica Pediatra e Infectologista Pediátrica do Instituto de Responsabilidade Social do Hospital Sírio-Libanês (HSL). Médica Preceptora da Residência de Pediatria do HSL e da Universidade de Santo Amaro (UNISA).

Fernanda de Castro Monti Rabelo

Médica graduada pela Universidade Federal Fluminense (UFF). Residência em Pediatria na Faculdade de Ciências Médicas da Santa Casa de São Paulo (FCMSCSP). Título pela Sociedade Brasileira de Pediatria (SBP), Neurologista Infantil – Estágio Complementar pela Faculdade de Medicina da Universidade de São Paulo (FMUSP).

Flavia Andrea Krepel Foronda

Médica graduada pela Faculdade de Ciências Médicas da Santa Casa de São Paulo (FCMSCSP). Residência em Pediatria no Instituto da Criança do Hospital das Clínicas da Faculdade de Medicina da Universidade de São Paulo (ICr-HCFMUSP). Doutora em Medicina pelo ICr-HCFMUSP. Médica Assistente da CTI Pediátrica do ICr-HCFMUSP. Médica Diarista da UTI Pediátrica do Hospital Sírio-Libanês (HSL).

Flavia Nassif Gumiero

Médica Preceptora da Residência Médica de Pediatria do Hospital Sírio-Libanês (HSL). Médica responsável pelo Estágio da Enfermaria da Residência Médica de Pediatria do HSL. Médica da Unidade de Pronto Atendimento, Semi-Intensiva e Retaguarda de Pediatria do HSL.

Flávio Roberto Nogueira de Sá

Pediatra da UTI Pediátrica do Hospital Sírio-Libanês (HSL). Ex-Preceptor do CTI Pediátrico do Instituto da Criança do Hospital das Clínicas da Faculdade de Medicina da Universidade de São Paulo (ICr-HCFMUSP).

Flora Zancaner Aranha Pereira

Médica graduada na Faculdade de Medicina Santo Amaro (UNISA). Residente em Pediatria do Hospital Sírio-Libanês (HSL).

Francisco Max Damico

Professor Livre-Docente pela Faculdade de Medicina da Universidade de São Paulo (FMUSP). Orientador Pleno da Pós-Graduação – Oftalmologia, Nível Doutorado da FMUSP. Especialista em Doenças da Retina e do Vítreo, Harvard Medical School, Boston, MA, EUA.

Gilda Porta

Professora Livre-Docente em Pediatria pela Universidade de São Paulo (USP). Médica do Grupo de Hepatologia e Transplante Hepático do Hospital Municipal Infantil Menino Jesus (HMIMJ), Hospital Sírio-Libanês (HSL) e E A.C. Camargo Cancer Center – São Paulo.

Giovana Marin Cancian

Médica graduada pela Faculdade de Medicina de Marília (FAMEMA). Residente de Pediatria pelo Instituto de Ensino e Pesquisa do Hospital Sírio-Libanês (IEP-HSL).

Graziela de Araújo Costa

Mestre e Doutora em Ciências pelo Departamento de Pediatria da Faculdade de Medicina da Universidade de São Paulo (FMUSP). Médica Plantonista das Unidades Semi-Intensiva e Terapia Intensiva Pediátrica do Hospital Sírio-Libanês (HSL). Instrutora do Pediatric Advanced Life Support (PALS).

Guilherme de Freitas Paganoti

Cirurgião Pediátrico e Transplante Pediátrico pela Universidade de São Paulo (USP). Título de Especialista em Cirurgia Pediátrica pela Sociedade Brasileira de Cirurgia Pediátrica (SBCP).

Gustavo Foronda

Coordenador Clínico do Serviço de Hemodinâmica Estrutural Pediátrica do Instituto do Coração do Hospital das Clínicas da Faculdade de Medicina da Universidade de São Paulo (InCor-HCFMUSP). Médico Assistente da Unidade de Cardiologia Pediátrica e Cardiopatias Congênitas do Adulto do InCor-HCFMUSP. Secretário do Departamento de Cardiologia Pediátrica da Sociedade Paulista de Pediatria (SPP). Membro do Núcleo de Cardiologia Pediátrica do Hospital Sírio-Libanês (HSL). Chefe do Centro de Cuidado Integrado de Cardiologia Pediátrica e Cardiopatias Congênitas do Adulto do Hospital Israelita Albert Einstein (HIAE).

Haline Suelma Sousa Aragão

Graduada em Medicina pela Universidade Estadual do Maranhão (UEMA). Residente em Pediatria pelo Instituto de Ensino e Pesquisa do Hospital Sírio-Libanês (IEP-HSL).

Henrique de Mattos Canto

Cirurgião Pediátrico pela Faculdade de Ciências Médicas da Santa Casa de São Paulo (FCMSCSP). Especialista em Videocirurgia Infantil. Cirurgião Pediátrico do Hospital Sírio-Libanês (HSL).

Humberto Salgado Filho

Titular da Associação Brasileira de Cirurgia Pediátrica (ABCP). Mestre em Medicina na Área de Concentração em Cirurgia. Coordenador do Serviço de Cirurgia Pediátrica da Santa Casa de Misericórdia de São Paulo (SCMSP). Médico do Serviço de Cirurgia Pediátrica do Hospital Infantil Darcy Vargas (HIDV) e do Hospital Sírio-Libanês (HSL).

Izabel Mantovani Buscatti

Pediatra pelo Hospital das Clínicas da Faculdade de Medicina da Universidade de São Paulo (HCFMUSP). Reumatologia Pediátrica pelo Instituto da Criança do Hospital das Clínicas da Faculdade de Medicina da Universidade de São Paulo (ICr-HCFMUSP). Título de Especialista em Reumatologia Pediátrica pela Sociedade Brasileira de Reumatologia (SBR). Título de Especialista em Pediatria pela Sociedade Brasileira de Pediatria (SBP). Doutoranda pelo Departamento de Pediatria da Faculdade de Medicina da Universidade de São Paulo (FMUSP).

Jorge Luiz da Silva Rezende

Título de Especialista em Pediatria e Título de Especialista em Nutrologia Pediátrica pela Sociedade Brasileira de Pediatria (SBP).

José Roberto Bevilacqua Guarniero

Médico Ortopedista. Membro da Sociedade Brasileira de Ortopedia Pediátrica (SBOP). Ex-Estagiário do Grupo de Ortopedia Pediátrica do Departamento de Ortopedia e Traumatologia da Faculdade de Medicina da Universidade de São Paulo (FMUSP). Membro do Grupo de Ortopedia Pediátrica do Hospital Municipal Infantil Menino Jesus (HMIMJ) – Instituto de Responsabilidade Social Sírio-Libanês (IRSSL).

Josiane de Carvalho Simas

Médica da UTI Pediátrica do Hospital Sírio-Libanês (HSL). Médica da UTI Pediátrica do Instituto da Criança do Hospital das Clínicas da Faculdade de Medicina da Universidade de São Paulo (ICr-HCFMUSP).

Juliana Davini Mori

Médica graduada pela Faculdade de Medicina do ABC (FMABC). Residente do Segundo Ano de Pediatria do Hospital Sírio-Libanês (HSL).

Katia Kozu

Mestre e Doutora em Ciências pela Faculdade de Medicina da Universidade de São Paulo (FMUSP). Médica Assistente da Reumatologia Pediátrica do Instituto da Criança do Hospital das Clínicas da Faculdade de Medicina da Universidade de São Paulo (ICr-HCFMUSP).

Leonardo Cavallari Bielecki

Médico Pediatra e Emergencista Pediátrico pela Faculdade de Medicina da Universidade de São Paulo (FMUSP). Médico do Pronto-Socorro do Hospital Sírio-Libanês (HSL). Médico Assistente do Pronto-Socorro do Instituto da Criança do Hospital das Clínicas da Faculdade de Medicina da Universidade de São Paulo (ICr-HCFMUSP).

Letícia Kamio Teshima

Título de Especialista em Pediatria. Título de Especialista em Endocrinologia Pediátrica. Endócrino Pediatra do Hospital Sírio-Libanês (HSL).

Lilian Maria Cristofani

Livre-Docente pelo Departamento de Pediatria da Faculdade de Medicina da Universidade de São Paulo (FMUSP). Oncologista Pediátrica do Hospital Sírio-Libanês (HSL) e do Serviço de Oncologia Pediátrica do Instituto da Criança do Hospital das Clínicas da Faculdade de Medicina da Universidade de São Paulo (ICr-HCFMUSP).

Lucas Siqueira da Silva

Médico graduado pela Universidade do Estado do Pará (UEPA – Campus Santarém). Médico Residente em Pediatria do Hospital Sírio-Libanês (HSL).

Lúcia Maria de Arruda Campos

Mestrado e Doutorado em Medicina pela Faculdade de Medicina da Universidade de São Paulo (FMUSP). Responsável Administrativa e Médica Assistente da Unidade de Reumatologia Pediátrica do Instituto da Criança do Hospital das Clínicas da Faculdade de Medicina da Universidade de São Paulo (ICr-HCFMUSP). Professora Colaboradora da Faculdade de Medicina da Universidade de São Paulo (FMUSP). Reumatologista Pediátrica do Centro de Especialidades Pediátricas do Hospital Israelita Albert Einstein (HAE). Reumatologista Pediátrica do Núcleo de Pediatria do Hospital Sírio-Libanês (HSL). Membro do Núcleo Gerencial do Departamento de Reumatologia Pediátrica da Sociedade de Pediatria de São Paulo (SPSP). Membro da Comissão de Reumatologia Pediátrica da Sociedade Brasileira de Reumatologia (SBR). Membro da Liga Pan-Americana de Associações de Reumatologia (PANLAR). Membro do Paediatric Rheumatology International Trials Organization (PRINTO).

Luciana Marques de Vasconcelos

Pediatra com Título de Especialista pela Sociedade Brasileira de Pediatria (SBP). Pneumologista Pediátrica com Título de Especialista pela Sociedade Brasileira de Pneumologia e Tisiologia (SBPT). Médica Plantonista do Pronto Atendimento do Hospital Sírio-Libanês (HSL). Médica do Núcleo de Pneumologia Pediátrica do HSL. Médica Assistente da Enfermaria de Especialidades do Instituto da Criança do Hospital das Clínicas da Faculdade de Medicina da Universidade de São Paulo (ICr-HCFMUSP).

Luciana Midori Inuzuka Nakaharada

Neurologista Infantil. Mestre em Nefrologia pela Faculdade Medicina de Ribeirão Preto de São Paulo (FMRP-USP).

Lucilia Santana Faria

Coordenadora Médica da UTI Pediátrica do Hospital Sírio-Libanês (HSL). Mestre em Pediatria pela Faculdade de Medicina da Universidade de São Paulo (FMUSP).

Magali A. L. Marion

Enfermeira Especialista em Emergência pela Escola Paulista de Medicina da Universidade Federal de São Paulo (EPM/Unifesp). Coordenadora do Pronto Atendimento da Sociedade Beneficente de Senhoras do Hospital Sírio-Libanês (HSL). Coordenadora da Residência de Enfermagem em Urgência e Emergência do Instituto de Ensino e Pesquisa do Hospital Sírio-Libanês (IEP-HSL). Coordenadora do Grupo de Monitores de PCR.

Marcello Creado Pedreira

Especialista em Pediatria e em Emergências Pediátricas pela Sociedade Brasileira de Pediatria (SBP). Membro do Departamento de Emergências da Sociedade de Pediatria de São Paulo (SPSP). Médico do Pronto Atendimento Pediátrico do Hospital Sírio-Libanês (HSL).

Marcio Miasato

Gastroenterologista Pediátrico do Hospital Sírio-Libanês (HSL). Pós-Granduando da Disciplina da Gastroenterologia Pediátrica da Escola Paulista de Medicina da Universidade Federal de São Paulo (EPM/Unifesp). Gastroenterologista Pediátrico do *Staff* do Ambulatório Motilidade Intestinal da EPM/Unifesp.

Marcos Giannetti Machado

Doutor de Urologia pela Faculdade de Medicina da Universidade de São Paulo (FMUSP). Médico Assistente do Setor de Uropediatria do Departamento de Urologia do Hospital das Clínicas da Faculdade de Medicina da Universidade de São Paulo (HCFMUSP). *Research Fellow* na Harvard Medical School, Boston, MA, EUA. Membro do Núcleo de Urologia e de Pediatria do Hospital Sírio-Libanês (HSL).

Marcos Jiro Ozaki

Gastroenterologista Pediátrico do Hospital Sírio-Libanês (HSL) e do Instituto da Criança do Hospital das Clínicas da Faculdade de Medicina da Universidade de São Paulo (ICr-HCFMUSP).

Maria Lina Giacomino de Almeida Passos

Médica graduada pela Pontifícia Universidade Católica de Campinas (PUC-Campinas). Residência Médica em Pediatria no Instituto de Ensino e Pesquisa do Hospital Sírio-Libanês (IEP-HSL).

Maria Lúcia Saraiva Lobo

Pediatra pela Sociedade Brasileira de Pediatria (SBP). Intensivista Pediatra pela Associação de Medicina Intensiva Brasileira (IEP-HSL).

Maria Thereza de Cordes Cabedo

Médica da UTI Pediátrica do Hospital Sírio-Libanês (HSL). Coordenadora Médica do Centro de Tratamento Intensivo Oncológico do Instituto de Tratamento do Câncer Infantil do Instituto da Criança do Hospital das Clínicas da Faculdade de Medicina da Universidade de São Paulo (ITACI/ICr-HCFMUSP).

Maria Zilda de Aquino

Médica graduada pela Faculdade de Medicina da Universidade de São Paulo (FMUSP). Residência Médica em Moléstias Infecciosas. Especialização em Pediatria. Mestre em Medicina Preventiva. Doutora em Pediatria. MBA em Gestão em Serviços de Saúde.

Marina Buarque de Almeida

Mestre e Doutora em Ciências pela Faculdade de Medicina da Universidade de São Paulo (FMUSP). Título de Pediatria pela Sociedade Brasileira de Pediatria (SBP). Título de Pneumologia Pediátrica pela SBP e Sociedade Brasileira de Pneumologia e Tisiologia (SBPT). Coordenadora do Departamento de Pneumologia Pediátrica do Núcleo de Pediatria do Hospital Sírio-Libanês (HSL).

Marina Mattiello Gabriele

Médica Assistente do Departamento de Nefrologia Pediátrica do Instituto da Criança do Hospital das Clínicas da Faculdade de Medicina da Universidade de São Paulo (ICr-HCFMUSP). Médica Pediatra da Unidade de Pronto Atendimento do Hospital Sírio-Libanês (HSL).

Mayra de Barros Dorna

Médica Assistente da Unidade de Alergia e Imunologia do Instituto da Criança do Hospital das Clínicas da Faculdade de Medicina da Universidade de São Paulo (ICr-HCFMUSP). Mestre em Ciências pela Faculdade de Medicina da Universidade de São Paulo (FMUSP).

Michele Luglio

Médico Plantonista da Unidade de Terapia Intensiva Pediátrica do Hospital Sirio-Libanês (HSL). Médico Assistente do Centro de Terapia Intensiva do Instituto da Criança do Hospital das Clínicas da Faculdade de Medicina da Universidade de São Paulo (ICr-HCFMUSP). Preceptor do Centro de Terapia Intensiva do ICr-HCFMUSP.

Miriam Cardoso Neves Eller

Pediatra e Pneumologista Pediátrica Titulada pela Sociedade Brasileira de Pediatria (SBP) e Sociedade Brasileira de Pneumologia e Tisiologia (SBPT). Mestre em Ciências pela Faculdade de Medicina da Universidade de São Paulo (FMUSP). Doutoranda pela FMUSP. Pneumologista Pediátrica do Hospital Municipal Infantil Menino Jesus (HMIMJ). Médica Voluntária da Unidade de Pneumologia do Instituto da Criança do Hospital das Clínicas da Faculdade de Medicina da Universidade de São Paulo (ICr-HCFMUSP).

Nelson Yuji Takahashi

Médico Segundo Assistente do Serviço de Endoscopia da Irmandade da Santa Casa de Misericórdia de São Paulo (ISCMSP). Médico Assistente do Serviço de Endoscopia Geral do Hospital Sírio-Libanês (HSL).

Paula de F. Presti Popoutchi

Endocrinologista Pediátrica com Título de Especialista em Pediatria pela Sociedade Brasileira de Pediatria (SBP) e Escola Paulista de Medicina da Universidade Federal de São Paulo (EPM/Unifesp) e na Área de Atuação em Endocrinologia Pediátrica pela Sociedade Brasileira de Endocrinologia e Metabologia (SBEM) e pelo Instituto da Criança do Hospital das Clínicas da Faculdade de Medicina da Universidade de São Paulo (ICr-HCFMUSP). Endocrinologista Pediátrica e Pediatra do Hospital Sírio-Libanês (HSL). Médica Pesquisadora do Setor de Endocrinologia Pediátrica do ICr-HCFMUSP.

Paula Sachetim Marçal Rigo

Formada pela Pontifícia Universidade Católica do Paraná (PUC-PR). Residência Médica em Pediatria no Hospital Universitário Evangélico Mackenzie (HUEM). Residência Médica em Gastroenterologia Pediátrica no Instituto da Criança do Hospital das Clínicas da Faculdade de Medicina da Universidade de São Paulo (ICr-HCFMUSP). *Fellow* de Transplante Hepático no Hospital Sírio-Libanês (HSL).

Paulo Taufi Maluf

Professor Livre-Docente em Pediatria pela Faculdade de Medicina da Universidade de São Paulo (FMUSP). Pediatra do Centro de Oncologia do Hospital Sírio-Libanês (HSL).

Rafael Kocinas

Médico graduado em Medicina pelo Centro Universitário Lusíada (UNILUS). Residente em Pediatria do Hospital Sírio-Libanês (HSL).

Rafaela Lopes Cardoso

Médica Assistente do Departamento de Nefrologia Pediátrica do Instituto da Criança do Hospital das Clínicas da Faculdade de Medicina da Universidade de São Paulo (ICr-HCFMUSP). Médica Pediatra da Unidade de Pronto Atendimento do Hospital Sírio-Libanês (HSL).

Renata C. Di Francesco

Professora Livre-Docente da Disciplina de Otorrinolaringologia da Faculdade de Medicina da Universidade de São Paulo (FMUSP). Médica Assistente da Divisão de Clínica Otorrinolaringológica do Hospital das Clínicas da Faculdade de Medicina da Universidade de São Paulo (HCFMUSP). Coordenadora do Estágio de Complementação Especializada em Otorrinolaringologia Pediátrica do HCFMUSP.

Ricardo Frank Coelho da Rocha

Médico Assistente da Divisão de Clínica Cirúrgica do Hospital das Clínicas da Faculdade de Medicina da Universidade de São Paulo (HCFMUSP). Cirurgião Pediátrico do Hospital Sírio-Libanês (HSL). Título de Especialista pela Sociedade Brasileira de Cirurgia Pediátrica (SBCP). Membro da American Pediatric Surgical Association (APSA). Membro da American Academy of Pediatrics na Seção de Cirurgia. *Fellow* do American College of Surgeons.

Ricardo Luiz Affonso Fonseca

Coordenador Médico do Pronto Atendimento Pediátrico do Hospital Sírio-Libanês (HSL). Coordenador do Programa de Residência Médica de Pediatria do HSL.

Roberto Guarniero

Professor-Associado Livre-Docente do Departamento de Ortopedia e Traumatologia da Faculdade de Medicina da Universidade de São Paulo (FMUSP). Professor Responsável pela Disciplina de Ortopedia e Traumatologia da FMUSP. Responsável pelo Núcleo de Medicina Avançada em Ortopedia Pediátrica do Sírio-Libanês (HSL).

Sâmia Denadai

Enfermeira Especialista em Urgência e Emergência. Tutora na Residência Multiprofissional Saúde da Criança e do Adolescente.

Samia Medeiros Barbar

Médica Assistente Diarista do Pronto-Socorro Infantil do Instituto da Criança do Hospital das Clínicas da Faculdade de Medicina da Universidade de São Paulo (ICr-HCFMUSP). Médico Assistente da Unidade de Cardiologia Pediátrica e Cardiopatias Congênitas do Adulto do ICr-HCFMUSP. Membro do Núcleo de Cardiologia Pediátrica do Hospital Sírio-Libanês (HSL).

Silmara da Costa Pereira Cestari

Médica do Corpo Clínico do Hospital Sírio-Libanês (HSL). Coordenadora da Residência Médica em Dermatologia do HSL. Mestre em Dermatologia e Doutora em Medicina pela Escola Paulista de Medicina da Universidade Federal de São Paulo (EPM/Unifesp). Especialista em Dermatologia pela Sociedade Brasileira de Dermatologia (SBD) e Associação Médica Brasileira (AMB).

Silvia Aparecida Ferreira

Enfermeira Especialista em Emergência pelo Centro Universitário São Camilo (CUSC). Enfermeira Líder Assistencial do Pronto Atendimento do Hospital Sírio-Libanês (HSL).

Silvia Maria Balieiro Nigro

Doutora em Medicina em Ciências Médicas pela Universidade de São Paulo (USP). Medicina pela USP. Residência Médica em Pediatria pelo Instituto da Criança do Hospital das Clínicas da Faculdade de Medicina da Universidade de São Paulo (ICr-HCFMUSP). Título de Especialista em Pediatria pela Associação Médica Brasileira (AMB). Certificado de Área de Atuação em Medicina de Adolescentes pela AMB. Médica-Assistente da Clínica de Adolescentes do Departamento de Pediatria da Santa Casa de São Paulo (SCSP). Professora Convidada do Departamento de Pediatria da SCSP. Residência em Pediatria – Projeto "Cuidando de Quem Cuida" – Pediatria e Medicina de Adolescente, Núcleo de Especialidades Pediátricas – Pediatria e Medicina de Adolescente do Hospital Sírio-Libanês (HSL).

Sofia Januzzi Zequi

Médica graduada pela Universidade Federal do Rio de Janeiro (UFRJ). Residente em Pediatria do Hospital Sírio-Libanês (HSL).

Teresa Cristina Guimarães

Médica do Grupo de Emergência Pediátrica e do Projeto "Cuidando de Quem Cuida" do Hospital Sírio-Libanês (HSL).

Thaluama Cardin

Médica da Retaguarda de Infectologia Pediátrica do Hospital Sírio-Libanês (HSL).

Vinicius Scaramuzzi

Neurologista Infantil do Hospital Sírio-Libanês (HSL). Neurologista Infantil do Hospital Municipal Maternidade Escola Dr. Mario de Moraes A. Silva – Vila Nova Cachoerinha – São Paulo.

Vívian Lanzarini Biselli

Mestre em Pediatria pela Faculdade de Medicina da Universidade de São Paulo (FMUSP). Título de Pediatria pela Sociedade Brasileira de Pediatria (SBP). Título de Nefrologia Pediátrica pela Sociedade Brasileira de Nefrologia (SBN).

Wendy Serra Oliveira Nozela

Residência em Pediatria pelo Hospital Municipal Infantil Menino Jesus (HMIMJ). Graduação em Medicina pela Universidade Federal da Bahia (UFBA).

Agradecimentos

Agradecemos à dedicação de todos os autores dos capítulos deste livro e a todos os profissionais que atuam no Pronto Atendimento Pediátrico do Hospital Sírio-Libanês, por desempenharem as suas atividades assistenciais e acadêmicas com tanto empenho e qualidade.

Agradecemos à Diretoria do Hospital, na pessoa do Dr. Fernando Ganem, e à Editora Atheneu, que nos deu a oportunidade de realizar esta importante obra. Agradecemos também aos membros do Conselho de Pediatria do Hospital Sírio-Libanês, em especial ao Professor Antranik Manisssdjian, pelo afinco em firmar o Serviço de Pediatria dessa instituição, referência nacional.

Os Editores

Prefácio

Sinto-me muito honrado pelo convite para redigir este prefácio. Há mais de 70 anos me dedico ao cuidado de crianças e adolescentes. Iniciei os meus trabalhos junto à Pediatria do Hospital Sírio-Libanês (HSL) na década de 1970, a convite do saudoso Professor Daher Elias Cutait e com o esteio da Dona Violeta Basílio Jafet, matriarca de nosso Hospital. Desde então, tenho vivido e presenciado o desenvolvimento de um serviço sólido e confiável, composto de profissionais reconhecidamente competentes e referências nas áreas em que atuam.

Me recordo do início das atividades do Pronto Atendimento (PA) Pediátrico do Hospital Sírio-Libanês, em janeiro de 1995. Desde aquela época, para mim era muito clara a importância da formação de uma equipe de pediatras qualificada para a assistência de pacientes em situações críticas de urgência e emergência. O tempo passou e a demanda de atendimentos a pacientes pediátricos em nosso PA aumentou, conforme o Hospital se consolidava como referência também nessa especialidade. Hoje, contamos com 23 Pediatras na equipe do Pronto Atendimento Pediátrico, oito equipes pediátricas para o cuidado aos pacientes que necessitam de internação hospitalar, além da retaguarda de inúmeros subespecialistas pediátricos que compõem o Núcleo de Especialidades Pediátricas do HSL. Posso afirmar, sem dúvida: me orgulho de poder compor esse time, ao lado de profissionais tão estimados e respeitados por quem são e pelo que fazem.

Outro marco de importância inestimável conquistado pelo grupo de pediatras do Hospital Sírio-Libanês foi o início das atividades de nosso Programa de Residência Médica em Pediatria. Vivemos em um mundo e em uma época nos quais, cada vez mais, assistência de qualidade está atrelada a *ensino de qualidade*. Temos grande satisfação em acompanhar o sucesso dos egressos de nosso Programa de Residência. Sabemos que eles levam e continuarão levando consigo medicina de qualidade técnica e humana admiráveis.

Este livro nada mais é do que um dos muitos frutos dessa longa história de dedicação e trabalho em prol da excelência no cuidado ao paciente pediátrico. Estou certo de que poderá ser de grande utilidade a colegas dentro e fora da nossa instituição. Cuidar de nossas crianças é cuidar do futuro do Brasil.

Antranik Manissadjian

Graduado em Medicina pela Faculdade de Medicina da Universidade de São Paulo (FMUSP). Residência Médica pelo Hospital das Clínicas da Universidade de São Paulo (HCFMUSP). Doutorado e Livre-Docência pela FMUSP. Professor Titular da Disciplina de Pediatria da FMUSP. Diretor Clínico do HC-FMUSP por três mandatos. Professor Emérito da FMUSP. Médico do Corpo Clínico do Hospital Sírio-Libanês (HSL).

Apresentação

O Hospital Sírio-Libanês (HSL) tem como lema e meta assistencial a prestação de cuidado humanizado e individualizado aos seus pacientes. Traz consigo também as premissas de responsabilidade social e de difusão do conhecimento técnico-científico e humanístico. Nossa instituição, na última década, galgou importantes passos no ensino e na pesquisa. No cenário nacional, hoje tem valioso papel na formação multidisciplinar de médicos e profissionais de saúde. O HSL oferece à sociedade brasileira dezenas de programas de pós-graduação, especialização e residência em saúde.

O atendimento de urgências e emergências é visto pela instituição como elo especialmente importante na cadeia de etapas da assistência. A excelência no cuidado à vida e o desfecho da condução do processo saúde-doença dependem intimamente dos primeiros momentos do paciente dentro do hospital. Assim, as equipes que atuam em setores de pronto-socorro ou pronto atendimento das mais diversas instituições de saúde necessitam continuamente de atualização de seus conhecimentos diagnósticos e terapêuticos.

Seguindo os passos da equipe de Clínica Médica de nosso hospital, é com enorme satisfação que apresentamos a primeira edição de nosso *Manual de Urgências e Emergências Pediátricas*. Esperamos que esta obra possa servir como referência rápida para o auxílio na tomada de decisões clínicas em atendimentos de crianças e adolescentes, por todo o território nacional. Decisões essas embasadas no que há de mais recente no conhecimento científico e ratificadas por uma equipe de profissionais renomados em suas áreas de atuação, dentro e fora do Brasil.

Os Editores

Sumário

SEÇÃO 1
GRANDES TEMAS

COORDENADORES

Lucilia Santana Faria
Ricardo Luiz Affonso Fonseca
Flavia Nassif Gumiero

CAPÍTULOS

1 Capítulo

Diretrizes para o Atendimento no Serviço de Emergência Pediátrica

Magali A. L. Marion

Sâmia Denadai

Silvia Aparecida Ferreira

Atendimento às emergências e urgências pediátricas

- Estabelecer classificação de risco, que deverá ser realizada por profissional de saúde, de nível superior, mediante treinamento específico e utilização de protocolos preestabelecidos.
- O enfermeiro pode atuar acolhendo o paciente por meio de uma escuta qualificada, identificando urgências e emergências com base na avaliação de parâmetros fisiológicos e em sinais de alerta estabelecidos por protocolos, não associando somente à experiência clínica e à intuição, mas sim a informações válidas e relevantes, com base em pesquisas.
- Inúmeras são as metodologias para classificação de risco em pediatria, dentre elas estão: Triângulo de Avaliação Pediátrica, Canadian Paediatric Triage and Acuity Scale e a respectiva versão computadorizada – Staturg, Emergency Triage Assessmentand Treatment, Emergency severity index para pediatria, Paediatric Taiwan Triage System, Paediatric Triage and Acuity System, Manchester Triage System para cuidado pediátrico e Paediatric Triage Tape. As metodologias devem ser adaptadas aos serviços, desde que possamos garantir que a classificação seja feita corretamente.
- No Pronto Atendimento, o primeiro contato será o enfermeiro, no qual sua anamnese será realizada e seus sinais serão aferidos. Porém, nem sempre sinais e sintomas correspondem ao perfil apresentado pela criança. É de suma importância a tentativa de estabelecer um vínculo para que o conjunto de informações e a percepção do profissional façam sentido e lhe dê maior embasamento para classificar a gravidade do paciente.

- A partir do momento que o profissional enfermeiro se sente seriamente preocupado pode usar de sua experiência e intuição para priorizar o atendimento.
- A criança apresenta uma característica típica de alteração de padrões em curto espaço de tempo. É imprescindível a definição do local de atendimento das emergências para a equipe.
- Para que se obtenha sucesso nos atendimentos de emergência:
  - Todos precisam colaborar com as normas e os protocolos institucionais.
  - Conferências periódicas.
  - Manutenção preventiva de aparelhos e treinamento sobre o seu manuseio.
  - Frequentes simulados de atendimento à emergência.
- O protocolo para atendimento de uma parada cardiorrespiratória (PCR), adulto ou pediátrico, deve estar escrito e apresentado de forma institucional, baseando-se em diretrizes internacionais como as da American Heart Association. Deve-se estabelecer uma dinâmica de comunicação efetiva para acionamento das emergências que contemple a equipe responsável pelo atendimento.
- Escalas de avaliação de deterioração do quadro clínico, por exemplo, a PEWS (*Pediatric Early Warning Score*), podem apoiar a equipe sistematizando a avaliação e prevenindo a PCR, por meio de alertas e intervenção precoce.

Diretriz de analgesia e antitérmico

A febre é um dos sinais mais comuns com o qual nos deparamos nas urgências pediátricas e nas unidades de cuidados primários de saúde, sendo a causa de 65 a 70% de todas as consultas pediátricas. Potenciais efeitos benéficos da redução da febre incluem o alívio do desconforto causado e a redução das perdas insensíveis de água, o que pode diminuir a ocorrência de desidratação.

- Mito do antitérmico: sobre o antitérmico, algumas pessoas acreditam que seu uso pode mascarar a gravidade da doença; porém, o efeito é exatamente o contrário: nos casos duvidosos, com toxemia moderada, o reexame da criança depois do efeito de uma dose de antitérmico pode determinar se o caso é realmente grave (a criança continua muito abatida) ou é benigno (a disposição da criança apresenta melhora evidente).

A dor é outro sintoma que pode acometer crianças em todas as idades e, dependendo da sua gravidade e associação com doenças ou traumas, pode levar a criança a necessitar de atendimento de emergência ou urgência.

- A administração da medicação pode ser feita ainda na triagem/acolhimento pelo enfermeiro, sem necessidade de prescrição médica, desde que haja protocolo institucional que valide tal prática. O COFEN baixou a Resolução nº 317, em 2 de agosto de 2007, que regulamenta as ações do enfermeiro na consulta, prescrição de medicamentos e requisição de exames. Segundo esse documento, o enfermeiro tem autonomia na escolha dos medicamentos e respectiva posologia, respondendo integralmente pelos atos praticados. Segundo o Formulário Terapêutico Nacional, Anvisa e FDA, são exemplos de medicações usadas para tratamento de dor e febre em pediatria: ácido acetilsalicílico, paracetamol, ibuprofeno e dipirona.

Fluxo de obtenção de acesso venoso difícil

- Fatores que dificultam a obtenção de acesso venoso periférico em situações de emergência pediátrica: fragilidade capilar, membros edemaciados, obesidade infantil, menor calibre das veias, rede vascular de difícil visualização.
- Formação de grupos referências em acesso venoso é cada vez mais comum nos hospitais pediátricos, sendo formados por técnicos de enfermagem e enfermeiros com *expertises* em punção venosa. O uso da tecnologia no ambiente hospitalar também contribui para viabilizar punção venosa periférica em crianças com dificuldade de acesso venoso, como o uso do View Vier e ultrassonografia.
- Em pacientes considerados de difícil obtenção de acesso periférico o cateter venoso central de inserção periférica torna-se uma excelente alternativa; porém, é considerado um procedimento invasivo que deve ser realizado por equipe de enfermagem especializada.

Literatura sugerida

Bricks LF. Tratamento da febre em crianças. Pediatria (São Paulo) 2006; 28(3):155-8. Disponível em: https://03474d2d-a-62cb3a1a-s-sites.googlegroups.com/site/medicinaufs/monitoria/caio/T.

Cordeiro CSL. Febre e antipiréticos em pediatria: quando e quais usar? Faculdade de Medicina da Universidade de Coimbra, março 2013. Disponível em: https://estudogeral.sib.uc.pt/bitstream/10316/29206/1/Febre%20e%20antipir%C3%A9ticos%20em%20Pediatria%20-%20Quando%20e%20quais%20usar.pdf

Ferreira MS et al. Capacitação profissional sobre protocolo de acolhimento com classificação de risco em pediatria. Rev Rene. 2012; 13(1):211. Disponível em: http://www.periodicos.ufc.br/rene/article/view/3801/2999.

Ferreira TR et al. Analgésicos, antipiréticos e anti-inflamatórios não esteroides em prescrições pediátricas. Associação Brasileira de Saúde Coletiva. Rio de Janeiro, 2013. 18(12):3695-704. Disponível em: https://www.scielosp.org/pdf/csc/2013.v18n12/3695-3704/pt

Goncalves B et al. O cuidado da criança com dor internada em uma unidade de emergência e urgência pediátrica. Rev. dor [online]. 2013, vol. 14, n. 3 [cited 2018-10-30], pp. 179-83. Available from: <http://www.scielo.br/scielo.php?script=sci_arttext&pid=S1806-00132013000300005&lng=en&nrm=iso>.

Magalhaes FJ et al. Protocolo de acolhimento com classificação de risco em pediatria: confiabilidade interobservadores. Acta paul. enferm. [online]. 2017, vol. 30, n. 3 [cited 2018-10-30], pp. 262-70. Disponível em: http://www.scielo.br/scielo.php?script=sci_arttext&pid=S0103210020170003002628&lng=en&nrm=iso>. ISSN 1982-0194. http://dx.doi.org/10.1590/1982-0194201700040.

Manual de documentos institucionais HSL.

Murahovschi J. A criança com febre no consultório. Jornal de Pediatria. Sociedade Brasileira de Pediatria. 0021-7557/03/79-Supl.1/S55. Disponível em: http://www.scielo.br/pdf/%0D/jped/v79s1/v79s1a07.pdf

Oguisso T, Freitas GF. Enfermeiros prescrevendo medicamentos: possibilidades e perspectivas. Revista Brasileira de Enfermagem [en linea] 2007, 60 (Marzo-Abril) : [Fecha de consulta: 30 de octubre de 2018] Disponible en:<http://www.redalyc.org/articulo.oa?id=267019613001> ISSN.

Oliveira AM, Danski MTR, Pedrolo E. Technological innovation for peripheral venipuncture: ultrasound training. Rev Bras. Enferm [Internet]. 2016; 69(6):990-6. DOI: http://dx.doi.org/10.1590/0034-7167-2016-0125.

PALS – CPR and ECC – American Heart Association. https: //cpr.heart.org/AHAECC/.../UCM_476258_PALS.jsp.

Pediatric Early Warning Score (PEWS) – MDCalc. https://www.mdcalc.com/pediatric-early-warning--score-pews.

Prefeitura de São Luiz, SEMUS. Protocolo de acolhimento com classificação de risco. Hospitais Socorrão I, Socorrão II e Hospital da Criança.

Rdc 50 revisada – Para funcionamento de uma unidade de atendimento. https://www.ebah.com.br/content/ABAAAejQYAC/rdc-50-revisada.

Veras JEGLF et al. Risk classification in pediatrics: development and validation of a guide for nurses. Rev Bras Enferm. 2015; 68(5):630-9. DOI: http://dx.doi.org/10.1590/0034-7167.2015680521i.

2 Capítulo

Sedação e Analgesia

Maria Thereza de Cordes Cabedo

Ana Helena D'Arcádia de Siqueira

Introdução

É frequente a necessidade de sedação e analgesia com o objetivo de reduzir o estado de consciência e diminuir ou eliminar a percepção dolorosa. Na faixa etária pediátrica destaca-se a importância para controle do comportamento e realização de procedimentos com segurança. A boa avaliação inicial da dor atuará como uma linha de base para o julgamento de intervenções subsequentes.

Definição

Dor

- De acordo com a Associação Internacional para o Estudo da Dor, a dor é definida como uma experiência emocional não prazerosa associada a dano tecidual real ou potencial.

Sedação

- Sedação mínima (ansiólise): paciente responde a comandos verbais, pode alterar funções cognitiva e motora; porém, as funções ventilatórias e cardíacas não são afetadas.
- Sedação moderada: é um estado de depressão da consciência, no qual o paciente responde de forma proposital a comandos verbais, sozinhos ou acompanhados por estímulo táteis. A função cardiovascular e a ventilação espontânea são mantidas.
- Sedação profunda: depressão profunda do nível de consciência a qualquer estímulo. Esse estado é frequentemente acompanhado por perda dos reflexos de proteção e necessita de conduta adequada de vias respiratórias, ventilatória e controle da pressão arterial.
- Anestesia geral: perda de consciência, induzida por medicamentos, sem resposta a estímulos dolorosos. Necessitando de assistência ventilatória. A função cardiovascular pode estar prejudicada.

Princípios gerais

- A terapia farmacológica para sedação e analgesia é necessária e deve ser realizada sempre que necessário. No entanto, é importante considerar medidas não farmacológicas:
  - Ofertas de soluções adocicadas (sacarose ou glicose) diretamente sobre a língua do neonato em pequenos volumes (2 mL) e sucção não nutritiva.
  - Métodos físicos (posição de conforto, massagem, abraço, calor local).
  - Técnicas cognitivas (imaginação terapêutica, relaxamento, distração).
  - Presença dos pais e explicação sobre o procedimento.
- Quando possível, considerar uso de anestésico tópico local, como lidocaína, 30 a 60 minutos antes do procedimento.
- Recomenda-se o uso de tratamento analgésico em duas etapas, de acordo com o nível de gravidade da dor: dor leve ou dor moderada a grave.
- Considerar a presença de morbidades, possível interação medicamentosa, procedimento a ser realizado, estado neurológico e hemodinâmico e experiência do médico.

Tabela 2.1. Medicamentos não opioides para dor leve

Fármaco	Dose inicial	Via de admnistração	Intervalo	Efeitos colaterais
Paracetamol	10 a 15 mg/kg	VO	6/6 horas	Hepatotoxicidade
Ibuprofeno (> 6 meses)	5 a 10 mg/kg	VO	6/6 a 8/8 horas	Hemorragia digestiva, broncospasmo
Naproxeno (> 2 anos)	5 a 7 mg/kg	VO	8/8 a 12/12 horas	Hemorragia digestiva, broncospasmo
Dipirona	25 a 35 mg/kg	VO ou IV	6/6 horas	Reação alérgica, agranulocitose
Cetorolaco (> 2 anos)	0,3 a 0,5 mg/kg	IV	6/6 a 8/8 horas	Hemorragia digestiva

Fonte: autoria própria.

Tabela 2.2. Medicamentos para dor moderada a intensa (> 6 meses)

Fármaco	Dose inicial	Via de admnistração	Intervalo	Efeitos colaterais
Tramadol	1 a 2 mg/kg	VO ou IV	4/4 a 6/6 horas	Convulsões (contraindicado em convulsivos), diaforese, taquicardia transitória, náuseas, vômitos e constipação

Continua...

Tabela 2.2. Medicamentos para dor moderada a intensa (> 6 meses) – continuação

Fármaco	Dose inicial	Via de admnistração	Intervalo	Efeitos colaterais
Morfina Dor moderada	0,05 a 0,1 mg/kg	VO	2 a 4 horas	Depressão respiratória, broncospasmo, retenção urinária, diminuição do esvaziamento gástrico
Morfina Dor intensa	0,2 a 0,3 mg/kg 0,05 a 0,1 mg/kg	VO IV ou SC	2 a 4 horas	–
Fentanil	0,5 a 2 mcg/kg	IV bolus	30 minutos	Rigidez torácica, depressão respiratória, constipação, vômitos
	0,5 a 2 mcg/kg/h	IV contínua	Contínuo	–
Metadona	0,1 mg/kg 0,05 a 0,1 mg/kg	VO IV ou SC	2 a 3 doses a cada 4 horas, após a cada 8 a 12 horas	Hipotensão, bradicardia, depressão respiratória e sedação excessiva

Fonte: autoria própria.

Fármacos para sedação e analgesia

Sedativos – hipnóticos

- Midazolam: para procedimentos que requerem sedação, controle motor, diminuição da ansiedade e amnésia. Sem efeito analgésico:
  - Dose: IV: (6 meses a 5 anos): inicial 0,05 a 0,1 mg/kg, máximo 0,6 mg/kg (início da ação: 2 a 3 min, duração: 45 a 60 min); IV: (6 a 12 anos): inicial 0,025 a 0,05 mg/kg, máximo 0,4 mg/kg (início da ação: 2 a 3 min, duração: 45 a 60 min); IM: 0,1 a 0,15 mg/kg (início da ação: 10 a 20 min, duração: 60 a 120 min); VO: 0,5 a 0,75 mg/kg (início da ação: 15 a 30 min, duração: 60 a 90 min); IN: 0,2 a 0,5 mg/kg (início da ação: 10 a 15 min, duração: 60 min); VR: 0,25 a 0,5 mg/kg (início da ação: 10 a 30 min, duração: 60 a 90 min).
  - Efeitos colaterais: depressão respiratória, hipotensão, efeito paradoxal.
- Diazepam: sedação, controle motor, sem efeito analgésico:
  - Dose: IV: inicial: 0,05 a 0,1 mg/kg/dose, máximo: 0,25 mg/kg (início da ação: 2 a 3 min, duração: 45 a 60 min).
  - Efeitos colaterais: depressão respiratória, hipotensão, efeito paradoxal.
- Proprofol: sedação para procedimentos de curta duração:
  - Dose: IV: 1 a 2 mg/kg/dose, pode repetir 0,5 mg/kg a cada 3 a 5 min (início da ação: 1 min, duração: 5 a 15 min).
  - Efeitos colaterais: dor a infusão, hipotensão, apneia e bradicardia.

- Etomidato: sedação para procedimentos de curta duração:
  - Dose: IV: 1 a 0,2-0,3 mg/kg/dose (início da ação: 1 min, duração: 5 a 15 min).
  - Efeitos colaterais: dor local e mioclônus.
- Dexmedetomidina: sedação com manutenção do drive respiratório, indicado para procedimentos de imagem, EEG, endoscopia:
  - Dose: IV: 1 a 2 mcg/kg de ataque e 0,25 a 1 mcg/kg/h em infusão contínua. IM: 1 a 4,5 mcg/kg. IN/mucosa oral: 1 a 3 mcg/kg. Oral: 5 mcg/kg (início da ação: 5 a 10 min, duração: 60 a 120 min).
  - Efeitos colaterais: arritmia, hipotensão e hipertensão.

Analgésicos

- Fentanil: analgesia para procedimentos com dor moderada a intensa:
  - Dose: IV: 1 mcg/kg/dose a cada 3 min conforme necessidade; IN: 1,5 mcg/kg/dose (início da ação: 2 a 3 min, duração: 30 a 60 min).
  - Efeitos colaterais: depressão respiratória, hipotensão, efeito paradoxal.
- Morfina: analgesia para procedimentos com dor moderada a intensa:
  - Dose: IV: inicial: 0,05 a 0,15 mg/kg/dose, pode ser repetida a cada 5 min (início da ação: 5 a 10 min, duração: 30 a 60 min).
  - Efeitos colaterais: hipotensão, náuseas, liberação de histamina, diminuição da motilidade do trato gastrintestinal.
- Cetamina: agente dissociativo com propriedades analgésicas e sedativos, para procedimentos dolorosos de curta duração e amnésia:
  - Dose: IV: 1 a 2 mg/kg/dose, pode repetir 0,5 a 1 mg/kg a cada 5 a 10 min (início da ação: 1 min, duração: 15 a 60 min); IM: 2 a 5 mg/kg, pode repetir 2 a 4 mg/kg após 10 min (início da ação: 3 a 5 min, duração: 15 a 30 min):
  - Efeitos colaterais: laringospasmo, hipersecreção e vômitos.

Antídotos

- Flumazenil: reversão de efeitos indesejados dos benzodiazepínicos:
  - Dose: IV 0,02 mg/kg/dose a cada 60 segundos, máximo de 1 mg (início da ação: 1 a 2 min, duração: 45 a 60 min).
- Naloxone: reversão de efeitos indesejados dos opioideis.
  - IV ou IM: 0,1 mg/kg/dose, máximo 2 mg/dose a cada 2 min (início da ação: 2 min (IV); 10 a 15 min (IM), duração: 20 a 40 min (IV); 60 a 90 min (IM).

Literatura sugerida

Barbosa SMM, Zoboli I. Manuseio da dor em crianças portadoras de patologias, atualização de condutas em Pediatria nº 69. Departamentos Científicos SPSP – Julho de 2014.

Kraychete DC, Siqueira JTT, Garcia JBS. Recommendations for the use of opioids in Brazil: Part II. Use in children and the elderly. Rev. dor, São Paulo, v. 15, n. 1, p. 65-69, Mar. 2014. Disponível em: <http://www.scielo.br/scielo.php?script=sci_arttext&pid=S1806-00132014000100065&lng=en&nrm=iso>. Acesso em: 11 Oct. 2018. http://dx.doi.org/10.5935/1806-0013.20140015.

Santiago MB, Cid JLH, Freddi N. Sedação e analgesia em crianças: uma abordagem prática para as situações mais frequentes. J Pediatr (Rio J). 2007; 83(2 Suppl):S71-82: Sedação, analgesia, dor, ventilação mecânica, abstinência.

WHO Health Organization 2012. WHO guidelines on the pharmacological treatment of persisting pain in children with medical illnesses. Acesso em: 20 oct 2018. Disponível em: http://apps.who.int/iris/bitstream/handle/10665/44540/9789241548120_Guidelines.pdf;jsessionid=75CF6D29BCA-89B122AFEE1470179D04B?sequence=1.

Capítulo 3

Abordagem Inicial da Criança na Emergência

Graziela de Araújo Costa

Definição

- A abordagem inicial da criança na emergência é uma forma rápida de identificar uma parada cardiorrespiratória ou outra condição que ameace a vida, como insuficiência respiratória ou instabilidade hemodinâmica que requerem intervenção imediata.

Quadro Clínico

Avaliação da tríade

- Aparência (nível de consciência, interação, tônus muscular, resposta verbal, choro e consolabilidade).
- Respiração (posição do paciente para respirar, esforço respiratório e sons da respiração).
- Coloração da pele (pálido, mosqueado, cianótico, equimoses, hematomas e petéquias).

Avaliação

- Checar pulso e respiração.

Ausência de pulso – PCR

- Siga recomendações do Capítulo 7 – Seção 1.

Presença de pulso – Não PCR

- Avaliação primária:
  - A – Permeabilidade da via respiratória (estridor, secreção e corpo estranho).
  - B – Respiração (frequência respiratória, saturação O_2, ausculta pulmonar e esforço respiratório).

- C – Circulação (frequência cardíaca, ritmo cardíaco, pulso central, pressão arterial, pulsos periféricos, perfusão periférica, palpação do fígado e diurese).
- D – Avaliação neurológica (escala de coma de Glasgow, pupilas e glicemia).
- E – Exposição (temperatura e avaliação da pele).

- Avaliação secundária:
  - S – Sinais e sintomas atuais.
  - A – Histórico de alergias.
  - M – Uso de medicações atuais.
  - P – Passado médico.
  - L – Última refeição.
  - E – Eventos que possam ter relação com o problema atual.
- Avaliação terciária:
  - Exames laboratoriais e de imagem pertinentes às avaliações primária e secundária.

Tratamento

- Monitoração (ritmo cardíaco, oximetria de pulso e pressão arterial).
- Oxigenioterapia de alto fluxo (máscara não reinalante, cateter nasal de alto fluxo, ventilação não invasiva e ventilação invasiva).
- Acesso vascular (periférico ou intraósseo).

Patologias específicas

- Obstrução da via respiratória superior (OVRS):
  - Manter a criança tranquila, em posição de conforto.
  - Abertura de vias respiratórias.
  - Aspiração das vias respiratórias superiores se necessário.
  - Laringite aguda (crupe): inalação com epinefrina 5 ampolas; dexametasona 0,6 mg/kg (VO/IM/EV).
  - Anafilaxia: epinefrina 0,01 mg/kg IM (dose máxima 0,3 mg), corticoide, inalação β2-agonista e anti-histamínicos.
- Obstrução da via respiratória inferior:
  - Metilprednisolona 2 mg/kg/dia (asma moderada a grave).
  - Inalação ou *puff* β2-agonista 3× com intervalo de 20 min.
  - Considerar inalação com brometo de ipratrópio (quadro grave).
  - Sulfato de magnésio 25 a 50 mg/kg/dia em 30 min.
  - Terbulalina SC 10 a 15 mcg/kg (ataque) e iniciar EV contínua (iniciar com 0,1 a 0,2 mcg/kg/min até 8 mcg/kg/min).
- Doença do parênquima:
  - Antibioticoterapia (se a causa for infecciosa).
  - Considerar diuréticos (se o edema pulmonar for cardiogênico).

- Alteração do controle da respiração (central):
  - Antídotos (se possível).
  - Tratamento da hipertensão intracraniana.
- Choque hipovolêmico:
  - Expansão com cristaloide 20 mL/kg até melhora dos sinais de choque.
  - Hemocomponentes se choque hipovolêmico por sangramento.
- Choque cardiogênico:
  - Considerar expansão com cristaloide 5 a 10 mL/kg.
  - Se PA baixa: dobutamina (5 a 25 mcg/kg/min) ou epinefrina (0,1 a 0,3 mcg/kg/min).
  - Se PA normal: milrinone 0,25 a 1 mcg/kg/min.
- Choque obstrutivo:
  - Punção pleural ou pericárdica.
  - Considerar expansão com cristaloide 20 mL/kg.
- Choque séptico:
  - Expansão com cristaloide 20 mL/kg (avaliar sinais de congestão).
  - Antibioticoterapia na primeira hora.
  - Choque frio: epinefrina (iniciar com 0,1 a 0,2 mcg/kg/min).
  - Choque quente: norepinefrina (iniciar com 0,1 a 0,2 mcg/kg/min).
  - Considerar hidrocortisona 100 mg/m^2 nos casos de suspeita de insuficiência suprarrenal.
- Corpo estranho:
  - Crianças até 1 ano: 5 tapas nas costas (interescapular) + 5 compressões torácicas.
  - Crianças maiores de 1 ano: manobra de Heinlich.
  - Importante manter o ciclo: avaliação → identificação → intervenção → reavaliação.

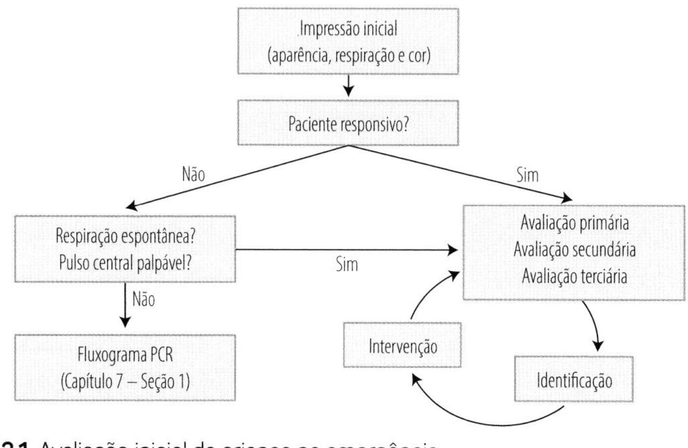

Figura 3.1. Avaliação inicial da criança na emergência.

Fonte: adaptada de Pediatric Advanced Life Suport (PALS), 2017.

Tabela 3.1. Frequências cardíacas normais para idade

Idade	Frequência em vigília	Frequência em sono
Neonatos	100 a 205	90 a 160
Bebê	100 a 180	90 a 160
1 a 3 anos	98 a 140	80 a 120
Idade pré-escolar	80 a 120	65 a 100
Idade escolar	75 a 118	58 a 90
Adolescente	60 a 100	50 a 90

Fonte: adaptada de Pediatric Advanced Life Suport (PALS), 2017.

Tabela 3.2. Frequências respiratórias normais para idade

Idade	Respirações/minuto
Bebê	30 a 53
1 a 3 anos	22 a 37
Idade pré-escolar	20 a 28
Idade escolar	18 a 25
Adolescente	12 a 20

Fonte: adaptada de Pediatric Advanced Life Suport (PALS), 2017.

Tabela 3.3. Definição de hipotensão por pressão arterial sistólica e idade

Idade	Pressão arterial sistólica (mmHg)
Neonatos a termo (0 a 28 dias)	< 60
Bebês (1 a 12 meses)	< 70
Crianças 1 a 10 anos (percentil 5)	$< 70 + (2 \times \text{idade em anos})$
Crianças $>$ 10 anos	< 90

Fonte: adaptada de Pediatric Advanced Life Suport (PALS), 2012.

Literatura sugerida

American Heart Association. Suporte Avançado de Vida em Pediatria, 2012.

American Heart Association. Suporte Avançado de Vida em Pediatria, 2017.

Capítulo 4

Sequência Rápida de Intubação

Clécio Pereira Barbieri

Definição

- Sequência rápida de intubação (SRI) consiste no processo de preparo, sedação e paralisia muscular para facilitar a intubação traqueal de emergência, promovendo uma excelente condição para intubação, com relaxamento completo da mandíbula, cordas vocais abertas e imóveis, ausência de tosse e de movimentos respiratórios espontâneos, reduzindo assim os efeitos adversos associados ao procedimento, tais como hipóxia, regurgitação e aspiração pulmonar, dor, hipertensão arterial, elevação da pressão intracraniana, trauma de via respiratória, arritmias, trauma psíquico e morte.

Indicações

- Quadros de insuficiência respiratória de etiologia central, via respiratória superior ou inferior, doenças do parênquima pulmonar e especialmente em crianças que não estejam em jejum.

Contraindicações

- Parada cardiorrespiratória ou coma profundo (que não reajam a dor).
- Respiração espontânea e ventilação apropriada em pacientes que dependem do tônus muscular e de posição adequada para manter a via respiratória pérvia (ponderar sedação e analgesia tituladas).
- Dúvidas quanto à possibilidade de sucesso na intubação ou na ventilação com bolsa-máscara (via respiratória difícil).
- Edema significativo, trauma ou distorção facial ou laríngea.
- Inexperiência com a técnica.

Tabela 4.1. Principais fármacos usados como pré-medicação

Fármaco	Classe	Dose	Benefício	Efeitos adversos
Atropina	Anticolinérgico	0,01 a 0,02 mg/kg EV (mínimo 0,1 mg, máximo 1 mg); pode ser IM (0,02 mg/kg)	Prevenção da bradicardia; redução da secreção oral	Taquicardia
Lidocaína	Anestésico	1 a 2 mg/kg EV em bolus, 2 a 5 minutos antes da laringoscopia	Prevenção do aumento da pressão intracraniana	Eficácia duvidosa para neuroproteção
Fentanil	Opioide	2 a 4 mcg/kg EV lento (ou IM)	Início rápido, potente, com menores efeitos hemodinâmicos que outros opioides	Rigidez torácica com a infusão rápida; pode causar hipotensão e depressão respiratória
Rocurônio	Bloqueador neuromuscular não despolarizante	0,06 a 0,1 mg/kg EV (1/10 da dose paralisante)	Inibir a fasciculação causada pela despolarização das membranas celulares musculares causada pela succinilcolina	Risco de paralisar o paciente (mesmo com dose baixa) e causar apneia

Fonte: autoria própria.

Tabela 4.2. Principais fármacos sedativos

Fármaco	Classe	Dose	Benefício	Efeitos adversos
Midazolam	Benzodiazepínico	0,1 a 0,3 mg/kg EV ou IM	Potente ação amnésica	Causa depressão respiratória; pode causar hipotensão, agitação paradoxal, soluços. Não tem ação analgésica

Continua...

Tabela 4.2. Principais fármacos sedativos – continuação

Fármaco	Classe	Dose	Benefício	Efeitos adversos
Etomidato	Derivado imidazólico (agente sedativo-hipnótico, sem efeito analgésico)	0,2 a 0,4 mg/kg EV	Causa mínima depressão respiratória ou cardiovascular. Tem efeito neuroprotetor. Ação ultrarrápida.	Pode causar depressão suprarrenal transitória (contraindicado em suspeita de sepse), tosse, soluços e exacerbar convulsões focais
Ketamina	Anestésico dissociativo (derivado da fenciclidina)	1 a 4 mg/kg EV (ou 3 a 6 mg/kg IM)	Causa analgesia, sedação rápida e amnésia. Preserva o drive respiratório e os reflexos protetores de via respiratória. Muito usado em choque séptico e broncospasmo (provoca broncodilatação)	Causa hipertensão arterial, aumento da pressão intracraniana e intraocular, alucinações ou reações de pânico (podem ser amenizadas com o uso concomitante de benzodiazepínicos), laringospasmo e aumento excessivo das secreções das vias respiratórias (pode ser evitado com o uso prévio de 0,01 mg/kg de atropina)
Propofol	Anestésico (derivado fenólico)	1 a 3 mg/kg EV	Rápido início de ação (30 segundos) e duração breve (5 a10 minutos)	Hipotensão e dor local à administração
Tiopental	Sedativo-hipnótico	2 a 4 mg/kg EV	Rápido início de ação (10 a 20 segundos) e curta duração (5 a 10 minutos) Efeito protetor no cérebro, podendo diminuir a pressão intracraniana (sedativo de escolha em TCE, mal epiléptico ou com suspeita de hipertensão intracraniana)	Não é analgésico. Causa depressão miocárdica e hipotensão. Pode causar broncospasmo, tosse, laringospasmo e anafilaxia. Não deve ser usado em pacientes com asma aguda, hipotensos ou hipovolêmicos

Fonte: autoria própria.

Tabela 4.3. Principais bloqueadores neuromusculares (curares)

Fármaco	Classe	Dose	Benefício	Efeitos adversos
Succinilcolina (ou suxametonio)	Bloqueador neuromuscular despolarizante	Lactentes: 2 mg/kg EV; crianças maiores: 1 a 1,5 mg/kg EV (pode ser IM: 3 a 5 mg/kg)	início de ação rápido (30 a 60 segundos) e duração de ação ultracurta (3 a 5 minutos)	Causa fasciculação muscular, dor muscular, rabdomiólise, mioglobinúria, hipercalemia, hipertensão arterial, aumento da pressão intracraniana e ocular, hipertermia maligna, bradicardia e assistolia. Contraindicações: aumento da pressão intracraniana (PIC), lesão aberta de globo ocular, glaucoma, hipercalemia, insuficiência renal, distúrbios neuromusculares, traumatismo raquimedular, antecedente de hipertermia maligna e de deficiência de colinesterase plasmática, lesões por esmagamento, trauma ou queimadura 48 horas ou mais depois da lesão
Rocurônio	Bloqueador neuromuscular não despolarizante	0,6 a 1,2 mg/kg EV (pode ser IM)	Início de ação rápido (60 segundos). Mínimo efeito cardiovascular (seguro para pacientes em insuficiência renal e hepática). Tem agende reversor: Sugamedex (2 a 16 mg/kg)	Duração intermediária: 30 a 60 minutos. Deve ser estocado sob refrigeração 2 a 8°C

Continua...

Tabela 4.3. Principais bloqueadores neuromusculares (curares) – continuação

Fármaco	Classe	Dose	Benefício	Efeitos adversos
Vecurônio	Bloqueador neuromuscular não despolarizante	0,1 a 0,2 mg/kg EV	Mais potente que o rocurônio; porém, tem início de ação mais lento (90 a 120 segundos)	Duração de ação é de 30 a 90 minutos. Sua apresentação é em pó para reconstituição, demandando mais tempo para o preparo
Cisatracúrio	Bloqueador neuromuscular não despolarizante	0,1 a 0,2 mg/kg ataque	Inicio de ação de 2 a 3 minutos. Sem ajuste em insuficiência renal ou hepática	Duração de ação é de 35 a 45 minutos. Deve ser estocado sob refrigeração 2 a 8°C

Fonte: autoria própria.

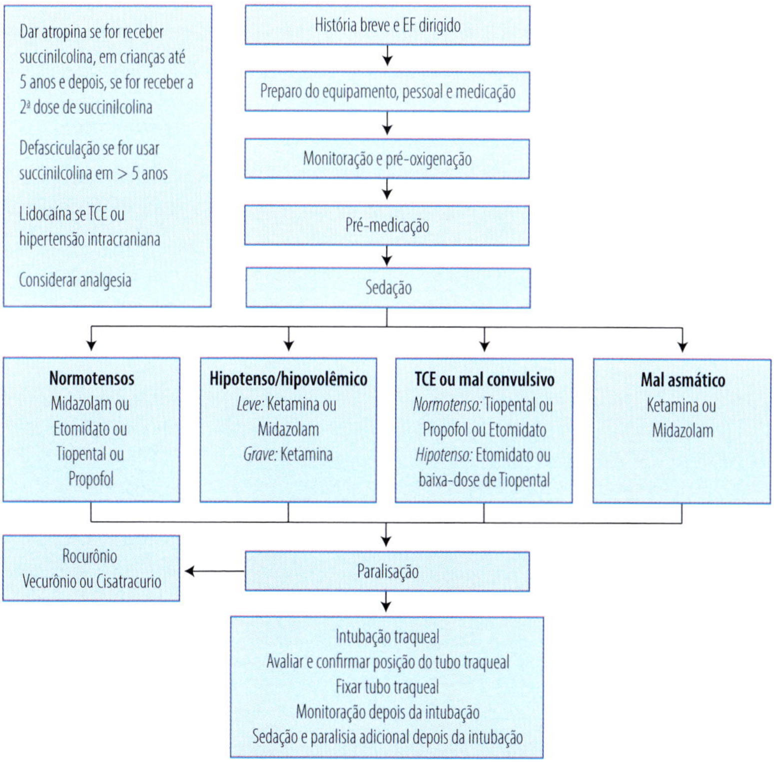

Fluxograma 4.1. Etapas da intubação traqueal em pacientes sem contraindicações para sequência rápida de intubação.

Fonte: autoria própria.

Literatura sugerida

Bledsoe GH, Schexnayder SM. Pediatric rapid sequence intubation: a review. Pediatr Emerg Care. 2004 May;20(5):339-44.

Gerardi MJ et al. Rapid sequence intubation of the pediatric patient. Ann Emerg Med. 1996;28(1):55-74.

McAllister JD, Gnauck KA. Rapid sequence intubation of the pediatric patient – Fundamentals of Practice. Pediatr Clin North Am. 1999;6:1249-84.

Reynolds SF, Heffner J. Airway management of the critically ill patient – Rapid sequence intubation. Chest. 2005;127:397-1412.

Capítulo 5

Insuficiência Respiratória Aguda

Flavia Andrea Krepel Foronda

Definição

- Incapacidade do sistema respiratório em manter uma troca gasosa adequada para suprir as demandas metabólicas dos tecidos.
- Prejuízo da ventilação ($PaCO_2$ > 50 mmHg ou aumento do $PaCO_2$ > 20 mmHg acima do basal).
- Prejuízo da oxigenação (PaO_2 < 60 mmHg).

Quadro Clínico

- Taquipneia.
- Taquicardia.
- Aumento do trabalho respiratório.
- Alterações da ausculta pulmonar (estridor, sibilos e roncos).
- Pele pálida e fria.
- Alteração do nível de consciência.

SINAIS DE ALERTA: bradipneia ou apneia, bradicardia, cianose, estupor ou coma, baixa entrada de ar e esforço respiratório muito elevado.

Diagnóstico

Obstrução da via respiratória superior

- Alterações na voz ou no choro (rouquidão).
- Tosse ladrante.

- Estridor.
- Baixa expansibilidade pulmonar.
- Entrada de ar diminuída na ausculta.

Com febre

- Epiglotite.
- Crupe.
- Traqueíte.
- Abcesso retrofaríngeo.

Sem febre

- Corpo estranho.
- Anafilaxia.
- Malformações (anel vascular).
- Trauma.
- Estenose subglótica.
- Laringotraqueomalácia.

Vias respiratórias inferiores

- Sibilos e expiração prolongada.
- Aumento do trabalho respiratório na expiração.
- Bronquiolite.
- Asma.
- Broncodisplasia pulmonar.
- Corpo estranho.

Parênquima pulmonar

- Gemido expiratório (produz fechamento precoce da epiglote na tentativa de manter uma pressão positiva no final da expiração e reduzir colapso).
- Hipoxemia.
- Diminuição dos sons pulmonares.
- Estertores.

Com febre

- Pneumonia.
- Aspiração.
- Síndrome do desconforto respiratório agudo (SDRA).

Sem febre

- Atelectasia.
- Embolia pulmonar.

- Fibrose cística.
- Pneumotórax ou derrame pleural.
- Tumor ou metástase.
- Trauma torácico ou contusão.

Sistema nervoso ou muscular

- Frequência respiratória irregular.
- Esforço respiratório variável.
- Respiração superficial.
- Apneia central, ou seja, sem nenhum esforço respiratório.
- Doença da junção neuromuscular.
- Neuropatia.
- Miopatia.
- Disfunção SNC (infecção, convulsão).
- Trauma (TCE ou lesão medular).
- Deformidade de caixa torácica.
- Paralisia diafragmática.

Cardiovascular

- História de cardiopatia.
- Sinais de má perfusão.
- Aparecimento de crepitação com volume.
- Choque séptico.
- Insuficiência cardíaca congestiva.
- Cardiopatia congênita.
- Arritmia.
- Miocardite.
- Pericardite.
- Derrame pericárdico.

Metabólico ou outros

- História característica.
- Respiração de Kussmaul.
- Hemoglobinopatias.
- Anemia.
- Acidose metabólica.
- Distúrbios eletrolíticos.
- Cetoacidose diabética.
- Dor.

Exames complementares

Teste	Indicação	Comentário
Gasometria arterial	Informação sobre oxigenação, ventilação e acidose metabólica	–
Eletrólitos, glicemia e amônia	Pacientes com acidose metabólica	Pode ser calculado o *anion gap*
Perfil toxicológico	Pacientes sem febre com alteração do nível de consciência	–
Monóxido de carbono (CO) e meta-hemoglobina (MetaHb)	Insuficiência respiratória com história clínica compatível e PaO_2 normal	Pacientes com intoxicação por CO não tem cianose diferente daqueles com MetaHb
Pesquisa viral	Bronquiolite	–
RX cervical lateral	Avaliação de obstrução de vias respiratórias superiores	O diagnóstico é normalmente clínico
RX tórax	Pacientes com ausculta assimétrica ou desconforto respiratório	Pode identificar causa e necessidade de intervenção imediata (p. ex.: pneumotórax)
RX tórax decúbito lateral	Derrame pleural	–
RX abdome	Sinais de obstrução ou perfuração	–
USG tórax	Derrame pleural, consolidação	–
Tomografia de crânio	Tumor, hidrocefalia ou trauma	–
Angiotomografia de tórax	Embolia pulmonar ou investigação de anel vascular	Incomum, porém pouco diagnosticado

Tratamento

Reconhecer insuficiência respiratória aguda.

Via respiratória

- Posição de conforto se via respiratória pérvia.
- Manobras para abertura de vias respiratórias se necessário.
- Aspiração de secreções e retirada de corpo estranho.
- Cânula oro ou nasofaríngea para manter permeabilidade.

Respiração

- Oxigênio: a saturação deve ser monitorada e a fração inspirada de oxigênio (FiO_2) utilizada deve ser a menor possível para manter uma saturação $\geq$ 94%:

- Cateter nasal (fluxo 0,1 a 3 L/min; FiO_2: 21 a 40%).
  - Máscara facial (FiO_2 até 60% com fluxo > 8 L/min).
  - Máscara de Venturi (FiO_2: 23 a 50% com variáveis fluxos).
  - Oxitenda (FiO_2 até 60%) ou capuz (FiO_2 até 100%).
  - Máscara não reinalante (FiO_2 até 100% – fluxo: 10 a 15 L).
- Ventilação: se retenção de gás carbônico (CO_2). Nesse caso, é importante que você forneça suporte ventilatório além do oxigênio:
  - Cateter nasal de alto fluxo (CNAF): o gás inspirado é aquecido e umidificado a 100%. Reduz o espaço morto anatômico diminuindo a reinalação de CO_2 e o trabalho respiratório. 2 L/kg/min até 10 kg e depois 0,5 L/kg/min.
  - Ventilação não invasiva: diminui o trabalho respiratório, melhora a hipoventilação, aumenta a capacidade residual funcional e diminui o consumo de O_2. Em geral, é necessário alguma sedação leve.
  - Ventilação invasiva: naqueles pacientes com sinais de gravidade a indicação de intubação não deve ser postergada pelo risco de progressão para PCR. Segue abaixo lista de materiais importantes durante o procedimento de intubação.
- Medicações específicas: antibiótico, corticoide, broncodilatador, adrenalina inalatória, inalação com NaCL 3%, sulfato de magnésio (20 a 50 mg/kg), gás heliox (menor densidade), fármacos antagonistas em caso de intoxicação (p. ex., naloxone), entre outras.

Circulação

- Monitoração de frequência cardíaca e ritmo.
- Acesso vascular.
- Tratamento do choque.

Lista de equipamento para intubação

- Acesso venoso.
- Sedação e analgesia (opioide, benzodiazepínico, ketamina, propofol ou tionembutal).
- Agentes paralisantes (rocurônio).
- Lidocaína (na suspeita de hipertensão intracraniana).
- Bolsa-valva máscara com reservatório conectada em fonte de oxigênio.
- Máscara de tamanho adequado.
- Cateter de aspiração conectado no vácuo.
- Tubo endotraqueal sem *cuff*: (idade/4) + 4 e com *cuff*: (idade/4) + 3,5.
- Laringoscópio.
- Capnografia.
- Estetoscópio.
- Fixação da cânula.

Literatura sugerida

Friedman ML, Nitu ME. Acute respiratory failure in children. Pediatr Ann. 2018;47(7):e268-e73.

Hammer J. Acute respiratory failure in children. Paediatr Respir Rev. 2013;14(2):64-9.

Rojas-Reyes MX, Granados Rugeles C, Charry-Anzola LP. Oxygen therapy for lower respiratory tract infections in children between 3 months and 15 years of age. Cochrane Database Syst Rev. 2014;(12):CD005975.

Schibler A, Franklin D. Respiratory support for children in the emergency department. J Paediatr Child Health. 2016;52(2):192-6.

Capítulo 6

Choque

Maria Lúcia Saraiva Lobo

Leonardo Cavallari Bielecki

Definição

- Choque é uma condição crítica resultante da transferência inadequada de oxigênio e nutrientes para atender à demanda metabólica dos tecidos.
- O choque é dito compensado se os mecanismos compensatórios puderem preservar a pressão arterial sistólica dentro do normal. Quando os mecanismos compensatórios falham e a pressão arterial sistólica declina, o choque é dito hipotensivo ou descompensado:
  - Em crianças, a hipotensão estará presente se o valor da pressão sistólica for menor que 60 mmHg em recém-nascidos; menor que 70 mmHg para bebês entre 1 e 12 meses; menor que (70 + [idade em anos × 2]) mmHg para crianças entre 1 e 10 anos; e menor que 90 mmHg para crianças/adolescentes a partir dos 10 anos.
- Choque hipovolêmico se caracteriza por volume sanguíneo ou capacidade de transporte de oxigênio inadequados (diarreia, vômitos, hemorragias etc.).
- Choque cardiogênico se caracteriza por perfusão tecidual inadequada em decorrência de disfunção miocárdica (miocardite, doença cardíaca congênita, arritmias etc.).
- Choque obstrutivo se caracteriza por débito cardíaco debilitado por uma obstrução física ao fluxo sanguíneo (tamponamento cardíaco, tensão do tórax por pneumotórax, lesões cardíacas congênitas dependentes do canal arterial e embolismo pulmonar maciço).
- O choque distributivo se caracteriza pela distribuição inadequada do volume sanguíneo (séptico, anafilático e neurogênico):
  - O choque séptico é pormenorizado em capítulo específico deste livro.

Quadro Clínico

- O quadro clínico varia de acordo com a causa, podendo incluir:
  - Sintomas e sinais de hipoperfusão tecidual: taquipneia, taquicardia, hipotensão, hipoxemia, cianose, pulsos periféricos fracos/ausentes, tempo de enchimento capilar aumentado, pele fria/rendilhada, alterações no nível de consciência, hipotermia e oligúria.
  - Em determinados tipos (choque séptico quente e choque anafilático, por exemplo): pulsos cheios, enchimento capilar em *flush* e extremidades quentes.
  - Sinais de insuficiência cardíaca (choque cardiogênico, por exemplo): edema pulmonar, hepatomegalia, bulhas patológicas e dilatação de veias jugulares.

Exames

- Glicemia, eletrólitos, função renal, gasometria com lactato, hemograma completo, função hepática, enzimas hepáticas e canaliculares e culturas.
- Exames de imagem (radiografias, USG *point-of-care*, tomografia, ecodopplercardiograma etc.), a depender da causa provável.
- Eletrocardiograma, marcadores bioquímicos de lesão miocárdica e peptídeo natriurético cerebral (BNP) no choque cardiogênico, a depender da causa provável.
- Angiografia por tomografia e D-dímero na suspeita de embolia pulmonar.

Tratamento

- Monitorar: saturação de oxigênio, frequência cardíaca, pressão arterial, nível de consciência, temperatura, débito urinário e sinais de congestão.
- Oferecer oxigênio suplementar em altas concentrações, garantir permeabilidade das vias aéreas e ventilação.
- Obter acesso venoso calibroso.
- Controlar dor.
- Controlar temperatura.
- Corrigir distúrbios metabólicos.
- Identificar e tratar a causa de base.
- Reavaliar frequentemente e depois de cada medida.
- No choque hipovolêmico: administrar rapidamente fluidos cristaloides isotônicos (alíquotas de 20 mL/kg em bolus, desde que não haja suspeita de disfunção cardíaca ou choque obstrutivo, quando volumes ou velocidades menores devem ser considerados).
- No choque hipovolêmico associado a disfunção cardíaca: considerar o uso de alíquotas de 5 a 10 mL/kg de fluidos cristaloides

isotônicos em *bolus*, com atenção ainda maior para os sinais de sobrecarga.

- No choque hipovolêmico: considerar transfusão e/ou administração de coloides a depender da causa provável.
- No choque cardiogênico: concentrar o tratamento na melhora do débito cardíaco e na redução da demanda metabólica.
- No choque cardiogênico: considerar infusão lenta e cautelosa de fluido cristaloide isotônico (alíquotas de 5 a 10 mL/kg durante 10 a 20 minutos com atenta observação a sinais de congestão) se histórico (vômitos, ingestão deficiente) ou dados ecocardiográficos compatíveis com pré-carga inadequada.
- No choque cardiogênico: iniciar tratamento farmacológico (para melhora do débito cardíaco = inotrópicos; para redução da resistência vascular periférica = vasodilatadores; se criança normotensa com evidência de edema pulmonar ou congestão venosa = diuréticos).
- No choque obstrutivo: tratamento é específico para o tipo de obstrução e tem como objetivos corrigir a causa da obstrução ao débito cardíaco e restaurar a perfusão tecidual:
  - No tamponamento cardíaco: pericardiocentese.
  - Na tensão do tórax por pneumotórax: descompressão por agulha, inserção de dreno torácico.
  - Nas lesões dependentes do canal arterial: prostaglandina E1, inotrópicos (consultar um especialista).
  - No embolismo pulmonar: trombolíticos, anticoagulantes (consultar um especialista).
- Para o tratamento do choque anafilático:
  - Administrar epinefrina (1:1.000) na dose de 0,01 mg/kg (máximo de 0,5 mg) no músculo vasto-lateral da coxa o mais precocemente possível. A dose pode ser repetida em 5 a 15 minutos se a resposta não for satisfatória.
  - Administrar salbutamol inalatório, se houver necessidade.
  - Administrar bloqueadores H1 e H2 (difenidramina e famotidina).
  - Administrar corticosteroide (metilprednisolona).
  - Se não houver resposta depois de mais de uma dose de epinefrina, titular epinefrina IV contínua (doses baixas costumam ser suficientes).
  - Pacientes em uso crônico de betabloqueadores podem não responder a uma ou mais doses de epinefrina: considerar dose de glucagon IV.
- Para o tratamento do choque neurogênico:
  - Corrigir hipotermia.
  - Se não houver resposta à administração de fluidos, iniciar fármaco vasoativo conforme indicação (para melhora do débito cardíaco = inotrópicos; para aumento da resistência vascular periférica = vasoconstritores).

Literatura sugerida

American Heart Association/AAP – Suporte Avançado de Vida em Pediatria (Manual do Profissional). 2015.

Carcillo JA. Goal-direct management of pediatric shock in the emergency department. CPEM. 2007.

Davis AL. American College of Critical Care Medicine clinical practice parameters for hemodynamic support of pediatric and neonatal septic shock. CCM. 2017.

Simons et al. 2015 update of the evidence base: World Allergy Organization anaphylaxis guidelines. World Allergy Organization Journal. 2015;8:32.

Capítulo 7

Sepse e Choque Séptico

Marcello Creado Pedreira

Daniela Carla de Souza

Definição

Definições para sepse e disfunção orgânica em pediatria – Conferência Internacional de Consenso (IPSCC-2005)

- Infecção suspeita ou confirmada: incluem achados positivos ao exame clínico, em exames de imagem ou testes laboratoriais (p. ex., leucócitos em líquidos estéreis, radiografia compatível com pneumonia, *rash* petequial ou purpúrico) **OU** infecção confirmada por resultados de cultura, análise histológica ou biologia molecular.
- Síndrome da Resposta Inflamatória Sistêmica (SRIS): dois critérios maiores ou um critério maior e um menor:
    - Critérios maiores:
        1. Temperatura axilar > 38°C ou < 36°C
        2. Leucocitose ou leucopenia, de acordo com a faixa etária, exceto quando secundária à quimioterapia (ver parâmetros na Tabela 7.1) **OU** > 10% de formas jovens de leucócitos.

Tabela 7.1. Limites fisiológicos dos sinais vitais para cada faixa etária

<table>
<tr><th>Grupo etário</th><th>FC (bpm)</th><th>FR (rpm)</th><th>Leucócitos (× 10³/mm³)</th><th>PA sistólica (mmHg)</th><th>Temperatura (°C)</th></tr>
<tr><td>0 a 1 mês</td><td rowspan="2">> 205 ou < 85</td><td rowspan="2">> 60</td><td>> 34</td><td>< 60</td><td rowspan="2">< 36 ou > 38</td></tr>
<tr><td>1 a 3 meses</td><td>> 19,5 ou < 5</td><td>< 70</td></tr>
<tr><td>3 meses a 1 ano</td><td rowspan="2">> 190 ou < 100</td><td>> 60</td><td>> 19,5 ou < 5</td><td>< 70</td><td rowspan="7">< 36 ou > 38,5</td></tr>
<tr><td>1 a 2 anos</td><td>> 40</td><td>> 17,5 ou < 5</td><td>< 70 + 2 × idade</td></tr>
<tr><td>2 a 4 anos</td><td rowspan="3">> 140 ou < 60</td><td>> 40</td><td>> 15,5 ou < 6</td><td rowspan="3">< 70 + 2 × idade</td></tr>
<tr><td>4 a 6 anos</td><td>> 34</td><td>> 13,5 ou < 4,5</td></tr>
<tr><td>6 a 10 anos</td><td>> 30</td><td>> 11 ou < 4,5</td></tr>
<tr><td>10 a 13 anos</td><td rowspan="2">> 100 ou < 60</td><td>> 30</td><td rowspan="2">> 11 ou < 4,5</td><td rowspan="2">< 90</td></tr>
<tr><td>13 anos</td><td>> 16</td></tr>
</table>

Fonte: referências bibliográficas do capítulo.

- Critérios menores:
  1. Taquicardia inapropriada (FC > 2 desvios-padrão do normal para a idade, na ausência de estímulos externos ou doloroso ou uso crônico de medicações **OU** elevação não explicada da FC por > 30 minutos) ou bradicardia em crianças < 1 ano, na ausência de estímulo vagal externo, uso de betabloqueadores ou doença cardíaca congênita **OU** queda não explicada da FC por > 30 minutos.
  2. Taquipneia inapropriada (FR > 2 desvios-padrão para a idade **OU** necessidade de ventilação mecânica para doença aguda não relacionada com a doença neuromuscular ou pós-anestesia).
- Sepse: SRIS associada a uma infecção suspeita ou confirmada.
- Sepse grave:
  - Sepse associada a disfunção cardiovascular (Tabela 7.2) **OU**
  - Síndrome do desconforto respiratório agudo (início agudo, PaO_2/FiO_2 < 200 mmHg, radiografia de tórax com infiltrado bilateral sem evidência de insuficiência cardíaca esquerda) **OU**
  - Sepse associada a ≥ 2 outras disfunções orgânicas (renal, hematológica, neurológica, hepática) (Tabela 7.2).
  - Choque séptico: sepse + disfunção cardiovascular.

Tabela 7.2. Critérios diagnósticos para disfunções orgânicas

Disfunção cardiovascular
• Alteração da perfusão periférica: ○ Tempo de enchimento capilar (TEC) ≥ 3 segundos, pulsos finos, extremidades frias (choque frio) **OU** TEC em *flush* (muito rápido), pulsos amplos, extremidades quentes (choque quente) • Apesar da administração intravenosa de solução isotônica (≥ 40 mL/kg) na 1ª hora: ○ Manutenção da PA sistólica < 2 desvios-padrão do normal para a idade **OU** ○ Necessidade de fármacos vasoativos para manter a PA adequada (> 5 mcg/kg/min de dopamina ou qualquer dose de dobutamina, epinefrina ou norepinefrina) **OU** ○ Dois dos seguintes sinais de má perfusão: ▪ Acidose metabólica inexplicada ▪ Aumento do lactato ≥ 2 vezes o limite da normalidade ▪ Oligúria (débito urinário < 0,5 mL/kg/h) ▪ Tempo de enchimento capilar (TEC) > 3 segundos ▪ Diferença > 3°C entre as temperaturas central e periférica
Disfunção respiratória
• Hipoxemia ($SatO_2$ < 92% em ar ambiente) **OU** • Relação PaO_2/FIO_2 < 200 mmHg, na ausência de cardiopatia cianótica ou doença pulmonar preexistente **OU** • $PaCO_2$ > 65 mmHg ou > 20 mmHg em relação ao valor basal **OU** • Necessidade comprovada de FIO_2 > 50% para manter saturação de O_2 ≥ 92% **OU** • Necessidade aguda de ventilação mecânica invasiva ou não invasiva

Continua...

Tabela 7.2. Critérios diagnósticos para disfunções orgânicas – continuação

Disfunção neurológica
• Escala de coma de Glasgow (ECG) ≤ 11 **OU** • Redução da ECG ≥ 3 pontos a partir do basal **OU** • Alteração aguda do estado mental (agitação psicomotora, irritabilidade ou choro inconsolável, pouca interação com os familiares, sonolência)
Disfunção hematológica
• Equimoses, hematomas ou sufusões hemorrágicas não explicadas **OU** • Plaquetas < $80.000/mm^3$ ou redução de 50% em relação ao valor mais alto registrado nos últimos três dias (para pacientes hematológicos ou oncológicos) **OU** • INR > 2
Disfunção renal
• Creatinina sérica ≥ 2 vezes o limite superior para a idade ou aumento de duas vezes em relação à creatinina basal **OU** • Diurese < 1 mL/kg/h
Disfunção hepática
• Icterícia com bilirrubina total ≥ 4 mg/dL (não aplicável a recém-nascidos) **OU** • ALT 2 vezes o limite superior para a idade

Quadro Clínico

Principais **sinais de alerta** para sepse grave e choque séptico:

- Temperatura axilar > 38ºC ou < 36ºC.
- Taquicardia inapropriada ou bradicardia em crianças < 1 ano.
- Taquipneia inapropriada.
- hipoxemia ($SatO_2$ < 92% em ar ambiente).
- Alteração do tempo de enchimento capilar (TEC):
  - Muito rápido (em *flush*) → sinal de **choque hiperdinâmico**.
  - Lentificado (> 3 s) → sinal de **choque hipodinâmico**.
- Pulsos periféricos diminuídos em relação aos centrais.
- Extremidades frias ou livedo.
- Hipotensão.
- Diminuição da diurese.
- Alteração aguda do estado mental: irritabilidade, agitação ou choro inapropriado, pobre interação com familiares, sonolência, letargia ou coma
- Equimoses, hematomas ou sufusões hemorrágicas não explicadas.

Exames

- Hemograma e PCR.
- Lactato, glicemia, bilirrubinas totais e frações, coagulograma, creatinina, sódio, potássio, cálcio iônico e gasometria.
- Hemoculturas (aeróbios, anaeróbios, fungos), conforme presença ou não de cateteres centrais, e culturas de todos os outros sítios pertinentes à investigação do foco.

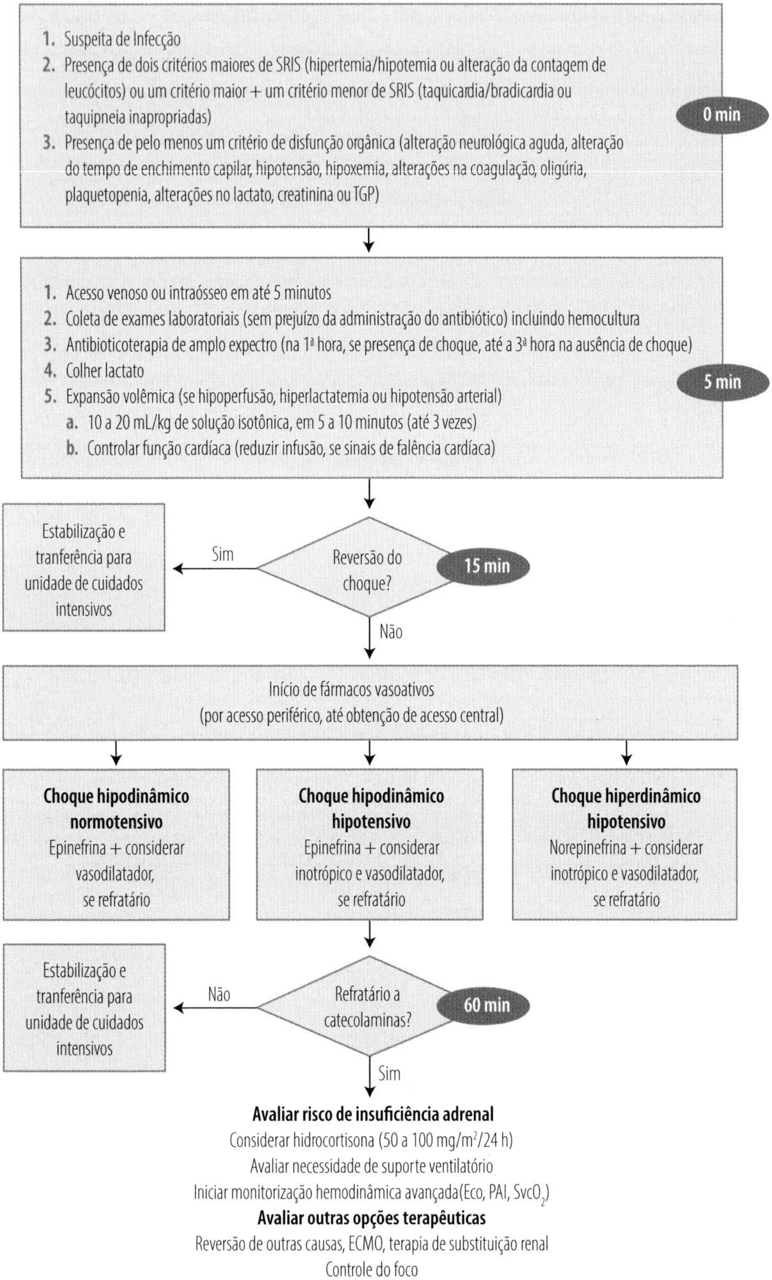

Fluxograma 7.1. Manejo da sepse grave em crianças (segundo a Comissão de Controle de Infecção Hospitalar do Hospital Sírio-Libanês).

- Recém-nascidos sem foco infeccioso identificado: coleta de LCR é fortemente recomendada, preferencialmente antes do início da terapia antimicrobiana, embora não se deva retardar seu início caso haja dificuldade na coleta.
- Outros exames que possam auxiliar no diagnóstico das disfunções orgânicas podem ser colhidos no momento inicial ou mesmo a partir da segunda hora de atendimento.

Tratamento

Após a suspeita diagnóstica de sepse grave ou choque séptico, **cinco passos essenciais devem ser feitos dentro da 1ª hora**:

1. Acesso venoso: providenciar imediatamente dois acessos venosos periféricos para antibioticoterapia, fluidoterapia e eventual início de droga vasoativa. Na impossibilidade de acesso venoso periférico depois de poucos minutos, devem ser providenciados um ou mais acessos intraósseos. Posteriormente, considerar a colocação de acesso venoso central.
2. Coleta de exames.
3. Antibioticoterapia:
    - 3.1. **Iniciar antibioticoterapia empírica o mais rapidamente possível, sempre dentro da 1ª hora depois da suspeita diagnóstica de CHOQUE/DISFUNÇÃO CARDIOVASCULAR, não devendo ser retardada para a coleta de quaisquer exames ou culturas. Na AUSÊNCIA de CHOQUE/DISFUNÇÃO CARDIOVASCULAR, o antibiótico pode ser iniciado até a 3ª hora após suspeita e avaliação diagnóstica complementar.**
    - 3.2. Recomenda-se a inclusão de um ou mais antibióticos de amplo espectro contra os patógenos prováveis e que consigam penetrar em concentrações adequadas nos tecidos fonte da sepse.
    - 3.3. Levar em conta padrões de prevalência e suscetibilidade local de patógenos. Mais comuns: Gram-positivas, seguidas das Gram-negativas, com uma crescente prevalência do *staphylococcus aureus* meticilino-resistente (MRSA).
    - 3.4. Considerar internação ou uso de antimicrobianos prévios (últimos 3 meses). Considerar alterações das funções renal ou hepática para ajustes de doses.
    - 3.5. Avaliação diária (clínica, laboratorial) para descalonamento da terapia antimicrobiana. Determinar duração de acordo com o sítio da infecção, etiologia microbiana, resposta ao tratamento e capacidade de obter controle de origem, fatores de risco e parecer de infectologista da instituição.

4. Ressuscitação volêmica:
   4.1. *Bolus* de 10 a 20 mL/kg de **solução isotônica/balanceada** (Ringer lactato ou *Plasmalyte*) preferencialmente, ou solução coloide (albumina humana a 5%). Depois da reavaliação da volemia (exame clínico, lactato e monitoração hemodinâmica avançada – p. ex., *US point of care*, ecocardiograma), pode-se repetir até um volume total de pelo menos **40 a 60 mL/kg** na primeira hora.
   4.2. Alvos terapêuticos: tempo de enchimento capilaradequado ($\leq$ 2s), pulsos periféricos e centrais cheios, normalização da pressão arterial quando alterada, débito urinário > 1mL/kg/h e recuperação do estado mental.
   4.3. Se sinais de hipervolemia (creptações, turgência jugular e/ou hepatomegalia), reduzir ou interromper as infusões e considerar o uso de inotrópicos e/ou diuréticos.
5. Suporte com drogas vasoativas:
   5.1. Indicado no choque refratário à infusão de pelo menos 40 a 60 mL/kg de volume. O suporte inotrópico/vasopressor pode ser iniciado precocemente, após o primeiro *bolus* de fluido, dependendo da gravidade do choque.
   5.2. Choque hipodinâmico: epinefrina (0,05 a 0,3 mcg/kg/min) como primeira escolha (dopamina associa-se a um risco aumentado de óbito e infecção).
   5.3. Choque hiperdinâmico (vasoplegia): norepinefrina (0,1 a 0,5 mcg/kg/min) como primeira escolha, preferencialmente por acesso venoso central.
   5.4. Pode ser iniciado por via periférica, até que um acesso venoso central seja obtido. O atraso em seu uso está associado ao aumento da mortalidade.

Comentários

1. Avaliar necessidade de suporte ventilatório: o objetivo é manter a $SatO_2$ > 92% com alto fluxo de O_2 por meio de máscara não reinalante (10 a 12 L O_2/min), CPAP ou cânula nasal de alto fluxo de oxigênio. Caso seja necessária intubação orotraqueal recomenda-se o uso de quetamina e midazolam para a sequência rápida de intubação. O etomidato está contraindicado pelo aumento da mortalidade por insuficiência adrenal.
2. Avaliar controle do foco infeccioso.
3. Iniciar monitorização hemodinâmica avançada (ecocardiograma, pressão arterial invasiva, monitorização de saturação venosa central de oxigênio).

4. Corticosteroides:
   a. Sugere-se não usar hidrocortisona intravenosa para tratar crianças com choque séptico se a ressuscitação hídrica adequada e o suporte com aminas vasoativas forem capazes de restaurar a estabilidade hemodinâmica.
   b. Considerar seu uso em choques resistentes a catecolaminas ou quando houver suspeita ou comprovação de insuficiência suprarrenal (avaliar risco e benefício).

      Hidrocortisona: *bolus* de ataque de 2 mg/kg seguido de manutenção com 1 mg/kg a cada 6 horas (para cobertura de estresse) **OU** *bolus* de 50 a 100 mg/m^2 (dose de choque) seguido de manutenção com a mesma dose dividida em quatro doses diárias.
5. Durante a fase de ressuscitação, em crianças instáveis, manter Hb > 7 g/dL. Depois da estabilização, podem-se tolerar níveis mais baixos de hemoglobina. Não é recomendada a transfusão profilática de plaquetas e plasma fresco.
6. Avaliar outras opções terapêuticas: reversão de outras causas, Terapia de substituição renal, ECMO.

Literatura sugerida

Dellinger RP et al. Surviving Sepsis Campaign: International Guidelines for Management of Severe Sepsis and Septic Shock, 2012. Intensive Care Med (2013) 39:165-228.

Davis AL, Carcillo JA, Aneja RK et al. American College of Critical Care Medicine Clinical Practice Parameters for Hemodynamic Support of Pediatric and Neonatal Septic Shock. Crit Care Med. 2017;45(6):1061-93.

Goldstein B, Giroir B, Randolph A, Sepsis ICCoP. International pediatric sepsis consensus conference: definitions for sepsis and organ dysfunction in pediatrics. Pediatr Crit Care Med. 2005;6(1):2-8.

Weiss SL, Peters MJ, Alhazzani W et al. Surviving Sepsis Campaign International Guidelines for the Management of Septic Shock and Sepsis-Associated Organ Dysfunction in Children. Pediatr Crit Care Med. 2020;21(2):e52-2106.

8 Capítulo

Parada Cardiorrespiratória

Graziela de Araújo Costa
Flora Zancaner Aranha Pereira

Definição

- Parada cardiorrespiratória (PCR) é a interrupção da circulação sanguínea causada por cessação ou ineficiência da atividade mecânica cardíaca.
- Na faixa etária pediátrica, geralmente ocorre em decorrência de hipóxia e acidose tecidual progressiva e resultam de falência respiratória progressiva ou choque, causados principalmente por insuficiência respiratória, sepse, acidentes e síndrome da morte súbita.

Quadro Clínico

Sinais e sintomas

- Incapacidade de responder.
- Sem respiração ou apresenta somente *gasping*.
- Não há pulso central detectável.

Ritmos de parada cardiorrespiratória

- Assistolia.
- Atividade elétrica sem pulso (AESP).
- Fibrilação ventricular (FV).
- Taquicardia ventricular (TV) sem pulso, inclusive torsades de pointes.

Tratamento

- Ver Fluxograma 8.1 e Tabelas 8.1 a 8.3.

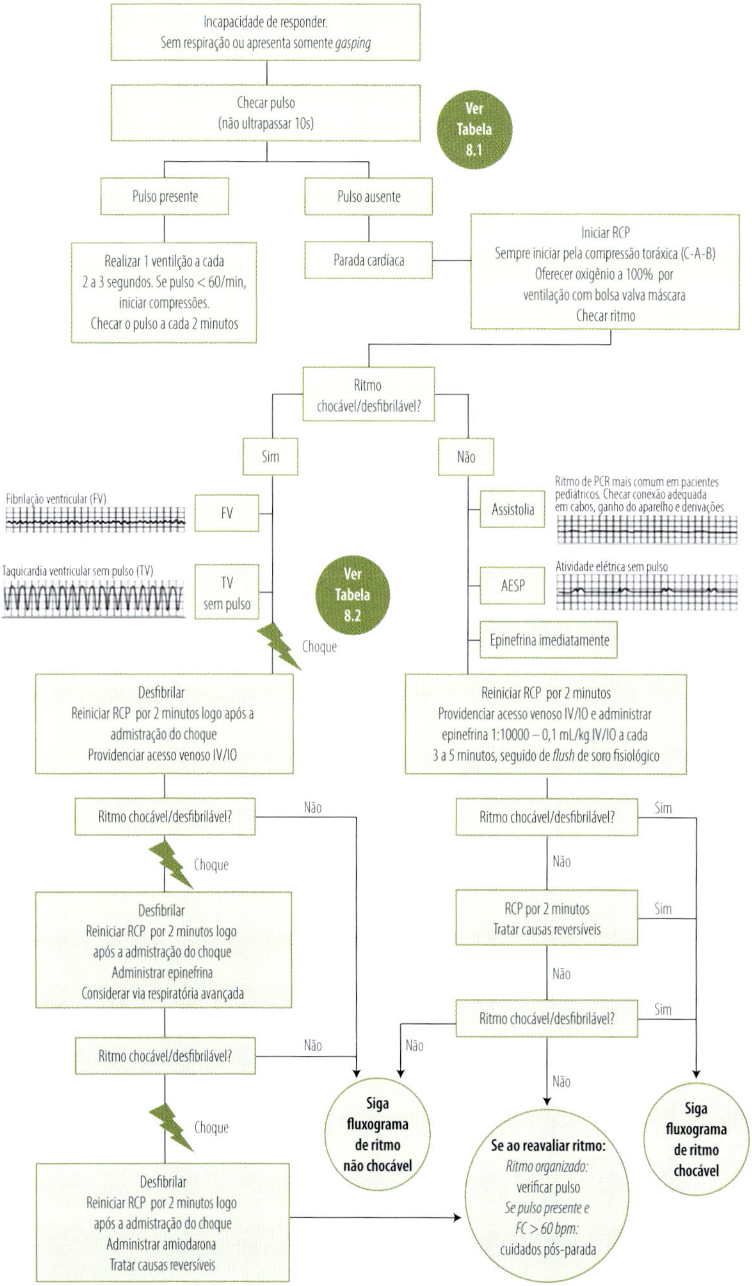

Fluxograma 8.1. Atendimento da parada cardiorrespiratória (PCR).

Fonte: PALS, 2020.

Tabela 8.1. Orientações gerais

<table>
<tr><th></th><th>Bebês
(> 28 dias de vida – 1 ano)</th><th>Crianças
(≥ 1 ano – puberdade)*</th></tr>
<tr><td>Checagem de pulso</td><td>Braquial</td><td>Carotídeo ou femoral</td></tr>
<tr><td rowspan="5">Método de compressão</td><td>1 socorrista: 2 dedos</td><td rowspan="2">Apenas o calcanhar de uma mão ou uma mão sobre a outra</td></tr>
<tr><td>2 socorristas: 2 polegares</td></tr>
<tr><td colspan="2">No mínimo 1/3 do diâmetro anteroposterior do tórax</td></tr>
<tr><td>Cerca de 4 cm</td><td>Cerca de 5 cm</td></tr>
<tr><td colspan="2">Permitir o retorno total do tórax depois de cada compressão; minimizar interrupções nas compressões torácicas; evitar ventilação excessiva</td></tr>
<tr><td rowspan="3">Relação compressão: ventilação</td><td colspan="2">1 socorrista – 30:2 (2 minutos ou 5 ciclos)</td></tr>
<tr><td colspan="2">2 socorristas – 15:2 (2 minutos ou 5 ciclos)</td></tr>
<tr><td colspan="2">Compressões: no mínimo 100/minuto (no máximo 120)</td></tr>
<tr><td colspan="3">Se VA avançada: 1 ventilação a cada 2 a 3 segundos, 20 a 30 ventilações/minuto com compressões torácicas contínuas</td></tr>
<tr><td colspan="3">Se ausência de respiração ou respiração irregular, porém com pulso: realizar uma ventilação a cada 2 a 3 segundos (20 a 30 ventilações por minuto)</td></tr>
</table>

*Puberdade: definida para fins de treinamento pelo surgimento de telarca na menina e pelos axilares no menino.
Fonte: PALS, 2020.

Tabela 8.2. Orientações do choque e medicações na PCR

<table>
<tr><td>Energia de choque para desfibrilação</td><td>• Primeiro choque de 2 J/kg
• Segundo choque de 4 J/kg
• Choques subsequentes > 4 J/kg, máximo de 10 J/kg ou carga adulta (200 J)</td></tr>
<tr><td colspan="2">• < 1 ano/< 10 kg: pás manuais infantis pequenas (4,5 cm)
• ≥ 1 ano/≥ 10 kg: pás manuais adultas grandes (8 a 13 cm)
• Deixar um espaço de pelo menos 3 cm entre as pás</td></tr>
<tr><td>Dose de epinefrina</td><td>• Via IV/IO: 0,01 mg/kg a cada 3 a 5 minutos (0,1 mL/kg da solução 1:10.000*; máximo 1 mg)
• Via endotraqueal (ET), apenas 1 dose, se sem acesso IV/IO: 0,1 mg/kg (0,1 mL/kg da solução 1:1.000)</td></tr>
<tr><td>Dose de amiodarona</td><td>• Via IV/IO: 5 mg/kg em bôlus. Pode ser repetida por mais 2 vezes para FV/TV sem pulso refratário, intercalada com dose de epinefrina</td></tr>
</table>

*Diluir 1 ampola de adrenalina em 9 mL de SF0, 9% e administrar 0,1 mL/kg dessa solução.
Fonte: PALS, 2020.

Tabela 8.3. Cuidados pós-PCR

Avaliação primária
A – Avaliar se via respiratória se mantém pérvia e patente
B – Avaliar expansão torácica, sat O_2 (manter entre 94 e 99%), FR, ausculta pulmonar. Utilizar capnografia com forma de onda se disponível (manter capnografia com CO_2 normal, entre 35 e 45)
C – Avaliar PA, FC, tempo de enchimento capilar, coloração cutânea, ausculta cardíaca. Considerar ressuscitação volêmica e/ou vasopressor e inotrópico
D – Avaliar nível de consciência. Manter controle de temperatura central e glicemia. Considere hipotermia terapêutica (32°C a 34°C) se paciente permanecer comatoso depois da ressuscitação de uma PCR ou apenas realize o controle direcionado da temperatura (36°C a 37,5°C). Se o paciente tiver encefalopatia e os recursos estiverem disponíveis, monitore com eletroencefalograma contínuo. Trate as convulsões. Considere exames de imagens do cerebro para diagnosticar possíveis causas tratáveis. Evite hipoglicemia
E – Avaliar presença de lesões cutâneas (p. ex., trauma, sinais de sangramento, petéquias). Evite e trate a febre imediatamente após a PCR e durante o reaquecimento. Evite calafrios Realizar coleta de exames laboratoriais (hemoglobina, hematócrito, glicose sérica, eletrólitos, ureia, creatinina, lactato, gasometria arterial), ECG, Rx de tórax e EEG Encaminhar para UTI pediátrica
Avaliação secundária (Mnemônico SAMPLE)
S – Sinais e sintomas
A – Alergias
M – Medicações
P – Passado médico, problemas de saúde
L – Líquidos e alimentos, última refeição
E – Evento
Alvos do manejo hemodinâmico pós-PCR
PAM: normal para a idade
PVC: 8 a 12 mmHg
Lactato: redução progressiva/normal
$SvcO_2$: > 70%
Diurese: > 1 mL/kg/h em bebês e crianças, ou > 30 mL/h, em adolescentes

Literatura sugerida

Aehlert B. PALS Pediatric Advanced Life Support Study Guide. Burlington: Jones & Bartlett Learning, 2018.

Carvalho P et al. PALS Suporte Avançado de Vida em Pediatria. Texas: American Heart Association, 2012.

Carvalho WB et al. Algoritmos em terapia intensiva pediátrica, neonatologia e emergências pediátricas. São Paulo: Atheneu, 2007.

PALS 2015. 2015 AHA Guidelines Update for CPR and ECC – Pediatric Advanced Life Suport.

Topjian AA, Raymond TT, Atkins D et al. Pediatric Basic and Advanced Life Support 2020. American Heart Association Guidelines for Cardiopulmonary Ressuscitation and Emergency Cardiovascular Care. Circulation 2020; 142 (16):S469-S523.

Capítulo 9

Intoxicação Exógena

Andrea Midori Mizioka

Maria Lina Giacomino de Almeida Passos

Definição

- Consequências clínicas e/ou bioquímicas da exposição, acidental ou intencional, a agentes químicos encontrados no meio ambiente (p. ex., plantas, alimentos e água) ou isolados (p. ex., medicamentos e pesticidas).

Quadro Clínico

O quadro clínico é caracterizado conforme as seguintes toxíndromes:

1. Síndrome anticolinérgica:

- Sintomas: delírio, hipertermia, midríase, taquicardia, retenção urinária, pele quente e ruborizada, íleo paralítico, alucinações, agitação psicomotora, mucosas secas, alucinações, bradicardia ou taquicardia e hipertensão.
- Principais agentes: anti-histamínicos, atropina, fármacos psicoativos, escopalamina, antidepressivos tricíclicos e plantas da família *Solonaceae* (sobretudo do gênero *Datura*).

2. Síndrome anticolinesterásica:

- Sintomas:
  - Muscarínica: bradicardia, aumento da secreção brônquica, miose, broncospasmo, salivação, lacrimejamento, aumento da diurese e da frequência da evacuação e cólicas intestinais.
  - Nicotínica: taquicardia, hipertensão, fasciculações musculares, paralisia e dor abdominal.
  - Central: psicose, agitação, confusão mental, convulsões e coma.
- Principais agentes: inseticidas carbamatos, inseticidas organofosforados, fisostigmina, nicotina e alguns cogumelos.

3. Síndrome hipnótico-sedativa/narcótica:

- Sintomas: hipotensão, hipotermia, depressão respiratória, miose, depressão neurológica e hiporreflexia.

4. **Principais agentes:**
    - Opioides, loperamina, benzodiazepínicos, barbitúricos e etanol.
5. **Síndrome simpatomimética:**
    - Sintomas: agitação, diaforese, hipertensão, hipertermia, midríase, psicose, convulsão, taquicardia, rabdomiólise, insuficiência renal, tremores e mioclonias.
    - Principais agentes: anfetaminas, cocaína, *crack*, LSD, anfetamina, cafeína, teofilina e descongestionantes nasais.
6. **Síndrome extrapiramidal:**
    - Sintomas: discinesia, distonia, hipertonia, trismo, distúrbio do equilíbrio, acatisia, midríase e sinal da roda denteada.
    - Principais agentes: haloperidol, bromoprida, alfa-metildopa, metoclopramina, cinarizina, lítio e propafenona.
7. **Síndrome metemoglobinêmica:**

- Sintomas: cianose central refratário à suplementação de O_2, anemia, tontura, cefaleia, sintomas de baixo débito cardíaco, crise convulsiva, dispneia.
- Principais agentes: azul de metileno, antimaláricos, nitratos, benzeno, nitrofurantoína, piridina, sulfametoxazol, dapsona, EMLA e rifampicina.

Na Tabela 9.1, apresenta-se o quadro clínico dos medicamentos de uso mais comum em pediatria relacionados com intoxicação exógena.

Tabela 9.1. Principais sinais e sintomas de intoxicação pelos medicamentos de uso mais comum em pediatria

Medicamentos	Quadro clínico
Paracetamol	Anorexia, vômitos, dor abdominal, elevação das transaminases, redução do tempo de protrombina, icterícia, letargia e palidez
Benzodiazepínicos	Amnésia anterógrada, ataxia, sedação, letargia
Broncodilatadores (agentes β2-agonistas)	Taquicardia, hipertensão, vasodilatação periférica, hiperglicemia, hipocalemia, hipofosfatemia, hipomagnesemia, tremores e convulsões
Imidazólicos (nafazolina)	Hipotermia, taquicardia, palidez, diaforese, sonolência. Em casos graves, hipertensão seguida de hipotensão, bradicardia, depressão respiratória, hipotonia, hiporreflexia e apneia
Anti-histamínicos H1	Sonolência, midríase, agitação, rubor facial, retenção urinária, síndrome neuroléptica maligna, psicose e redução do trânsito intestinal
Ibuprofeno	Náuseas, vômitos, dor abdominal, sangramentos e úlceras gastrintestinais, acidose metabólica e insuficiência renal
Ácido valproico	Confusão, desorientação, hipotensão com taquicardia e alargamento do intervalo QT, miose, depressão respiratória, aumento das transaminases, hiperamonemia com encefalopatia, acidose metabólica, hipocalcemia, hipernatremia, trombocitopenia, neutropenia e aplasia de hemácias
Carbamazepina	Ataxia, nistagmo, discinesias, midríase, taquicardia sinusal, hipertermia, prolongamento de QRS e alargamento de QT, hiponatremia, hepatite e depressão da medula óssea

Fonte: autoria própria.

Exames

- Laboratoriais (coleta a depender da substância química relacionada): hemograma, coagulograma, função renal, glicemia, enzimas hepáticas, eletrólitos, gasometria arterial ou venosa.
- *Screening* toxicológico:
  - Exames diretos qualitativos ou semiquantitativos (urina): drogas de abuso, paracetamol, metoclopramina, betabloqueadores, antidepressivos tricíclicos e metanol.
  - Exames diretos quantitativos (sangue): paracetamol, fenobarbital, etanol, salicilato, digitálicos, chumbo, etilenoglicol, ferro, ácido valproico e carbamazepina.
  - Exames indiretos: colinesterase sanguínea e níveis de metemoglobinemia.

Tratamento

- ABCDE.
- Monitoração (frequência cardíaca, oximetria de pulso, frequência respiratória, pressão arterial e ECG).
- Oxigenoterapia a 100%.
- Acesso venoso.
- Tratamento dos sintomas: broncospasmo, distúrbios eletrolíticos, bradicardia, convulsões, hipotensão, dor, náuseas ou vômitos.
- Tratamento específico/antídotos (Tabela 9.2).

Tabela 9.2. Principais agentes tóxicos e seus antídotos

Medicamentos	Antídotos
Paracetamol	N-acetilcisteína
Benzodiazepínicos	Flumazenil
Opioides	Malona
Inibidores de acetilcolinesterase (organofosforados e carbonatos)	Atropina
Isoniazida	Piridoxina
Metoclopramina, haloperidol	Difenidramina, biperideno
Tiroxina	Propranolol
β-bloqueadores	Glucagon
Hipoglicemiantes orais	Octreotida
Antidepressivos tricíclicos	Bicarbonato de sódio
Etilenoglicol/metanol	Etanol
Metemoglobinizantes	Azul de metileno

Fonte: autoria própria.

- Descontaminação:
  - Cutânea: retirada de vestimentas contaminadas e lavagem corporal em água corrente.
  - Gastrintestinal (considerar contraindicações):
    - Carvão ativado (medicamentos adsorvidos): dose única de 1 g/kg (diluir em SF 0,9% ou água a 4 a 8 mL/g).
    - Lavagem gástrica (lítio e ferro): infundir e retirar o volume de SF 0,9% 10 mL/kg/dose até 250 mL (volume máximo: escolares 4 a 5 litros; lactentes 2 a 3 litros; RN 0,5 litro).
  - Respiratória: retirada do local contaminado e oxigenoterapia a 100%.
  - Ocular: lavagem com SF 0,9% por pelo menos 5 minutos.
- Eliminação:
  - Alcalinização urinária.
  - Medidas dialisadoras (p. ex., fenobarbital, metilprednisolona, aminoglicosídeos, salicilatos e álcoois tóxicos).

Literatura sugerida

Bucaretchi F, Baracat ECE. Exposições tóxicas agudas em crianças: um panorama. J Pediatr (RJ). 2005;81(Suppl 5):S212-222.

Frithsen IL, Simpson WM. Recognition and management of acute medication poisoning. Am Fam Physician. 2010 Feb 1;81(3):316-23.

Nascimento TS, Pereira ROL, Mello HLD et al. Metemoglobinemia: do diagnóstico ao tratamento. Rev Bras Anestesiol. 2008;58:651-664.

Schvartsman C, Couto TB. Intoxicações exógenas. In: Schvartsman C, Reis AG, Farhat SCL. Coleção pediatria do Instituto da Criança do HCFMUSP: Pronto Socorro. 3ª edição. Barueri: Manole; 2018:237-47.

Schvartsman C, Schvartsman S. Intoxicações exógenas agudas. J Pediatr (RJ). 1999;75(Suppl 2): S44-50.

Secretaria Municipal de Saúde. Coordenadoria de Vigilância em Saúde. Divisão de Vigilância Epidemiológica. Núcleo de Prevenção e Controle das Intoxicações. Manual de Toxicologia Clínica: Orientações para assistência e vigilância das intoxicações agudas. São Paulo: Secretaria Municipal da Saúde, 2017.

Sociedade Brasileira de Pediatria. Intoxicações agudas por medicamentos de uso comum em pediatria. Guia Prático de Atualização – Departamento Científico de Toxicologia. Rio de Janeiro, 2018.

Capítulo 10

Queimaduras

Giovana Marin Cancian

Flávio Roberto Nogueira de Sá

Introdução

As escaldaduras são responsáveis por 70% de todas as queimaduras em crianças, seguidas por lesões causadas por fogo e contato com objetos aquecidos. A maioria das queimaduras em lactentes e pré-escolares acontece dentro de casa e as regiões do corpo mais acometidas nas escaldaduras são a face, o pescoço e a parte superior do tronco. Lactentes podem ainda ter lesões no tronco inferior e períneo, já que os líquidos, quando escorrem, acumulam-se na fralda e roupas.

Cuidado pré-hospitalar

- Afaste a fonte de calor e retire todas as roupas, joias e acessórios.
- Resfrie a área queimada com água corrente em temperatura ambiente por cerca de 20 minutos. O uso de gelo ou água fria não é recomendado. Queimaduras químicas devem ser lavadas abundantemente.
- Não é recomendado o uso de remédios caseiros (pomadas, pasta de dente etc.). Analgésicos podem ser administrados por via oral em caso de dor intensa.
- Mantenha o paciente aquecido com lençóis ou cobertores limpos até sua transferência para a unidade de atendimento mais próxima.

Atendimento médico inicial[1]

- Toda vítima de queimaduras deve ser avaliada como um paciente politraumatizado.
- Dessa forma a prioridade do atendimento deve ser dirigida para a segurança e a manutenção da via respiratória:
  - Vias respiratórias: avalie a presença de corpos estranhos e remova possíveis obstruções. Na suspeita de trauma cervical imobilize a coluna cervical até garantir que o colar possa ser retirado com segurança.
  - Respiração: aspire se necessário; oferte oxigênio a 100%; avalie a necessidade de intubação orotraqueal e a presença de sinais de lesão inalatória, como história de incêndio em ambientes fechados, presença

de bolhas na região da boca, língua edemaciada, fuligem na orofaringe, escarro escuro, conjuntivite, chamuscamento dos cílios, sobrancelhas e vibrissas nasais, além de estridor laríngeo, rouquidão e insuficiência respiratória. Na existência de tais sinais recomenda-se intubação orotraqueal imediata com sequencia rápida pelo risco de edema e obstrução das vias respiratórias; avalie a presença de queimaduras circulares de terceiro grau em tronco e a necessidade de escarotomia.

- Circulação: verifique a perfusão tecidual e o aspecto hemodinâmico; avalie a pressão arterial; garanta acessos venosos calibrosos, principalmente em queimados com acometimento superior a 10% da superfície corpórea. É preferível punção periférica em zona livre de lesões. A punção intraóssea é uma alternativa em pacientes instáveis com acesso venoso difícil e pode ser mantida por 24 horas, até que se obtenha um acesso venoso central. Inicialmente, até ser calculada a necessidade de reposição com base na superfície queimada, deve-se administrar solução de cristaloide na dose de 20 mL/kg em bôlus a cada 5 a 10 minutos, para manter perfusão tecidual adequada. Fármacos vasopressores e/ou inotrópicos podem ser considerados depois da administração de 60 mL/kg de volume. Colha amostras de sangue para realização de hemograma completo, função renal e eletrólitos, tipagem sanguínea e gasometria arterial. Instale sonda vesical de demora para controle de diurese. O débito urinário ainda é a melhor forma para avaliar o sucesso da reanimação volêmica. Manter diurese entre 1 e 1,5 mL/kg/hora.
- Neurológico: avalie o nível de consciência pela escala de coma de Glasgow e os reflexos pupilares.
- Exposição: exponha a área queimada e avalie sua profundidade e extensão. Mantenha o paciente aquecido. Avalie traumas associados, doenças prévias ou outras incapacidades que necessitem de providências imediatas.
- Ofereça rapidamente analgesia adequada.

Avaliação de traumas associados

Em geral, a pesquisa de traumas associados inicia-se na Unidade de Primeiro Atendimento e segue na UTI ou Unidade de Queimaduras. São listadas as prioridades por órgãos e sistemas:

- Neurológico: na presença de torpor e história compatível com trauma cranioencefálico, deve-se realizar tomografia computadorizada de crânio visando o diagnóstico diferencial entre uma lesão intracraniana grave e a sonolência que comumente ocorre horas após queimaduras extensas. Rebaixamento do nível de consciência também pode estar associado ao abuso de álcool e outras drogas, uso de medicamentos (em especial os opioides), hipoxemia, hipotensão e intoxicação por monóxido de carbono.

- Pulmonar: devemos garantir uma boa ventilação, que pode estar comprometida tanto pela diminuição da complacência torácica (pela presença de escaras circunferenciais), como pelo desenvolvimento de broncospasmo depois da inalação de agentes irritativos.
- Abdome: lesões ocultas podem justificar falha na resposta terapêutica ou queda do hematócrito durante a fase inicial da reanimação volêmica. Piora dos parâmetros ventilatórios e queda na diurese podem indicar desenvolvimento de síndrome compartimental abdominal. Profilaxia de úlcera gastroduodenal com ranitidina IV 1 mg/kg/dose 8/8 h ou omeprazol IV 1 a 2 mg/kg 1×/dia está indicada; monitoração da pressão intra-abdominal (PIA) está indicada na suspeita de síndrome compartimental abdominal. Escarotomia pode ser necessária.
- Membros: a perfusão das extremidades pode estar comprometida por edema de partes moles ou mesmo pela presença de escaras profundas. Os curativos devem ser feitos de modo a facilitar a constante avaliação de temperatura, tempo de enchimento capilar, dor e alteração de sensibilidade.

Avaliando a profundidade e a extensão da queimadura

De acordo com a profundidade, queimaduras são classificadas como de primeiro (ou espessura superficial), segundo (ou espessura parcial superficial e profunda) ou terceiro graus (ou espessura total) (Tabela 10.1).

Tabela 10.1. Classificação das queimaduras segundo profundidade[1]

Grau da queimadura	Primeiro grau (espessura superficial)	Segundo grau superficial (espessura parcial superficial)	Segundo grau profunda (espessura parcial profunda)	Terceiro grau (espessura total)
Tecido afetado	Epitélio	Epitélio, derme superficial	Toda epiderme, parte da derme profunda, glândulas sudoríparas	Epiderme, derme, subcutâneo. Pode afetar músculos e ossos
Característica	Seca, sem vesículas; embranquece com a pressão	Bolhas, úmida, rósea ou vermelha, pontilhada, edema	Vermelha brilhante ou seca e pálida. Não descora	Aspecto de couro
Dor	Dolorosa	Dolorosa	Sensível à palpação	Pouca dor
Cicatrização	Cerca de cinco dias	Cerca de 14 dias, fibrose mínima, despigmentação.	Recuperação lenta, pode levar a cicatrizes hipertróficas e contraturas	Não se regenera, necessidade de tratamento cirúrgico

A extensão é mais precisamente calculada usando-se o diagrama de Lund-Browder (Tabela 10.2).[2,3] Também se utiliza a estimativa de que a palma da mão (com os dedos) da criança corresponde a 1% da superfície corpórea total, mais útil para queimaduras pequenas. A superfície corpórea queimada (SCQ) também pode ser estimada por meio da *regra dos 9* (Figura 10.1) em crianças acima de 10 anos.[2,3]

Tabela 10.2. Método de Lund-Browder de proporções corpóreas[2]

Área	Idade (anos)		
	1 a 4	5 a 9	10 a 14
Cabeça e pescoço	19%	15%	13%
Tronco anterior	16%	17%	17%
Tronco posterior	16%	17%	17%
Membro superior direito	9%	9%	9%
Membro superior esquerdo	9%	9%	9%
Membro inferior direito	15%	16%	17%
Membro inferior esquerdo	15%	16%	17%

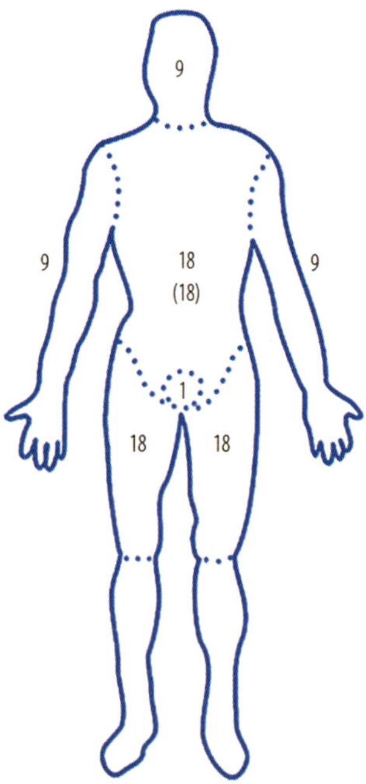

Figura 10.1. Regra dos 9.[1]

- Podemos ainda classificar o paciente queimado de acordo com a superfície corpórea acometida (considerar áreas queimadas de 2º e 3º graus):
  - Pequeno queimado: menor ou igual a 10% da superfície corpórea total;
  - Médio queimado: entre 10 e 20% da superfície corporal total;
  - Grande queimado: > 20% da superfície corpórea total (em crianças podemos considerar 15%).

Ressuscitação hídrica

Crianças com mais de 10% (áreas de 2º e 3º grau) de superfície corpórea queimada (SCQ) necessitam de fluidoterapia intravenosa. As fórmulas mais comumente usadas em pediatria para cálculo da ressuscitação hídrica com soro fisiológico ou Ringer lactato são Parkland e Galveston, especificadas a seguir:

Parkland = 4 mL × Peso (kg) × SCQ (%)
Galveston = 5.000 mL × SCQ (m^2) + 2.000 mL × SC (m^2)

Pode-se calcular a superfície corpórea (SC) da criança por meio da seguinte equação:

$$SC = (4p + 7)/(p + 90)$$

SC (superfície corpórea, em m^2); *p* (peso, em kg)

Vale lembrar que a fórmula de Parkland calcula o volume necessário apenas para a reposição de líquidos perdidos pela área queimada, sendo preciso acrescentar, à parte, a manutenção diária do paciente, seja ela endovenosa ou oral. A fórmula de Galveston recomenda, ainda, a adição de 12,5 g de albumina por litro de cristaloide.

Metade do volume total é administrado nas primeiras 8 horas (desde o momento do trauma, e não da entrada no pronto-socorro) e a outra metade nas 16 horas seguintes. Nos 2 ou 3 dias subsequentes reduz-se o volume em 30%, à medida que as necessidades hídricas impostas pela queimadura diminuem.

Na utilização da fórmula de Galveston, quando a vítima de queimadura for uma criança menor de 5 anos, acrescenta-se 4 g/kg/dia de glicose na forma de SG 5% ao Ringer lactato, para evitar hipoglicemia. Vale lembrar que a administração de potássio adicional no primeiro dia deve ser evitada pelo risco de hipercalemia.

Se há suspeita de que o paciente tenha sido exposto à inalação de fumaça, o volume estimado para a reanimação deve ser pelo menos 30% superior ao cálculo inicial.

É frequente a necessidade de transfusão de concentrado de hemácias nos grandes queimados. Tradicionalmente, a transfusão é indicada quando os níveis de hemoglobina estão menores do que 10 g/dL, apesar de tendências mais recentes tolerarem níveis inferiores de hemoglobina (7 a 8 g/dL). Os parâmetros clínicos (taquicardia) e laboratoriais (bicarbonato, lactato, saturação venosa central de O_2) devem ser utilizados para melhor avaliação da necessidade de transfusão.

Manejo da dor

A analgesia é fundamental e necessária também antes da troca de curativos e da realização de procedimentos. Opioides são os principais medicamentos utilizados para o tratamento da dor no paciente queimado e podem ser administrados por via oral ou parenteral (p. ex., morfina EV 0,05 a 0,1 mg/kg).

Quando a ferida não é extensa ou o paciente refere pouca dor, analgésicos comuns como paracetamol e dipirona são eficazes. Não recomendamos o uso de anti-inflamatórios não hormonais.

Abordagem cirúrgica inicial

Desbridamento precoce é fundamental, pois o material das bolhas é meio de cultura para crescimento bacteriano e fonte de mediadores inflamatórios. Pacientes que apresentam queimaduras circulares nos membros, prejudicando a irrigação distal, ou na parede torácica, comprometendo a expansibilidade, devem ser submetidos à escarotomia descompressiva. Independentemente de efeitos compressivos, tem se demonstrado que escarectomia dentro das primeiras 72 horas melhora a sobrevida de adultos e crianças vítimas de queimaduras. Esse novo conceito surgiu da identificação de que a queimadura cria uma lipoproteína polimerizada (LPC) aderida à escara, responsável por grave depressão imunológica. A excisão precoce impede que ela atinja a circulação.

Tratamento tópico e infecções

Mesmo com todos os avanços nos cuidados, 50 a 75% dos óbitos decorrem de infecção e sepse. O acompanhamento diário das feridas é fundamental para se identificar sinais de possível infecção. O uso profilático de antimicrobianos sistêmicos não demonstrou benefício e não é recomendado.

A limpeza e a proteção das lesões com ataduras estéreis minimiza hipotermia, contaminação e abranda a dor. Curativo oclusivo de quatro camadas com atadura de morim ou de tecido sintético (rayon) contendo o princípio ativo (sulfadiazina de prata a 1%), gaze absorvente, algodão hidrófilo e atadura de crepe pode ser empregado e trocado sempre que necessário.

Quimioterápicos tópicos como sulfadiazina de prata a 1% (mais usado) ou acetato de mafenide são recomendados para reduzir a colonização por micro-organismos. Tecidos necróticos e desvitalizados devem ser removidos diariamente durante o banho ou cirurgicamente, sempre que necessário.

Suportes nutricional e metabólico

Queimaduras deflagram aumento importante na taxa metabólica e requerem suporte nutricional adequado. A alimentação enteral deve ser iniciada logo após a estabilização inicial do paciente, se não houver contraindicação. Pacientes com queimaduras pequenas podem receber dieta oral hipercalórica e hiperproteica, enquanto aqueles com SCQ > 30% devem obrigatoriamente receber, se possível, dieta oral com suplementação por sonda gástrica ou pós-pilórica.

Na Tabela 10.3, seguem as recomendações do Shriners Hospital for Children, Galveston, no que se refere ao cálculo de calorias.

Tabela 10.3. Necessidades calóricas da criança queimada[4]

Idade	Calorias/dia
Lactente (1 mês a 2 anos)	2.100 kcal/m² + 1.000 kcal/m² SCQ
Pré-escolar (2 a 6 anos)	
Criança (6 a 12 anos)	1.800 kcal/m² + 1.300 kcal/m² SCQ
Adolescente (> 12 anos)	1.500 kcal/m² + 1.500 kcal/m² SCQ

Além da oferta de proteína (especialmente o aminoácido glutamina), glicose e lipídios, parece haver benefício na suplementação de micronutrientes como zinco e vitamina C. A glutamina age reduzindo o estado hipercatabólico e tem efeito imunomodulador. A administração pode ser iniciada assim que o paciente se recuperar da fase aguda da ressuscitação hídrica e estiver tolerando a dieta enteral. As recomendações são as seguintes:

- Zinco (oral ou por sonda): 25 mg/dia.
- Vitamina C (oral ou por sonda): 200 mg/dia.
- Glutamina (enteral ou parenteral): 0,5 g/kg/dia.

Nutrição parenteral fica reservada para situações especiais.

Manejo ambulatorial

Uma vez que o paciente foi examinado e estabilizado, devemos decidir se continuará internado ou não. A Tabela 10.4 pontua critérios para internação em Unidade de Queimaduras.

Tabela 10.4. Critérios de internação do American Burn Association Center[2]

- Segundo e terceiro graus > 10% da superfície corpórea em crianças < 10 anos ou > 50 anos
- Segundo e terceiro graus > 20% da superfície corpórea em qualquer idade
- Segundo e terceiro graus que acometem face, mãos, pés, genitália, períneo e grandes articulações
- Terceiro grau > 5% em qualquer idade
- Traumas elétricos e pacientes atingidos por raios
- Queimaduras químicas
- Presença ou suspeita de lesão inalatória
- Presença de doença preexistente que possa comprometer o manejo, a recuperação ou a mortalidade
- Presença de traumas associados. Se estes oferecerem risco imediato, tratar o paciente em centro de trauma antes de transferi-lo
- Hospitais sem pessoal qualificado para o tratamento da criança queimada
- Queimaduras em pacientes que necessitem suporte emocional/social e reabilitação, incluindo casos de suspeita de negligência/abuso infantil ou uso de substâncias ilícitas

Outras situações

Em queimaduras elétricas com alta voltagem, a maioria das lesões cutâneas visualizáveis não retrata a extensão real do dano tecidual. A rabdomiólise é extensa e a mioglobina pode levar a lesão renal. O dano renal ocorre principalmente em presença de desidratação e acidose. Assim, estão indicadas hiper-hidratação e alcalinização da urina. Além disso, devido ao risco de arritmias, o paciente deve permanecer sob monitoração cardíaca por no mínimo 24 horas.

Literatura sugerida

Brasil. Ministério da Saúde. Secretaria de Atenção à Saúde. Departamento de Atenção Especializada. Cartilha para tratamento de emergência das queimaduras/Ministério da Saúde, Secretaria de Atenção à Saúde, Departamento de Atenção Especializada – Brasília: Editora do Ministério da Saúde. 2012.

Douglas HE et al. Management of burns. Surgery, Oxford. 2017;35(9):511-8.

Herndon DN. Total burn care. 3rd ed. Philadelphia: Saunders. 2007;485-94.

Sheridan RL. Burn care for children. Pediatr Rev. 2018;39(6):273-86.

Capítulo 11

Evento Inexplicável Breve Resolvido

Flora Zancaner Aranha Pereira

Leonardo Cavallari Bielecki

Definição

- Evento inexplicável breve resolvido (BRUE) é o termo utilizado para o quadro clínico em crianças de até um ano em que os observadores relatam um evento súbito, breve (até um minuto, mas, em geral, com cerca de 20 a 30 segundos) e já resolvido com pelo menos um dos seguintes sintomas:
  - Cianose ou palidez.
  - Movimentos respiratórios ausentes, diminuídos ou irregulares.
  - Alteração do tônus muscular (hipertonia ou hipotonia).
  - Alteração da responsividade.

Exames

- Pacientes considerados de baixo risco podem ser conduzidos sem investigação extensa e sem necessidade de hospitalização. Para ser considerado um BRUE de baixo risco, todos os critérios a seguir devem ser preenchidos:
  - Idade acima de 60 dias.
  - Se prematuro: idade gestacional (IG) maior ou igual a 32 semanas e idade gestacional corrigida (IGC) maior ou igual a 45 semanas.
  - Primeiro episódio de BRUE.
  - Duração do evento menor que um minuto.
  - Sem necessidade de reanimação cardiopulmonar (RCP) por pessoa com treinamento adequado.
  - Ausência de achados significativos na anamnese.
  - Ausência de alterações significativas no exame físico (incluir sinais vitais, medidas antropométricas, exame neurológico e exame do genital).

O diagnóstico de BRUE só pode ser realizado se uma causa para o evento não puder ter sido encontrada depois da anamnese e de exame físico detalhado.

- Para o *BRUE de baixo risco*, os exames indicados são:
  - Eletrocardiograma (ECG) de 12 derivações.
  - Reação em cadeia da polimerase (PCR) para investigação de *B. pertussis* deve ser solicitada caso haja risco para a doença. Caso não seja possível a realização do exame ou haja demora para a liberação do resultado, considerar internação.

Tratamento

- Período de observação (1 a 4 horas, com oximetria de pulso contínua e exame físico e sinais vitais seriados).
- Alta hospitalar se a criança se mantiver assintomática, desde que se garanta uma reavaliação em 24 horas.
- Orientar cuidadores sobre o diagnóstico e considerar oferecer recursos para treinamento em RCP.

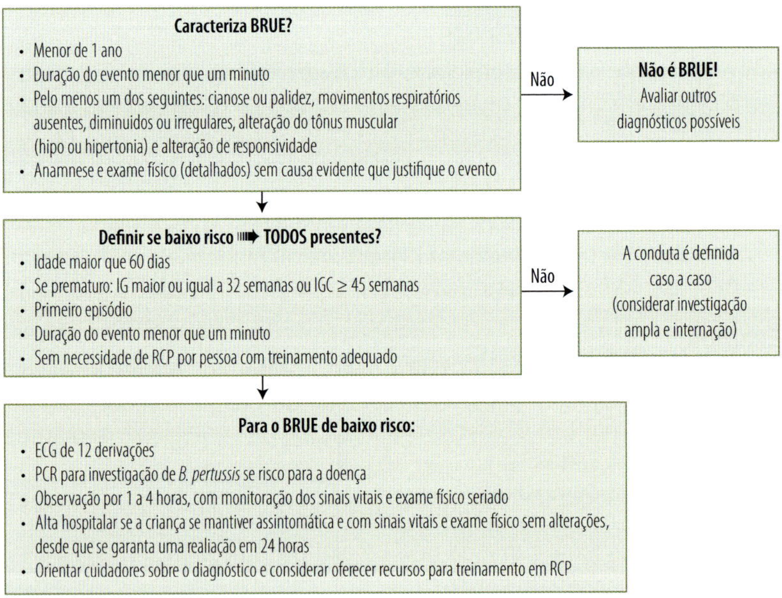

Fluxograma 11.1. Diagnóstico e conduta inicial nos casos de BRUE.

Fonte: baseado em Tieder JS, Bonkowsky JL, Etzel RA, et al. Brief resolved unexplained events (formerly apparent life-threa-tening events) and evaluation of lower-risk infants. Pediatrics. 2016; 137(5): e20160590].

Ainda não há na literatura recomendações sistematizadas para os casos que não forem considerados de baixo risco. Nessas situações é razoável realizar uma investigação ampliada, buscando excluir outros diagnósticos possíveis (eventos considerados normais no lactente, causas infecciosas, causas cardiopulmonares, causas neurológicas, causas metabólicas, abuso infantil, causas gastrintestinais e intoxicação) com o paciente internado.

Literatura sugerida

Arane K, Claudius I, Goldman RD. Brief resolved unexplained event: new diagnosis in infants. Canadian Family Physician. 2017;63(1):39-41.

Brand DA, Fazzari MJ. Risk of death in infants who have experienced a brief resolved unexplained event: a meta-analysis. The Journal of Pediatrics. 2018;197:63-7.

Monti MC, Borrelli P, Nosetti L et al. Incidence of apparent life-threatening events and post-neonatal risk factors. Acta Paediatrica. 2017;106:204.

Tieder JS, Bonkowsky JL, Etzel RA et al. Brief resolved unexplained events (formerly apparent life--threatening events) and evaluation of lower-risk infants. Pediatrics. 2016;137(5):e20160590.

12.1 Capítulo

Corpo Estranho

Ingestão de Corpo Estranho

Alessandro Danesi

Nelson Yuji Takahashi

Daniel Moribe

Corpo estranho no trato digestório em crianças

Objeto

- Baterias em forma de disco:
  - São encontradas em brinquedos, relógios, lanternas e outros dispositivos eletrônicos.
  - Exame radiológico determina diferença com moeda (baterias apresentam um duplo halo próximo a borda).

Conduta

- Esôfago: devido ao risco de lesões importantes deve ser indicado exame endoscópico e retirada na emergência.
- Estômago: indicado retirada na urgência.
- Intestino: orientamos acompanhamento clínico e radiografias seriadas. Sinais de complicações indicam procedimento cirúrgico para remoção.

Objeto

- Bolo alimentar no esôfago.

Conduta

- Impactação com obstrução total (sialorreia importante): procedimento na emergência.
- Impactação com obstrução parcial: intervenção em até 24 h.

Objeto

- Imãs:
  - São encontrados em brinquedos e itens de aparelhos domésticos.

Conduta

- Exame radiológico auxilia na determinação da quantidade, posicionamento, existência de interposição de tecido entre eles e algum outro corpo estranho metálico.
- Um imã sem outros materiais metálicos – está indicada a retirada se estiver ao alcance do endoscópio em até 24 h.
- Caso a localização for intestinal, a orientação é manter objetos metálicos ou outros imãs longe da criança e acompanhar com exames radiológicos seriados para observar a progressão.
- Múltiplos imãs ou com materiais metálicos – a manipulação endoscópica deve ser realizada quando forem acessíveis na emergência. Se inacessível à endoscopia e criança assintomática, deve-se fazer acompanhamento clínico e radiológico seriado a cada 4 a 6 horas.
- Pacientes sintomáticos ou parada de progressão ao exame radiológico determina encaminhamento para retirada cirúrgica.

Objeto

- Objetos arredondados:
  - Moedas.

Conduta

- Exame radiológico: radiografia simples em duas incidências (PA e perfil) de região cervical e tórax.
- Esôfago: sintomático (odinofagia) ou sinais obstrutivos (sialorreia) – realização de endoscopia na emergência.
- Esôfago: assintomático – realizar endoscopia em até 24 h.
- Estômago: são indicados endoscopia em exame de rotina e exames radiológicos seriados em até quatro semanas para observar progressão. Caso não ocorra progressão, o exame endoscópico está indicado. Caso paciente apresente sinais ou sintomas de complicações (obstrução, febre, vômitos e dor abdominal) exame endoscópico deve ser realizado na urgência.
- Desconhecimento do tempo de ingesta e se exame radiológico sugerir topografia acessível a endoscopia, procedimento endoscópico indicado em até 24 h.

Objeto

- Objetos longos:
  - Objetos maiores que 6,0 cm (escovas de dente, talheres e lápis).

Conduta

- Exame radiológico: verificar possíveis sinais de complicação (perfuração).
- Exame endoscópico em até 24 h.

- Caso fora do alcance do endoscópio devem ser acompanhados com exames radiológicos seriados. Sinais de complicação ou parada de progressão considerar procedimento cirúrgico.

Objeto

- Objetos pontiagudos:
  - Espinha de peixe, agulhas, clipes e osso de frango.

Conduta

- Esôfago: impactado, procedimento considerado como emergência.
- Estômago: manipulação na urgência.
- Se fora do alcance da endoscopia e não sintomático, acompanhar radiologicamente com radiografias seriadas para verificar sua progressão. No caso de três radiografias sequenciais sem progressão, ou sinais e sintomas de complicações (dor abdominal febre, melena) considerar intervenção cirúrgica.

Objeto

- Objetos que contêm chumbo (Pb):
  - Encontrados em pesos de pesca, munição de armas de pressão, pesos de cortina, brinquedos e medalhões.

Conduta

- Devido ao potencial de envenenamento, sua retirada deve ser o mais breve possível, assim que criança estiver em condições de exame.

Objeto

- Polímeros superabsorventes:
  - São encontrados em brinquedos e produtos domésticos.

Conduta

- Indicado procedimento para retirada em caráter de urgência se acessível a endoscopia.
- Caso já tenha progredido pelo intestino, observar possíveis complicações obstrutivas devido à grande expansão do objeto, sendo indicado intervenção cirúrgica.

Corpo estranho nas vias respiratórias em crianças

Objeto

- O corpo estranho nas vias respiratórias potencialmente pode levar à morte dependendo do grau de obstrução que ele ocasione, por esse motivo, deve ser tratado como emergência. Os mais frequentes são amendoins, pequenas peças de brinquedos, fragmentos alimentares, plásticos e metais.

Conduta

- História clínica de aspiração acompanhada de tosse, dispneia, cianose e confusão mental nos induz a pensar em obstrução grave. Tosse, taquipneia, estridor e chiado localizado podem revelar diagnóstico de obstrução parcial. Muitos sinais e sintomas de corpo estranho na via respiratória podem ser confundidos com outras patologias pulmonares.
- Exame radiológico simples de tórax em duas incidências pode ser útil na identificação direta, quando o visualizamos, ou indireta, quando observamos hiperinsuflação do pulmão afetado (sistema valvulado), atelectasia (mais tardiamente com obstrução total), desvio do mediastino e pneumonia.
- Conduta: exame broncoscópico flexível e, por vezes rígido, auxilia na confirmação da suspeita e realiza a terapêutica. Atualmente, a evolução dos equipamentos nos permite a retirada do corpo estranho com maior segurança.
- Tempo de retirada: o tratamento broncoscópico deve ser realizado o mais breve possível assim que a criança tenha condições mínimas ventilatórias.

Literatura sugerida

ASGE. Guideline: management of ingested foreign bodies and food impactions. Gastrointest Endosc. 2011;73:1085-91.

Kramer RE, Lerner DG, Lin T et al. Management of ingested foreign bodies in children: a clinical report of the NASPGHAN Endosopy Committee. J Pediatr Gastroenterol Nutr. 2015;60:562.

Litovitz T, Whitaker N, Clark L et al. Emerging battery-ingestion hazard: clinical implications. Pediatrics. 2010;125:1168.

12.2 Capítulo

Corpo Estranho em Vias Respiratórias

Renata C. Di Francesco

Alessandro Danesi

Definição

- Corpos estranhos de orelhas e nariz correspondem a cerca de 11% das emergências otorrinolaringológicas.
- Mais frequente em crianças entre 3 e 5 anos e naquelas com algum grau de comprometimento intelectual.
- Pode-se encontrar qualquer tipo de corpo estranho:
  - Inanimados: pequenas contas de colar, miçangas, pequenas peças de brinquedos ou partes de brinco, ponta de lápis, pontas de algodão, sementes etc.
  - Animados: por exemplo, insetos etc.

Corpo estranho de nariz

Quadro Clínico

- Criança refere que colocou o corpo estranho.
- Rinorreia fétida unilateral, sempre nos sugere a presença de um corpo estranho na mesma fossa nasal.
- Destaque especial: baterias de relógio, pois com a umidade há a formação de uma corrente eletrolítica externa, hidrólise dos tecidos, produção de hidróxidos no polo negativo da bateria e queimaduras. Dessa forma, é necessária sua urgente remoção. Objetos nas fossas nasais podem causar perfuração septal e deformidades permanentes das cartilagens nasais.

Avaliação

- Identificação por meio da rinoscopia.
- Quando não identificado ao exame físico:
  - Videonasofibroscopia.
- Radiografia simples: corpos estranhos metálicos.

Tratamento

- Retirado com a utilização de material adequado (sonda de Itard): introduz-se na parte superior da narina e arrasta-se o corpo estranho.
- Corpo estranho profundo: retirada com sedação e videoendoscopia.

Corpo estranho da orelha

Quadro Clínico

- Criança refere que colocou o corpo estranho.
- Sensação de irritação, barulho ou plenitude auricular.
- Simples achado do exame físico.

Avaliação

- Visibilização do corpo estranho por meio da otoscopia.

Tratamento

- Corpos estranhos inanimados, deve-se avaliar inicialmente se são do tipo que podem absorver a água (hidrófilo) ou não:
  - Hidrófilos: devem ser retirados com instrumentos, geralmente utilizam-se ganchinhos de ouvido.
  - Não absorvem água: podem ser retirados com água, por meio de lavagem de ouvido, desde que a membrana timpânica esteja íntegra; se esta estiver perfurada utilizam-se instrumentos.
  - Corpo estranho animado: deve-se inicialmente imobilizá-lo com substâncias oleosas ou alcóolicas, nos casos em que a membrana timpânica esteja íntegra, para retirá-los com lavagem ou instrumentos.
- Procedimento deve ser realizado por médico treinado, necessita-se da contenção e colaboração da criança ou realizado sobre anestesia geral e uso de microscópio cirúrgico.

Complicações

- Em 2% dos casos há laceração do meato acústico externo.
- Perfuração da membrana timpânica.

A conscientização e a orientação das crianças na prevenção de inserção de corpos estranhos ainda é o melhor caminho.

Literatura sugerida

Al-juboori A. Aural foreign bodies: descriptive study of 224 Patients in Al-Fallujah General Hospital. Iraq International Journal of Otolaryngology. 2013:1-4. http://dx.doi.org/10.1155/2013/401289

Heim SW, Maughan KL. Foreign bodies in the ear, nose, and throat. Am Fam Physician. 2007; 76(8): 1185-9.

Mangussi-Gomes J, Andrade JSC, Matos RC, Kosugi EM, Penido NO. ENT foreign bodies: profile of the cases seen at a tertiary hospital emergency care unit. Braz J Otorhinolaryngol. 2013;79(6):699-703.

Ray R, Dutta M, Mukherjee M, Gayen GC. Foreign body in ear, nose and throat: experience in a tertiaryn hospital. Indian J Otolaryngol Head Neck Surg 2014;66(1):13-6; DOI 10.1007/s12070-012-0529-2.

Shepherd M, Hamill JK, Barker R. MBBS, FRACP Button battery injury in children – a primary care issue? Journal of Primary Heath Care. 2014;6(1):69-72.

Capítulo 13

Manejo da Criança Afogada

Marcello Creado Pedreira

Definição

- O afogamento é a causa mais comum de morte acidental em crianças de 1 a 4 anos (superior às mortes por acidentes de trânsito) e a segunda causa de morte no Brasil entre crianças e adolescentes do sexo masculino entre 5 e 14 anos.
- O primeiro Congresso Mundial sobre Afogamento (2002), em consenso com a Organização Mundial da Saúde, decidiu uniformizar as diversas definições encontradas para afogamento e passou a definir afogamento como "aspiração de líquido não corporal decorrente de submersão ou imersão, levando à deterioração respiratória." Isso eliminou termos como quase afogamento, afogamento seco, úmido, secundário, ativo, passivo ou silencioso que apenas traziam confusão e dificultavam o manejo do paciente.

Quadro Clínico

- No início do afogamento, a água entra pela orofaringe e costuma ser voluntariamente eliminada; no entanto, caso a água não consiga ser eliminada com a criança ainda consciente, o reflexo da respiração é automaticamente interrompido como forma de proteção das vias respiratórias. Todavia, a necessidade de inspiração muitas vezes torna-se incontrolável e faz com que a água consiga penetrar pela traqueia, estimulando imediatamente a tosse ou o laringospasmo como um segundo mecanismo de defesa, o qual pode não ser suficiente caso a água continue a ser aspirada.
- A presença da água nas vias inferiores destrói a substância surfactante, provoca broncospasmo e predispõe a um edema pulmonar não cardiogênico.

- Em humanos, apenas 1 a 3 mL/kg de água aspirada produzem grandes alterações na troca de gases pulmonares e reduzem a complacência pulmonar em até 40%.
- A hipóxia resultante do afogamento leva rapidamente à depressão cardiovascular, passando de um quadro inicial de taquicardia para bradicardia, atividade elétrica sem pulso e assistolia.
- Vômitos costumam ocorrer em até 85% dos casos, devido à deglutição de grande volume de água e ao uso de ventilação com pressão positiva durante a ressuscitação, o que aumenta o risco de aspiração do conteúdo gástrico.
- Para fins de padronização do atendimento, convencionou-se classificar o afogamento em seis graus, de acordo com os sinais e sintomas da vítima afogada:
  - Grau 1: apenas tosse, com ausculta pulmonar normal.
  - Grau 2: estertores em alguns campos pulmonares.
  - Grau 3: edema agudo de pulmão, mas sem hipotensão.
  - Grau 4: edema agudo de pulmão com hipotensão.
  - Grau 5: parada respiratória.
  - Grau 6: parada cardiorrespiratória.

Exames

- Geralmente, é desnecessário solicitar RX de tórax em um primeiro momento de atendimento da criança afogada, pois a presença de água nos pulmões pode gerar imagens erroneamente interpretadas como focos de pneumonia.
- Vítimas de afogamento com suspeita de traumatismo cervical ou craniano devem ser submetidas a tomografia computadorizada da cabeça e coluna cervical.

Tratamento

- Como a parada cardíaca costuma ser exclusivamente secundária à hipóxia, o atendimento de qualquer vítima de afogamento sem respiração espontânea não deve começar pelas compressões torácicas, mas sim pela **sequência A-B-C**: abrir as vias respiratórias e fazer duas ventilações de resgate efetivas (que façam o tórax se elevar).
- Se, após as ventilações, ainda assim não houver pulso, iniciar as compressões torácicas de acordo com a sequência C-A-B de reanimação.
- Depois da instalação de via respiratória avançada e a passagem de sonda nasogástrica, somente aspirar a cânula traqueal se a quantidade de fluido em seu interior interferir na ventilação, a fim de evitar hipóxia desnecessária.
- Manter a cabeceira do leito a 30º (desde que não haja hipotensão) e evitar qualquer situação que aumente a pressão intracraniana, incluindo retenção urinária, dor, hipotensão ou hipóxia. De 5 a 10% dos casos de afogamento grave na infância levam a sequelas neurológicas permanentes.

- Do ponto de vista clínico e terapêutico, em geral, não há distinção considerável entre afogamento em água doce ou salgada, embora seja mais difícil a correção de distúrbios ventilação/perfusão quando ocorre inalação de água doce.
- A Tabela 13.1 resume o fluxo do atendimento da criança de acordo com o local em que se encontra e o grau do afogamento.

Tabela 13.1. Condutas de acordo com o local de atendimento e o grau de afogamento da criança

Atendimento ainda na cena do afogamento
• A aplicação adequada das técnicas de suporte básico e avançado antes de a criança chegar ao hospital é fundamental para o sucesso da ressuscitação na Sala de Emergência • Nunca tentar drenar água colocando a vítima com a cabeça abaixo do nível do corpo, pois as chances de vômito aumentam em mais de cinco vezes • A manobra de compressão abdominal (Heimlich) nunca deve tentada para eliminar a água dos pulmões, pois é ineficaz e gera riscos de vômitos e lesões abdominais • Oferecer bebidas quentes a crianças conscientes tem se mostrado ineficaz; por outro lado, devem ser tomadas medidas para não prolongar a perda de calor, como remover as roupas molhadas e envolver as crianças em cobertores • Considerando a baixa incidência de traumas medulares em afogamentos, a imobilização da coluna cervical não é recomendada quando não há sinais de trauma • Mesmo os casos de afogamento resgatados ainda no local (crianças conscientes e normotérmicas) devem ser encaminhados para avaliação hospitalar
Atendimento na Sala de Emergência (Graus 2 a 6)
• Crianças conscientes e normotérmicas: monitoração dos sinais vitais e suporte com oxigênio, se necessário, até haver condições de alta hospitalar • Crianças conscientes e ainda hipotérmicas: além dos cuidados acima, podem ser colocadas em banhos de 40°C • Correção de alterações metabólicas: afogamentos frequentemente causam hipovolemia, com necessidade de reposição volêmica com solução cristaloide. Se houver acidose metabólica, esta deve ser corrigida apenas se pH < 7,2 ou bicarbonato < 12 mEq/L e a criança estiver recebendo suporte ventilatório adequado. Insuficiência renal pode ser decorrente de uma necrose tubular aguda pós-hipóxia • Crianças em PCR, insuficiência respiratória ou edema pulmonar: a reanimação cardiopulmonar (sequência A-B-C) deve ser iniciada em todas as vítimas sem pulso que não apresentem sinais clínicos evidentes de morte, somente devendo ser interrompida depois que a temperatura da vítima estiver em pelo menos 34°C. Importante lembrar que a hipotermia pode dificultar a palpação do pulso carotídeo em crianças maiores, devendo-se checar outros pulsos antes de se iniciar as compressões torácicas. Nos casos de hipotermia profunda, pode-se considerar o aquecimento por circulação extracorpórea, técnica considerada padrão-ouro nesses casos
Indicações de observação em ambiente hospitalar
• Hipóxia mantida, hemoptise, estertores pulmonares difusos e/ou alterações no RX de tórax são sinais sugestivos de aspiração de líquido e indicam a necessidade de observação da criança por pelo menos seis a 48 horas, período em que o edema pulmonar pode se desenvolver • Deve-se considerar o risco de pneumonias, especialmente em casos de aspiração de água salgada. Outros riscos infecciosos também devem ser lembrados, como aspergilose sistêmica e leptospirose, dependendo do grau de contaminação da água ingerida

Fonte: adaptada de Mott & Latimer, 2016; Harries, 2003; Szpilman, 2005.

Prognóstico

- Se os suportes básico e avançado no local do afogamento tiverem sido realizados por pessoas treinadas, as chances de sobrevida aumentam.
- Tempos de submersão superiores a 5 minutos estão associados a piores prognósticos.
- O fato de o afogamento ter sido em águas frias (< 5°C) melhora o prognóstico da vítima, especialmente em lactentes.
- Depois da ressuscitação, pacientes que não conseguem se recuperar do coma entre 2 e 6 horas geralmente apresentam lesões cerebrais moderadas a graves ou costumam evoluir para morte cerebral.
- A prevenção ainda é o melhor a ser feito. Com a vigilância adequada em locais de risco, estímulo a aulas de natação a partir de 2 anos de idade e medidas educativas, estima-se que 85% dos afogamentos ainda possam ser evitados.

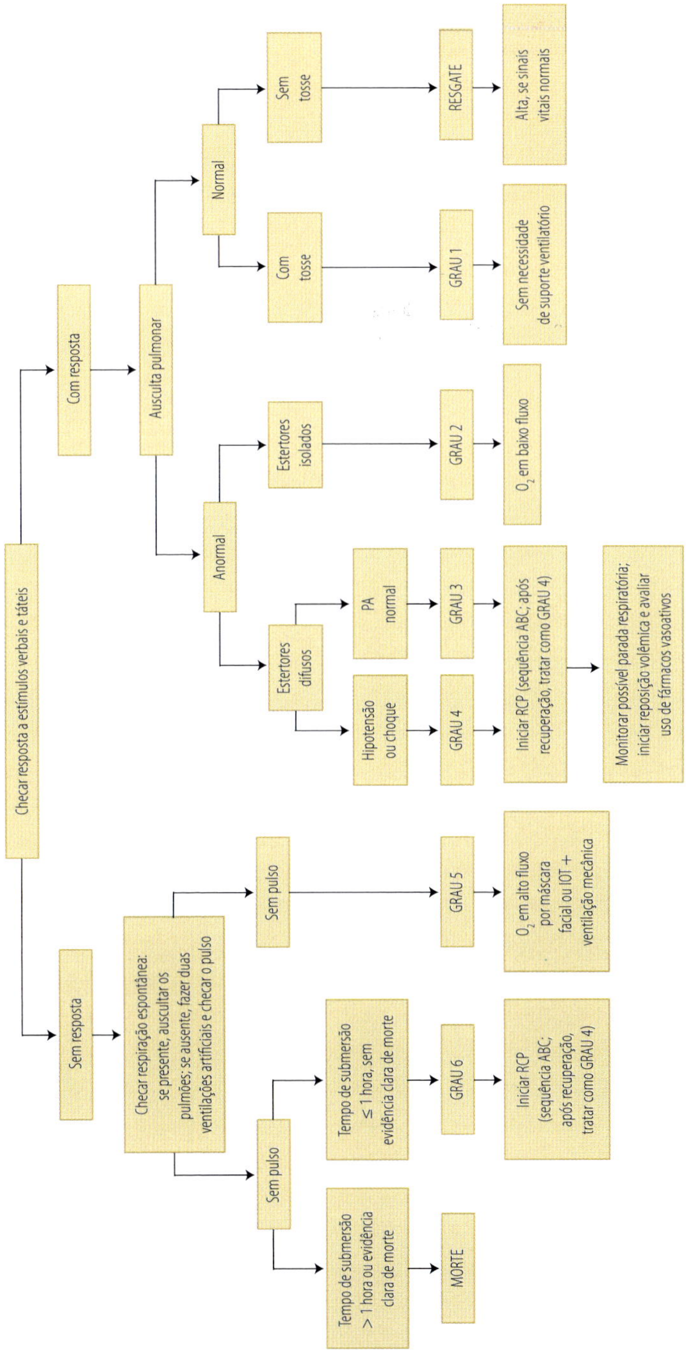

Fluxograma 13.1. Manejo do afogamento segundo a classificação do afogamento.
Fonte: adaptado de Mott & Latimer, 2016.

Literatura sugerida

Chandy D, Weinhouse GL. Drowning (submersion injuries). UpToDate 2017. Disponível em: https://www.uptodate.com/contents/drowning-submersion-injuries. Acesso em: 29 de outubro de 2018.

Mott TF, Latimer KM. Prevention and treatment of drowning. Am Fam Physician. 2016 Apr 1;93(7): 576-82.

Szpilman D. Afogamento na infância: epidemiologia, tratamento e prevenção. Rev Paul Pediatria 2005; 23(3);142-53.

Web-based Integrated 2010 & 2015 American Heart Association Guidelines for Cardiopulmonary Resuscitation and Emergency Cardiovascular Care. Part 10: Special Circumstances of Resuscitation. Disponível em: https://eccguidelines.heart.org/index.php/circulation/cpr-ecc-guidelines-2/part-10-special-circumstances-of-resuscitation. Acesso em: 29 de outubro de 2018.

Capítulo 14

Síncope na Emergência

Flavia Nassif Gumiero

Rafael Kocinas

Definição

- Definida por perda súbita e autolimitada da consciência e do tônus postural, seguida pela reversão espontânea e completa, sem sequelas neurológicas.
- Alguns sintomas podem preceder os episódios de síncope, denominados pré-sincope ou pródromos.
- A incidência é mais frequente nos adolescentes, com pico entre 15 e 19 anos, sendo mais comum no sexo feminino.
- Cerca de 15 a 20% das crianças vão apresentar ao menos um episódio de síncope até o fim da adolescência.
- A causa mais comum de síncope na população pediátrica é a neurocardiogênica (ou vasovagal), correspondendo a 75% dos casos. Sua apresentação é bem variável, tendendo a ter 3 fases – pródromo, perda de consciência, rápida recuperação.
- Não é uma doença isolada, fazendo parte de um distúrbio subjacente.

Tabela 14.1. Etiologias da síncope

Reflexa	Vasovagal, taquicardia postural ortostática e hipertensão ortostática
Situacional	Dor, emocional, tosse, evacuação e hiperventilação
Cardíaca	Bradicardia, taquicardia, miocardiopatias e defeitos estruturais
Neurológica	Convulsão, migrânea, tumores cerebrais e malformação arteriovenosas
Psicogênica	Conversiva, depressão, ansiedade e síndrome de Munchausen
Outras	Intoxicação, anorexia, hipoglicemia e anemia

Fonte: Syncope. Bryan Cannon and Philip Wackel. Pediatrics in Review April 2016;37(4)159-68.

Quadro Clínico

Podem ser desencadeados por um evento gatilho, como medo, ansiedade, exercícios físicos ou mudança postural repentina.

Sintomas prodrômicos ou pré-síncope, que precedem a perda do tônus postural e consciência:

- Tontura.
- Palpitações.
- Fraqueza.
- Náusea.
- Sensações de calor ou frio.
- Sudorese.
- Palidez.
- Alterações visuais (raros).

Achados que sugerem síncope cardiogênica:

- Nenhum ou poucos sintomas prodrômicos.
- Perda de consciência prolongada – associada a morte súbita.
- Síncope induzida por exercício.
- Dor precordial ou palpitações.
- Alterações no exame físico cardiovascular.
- Histórico de doença cardíaca.
- Histórico familiar de síndrome do QT longo, cardiomiopatia ou morte súbita.

Crises convulsivas podem mimetizar quadros de síncope, podendo corresponder a 5% dos casos.

Tabela 14.2. Pontos-chave na anamnese

Pontos-chave na anamnese
Momento do dia que ocorreu o episódio
O que a criança estava fazendo?
Frequência e duração do episódio
Presença de sinais premonitórios
Sintomas durante o evento: tontura, palpitações, falta de ar, dor torácica, dor de cabeça, palidez, náusea, sudorese, distúrbios visuais e/ou auditivos
Fatores ambientais desencadeantes: posição supina, posição ortostática prolongada, mudanças posturais, calor, cansaço, fome, aglomerados, desidratação, estresse
Existência de doenças concomitantes
Antecedentes pessoais, incluindo menstruação, atividade física, uso de drogas
História familiar de patologias: cardiopatia congênita, distúrbios metabólicos, surdez, distúrbios psiquiátricos, morte súbita, marca-passo cardíaco

Fonte: Syncope in Pediatric Practice. Singhi P, Saini AG. Indian J Pediatr. 2018 Aug;85(8):636-40.

Exames

- Eletrólitos, enzimas cardíacas, glicose e hematócrito são de pouco valor diagnóstico na síncope.
- Hemograma e teste de gravidez: sempre ser cogitados nas adolescentes.
- ECG 12-derivações: realizado em todos os pacientes. Observar intervalo QT, pré-excitação, bloqueios de ramo, hipertrofia ventricular ou qualquer evidência de bloqueio atrioventricular.
- Radiografia de tórax.
- Ecodopplercadiograma transtorácico: solicitado na suspeita de alterações estruturais cardíacas.
- Neuroimagem: não deve ser realizada de rotina, a menos que exista alterações no exame neurológico que indiquem aumento da pressão intracraniana ou sinais neurológicos focais.

Tabela 14.3. Definições, manifestações e condutas para as diversas etiologias de síncope

Tipos	Definição	Manifestações	Conduta
Vasovagal	Posição ortostática com aumento do *pool* venoso nas extremidades inferiores (até 25% do volume sanguíneo total), determina redução do retorno venoso, com queda do volume sistólico e hipotensão. Com isso há redução da perfusão cerebral com perda da consciência	Bradicardia e hipotensão (queda de 40 a 80 mmHg na pressão sistólica). Sintomas típicos de pré-síncope seguidos da perda da consciência	Após perda do tônus muscular e paciente assumir posição supina, há um aumento do retorno venoso, com melhora do débito cardíaco, melhora da perfusão cerebral e retorno completo da consciência, sem necessidade de outras intervenções
Síndrome da taquicardia postural ortostática	Aumento superior a 30 batimentos por minuto na frequência cardíaca basal, sem hipotensão associada	Sintomas de pré-síncope ou síncope	Pesquisar sinais de doenças crônicas, distúrbios gastrintestinais, cefaleia, insônia, dificuldade de concentração e intolerância ao exercício
Hipotensão ortostática	Diminuição na pressão sistólica maior ou igual a 20 mmHg ou na diastólica maior ou igual a 10 mmHg dentro dos três primeiros minutos depois de estabelecer posição ortostática	Sintomas de pré-síncope ou síncope, frequentemente acompanhados de sintomas cardíacos	Pesquisar causa de depleção de volume, doenças agudas ou crônicas, medicações (p. ex., bloqueadores de canais de cálcio, inibidores da receptação da angiotensina), disfunções no sistema autonômico

Continua...

Tabela 14.3. Definições, manifestações e condutas para as diversas etiologias de síncope – continuação

Tipos	Definição	Manifestações	Conduta
Situacional	Semelhante a síncope vasovagal, porém com um evento gatilho (medo, dor, estresse)	Sintomas típicos de pré-síncope seguido da perda da consciência	Sem necessidade de intervenção no momento da emergência. Encaminhar para seguimento ambulatorial
Cardíaca	Caracterizada pela má perfusão cerebral decorrente da disfunção cardíaca. Classificada em: estrutural, arrítmica, disfunção miocárdica	Não precedido por sintomas clássicos prodrômicos. Podem ocorrer taquicardia ou precordialgia antes da síncope. Exercícios físicos podem desencadear a crise	Estabilizar paciente. Referenciar ao especialista
Neurológica	Causada por hiperexcitabilidade cerebral ou diminuição do fluxo sanguíneo cerebral	Movimentos tônico-clônicos, períodos prolongados de confusão ou estado pós-ictal. Pode ocorrer perda de controle esfincteriano durante o episódio	Realizar abordagem diferencial para causas neurológicas, podendo necessitar de eletroencefalograma ou exame de imagem neurológico. Referenciar ao especialista

Fonte: autoria própria.

Tratamento

O tratamento depende da causa da síncope:

- Causas cardíacas: podem necessitar de medicações, marca-passo e ablação, devendo ser conduzidas pelo especialista.
- Síncope neurocardiogênica: na fase aguda, realizar manobras posturais (p. ex., posição supina com os membros inferiores elevados, permitindo aumento do retorno venoso). Medidas como educação em relação aos sintomas, são fundamentais para prevenir e limitar futuros episódios.

Tratamento medicamentoso raramente é necessário nas causas benignas e geralmente reservado para pacientes com sintomas frequentes, severos e cujas manobras posturais não são suficientes. As opções incluem β-bloqueadores, corticoides, inibidores da recaptação de serotonina e midodrina.

Outras medidas incluem: exercícios rotineiros aeróbicos e isométricos, respiração rítmica e aumento da oferta de líquidos e sal.

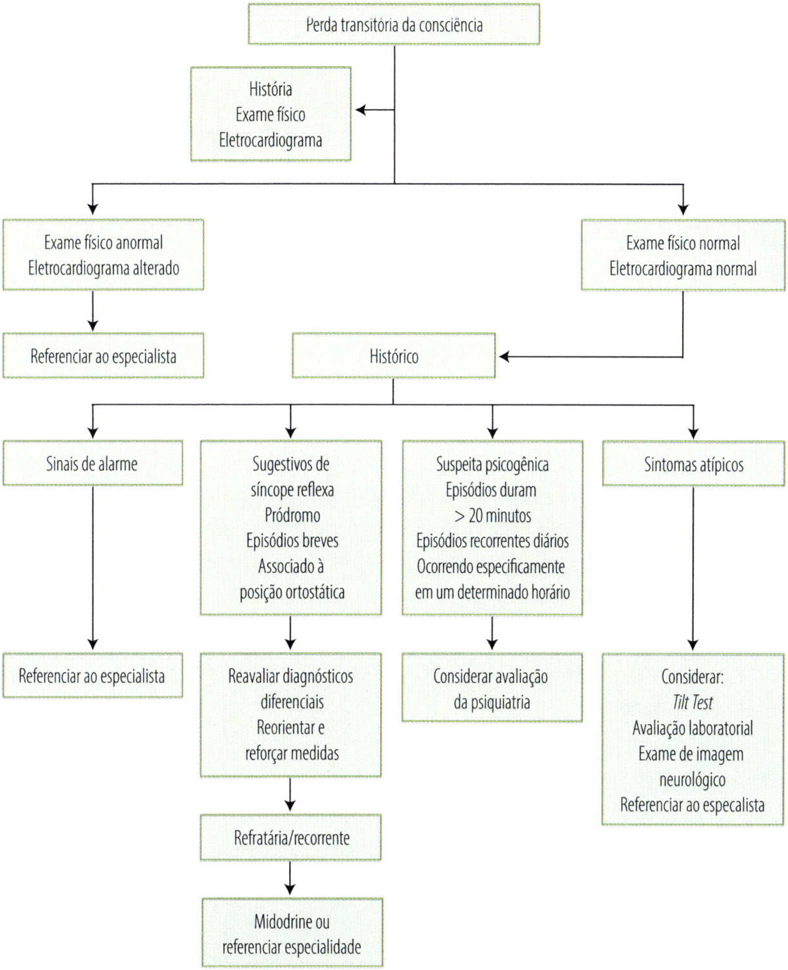

Fluxograma 14.1. Síncope.

Fonte: Bryan Cannon and Philip Wackel. Pediatrics in Review April 2016,37(4):159-68.

Literatura sugerida

Cannon B, Wackel P. Syncope. Pediatrics in Review. April 2016,37(4):159-68.

Côte J-M. Syncope in children and adolescentes: Evaluation and treatment. Paediatr Child Health. 2001 Oct 6(8).

Kanjwal K et al. Syncope in Children and Adolescents. Adolesc Med 026. 2015:692-711.

Singhi P, Saini AG. Syncope in Pediatric Practice. Indian J Pediatr. 2018 Aug;85(8):636-40.

Yeh J. Syncope in Children and Adolescents. Pediatric Annals. 2015;44(12).

15 Capítulo

Dor Torácia

Ricardo Luiz Affonso Fonseca
Flavia Nassif Gumiero

Queixa que corresponde a 0,5 a 1% dos atendimentos em Unidades de Emergência Pediátricas e é a segunda maior causa de encaminhamentos ao cardiologista pediátrico ficando atrás apenas do sopro cardíaco.

A maioria das condições que causam dor torácica na infância e adolescência são benignas e não cardiológicas conforme Tabela 15.1.

Tabela 15.1. Condições que causam dor torácica na infância

Desconhecida ou idiopática	12 a 61%
Musculoesqueléticas	7 a 69%
Respiratórias	13 a 24%
Gastrintestinais	3 a 7%
Psicogênicas	5 a 9%
Cardiológicas	2 a 5%

- Anamnese e exame físico minuciosos são de extrema importância na avaliação, inclusive no Pronto Atendimento, não só no intuito de diagnosticar e tratar condições graves, mas também de evitar exames em excesso e encaminhamentos desnecessários.
- Crianças e adolescentes com antecedentes pessoais de doenças crônicas, cardiopatias congênitas, transplante cardíaco, abuso de substâncias ilícitas, como cocaína, e doença de Kawasaki possuem risco aumentado para isquemia miocárdica.
- História familiar de morte súbita, infartos precoces, miocardiopatias e arritmias devem receber atenção especial.
- A dor deve ser bem caracterizada quanto ao tipo, localização, intensidade, irradiação e duração.
- Dores crônicas que melhoram com analgésicos comuns e repouso falam contra etiologia cardíaca.

A imensa maioria dos casos será resolvida apenas com história, exame físico e exames complementares simples como radiografia do tórax e eletrocardiograma.

Diante de uma criança ou adolescente com dor torácica, o médico deve considerar as seguintes possibilidades e condutas:

Trauma

Nas crianças com história de trauma, dor à palpação de caixa torácica, sinais no exame físico, como hiperemia ou equimoses, devem receber analgesia e realizar radiografia do tórax e arcos costais e considerar avaliação ortopédica e do cirurgião.

Causa respiratórias

Antecedentes de doenças respiratórias, como asma e pneumonias de repetição, alterações no exame físico, como dispneia, alterações de ausculta pulmonar e queda de saturação demandam a realização da radiografia do tórax e, na suspeita tromboembolismo pulmonar, considerar D-dímero e TC de tórax.

Causas cardíacas

Antecedentes de doença cardíaca, abuso de drogas ilícitas, sinais e sintomas associados como síncope, requerem a realização de radiografia do tórax e eletrocardiograma. Na suspeita de doenças isquêmicas deve-se considerar a coleta de troponinas. Diante de qualquer achado relevante nesses exames, deve-se considerar o acionamento do cardiologista.

Causas gastrintestinais

Antecedentes de doenças gastrintestinais, como refluxo gastresofágico, dor relacionada com a alimentação e dor com característica de queimação, sugerem o diagnóstico. Sugerimos a administração de protetor gástrico e analgésico.

Causas psicogênicas

História de episódios anteriores de dor torácica sem diagnóstico, relacionados com a ansiedade ou eventos estressantes com exame físico normal, sugere o diagnóstico. Considerar analgesia e benzodiazepínico e a referência para seguimento psicológico.

A conduta deve ser direcionada ao tratamento da causa base; porém, em todos os casos, recomendamos a prescrição de analgésicos comuns para conforto dos pacientes, dipirona, paracetamol ou ibuprofeno em doses habituais.

Literatura sugerida

Acute Chest Pain. Indian J Pediatr. 2011; 78(10):1262-7.

Chest Pain in Pediatrics. Pediatrics Annals. 2015;44(12).

Evaluation of Chest Pain in the Pediatric Patient. Medical Clinics of North America. 2010; 94(2): 327-47.

Capítulo 16.1

Maus-Tratos

Violência Doméstica: Abusos Físico e Sexual

Fábio Watanabe

Definição

A violência doméstica (maus-tratos) é importante causa de morbimortalidade em crianças e adolescentes, tendo o médico do pronto atendimento em conjunto com a equipe interdisciplinar importante papel na suspeita da violência, tratamento das lesões e possíveis sequelas, acompanhamento, notificação e desencadeamento das medidas legais de proteção.

Todas as formas de violência doméstica devem ser reconhecidas como enfermidades, pois são assim identificadas no Código Internacional de Doenças (T74 – síndrome de maus-tratos). As questões policiais e judiciais devem ser abordadas depois do atendimento das necessidades médicas emergenciais da vítima.

Orientações gerais sobre o atendimento à criança e ao adolescente vítima de violência doméstica (Tabela 16.1.1)

Tabela 16.1.1. Orientações gerais sobre o atendimento à criança e ao adolescente vítima de maus-tratos

- Ambiente reservado e acolhedor, preferencialmente com a participação de outro profissional para discussão diagnóstica e testemunha
- Explicar à criança ou ao adolescente todos os procedimentos que serão adotados
- Escuta atenta e atitude neutra
- Deixar claro para a vítima que ela não deve se sentir culpada ou envergonhada pelas situações sofridas
- Documentar toda a avaliação de forma detalhada, para evitar que a narrativa precise ser repetida, o que pode aumentar o sofrimento da vítima. Transcrição das palavras da criança ou adolescente, sem interpretações pessoais ou prejulgamentos
- Anotar observações sobre o comportamento dos envolvidos antes, durante e depois da anamnese

Continua...

Tabela 16.1.1. Orientações gerais sobre o atendimento à criança e ao adolescente vítima de maus-tratos – continuação

• A avaliação física deve ser detalhada e explicada para a criança, com exame de todos os segmentos corporais, inclusive da região genital, na busca de outros sinais de violência anterior, de lesões antigas e outras possíveis agressões • Se necessário, solicitar avaliação de outro profissional (ortopedista, cirurgião, ginecologista, profissional de saúde mental e perito do IML) a ser realizada, se possível, no mesmo tempo e local • História de acidente ou trauma não intencional para justificar os achados do exame físico não afasta completamente a possibilidade de maus-tratos associado • Esclarecer que o caso será discutido com outros profissionais e solicitar colaboração da vítima se surgirem dúvidas • Constar suspeita de violência e diagnósticos diferenciais nas hipóteses diagnósticas • Supervisionar e garantir atendimento ético • Acompanhar o caso em todas as suas interfaces, participando das decisões quanto ao tratamento, encaminhamentos e medidas de proteção legal

Fonte: autoria própria.

Exames complementares

Nos diferentes tipos de violência e de acordo com o quadro clínico apresentado pela criança ou adolescente serão necessários exames complementares. Os principais exames que podem ser necessários encontram-se na Tabela 16.1.2.

Tabela 16.1.2. Exames complementares mais comuns nos diferentes tipos de maus-tratos

Hematológicos	• Hemoglobina, hematócrito, plaquetas, coagulograma
Bioquímicos	• CPK, amilase, enzimas hepáticas, eletrólitos, pesquisa para intoxicação exógena
Urinários	• Urina tipo I, pesquisa para intoxicação exógena
Imagem	• Radiografia de corpo inteiro em crianças menores de dois anos e seletiva em crianças que já conseguem relatar fatos, como traumas anteriores em determinada região • Ultrassonografia transfontanelar e abdome • Tomografia computadorizada de crânio, tórax e abdome
Suspeita de violência sexual	• Ultrassonografia pélvica e abdominal total: afastar sangramentos intracavitários • Hemograma completo, sorologias (HIV, sífilis e hepatites B e C) e urina I • Caso sejam utilizados antirretrovirais, acrescentar provas de funções hepática e renal
Investigação forense	• Colher secreção em papel-filtro estéril • Secar e colocar em envelope lacrado (não utilizar sacos plásticos, pelo risco de transpiração e contaminação do material, e não utilizar fixadores) • Guardar sob refrigeração para eventual uso pela autoridade judicial • Arquivar em condições adequadas à disposição da justiça, preservando a cadeia de custódia do material

Fonte: autoria própria.

Tipos de violência

Violência física

Uso da força física de forma intencional com o objetivo de ferir ou matar a vítima, deixando ou não marcas evidentes. Corresponde a 25% de todas as formas de abuso contra a criança. A maior parte das mortes por abuso físico (80%) ocorre em crianças menores de 4 anos de idade.

Anamnese (Tabela 16.1.3)

Tabela 16.1.3. Fatores de risco e sinais de alarmes para suspeitar de violência física

Fatores de risco para violência	Sinais de alarme
• Famílias com rede de apoio limitadas (pais solteiros, muito jovens, separados, entre outros) • Pais alcoólatras ou usuários de drogas ilícitas • História de violência contra a mãe ou contra pessoas idosas na família • Crianças com atraso no desenvolvimento neuropsicomotor	• Dificuldade para se alimentar, dormir ou concentrar-se • Introspecção, timidez e passividade exageradas • Incompatibilidade entre os dados do histórico e os achados clínicos • Omissão total ou parcial do histórico do trauma • Pais que mudam o histórico a cada vez que fornecem informações • Demora inexplicável na procura de recursos médicos na presença evidente de trauma • Crianças maiores que não querem relatar o que aconteceu

Fonte: autoria própria.

Exame físico

Sinais que podem sugerir lesão por violência (Tabela 16.1.4)

Tabela 16.1.4. Achados clínicos para suspeitar de violência física

Aspecto geral	• Comportamentos atípicos (arredio, agressivo, apático, defensivo)
Pele	• Lesões: hematomas, escoriações, queimaduras, lesões equimóticas de tamanho definido (cintos, fivelas, colheres, pás, mordidas) • Locais: dorso, nádegas, região genital, dorso das mãos • Tempo de evolução: lesões com diferentes tempos de evolução podem sugerir traumas repetitivos (hematoma roxo < 3 dias, pardo-esverdeado 3 a 7 dias, amarelo-amarronzada 8 e 30 dias)
Cabeça e pescoço	• Olhos: hematomas, edemas, comprometimento do cristalino ou da retina • Orelha: deformação por puxões repetitivos (orelha em lata) • Boca: lesões em mucosas, amolecimento/escurecimento nos dentes

Continua...

Tabela 16.1.4. Achados clínicos para suspeitar de violência física – continuação

Tórax	• Fraturas de costelas • Hemotórax ou pneumotórax
Abdome	• Perfurações de vísceras ocas • Rupturas de fígado ou baço
Ossos (fraturas)	• Metafisárias por arrancamento • Múltiplas, bilaterais, em diferentes estágios de consolidação • Em costelas posteriores e escápulas • De crânio: múltiplas, complexas, de região occipital ou parietal posterior • De apófises espinhosas • Espirais em membros superiores • Espirais em membros inferiores em crianças que ainda não andam

Fonte: autoria própria.

Síndrome do bebê sacudido – violência física contra o bebê (Tabela 16.1.5)

Tabela 16.1.5. Síndrome do bebê sacudido

Definição	• Traumatismo encefálico por abuso
Epidemiologia	• Crianças menores de 3 anos, sobretudo abaixo dos 6 meses • Mais comum no sexo masculino • Um terço de mortalidade e sequelas neurológicas frequentes
Quadro clínico	• Diminuição do nível de consciência, sonolência, irritabilidade, redução da aceitação alimentar, vômitos, convulsões, alteração no ritmo respiratório, apneia, coma
Exames físico e complementar	• Lesões em sistema nervoso central (rupturas de veias-ponte no espaço subdural) • Hemorragias oculares em crianças provocadas por chacoalhamento • Fraturas de ossos longos, fratura em arcos posteriores das costelas

Fonte: autoria própria.

Violência sexual

Violência sexual pode ser definida como qualquer tipo de atividade de natureza erótica ou sexual que desrespeita o direito de escolha de um dos envolvidos. Sua incidência apresenta distribuição homogênea por gênero, raça, classe social e idade.

Exame físico (Tabela 16.1.6)

Tabela 16.1.6. Orientações sobre o exame físico na suspeita de violência sexual

• O profissional deve ser paciente e compreensivo com as angústias da criança. Se necessário, o exame deverá ser realizado sob narcose, em centro cirúrgico • Todo o corpo da criança deve ser examinado para a identificação de lesões indicativas de violência física • Excluir lesões sangrantes: a avaliação de fundo de saco vaginal em crianças deve ser feita por profissional experiente • Avaliar secreções, DSTs ou a presença de gestação • Avaliação de rotura himenal recente. O diâmetro himenal não é um indicador confiável • Avaliar região anal

Fonte: autoria própria.

Profilaxias (Tabela 16.1.7)

Tabela 16.1.7. Profilaxias na violência sexual contra a criança ou o adolescente

Profilaxia de emergência da gestação (vítimas que já menstruam)	• Levonorgestrel 1,5 mg VO em dose única, até 5 dias depois da violência sexual
Profilaxia das DSTs não virais (sífilis, clamídia, cancro mole, gonorreia e tricomoníase) *Alérgicos:* • Às penicilinas: eritromicina 50 mg/kg/dia VO 6/6 h por 15 dias	• Penicilina benzatina 50 mil UI/kg (dose máxima 2,4 milhões UI) IM em dose única • Azitromicina 20 mg/kg (dose máxima 1 g) VO em dose única • Ceftriaxona 125 mg (< 45 kg) ou 250 mg (> 45 kg) IM em dose única • Facultativo: Metronidazol 15 mg/kg/dia VO 8/8 h por 7 dias
Profilaxia da hepatite B (não vacinados ou com situação vacinal desconhecida)	• Imunoglobulina específica anti-hepatite B 0,06 mL/kg IM em dose única, até 14 dias depois da violência • Complementação do esquema vacinal
Quimioprofilaxia antirretroviral (HIV) • Casos agudos com penetração anal ou vaginal • Intervalo entre a exposição e o início da tomada da medicação inferior a 72 h • *Status* sorológico do agressor, quando conhecido	• O esquema de escolha inclui mais de um fármaco, podendo ser adaptado individualmente e acompanhado para evitar abandono do tratamento

Fonte: autoria própria.

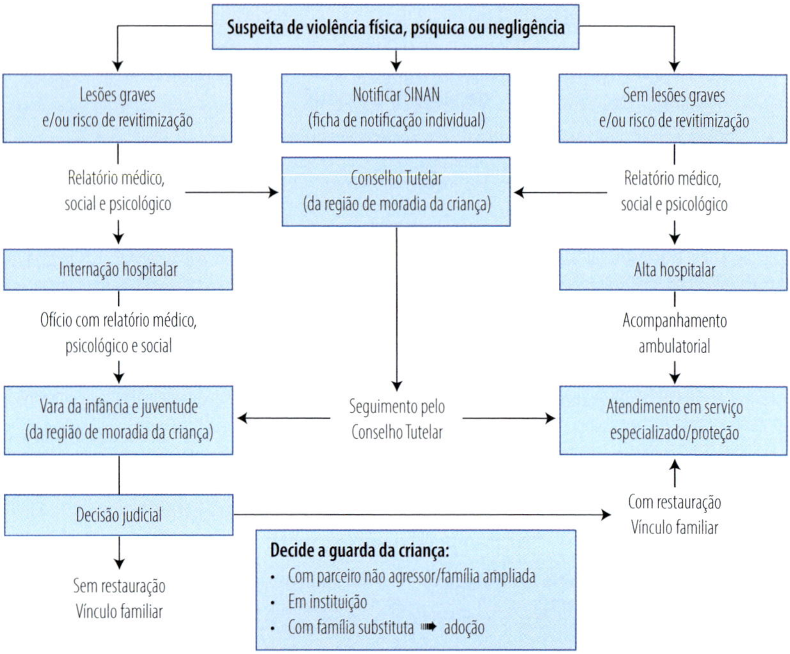

Fluxograma 16.1.1. Notificação e desencadeamento de medidas legais de proteção pelo serviço de saúde.

Fonte: Manual de Atendimento às crianças e adolescentes vítimas de violência. Conselho Federal de Medicina, Sociedade Brasileira de Pediatria e Sociedade de Pediatria de São Paulo; 2018.

OBSERVAÇÃO: nos casos de violência sexual, violência física com lesões graves, negligência grave e envenenamento, os relatórios médico, social e psicológico também deverão ser encaminhados para o Ministério Público, Delegacia de Polícia (preferencialmente especializada) com encaminhamento para IML.

Literatura sugerida

Cardoso ACA. Maus-tratos infantis: violência doméstica. In: Schvartsman C, Reis AG, Farhat SCL, Livro Pronto-Socorro, coleção Instituto da Criança do Hospital das Clínicas da Faculdade de Medicina da Universidade de São Paulo. 2018:248-69.

Christian CW, Committee on child abuse and neglect. The evaluation of suspected child physical abuse. Pediatrics. 2015.

Ministério da Saúde. Prevenção e tratamento dos agravos resultantes da violência sexual contra mulheres e adolescentes. Brasília: Ministério da Saúde; 2012.

Waksman RD, Hirschheimer MR, Pfeiffer L. Manual de atendimento às crianças e adolescentes vítimas de violência. Conselho Federal de Medicina, Sociedade Brasileira de Pediatria e Sociedade de Pediatria de São Paulo. 2018.

Capítulo 16.2

Maus-Tratos

Outras Formas de Violência Doméstica

Fábio Watanabe

Síndrome de Munchausen por procuração

Situação na qual a criança ou o adolescente é trazido para cuidados médicos, mas os sintomas e sinais que apresentam são inventados ou provocados por seus pais ou responsáveis, frequentemente de forma compulsiva, mesmo que o agressor conheça os riscos e danos para a vítima. Essa prática impõe sofrimentos físicos e psíquicos ao paciente, como exigência de exames complementares desnecessários, uso de medicamentos ou ingestão forçada de substâncias, múltiplas consultas e internações sem motivo.

Incidência de difícil avaliação em virtude da dificuldade do diagnóstico. Meninas e meninos sofrem na mesma proporção. A maioria dos casos ocorre antes dos 5 anos de idade. A mortalidade pode chegar a 9%.

Anamnese

Tabela 16.2.1. Sinais de alarme para síndrome de Munchausen

• Crianças sem malformações, condições genéticas ou doenças crônicas que apresentam prontuário volumoso, atendidas por diversas especialidades ou em centros de saúde diferentes • Doença prolongada inexplicável mesmo para médicos experientes • Quadros repetitivos, cíclicos ou contínuos, difíceis de caracterizar, com história, evolução, resultados de exames e respostas terapêuticas inconsistentes • Sintomas que parecem impróprios, inverossímeis e incongruentes, que só ocorrem na presença do agressor e predominam à noite, quando a supervisão por outras pessoas é menor • Relatos de tratamento ineficaz, não tolerado ou que deixa de funcionar após algum tempo • A doença piora quando se cogita alta hospitalar • Inconsistências do tipo "sangra mas não causa anemia" ou febre sem aumento concomitante da frequência cardíaca e respiratória

Fonte: autoria própria.

Diagnóstico

Clínico e interdisciplinar, pela observação das incoerências entre as queixas do cuidador, os sintomas apresentados e os exames clínicos e laboratoriais.

As principais manifestações são citadas na Tabela 16.2.2.

Tabela 16.2.2. Manifestações clínicas mais comuns na síndrome de Munchausen

Neurológicas (45%)	• Convulsões, hiperatividade, déficit de atenção, apneia, surtos alucinatórios
Gastrintestinais (10%)	• Vômitos induzidos mecanicamente ou com o auxílio de fármacos, vômitos com aspecto fecaloide simulada com a adição de fezes ao material do vômito, diarreias causadas pela administração de laxativos
***Rash* cutâneo e sintomas alérgicos (10%)**	• Aplicação de substâncias cáusticas e tinturas na pele, atrito e escoriações, administração de produtos alergênicos
Referência à febre (10%)	• Aquecimento do termômetro, aquecimento da própria criança, injeção de substâncias pirogênicas
Sangramentos simulados ou provocados	• Hematúria, melena, hematêmese e outros sangramentos orificiais (sangue de outra pessoa ou com substâncias coloridas) • Administração de medicamentos anticoagulantes
Eventos súbitos com referência à morte	• Evento aparentemente fatal (ALTE), eventos inexplicáveis resolvidos (BRUE) e síndrome da morte súbita
Agudização de doença preexistente	• Acréscimo de sintomas ou aumento da frequência de eventos relacionados com uma doença preexistente

Fonte: autoria própria.

Negligência

Caracteriza-se por atos ou atitudes de omissão, de forma crônica, do responsável pela criança ou adolescente em prover as necessidades básicas para seu desenvolvimento, como higiene, nutrição, saúde, educação, proteção e afeto. Apresenta-se em vários aspectos e níveis de gravidade, sendo o abandono o grau máximo.

Violência psicológica

Compreende toda forma de discriminação, desrespeito, rejeição, depreciação, cobrança ou punição exagerada e utilização da criança ou adolescente para atender às necessidades psicológicas dos adultos.

É a forma de violência contra crianças mais prevalente no mundo, bem como a de mais difícil diagnóstico e rara notificação. Seu impacto sobre o psiquismo em desenvolvimento ultrapassa a capacidade de elaboração psicológica desses infantes e pode resultar em sérios prejuízos para seu desenvolvimento psicoafetivo, relacional e social.

Literatura sugerida

Cardoso ACA. Maus-tratos infantis: violência doméstica. In: Schvartsman C, Reis AG, Farhat SCL. Livro pronto-socorro, coleção Instituto da Criança do Hospital das Clínicas da Faculdade de Medicina da Universidade de São Paulo. 2018:248-69.

Christian CW. Committee on child abuse and neglect. The evaluation of suspected child physical abuse. Pediatrics. 2015.

Ministério da Saúde. Prevenção e tratamento dos agravos resultantes da violência sexual contra mulheres e adolescentes. Brasília: Ministério da Saúde. 2012.

Waksman RD, Hirschheimer MR, Pfeiffer L. Manual de atendimento às crianças e adolescentes vítimas de violência. Conselho Federal de Medicina, Sociedade Brasileira de Pediatria e Sociedade de Pediatria de São Paulo; 2018.

17.1 Capítulo

Infecções das Vias Aéreas Superiores

Fábio Watanabe

As infecções das vias aéreas superiores (IVAS) são causas frequentes de procura pelo pronto atendimento pediátrico. A anatomia da criança com menor diâmetro das vias respiratórias superiores e inferiores, o sistema imunológico ainda em amadurecimento e o maior contato e troca de secreções entre as crianças são alguns fatores que as predispõem a maior número de infecções e maior morbidade. O principal desafio do pediatra do pronto atendimento é a diferenciação dos quadros virais e bacterianos por meio de critérios clínicos e exames complementares quando pertinentes.

Faringites e tonsilites agudas

Definição

Inflamação da faringe e/ou tonsilas de origem viral (maioria dos casos) ou bacteriana (30%). A bactéria principal é o *Streptococcus* β-hemolítico do grupo A, ocorre principalmente entre os 5 e 11 anos de idade, raro em menores de 2 anos, causadora das infecções: amigdalite aguda, escarlatina, estreptococcia, febre reumática e glomerulonefrite.

Quadro Clínico

Tabela 17.1.1. Semelhanças e diferenças das infecções virais e bacterianas da orofaringe

	Tonsilite ou amigdalite bacteriana	Faringite viral
Quadro clínico	Odinofagia, disfagia, febre, cefaleia, dor abdominal, náusea ou vômito	Os sintomas podem ser semelhantes. Dados que sugerem quadro viral são: tosse, coriza, diarreia, rouquidão, conjuntivite e estomatite
Exame físico	Eritema, exsudato amigdaliano, hiperemia, edema de faringe e úvula, petéquias em palato, linfadenite cervical anterior	O exame físico pode ser semelhante ao da tonsilite bacteriana

Fonte: autoria própria.

Exames

- Quando disponível, confirmar os quadros sugestivos de amigdalite bacteriana com teste rápido (sensibilidade 80 a 90%) ou cultura (sensibilidade 90 a 95%).
- Evitar coleta em pacientes com quadros típicos virais pela possibilidade de falso positivo no caso dos portadores assintomáticos.

Tratamento

Tabela 17.1.2. Semelhanças e diferenças no tratamento dos quadros virais e bacterianos da orofaringe

Tonsilite ou amigdalite bacteriana	Faringite viral
Suporte: • Hidratação • Analgésicos • Antitérmicos	Suporte: • Hidratação • Analgésicos • Antitérmicos
Antibiótico: *1ª opção:* • Amoxicilina 50 mg/kg/dia, 12/12 h por 10 dias • Penicilina G benzatina 600.000 UI (< 27 kg) ou 1.200.000UI (> 27 kg), dose única Em caso de alergia: cefalosporinas, clindamicina ou macrolídeos	

Fonte: autoria própria.

Nos casos de falha terapêutica, é necessário pensar nas seguintes possibilidades: combinação com outros agentes infecciosos, abscesso periamigdaliano e retrofaríngeo, nova exposição ao agente.

Rinossinusite aguda

Definição

A sinusite ou rinossinusite aguda é um processo inflamatório dos seios paranasais de origem alérgica, infecciosa ou mista. Os principais fatores de risco para quadro bacterianos são idade entre 4 e 7 anos (menos frequente < 2 anos), outono e inverno (acompanha epidemiologia viral), frequentar creche/escola, tabagismo passivo e rinite alérgica.

Os principais agentes etiológicos são citados na Tabela 17.1.3.

Tabela 17.1.3. Etiologia da rinossinusite aguda

Vírus (rinossinusite viral ou resfriado comum)	Vírus respiratórios são responsáveis pela maior parte das sinusites agudas
Bactérias (rinossinusite bacteriana aguda)	• Comuns: *Streptococcus pneumoniae, Haemophilus influenzae* não tipável e *Moraxella catarrhalis* • Incomuns: *Streptococcus* sp., *Neisseria* sp. e *Staphylococcus aureus*
Fungos (imunodeprimidos)	*Aspergillus* sp.

Fonte: autoria própria.

Quadro Clínico

De acordo com a diretriz da Academia Americana de Pediatria (AAP – 2013) o diagnóstico de sinusite bacteriana aguda é clínico e existem três critérios para se considerar o uso do antibiótico (Tabela 17.1.4).

Tabela 17.1.4. Critérios clínicos para diagnóstico de sinusite bacteriana aguda

Sintomas persistentes	Mais que 10 dias de secreção nasal (de qualquer característica) e/ou tosse diurna (frequentemente com piora noturna)
Piora da evolução	Piora da tosse ou secreção ou febre após melhora inicial
Sintomas graves	Temperatura maior que 39°C e secreção nasal purulenta por pelo menos 3 dias

Fonte: autoria própria.

Exames

Os exames de imagem (tomografia ou ressonância de seios da face) deverão ser realizados na suspeita de complicação secundária a sinusite bacteriana, como celulite periorbitária, abscesso orbitário, abscesso subperiosteal e trombose de seio cavernoso.

Tratamento

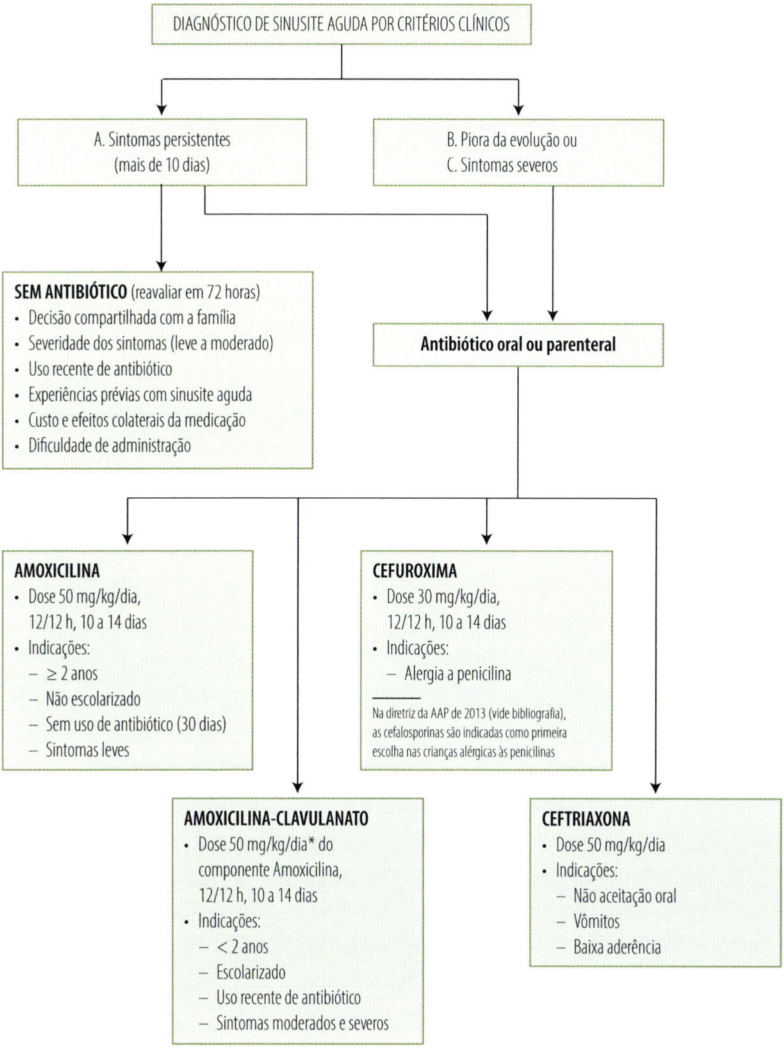

Fluxograma 17.1.1. Tratamento da rinossinusite aguda.

Fonte: adaptado da diretriz de sinusite bacteriana aguda da Academia Americana de Pediatria de 2013.

*A dose habitual de amoxicilina da combinação amoxicilina-clavulanato na literatura americana é de 90 mg/kg/dia, devido a epidemiologia local com maiores índices de resistência pneumocócica. No Brasil, as estatísticas mostram que o *Streptococcus pneumoniae* é sensível às penicilinas, sendo a dose de 50 mg/kg/dia calculada a partir do componente amoxicilina, o mais prescrito e com bons índices de resolução.

Otite média aguda

Definição

A otite média aguda (OMA) é a segunda causa de procura ao pronto atendimento pediátrico e a primeira causa de uso de antibiótico. Associados aos vírus respiratórios, os principais agentes bacterianos são: *Streptococcus pneumoniae* (25 a 50%), *Haemophilus influenzae* não tipável (15 a 30%), *Moraxella catarrhalis* (3 a 30%).

Quadro Clínico

A otalgia é o melhor preditor de otite média aguda. Outros sintomas comuns são citados na Tabela 17.1.5.

Tabela 17.1.5. Sinais e sintomas de otite média aguda

Manipulação excessiva em lactentes	Diminuição do apetite
Irritabilidade	Vômito e diarreia
Choro excessivo	Febre (25%)

Fonte: autoria própria.

O diagnóstico de OMA é clínico, com auxílio da otoscopia. Os principais achados no exame físico são citados na Tabela 17.1.6.

Tabela 17.1.6. Achados no exame físico (otoscopia) compatíveis com otite média aguda

Abaulamento moderado a grave da membrana timpânica
Otorreia recente não atribuível à otite externa
Abaulamento leve de membrana timpânica: • Otalgia de início recente (< 48 horas) ou • Hiperemia importante de membrana timpânica

Fonte: autoria própria.

Exames

Necessários na suspeita de complicação secundária à OMA. As principais complicações são: mastoidite, abscessos periosteais, trombose de seio venoso, abscesso epidural, paralisia do nervo facial, baixa acuidade auditiva.

Tratamento

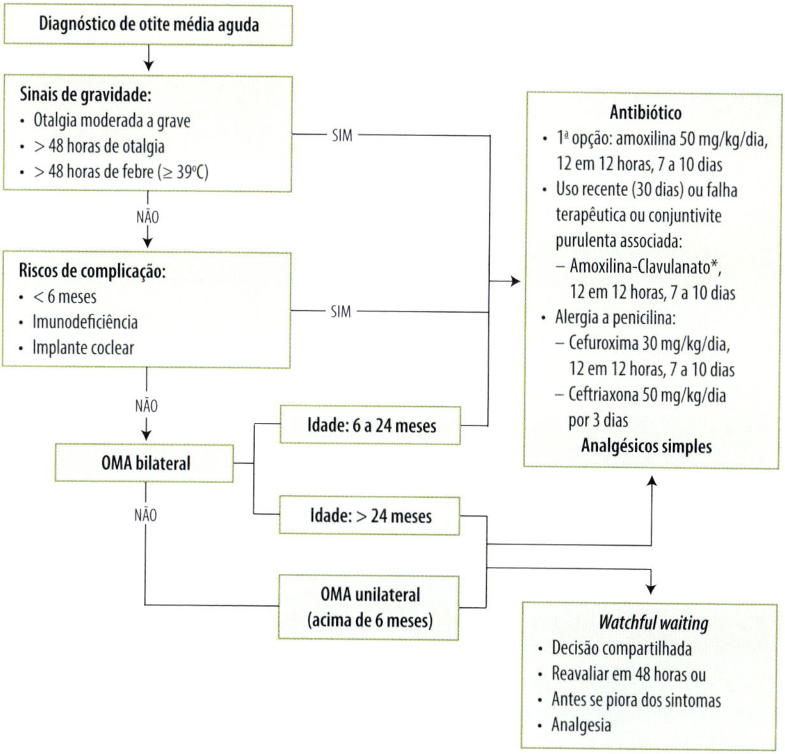

Fluxograma 17.1.2. Tratamento da otite média aguda.

Fonte: adaptada da diretriz de otite média aguda da Academia Americana de Pediatria de 2013.

*A dose habitual de amoxicilina da combinação amoxicilina-clavulanato na literatura americana é de 90 mg/kg/dia, devido a epidemiologia local com maiores índices de resistência pneumocócica. No Brasil, as estatísticas mostram que o *Streptococcus pneumoniae* é sensível às penicilinas, sendo a dose de 50 mg/kg/dia calculada a partir do componente amoxicilina, o mais prescrito e com bons índices de resolução.

Literatura sugerida

Junior HS, Zamperlini MP, Nanbu DY. Afecções das vias aéreas superiores. In: Schvartsman C, Reis AG, Farhat SCL. Livro Pronto-Socorro, coleção Instituto da Criança do Hospital das Clínicas da Faculdade de Medicina da Universidade de São Paulo; 2018:372-93.

Lieberthal AS, Carroll AE, Chonmaitree T et al. The diagnosis and management of acute otitis media. Pediatrics. 2013.

Randel A. Infectious Disease Society of America. IDSA Updates Guideline for Managing Group A Streptococcal Pharyngitis. Am Fam Physician. 2013.

Wald ER, Applegate KE, Bordley C et al; American Academy of Pediatrics. Clinical practice guideline for the diagnosis and management of acute bacterial sinusitis in children aged 1 to 18 years. Pediatrics. 2013.

17.2 Capítulo

Infecções

Infecção pelo Novo Coronavírus (Covid-19)

Fábio Watanabe

Felippe Otoch

Definição

Coronavirus Disease 2019 (Covid-19) é a doença causada pelo novo coronavírus (SARS-CoV-2). Identificado na China, no fim de 2019, como importante causa de pneumonia viral, rapidamente se tornou uma epidemia no país, sendo declarada pandemia mundial em março de 2020. No Brasil, a primeira ocorrência da doença com confirmação por testes específicos foi em 26 de fevereiro de 2020. Em pouco tempo, houve aumento exponencial dos casos, passando a epidemia a ser reconhecida com características de transmissão comunitária nacional em 20 de março de 2020.

A sigla SARS (SARS-CoV-2) se refere à capacidade do vírus de causar a síndrome respiratória aguda grave (*Severe Accute Respiratory Syndrome*), condição com elevada morbidade e mortalidade, principalmente entre indivíduos que integram grupos de risco. Os estudos pediátricos sugerem que as crianças em todas as idades podem ser infectadas e, então, tornarem-se transmissoras, o que ocorre por meio de gotículas contendo o vírus (secreções respiratórias); porém, por motivo ainda não amplamente elucidado, desenvolvem quadros mais leves quando comparadas aos adultos e idosos e têm índices menores de mortalidade pela Covid-19.

Após relatos iniciais da menor gravidade na faixa etária pediátrica, em abril de 2020, foi descrita uma síndrome inflamatória multissistêmica associada à infecção pelo coronavírus (SIM-P), inicialmente apresentada como semelhante à doença de Kawasaki. As particularidades desse evento inflamatório vêm sendo estudadas e serão descritas neste capítulo.

Quadro Clínico

Sinais e sintomas (Covid-19)

Tabela 17.2.1. Sinais e sintomas mais comuns e frequência na população pediátrica

Sintomas mais comuns	Frequência (%)
Tosse	48,5
Eritema de faringe	46,2
Febre	41,5
Diarreia	8,8
Fadiga	7,6
Rinorreia	7,6
Vômito	6,4
Congestão nasal	5,3

Fonte: adaptada de SARS-CoV-2 Infection in Children, NEJM 2020.

A síndrome inflamatória multissistêmica em pediatria (SIM-P), relacionada com a infecção pelo coronavírus, tem incidência ainda incerta, apresentando-se como um evento pouco comum; porém, com potencial de agravamento. Enquanto a Covid-19 tem maior gravidade em menores de 1 ano e crianças com fatores de risco conhecidos, a SIM-P, na maior parte dos relatos, ocorreu em crianças previamente hígidas e com média de 8 a 11 anos (variação de 1 a 20 anos). Os estudos até o momento demonstram que o aparecimento dos sintomas na SIM-P tende a ser mais tardio, semanas após a infecção ou o contato com o vírus. A apresentação clínica do paciente com a SIM-P também é mais grave, com febre persistente (100%), sintomas gastrintestinais (60 a 100%), *rash* cutâneo (45 a 76%) e conjuntivite (30 a 81%) como alguns dos sintomas mais frequentes. Na Tabela 17.2.2, descrevemos as classificações clínica e laboratorial da SIM-P para diferentes organizações internacionais de saúde.

Tabela 17.2.2. Definições das síndromes inflamatórias associadas ao Covid-19 pelas principais organizações internacionais

Organização Mundial da Saúde	Royal College of Pediatrics and Child Health (Reino Unido)	Centers for Disease Control (Estados Unidos da América)
Crianças e adolescentes até 19 anos com febre há mais de 3 dias **E** duas das seguintes: 1. *Rash* ou conjuntivite bilateral não purulenta ou sinal de inflamação mucocutânea (oral, mãos ou pés) 2. Hipotensão ou choque 3. Sinais de disfunção miocárdica, pericardite, valvulites ou anormalidades coronarianas (incluindo alterações de ECO, aumento de BNP ou troponina) 4. Evidência de coagulopatia (TP, TTPA ou D-dímero elevados) 5. Desordens gastrintestinais agudas (diarreia, vômitos e dor abdominal) **E** Marcadores de inflamação elevados como: PCR, VHS e procalcitonina **E** Sem outras causas óbvias de inflamação incluindo: sepse bacteriana, síndrome do choque por *staphilococcos* e *streptococcos* **E** Evidência de Covid-19 (RT-PCR, teste antigênico ou sorologia positiva), ou contato com provável paciente com Covid-19 *Considerar essa síndrome em crianças com características de doença de Kawasaki típico ou atípico ou síndrome do choque tóxico*	Criança apresentando febre persistente, inflamação (neutrofilia, PCR elevado e linfopenia) e evidência de disfunção de múltiplos ou único órgão (choque cardíaco, respiratório, renal, gastrintestinal ou neurológico) Isso pode incluir crianças que preencham critérios total ou parcialmente para doença de Kawasaki Exclusão de qualquer outra causa infecciosa, incluindo: sepse bacteriana, síndrome do choque por estafilococos e estreptococos, infecções associadas a miocardites como enterovírus PCR para SARS-CoV-2 pode ser positivo ou negativo	Um indivíduo com idade < 21 anos apresentando febre, evidência laboratorial de inflamação e evidência clínica de doença severa que requer hospitalização com envolvimento multisistêmico (>2) de órgãos (cardíaco, respiratório, renal, hematológico, dermatológico, gastrintestinal ou neurológico) Febre > 38,0°C por > 24 h ou febre referida maior que 24 h Evidência laboratorial de inflamação incluindo um ou mais dos seguintes: PCR aumentado, VHS, fibrinogênio, D-dímero, ferritina, desidrogenase láctica, procalcitonina, IL-6, neutrofilia, linfopenia e hipoalbuminemia **E** Sem diagnósticos alternativos plausíveis **E** Positivo para infecção atual ou recente por SARS-CoV-2 por RT-PCR, sorologia ou teste antigênico; ou exposição à Covid-19 nas últimas 4 semanas antes do início dos sintomas *Alguns indivíduos podem preencher critérios de doença de Kawasaki, mas devem ser considerados se preencherem definições de SIM-P.* *Considere SIM-P em qualquer óbito pediátrico com evidência de infecção por SARS-CoV-2*

Fonte: adaptada de Clinical Characteristics of 58 Children with a Pediatric Inflammatory Multisystem Syndrome Temporally Associated with SARS-CoV-2 JAMA 2020.

Exames

1. Teste para coronavírus

Tabela 17.2.3. Teste específico para detecção do vírus SARS-CoV-2

Técnica	Detecção por RT-PCR do SARS-CoV-2	Sorologia (IgA, IgM, IgG)
Materiais	Principal: *swab* nasofaríngeo Outros: *swab* orofaríngeo, aspirado de vias inferiores, lavado broncoalveolar, saliva	Principal: sangue
Período ideal de coleta	4º a 7º dia após início dos sintomas	Após o 14º dia dos sintomas

2. Laboratoriais gerais

Assim como ocorre nas demais infecções virais das vias respiratórias, não há alterações específicas e patognomônicas dos exames laboratoriais gerais na Covid-19. Os estudos até o momento sugerem alguns achados mais comuns citados na Tabela 17.2.4.

Tabela 17.2.4. Alterações mais comuns nos exames laboratoriais

Exame	Alteração mais comum
Leucócitos	Normais ou baixos
Linfócitos	Baixos
PCR (Proteína C-reativa)	Normal ou elevado
Pró-calcitonina	Normal
D-Dímero	Elevado em casos mais graves
Pesquisa de lesão de órgãos: enzimas hepáticas, enzimas musculares, DHL, enzimas cardíacas, função renal, lactato	Elevados em casos mais graves

Fonte: adaptada de Diagnosis, treatment, and prevention of 2019 novel coronavirus infection in children: experts' consensus statement. World Journal of Pediatrics. 2020.

3. Exames de imagem

Tabela 17.2.5. Alterações mais comuns nos exames de imagem

Radiografia de tórax (baixa sensibilidade)	• Normal ou com opacidade inespecífica (os principais estudos foram realizados com tomografia computadorizada de tórax)
Tomografia computadorizada de tórax	• Opacidades em vidro fosco múltiplas, bilaterais, nas áreas mais periféricas dos pulmões • Consolidações em casos mais graves • Derrame pleural raro
Ecocardiograma (casos mais graves da Covid-19 e na SIM-P)	• Disfunção de ventrículo esquerdo • Alteração em coronária (dilatação/ aneurisma) • Regurgitação de valva mitral • Derrame pericárdico

Fonte: adaptada de Diagnosis, treatment, and prevention of 2019 novel coronavirus infection in children: experts' consensus statement. World Journal of Pediatrics. 2020.

Tratamento

Devido a menor proporção de casos graves na faixa etária pediátrica, a maior parte das recomendações advém do conhecimento obtido dos adultos infectados pelo novo coronavírus. Até a presente data, não existe tratamento farmacológico específico para o vírus com boa evidência científica, sendo então recomendadas as medidas de suporte.

Deve-se evitar medidas que promovam o aumento de aerossóis que podem conter o vírus. Entre elas: inalações não essenciais, uso de cateter nasal de alto fluxo (CNAF) e ventilação não invasiva (VNI), sucção de cânula orotraqueal em ambiente sem isolamento adequado e ventilação com sistema bolsa-valva-máscara. Devem ser preferidas medidas seguras de não aerossolização como uso de cânulas com *cuff*, aspiração em sistema fechado, uso de filtros antivirais e bacterianos no paciente em ventilação mecânica.

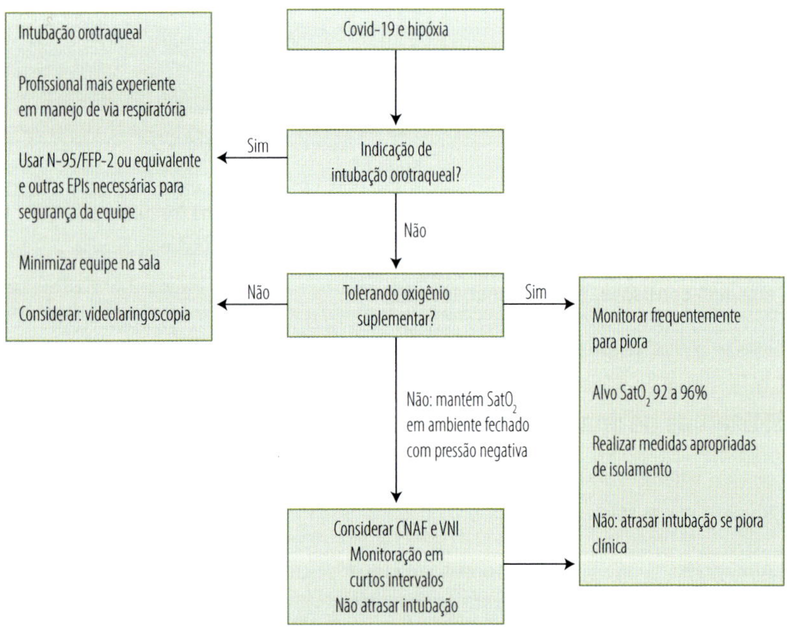

Fluxograma 17.2.1. Atendimento para a criança com hipoxemia.

Nos casos com necessidade de ventilação mecânica, consideraremos as seguintes estratégias (Tabela 17.2.6).

Tabela 17.2.6. Sumário de recomendações sobre o manejo de Covid-19 a síndrome do desconforto respiratório agudo

SDRA leve	SDRA moderada/grave	Resgate/terapia adjunta
Faça: VT 4 a 8 mL/kg e pressão de platô até 30 cm H_2O	Considere: PEEP alto	Incerto: medicações em estágio experimental
Faça: investigação de infecção bacteriana secundária	Considere: BNM em bôlus para facilitar alvos ventilatórios	Considere: BNM contínuo por 24 h (se PEEP alto e assincronia)
Faça: alvo de saturação de O_2 92 a 96%	Considere: manobras de recrutamento tradicionais	Considere: tentativa de ventilação com óxido nítrico (parar se não houver resposta rápida)
Considere: estratégia conservadora de fluidos	Considere: ventilação em posição prona por 12 a 16 h	Considere: V-V ECMO ou encaminhar para centro de ECMO
Considere: antibióticos empíricos	Não faça: manobras de recrutamento em escada	–
Incerto: corticoides sistêmicos	Considere: cursos curtos de corticoide sistêmico	–

VT: volume corrente; SDRA: síndrome do desconforto respiratório agudo; BNM: bloqueador neuromuscular; V-V ECMO: circulação por membrana extracorpórea venovenosa.

O tratamento da SIM-P ainda não é bem estabelecido, sendo uma associação de medidas de suportes ventilatório e hemodinâmico com tratamentos específicos para outras síndromes inflamatórias, como a doença de Kawasaki e a síndrome de choque tóxico. O Fluxograma 17.2.2 nos fornece orientações de como conduzir a Covid-19 e a SIM-P.

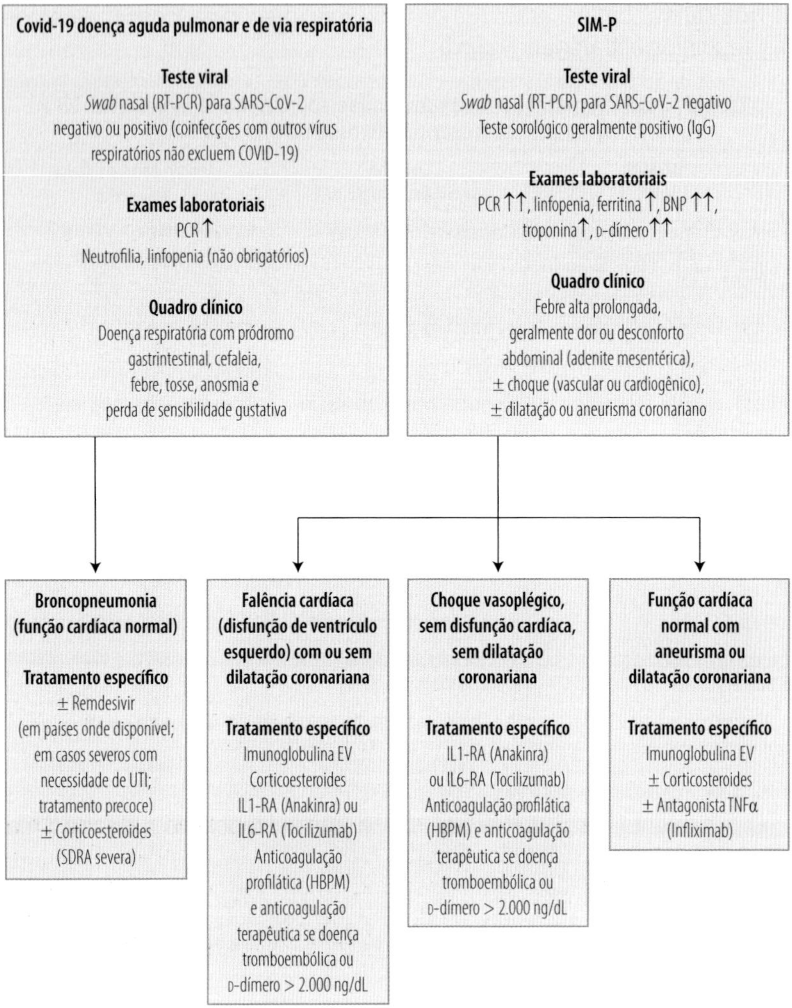

Fluxograma 17.2.2. Orientações de como conduzir a Covid-19 e a SIM-P.

Fonte: adaptado de Caring for Critically Ill Children with Suspected or Proven Coronavirus Disease 2019 Infection: Recommendations by the Scientific Sections Collaborative of the European Society of Pediatric and Neonatal Intensive Care, Pediatric Critical Care Med. 2020.

RT-PCR: real time – polymerase chain reaction; PCR: proteína C-reativa; SDRA: síndrome de desconforto respiratório agudo; HBPM: heparina de baixo peso molecular.

Literatura sugerida

Alhazzani W, Møller MH, Arabi YM et al. Surviving sepsis campaign: guidelines on the management of critically Ill adults with coronavirus disease 2019 (COVID-19). Crit Care Med. 2020.

Dong Y, Mo X, Hu Y et al. Epidemiological characteristics of 2143 pediatric patients with 2019 coronavirus disease in China. Pediatrics. 2020.

Lu X, Zhang L, Du H et al. SARS-CoV-2 infection in children. N Engl J Med. 2020.

Rimensberger PC, Kneyber MCJ, Deep A et al. Caring for critically ill children with suspected or proven coronavirus disease 2019 infection: recommendations by the scientific sections collaborative of the European Society of Pediatric and Neonatal Intensive Care. Pediatr Crit Care Med. 2020.

Shen K, Yang Y, Wang T et al. Diagnosis, treatment, and prevention of 2019 novel coronavirus infection in children: experts consensus statement. World Journal of Pediatrics. 2020.

Whittaker E, Bamford A, Kenny J et al. Clinical characteristics of 58 children with a pediatric inflammatory multisystem syndrome temporally associated with SARS-CoV-2. JAMA. 2020.

18 Capítulo

Infecções no Imunossuprimido

Maria Lúcia Saraiva Lobo

Definição

- Infecção é a principal causa de morbidade e mortalidade nos pacientes imunossuprimidos.
- A febre pode ser o primeiro sinal de infecção grave nesse grupo.
- Nos pacientes imunossuprimidos, etiologia infecciosa para a febre deve ser sempre considerada e investigada. Nessas crianças, além dos agentes etiológicos habituais, agentes oportunistas podem aparecer como causa da febre a depender da condição imunossupressora de base.
- Imunodeficiências primárias celulares e humorais, síndrome da imunodeficiência adquirida, asplenia anatômica ou funcional, doenças autoimunes em tratamento imunossupressor, tratamento para câncer hematológico e tumores sólidos e pós-transplante de medula óssea ou órgão sólidos são algumas das condições imunossupressoras na pediatria.
- Devido a maior prevalência, neutropenia, infecção pelo HIV e anemia falciforme serão abordadas separadamente a seguir.

Neutropenia

Definição

- Contagem absoluta de neutrófilos abaixo de $1.500/mm^3$.
- Quanto menor a contagem de neutrófilos, maior o risco para infecções.
- Outros fatores de risco para infecção são duração prolongada da neutropenia, alteração da imunidade celular e humoral induzidas por medicação e quebra da barreira de pele e mucosas.

Quadro Clínico

- Febre.
- Queda do estado geral.
- Os sinais clássicos de infecção podem estar ausentes.
- Podem estar presentes: taquicardia, taquipneia, oligoanúria, rebaixamento do nível de consciência, palidez e tremores.
- Deve-se procurar por alterações de pele, lesões genitais ou perianais, úlceras orais e alterações em cateteres venosos centrais, tanto nos locais de inserção quanto no seu trajeto.

Etiologia

- Bactérias gram-positivas (estafilococos coagulase negativos, estreptococos do grupo *viridans* e *Staphylococcus aureus*) e gram-negativas (*Escherichia coli*, *Klebsiella* sp., *Acinetobacter* sp. e *Enterobacter* sp.) são comuns.
- Quando hospitalização e uso de antibioticoterapia prolongada, os fungos são agentes etiológicos de destaque, especialmente *Candida* sp., *Aspergillus* sp. e *Fusarium* sp.
- Vírus como varicela-zóster e herpes simples também podem ser causadores de febre nesses pacientes.

Diagnóstico

- Anamnese completa: deve-se questionar sobre as características da febre, presença de cateter central, terapia recente imunossupressora, medicações em uso, possibilidade de exposição em casa, escola e viagens recentes; episódios anteriores de febre, internações, infecções documentadas, assim como colonização prévia.
- Exame físico minucioso: revisão de todos os órgãos e sistemas.
- Laboratório: hemograma completo, funções hepática e renal, proteína C-reativa quantitativa, radiografia do tórax, TC do tórax de cortes finos, análise de urina completa, culturas de sangue (periférico e central, quando aplicável) e urina.
- Vale lembrar que assim como os sinais clínicos de inflamação podem estar ausentes, alguns testes laboratoriais podem ser enganosos nos pacientes neutropênicos. Por exemplo, pode haver infecção urinária na ausência de piúria e cerca de 40% dos pacientes com pneumonia ter radiografia de tórax normal.

Apesar da investigação laboratorial mandatória, o agente etiológico é identificado somente em cerca de 15 a 30% dos episódios de neutropenia febril.

Tratamento

- Uso empírico de antibióticos de amplo espectro tanto para pacientes com neutropenia induzida por quimioterapia como para pacientes com neutropenia congênita, com aplasia medular e com neutropenia cíclica com antecedente de quadros infecciosos graves.
- Se monoterapia, considerar cefepime 50 mg/kg/dose de 8/8 h. Se associação de antibióticos, considerar aminoglicosídeo associado a fármacos antipseudomonas.
- Associar vancomicina: se suspeita de infecção relacionada com cateter central, paciente colonizado por *S. aureus* resistente à oxacilina ou por *S. pneumoniae* resistente à penicilina e à cefalosporina, gram-positivo em identificação em hemocultura e sinais de choque.
- Se neutropenia febril prolongada (> 5 dias) realizar *screening* para infecções fúngicas e introduzir antifúngico – considerar anfotericina.

Infecção pelo HIV

Definição

- Pacientes com vírus HIV apresentam prevalência maior de episódios febris associados a doenças bacterianas quando comparados a indivíduos imunocompetentes.

Quadro Clínico

- Febre que pode se apresentar como febre sem sinais localizatórios. Quando sítio definido, os mais comuns são: pneumonia, meningite, infecções urinárias e de partes moles. Podem estar presentes: taquicardia, taquipneia, oligoanúria, rebaixamento do nível de consciência, palidez, tremores, alterações de pele e mucosas.

Avaliação clínica e laboratorial

- Anamnese completa, exame físico minucioso, hemograma completo função hepática e renal, proteína C-reativa quantitativa, radiografia do tórax, análise de urina completa, culturas de sangue e urina.

Tratamento

- Antibioticoterapia de amplo espectro: considerar ceftriaxone ou associação ceftriaxone + vancomicina em quadros graves.
- Se paciente neutropênico: conduta semelhante à da neutropenia febril.

Anemia falciforme

Definição

- Na anemia falciforme ocorre uma predisposição a infecções devido ao déficit de opsonização e de função esplênica. Esses indivíduos tornam-se mais suscetíveis a infecções por bactérias capsuladas – *S. pneumoniae, H. influenza, N. meningitidis* e *Salmonella* sp. As infecções mais comuns nas crianças são as pneumonias e as meningites.

Quadro Clínico

- Os sintomas frequentes são febre, taquicardia, taquipneia, desconforto respiratório, oligoanúria, vômitos, rebaixamento do nível de consciência, palidez, tremores, alterações de pele e mucosas.

Avaliação clínica e laboratorial

- Anamnese completa, exame físico minucioso, hemograma completo, funções hepática e renal, proteína C-reativa quantitativa, radiografia do tórax, análise de urina completa, culturas de sangue e urina.

Tratamento

Devem ser prontamente avaliados em todos os episódios febris.

- Se toxemia: internação para observação, suporte clínico e antibioticoterapia endovenosa – considerar ceftriaxone até resultado de culturas.
- Pensar em osteomielite se sinais inflamatórios importantes ou leucocitose.
- Se estável: considerar amoxicilina ambulatorial.

As crianças com anemia falciforme têm indicação de imunização específica para pneumococo e uso profilático de penicilina.

Literatura sugerida

Dankner WM, Lindsey JC, Levin MJ. Correlates of opportunistic infections in children infected with the human immunodeficiency virus managed before highly active antiretroviral therapy. Pediatr Infect Dis J. 2001;20:40-8.

Feusner JH, Hastings CA, Agrawal AK. Supportive care in pediatric oncology – a practical evidence-based approach. Springer Berlin Heidelberg. 2015.

Schvartsman C, Reis AG, Farhat SCL. Pronto-socorro. 3. ed. Manole, 2012.

Wehters DL. Sickle cell disease in childhood: part II. Diagnosis and treatment of major complications and recent advances in treatment. Am Farm Physician. 2006;62:1.309-14.

19 Capítulo

Emergência Hipertensiva

Lucilia Santana Faria

Definição

- Emergência hipertensiva é um aumento acentuado da pressão arterial associado a uma nova disfunção orgânica ou a progressão de uma disfunção orgânica preexistente. Também chamada encefalopatia hipertensiva quando o órgão alvo é o cérebro ou falência cardíaca congestiva quando o órgão alvo é o coração.

  Outros aspectos importantes da definição em pediatria:

- Hipertensão: pressão arterial sistólica ou diastólica maior que o percentil 95% para a idade, medida 3 ou mais vezes, em pelo menos 3 momentos distintos.
- O diagnóstico de hipertensão em pediatria é baseado na idade, sexo e estatura da criança.

A medida da pressão em crianças pequenas pode ser bastante desafiadora. Deve ser realizada no membro superior, com o manguito adequado, aquele cujo tamanho do *cuff* ocupe pelo menos 40% da medida entre o olecrano e o acrômio e cubra de 80 a 100% da circunferência do braço.

Classificação

Crianças de 1 a 13 anos

- PA normal: < percentil 90%.
- PA elevada: percentil entre 90 e 95% > 120/80.
- Estágio 1: > 95% até 95% + 12 mmHg ou entre 130/80 e 139/89 mmHg.
- Estágio 2: > percentil 95% + 12 mmHg ou > 140/90 (o que for menor).

Crianças > 13 anos de idade

- PA normal: < 120/< 80 mmHg.
- PA elevada: 120/80 a 129/80 mmHg.
- Estágio 1: 130/80 a 139/89 mmHg.
- Estágio 2: > 140/90 mmHg.

Etiologia

Idade

- Neonato até 1 ano: estenose da artéria renal (secundária a cateterização umbilical), coartação de aorta, doença dos rins policísticos (autossômica recessiva), doença do parênquima renal (secundária a anomalias renais estruturais).
- De 1 a 5 anos: doença do parênquima renal (secundária a glomerulonefrites, hidronefrose, cicatriz renal, displasia renal), doença renovascular, causas endócrinas, coartação de aorta, hipertensão arterial primária.
- De 5 a 10 anos: doença do parênquima renal, hipertensão arterial primária, doença renovascular, causas endócrinas, coartação de aorta.
- De 10 a 20 anos: hipertensão arterial primária (obesidade), doença do parênquima renal, doença renovascular, causas endócrinas, coartação de aorta.

Quadro Clínico

- A história e o exame físico na criança com hipertensão arterial devem focar na identificação de uma possível etiologia e procurar por complicações da doença.
- Um ponto importante é reiterar que quanto mais intensa a hipertensão e menor a criança mais provável que seja devido a uma causa secundária. É somente uma hipertensão moderada a grave ou uma hipertensão sustentada que leva ao aparecimento de sintomas. A maioria dos pacientes com hipertensão primária se mantém assintomáticos e é identificada durante um exame de rotina. Assim, reforço a importância de medir a pressão em crianças com 3 anos de idade ou mais, em consultas de rotina anualmente. Em crianças menores, se tiverem história de prematuridade, baixo peso, que necessitam de terapia intensiva no período neonatal, doença cardíaca, doença renal, hipertensão intracraniana e em uso de medicamentos que podem causar hipertensão (corticosteroides, ciclosporina, descongestionantes, ibuprofeno, e outros).
- Fatores, como cefaleia, distúrbios visuais, vertigem e epistaxes, podem ser observados. Dispneia, alteração do nível de consciência, paralisia facial e convulsões indicam envolvimento de órgão alvo. Hematúria, oligúria, poliúria, noctúria, edema, fadiga e falha no crescimento são sugestivos de etiologia renal. História de infecções do trato urinário recorrentes ou anomalias do trato urinário sugerem cicatrizes renais, uropatia obstrutiva ou nefropatia de refluxo.

- A criança com hipertensão primária frequentemente tem história familiar de hipertensão, hiperlipidemia, diabetes melito, doença cardiovascular, doenças renais hereditárias, como rins pilocísticos, feocromocitoma, neoplasias endocrinológicas múltiplas, síndrome de Von Hippel-Lindau, neurofibromatose, hipertensão monogênica.
- Se a criança se apresenta com PA elevada, a medida deve ser repetida em 6 meses. No estágio 1 de hipertensão arterial, a medida deve ser repetida em 1 a 2 semanas. Os que se encontram no estágio 2 devem ser avaliados quanto a etiologia e ter a medida realizada novamente em 1 semana, ou se sintomáticos e com sinais de lesão de órgão alvo a investigação e o tratamento devem ser iniciados imediatamente.

Investigação

- Investigação inicial para todos: ureia e creatinina, eletrólitos, gasometria, análise urinária, relação proteína/creatinina urinária, USG renal com Doppler e ecocardiograma.
- Hipertensão primária: perfil lipídico, glicose de jejum, ácido úrico.
- Renovascular: atividade de renina plasmática, aldosterona, angio-CT ou angiorressonância da aorta e das artérias renais.
- Feocromocitoma: catecolaminas plasmáticas (adrenalina e noradrenalina), metanefrinas plasmáticas, tomografia ou ressonância de abdome, cintilografia MIBG.
- Neuroblastoma: pesquisa urinária ácido homovanílico e ácido vanililmandélico, tomografia computadorizada ou ressonância magnética.
- Nefropatia de refluxo: DMSA, cistografia.
- Glomerulonefrites: C3, C4, ASLO, anti-DNAse B, anca, anti-GMB, ANA.
- Hipertiroidismo: testes de função tiroidiana.
- Síndrome de Cushing: cortisol plasmático, ACTH, perfil de esteroides urinários de 24 h.

Tratamento

- A emergência hipertensiva deve ser tratada no ambiente de terapia intensiva.
- O objetivo do tratamento é a imediata redução da pressão arterial para reduzir a lesão de órgãos alvo; porém, essa redução não deve ser muito intensa para não causar hipoperfusão de órgãos vitais. A redução deve ser de 25% do total da redução desejada nas primeiras 8 h seguida de uma redução gradual até o percentil 90% nas próximas 12 a 24 h. Outros artigos sugerem a queda de 25% do valor da pressão arterial na primeira hora e uma alternativa mais conservadora sugere reduzir 10% na primeira hora e até 25% nas primeiras 24 h. A droga inicial de escolha é o nitroprussiato de sódio, por ser disponível no Brasil

na maioria das unidades de emergência, ser muito potente, ter início de ação praticamente imediato e apresentar duração de 1 a 2 minutos, permitindo titulação minuto a minuto, e ser utilizado por via parenteral. A pressão arterial sempre diminui quando o fármaco é administrado, embora a dose dependa de sensibilidade individual. A dose varia de 0,5 mcg/kg/minuto a 8 mcg/kg/minuto. Os principais efeitos adversos do nitroprussiato são: náuseas, vômitos, taquicardia reflexa, retenção hídrica e fasciculações e, principalmente, o risco de intoxicação por tiocianato. O nitroprussiato de sódio é metabolizado a cianeto e transformado em tiocianato no fígado, que, por sua vez, tem excreção renal. O risco de intoxicação é maior em insuficiência renal e hepática, em uso de altas doses por tempo prolongado. O ideal é a introdução de fármacos anti-hipertensivos por via oral o quanto antes, a fim de suspender o nitroprussiato em torno de 3 dias.

- Outros fármacos:
  - Hidralazina: vasodilatador, 0,1 a 0,5 mg/kg/dia, máximo 3 mg/kg/dia, dividido em 4 a 6 vezes ao dia. Pode ser parenteral ou oral.
  - Amlodipina: bloqueador de canal de cálcio, 0,1 a 0,5 mg/kg/dia, máximo 10 mg/dia, administrado uma vez ao dia.
  - Propranolol: β-bloqueador, 0,25 a 1 mg/kg/dose, máximo 5 mg/kg/dia, dividido em 2 doses diárias.
  - Atenolol: β-bloqueador, 0,5 a 2 mg/kg/dia, máximo 100 mg/dia, uma vez ao dia.
  - Esmolol: β-bloqueador, ataque de 500 mcg/kg em 1 minuto e infusão contínua de 50 a 250 mcg/kg/minuto. Relatos de administração de dose de até 1.000 mcg/kg/min.
  - Captopril: inibidor de ECA, 0,1 a 0,3 mg/kg/dose inicialmente e, no máximo 6 mg/kg/dia, dividido 2 a 3 vezes ao dia.
  - Enalapril: inibidor de ECA, 0,1 mg/kg/dose incialmente e, no máximo, 1 mg/kg/dia, dividido 1 a 2 vezes ao dia. Os inibidores de ECA devem ser usados com cuidado em pacientes com alteração da função renal.
  - Losartan: bloqueador de receptor de angiotensina, 0,7 a 1,4 mg/kg/dose, uma vez ao dia.
  - Furosemida: diurético, 0,5 a 2 mg/kg/dose, 2 a 4 vezes ao dia. É o agente de primeira linha nos casos de hipervolemia associada.
  - Espironolactona: 1 mg/kg/dia, dividido em 1 a 2 vezes ao dia.
  - Hidroclorotiazida: 0,5 a 1 mg/kg/dia, máximo 3 mg/kg/dia, dividido em 1 a 2 vezes ao dia.

Tabelas de hipertensão na criança – Academia Americana de Pediatria, setembro de 2017 – guia para avaliação e manejo da hipertensão na criança e adolescente. Atualização do "Fourth Report 2014".

Literatura sugerida

Adebayo O, Rogers RL. Hypertensive emergencies in the emergency department. Emerg Med Clin N Am. 2015; 33:539-51.

Mitsnefes MM. Hypertension in children and adolescents. Ped Clin N Am. 2006;53:493-51.

Suneja M, Sanders ML. Hypertensive emergency. Med Clin N Am. 2017;101:465-78.

Thalgahagoda S, Shenoy M. Paediatric hypertension – evaluation and management. Paediatrics and Child Health. 2018;28:331-6.

SEÇÃO 2
CARDIOLOGIA

COORDENADOR

Antonio Foronda

CAPÍTULOS

20 Capítulo

Miocardites e Pericardites

Samia Medeiros Barbar

Gustavo Foronda

Definição

- Miocardite: processo inflamatório do miocárdio, de diversas etiologias, sendo a infecciosa a mais prevalente. Outras etiologias incluem doenças autoimunes, reações de hipersensibilidade a fármacos. Os vírus mais comumente associados são enterovirus, em especial coxsackie, adenovírus, parvovírus B19, Epstein-Barr, citomegalovírus e herpes-vírus 6.
- Pericardite: inflamação do saco pericárdico, também de etiologia comumente infecciosa viral. Toxinas, causas metabólicas, neoplasias, doenças do colágeno, assim como exposição à radiação e síndrome pós-injúria miocárdica (pós-pericardiotomia, pós-infarto agudo do miocárdio) são outras possíveis etiologias.

Quadro Clínico

Sinais e sintomas

- Miocardite:
  - Pródromo viral inespecífico (febre, mialgia, quadro respiratório ou gastrintestinal), podendo evoluir com sinais e sintomas de insuficiência cardíaca (dispneia em repouso, intolerância ao exercício, taquipneia, taquicardia, náusea e anorexia, hepatomegalia, síncope). Outro achado comum são arritmias, tanto taquicardias supra e ventriculares, com bradicardias e bloqueio atrioventricular total.
  - Exame físico: taquidispneia com desconforto respiratório, presença de terceira e quarta bulhas, sopro sistólico de insuficiência mitral e tricúspide. Hepatomegalia e outros sinais de congestão sistêmica e pulmonar podem estar presentes.

- Pericardite:
  - Dor no peito, aguda e ventilatório dependente, com melhora ao sentar e inclinar-se a para frente. Sintomas associados a doença de base como febre, sintomas respiratórios ou gastrintestinais nos casos de etiologia viral podem estar associados, assim como sintomas sugestivos de doenças autoimunes ou neoplasia maligna.
  - Ao exame físico, ressalta-se a presença de atrito miocárdico.
  - Critérios de instabilidade.
- Miocardite fulminante:
  - Comprometimento hemodinâmico grave, com queda do débito cardíaco, evoluindo com hipotensão, pulsos fracos, má perfusão periférica, acidose, podendo evoluir do quadro de choque cardiogênico para óbito rapidamente se medidas terapêuticas e de suporte adequadamente não forem iniciadas.
- Pericardite de alto risco.
  - Evidência de tamponamento cardíaco; derrame pericárdico importante com rechaçamento do coração, mesmo que ainda sem evidência de tamponamento, elevação de troponina (considerar acometimento miocárdico associado), uso de antagonistas da vitamina K (varfarina), pacientes imunossuprimidos e febre > 38°C.

Exames

- Laboratório:
  - Miocardite: enzimas cardíacas (troponina), BNP, marcadores inflamatórios (PCR), hemograma completo com plaquetas. Nos casos de sinais de choque cardiogênico: gasometria arterial, lactato arterial, eletrólitos, função renal. Pesquisas de marcadores virais e sorologia periférica no sangue raramente são positivas, com fraca correlação clínica e prognóstica, mas habitualmente colhidas.
  - Pericardite: hemograma completo com plaquetas, troponina, PCR. Ponderar investigação da causa de base (culturas, pesquisa viral, FAN, testes tuberculínicos, sorologia para HIV, entre outros).
- ECG:
  - Miocardite: achados inespecíficos com alterações no segmento ST e alterações difusas de repolarização, desvio do eixo, redução da voltagem do QRS, taqui ou bradiarritmias.
  - Pericardite: supra de ST de aspecto côncavo, geralmente sem ultrapassar 5 mm de amplitude. Não costuma cursar com alterações repolarização ou ondas Q patológicas. Aumento do intervalo PR em aVR e redução nas demais derivações.
- Radiografia do tórax: pode apresentar cardiomegalia e sinais de congestão pulmonar na miocardite. Nos casos de pericardite, aumento de área cardíaca está associado a derrames pericárdicos de grande volume.

- Ecodopplercadiograma transtorácico:
  - Miocardite: comprometimento da função ventricular, podendo ser global ou segmentar, insuficiência mitral, alterações da geometria ventricular, derrame pericárdico. Além disso, exclui causas congênitas de insuficiência cardíaca.
  - Pericardite: pode ser normal na pericardite aguda, ou apresentar discretos sinais de inflamação pericárdica e, em casos mais graves, derrame pericárdico.
- Ressonância magnética com gadolíneo: documenta o local e a extensão do quadro inflamatório, além de detectar áreas de edema, necrose miocárdica e fibrose.
- Biópsia endomiocárdica: padrão-ouro para confirmação de miocardite, pois documenta e quantifica histopatologicamente o quadro inflamatório (critérios de Dallas) além de permitir pesquisa e cultura viral. Requer estabilidade hemodinâmica para a realização do cateterismo com biópsia.
- Pericardiocentese: nos casos de tamponamento, deverá ser realizada na urgência; em pacientes estáveis pode ser realizada para elucidação diagnóstica, em especial nos casos suspeitos de neoplasias e infecções bacterianas; e pode ser realizada em casos refratários ao tratamento clínico.
- Biópsia pericárdica: associado a drenagem cirúrgica pericárdica, nos casos de recorrência de derrame pericárdico; como diagnóstico nos casos de evolução maior que três semanas.

Tratamento

- Cuidados gerais e monitoração hemodinâmica: pressão arterial, cardioscopia e oximetria.
- Miocardite (Fluxograma 20.1):
  - Se estabilidade hemodinâmica: terapia anticongestiva (diuréticos, inibidores de enzima conversora da angiotensina), conforme sintomas e sinais clínicos. Ponderar realização de biópsia endomiocárdica para discussão de terapia específica (imunoglobulina (2 g/kg), uso de corticoides, terapia antiviral específica).
  - Se instabilidade hemodinâmica: monitoração invasiva em leito de terapia intensiva pediátrica, suporte inotrópico com fármacos vasoativos (milrinone, adrenalina, dobutamina), diuréticos endovenosos, ventilação com pressão positiva, suporte circulatório com dispositivos de curta duração (ECMO) ou longa duração (VAD).
  - Manejo de arritmias: considerar cardioversão elétrica ou química (adenosina, amiodarona, lidocaína) precoce deve ser sempre objetivada, visto o potencial de agravamento do débito cardíaco. Bloqueios atrioventriculares totais com instabilidade devem indicar uso de marca-passo temporário imediatamente.

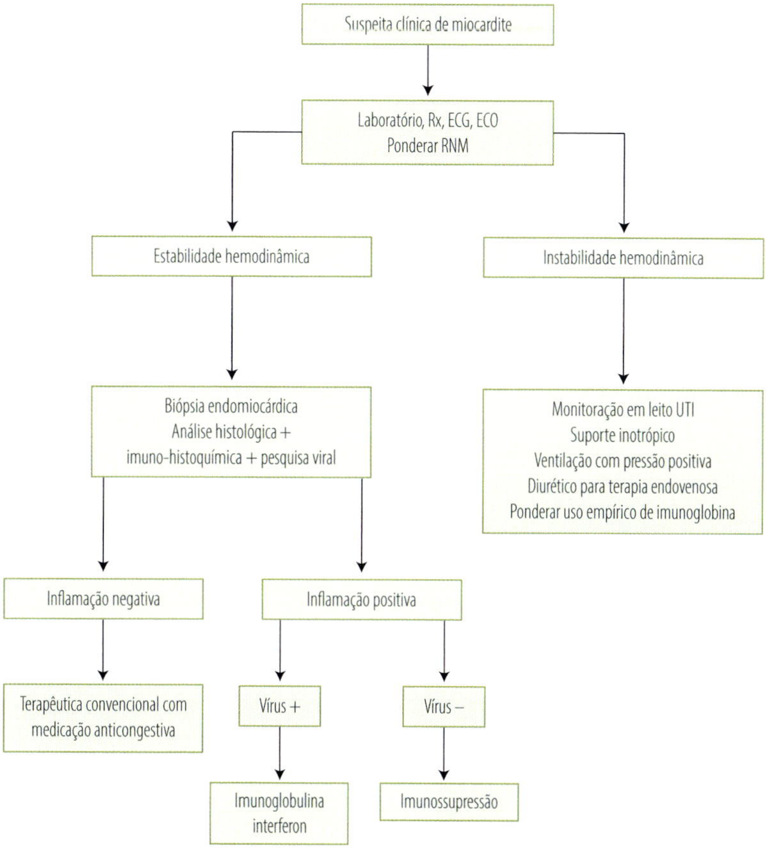

Fluxograma 20.1. Miocardites.

Rx: radiografia de tórax; ECG: eletrocardiograma; ECO: ecocardiograma; RNM: ressonância magnética.

Fonte: baseado na I Diretriz Brasileira de Insuficiência Cardíaca e Transplante Cardíaco, no Feto, na Criança e em Adultos com Cardiopatia Congênita.[2]

  - Anticoagulação/antiagregação: ponderar nos casos de disfunção ventricular esquerda grave o uso de heparina para prevenir formação de trombos. Depois da estabilização clínica, a transição para ácido acetilsalicílico (AAS) pode ser feita.
- Pericardite (Fluxograma 20.2):
  - Anti-inflamatórios não esteroidais (ibuprofeno, aspirina, indometacina) até resolução dos sintomas ou normalização de marcadores inflamatórios.
  - Colchicina associada ao uso dos AINEs.
  - Corticoides apenas nos casos com contraindicação ao uso de AINE.
  - Indicações de pericardiocentese já mencionadas acima.

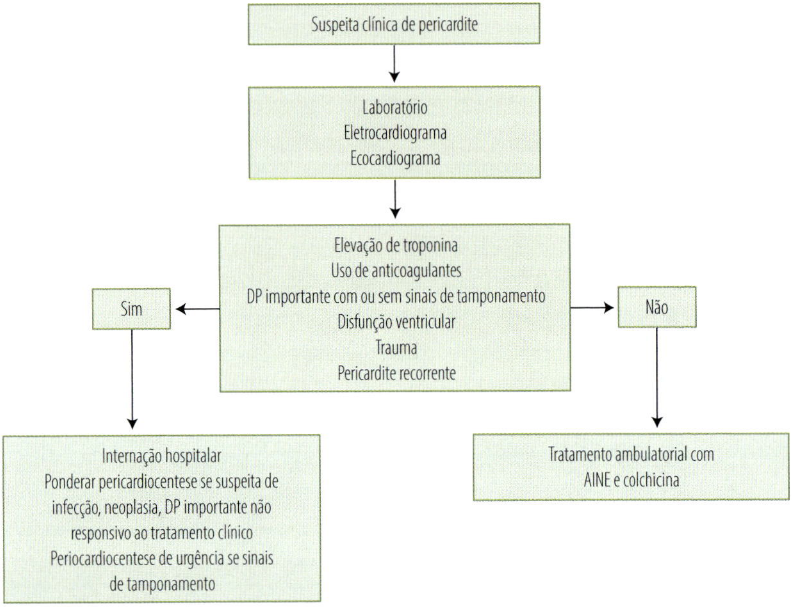

Fluxograma 20.2. Pericardite.

DP: derrame pericárdico.

Fonte: baseado na I Diretriz Brasileira de Insuficiência Cardíaca e Transplante Cardíaco, no Feto, na Criança e em Adultos com Cardiopatia Congênita.[2]

Literatura sugerida

I Diretriz Brasileira de Insuficiência Cardíaca e Transplante Cardíaco, no Feto, na Criança e em Adultos com Cardiopatia Congênita, da Sociedade Brasileira de Cardiologia. Arq Bras Cardiol. 2014; 103(6 Suppl. 2):1-126.

Kindermann I et al. Update on myocarditis. JACC. Vol. 59, nº 9, 2012, Update on Myocarditis February 28, 2012:779-92.

LeWinter MM, Hopkins WE. Pericardial diseases. In: Mann DL, Zipes DP, Libby P, Bonow RO, editors. Braunwald's heart disease. A textbook of cardiovascular medicine. 10. ed. Philadelphia: Saunders Elsevier. 2015;1636-57.

Montera MW, Mesquita ET, Colafranceschi AS et al. I Diretriz Brasileira de Miocardites e Pericardites. Arquivos Brasileiros de Cardiologia. 2013; 100(4): Suplemento 1.

Capítulo 21

Endocardites

Gustavo Foronda
Rafael Kocinas

Definição

- Endocardite infecciosa (EI) é um quadro inflamatório do endocárdio mural ou valvar, sobre defeitos septais, ou acometendo cordas tendíneas, pondendo estar relacionado com a formação de trombos, e podendo lesar as estruturas cardíacas. Secundária a infecções, sendo a etiologia mais comum a bacteriana, mas infecções fúngicas e por agentes menos comuns (micobactérias e rickéttsias) podem ser evidenciadas.
- A incidência é de 0,1/1.000 internações pediátricas, porém em menores de 1 ano de idade a incidência pode ser maior.
- Relacionada a altos índices de mortalidade.

Fatores de risco

- Cardiopatia congênita.
- Cardiomiopatias.
- Cateter venoso central.
- Febre reumática com lesão de válvulas cardíacas.
- Próteses valvares.
- Uso de fármacos endovenosos.
- Higiene dental precária.

Agentes etiológicos

Agentes mais frequentes são gram-positivos (*Staphylococcus, Streptococcus* e *Enterococos*).

Crianças com doença cardíaca de base

- *Staphylococcus aureus* – 28%.
- Outros *Staphylococcus* – 7%.
- *Streptococcus viridans* – 33%.
- Outros *Streptococcus* – 17%.

- Bactérias gram-negativas – 5%.
- Polimicrobiana – 11%.

Crianças sem doença cardíaca de base

- *Staphylococcus aureus* – 47%.
- Outros *Staphylococcus* – 6%.
- *Streptococcus viridans* – 18%.
- Bactérias gram-negativas – 8%.
- Polimicrobiana – 12%.

Endocardite fúngica é menos frequente e é tipicamente causada por cândidas. Lembrar de bactérias menos prevalentes, mas presentes em crianças com coração normal, sobretudo grupo HACEK (*Haemophilus* sp., *Aggregatibacter* sp., *Cardiobacterium hominis*, *Eikenella corrodens* e *Kingella* sp.).

Quadro Clínico

- Clínica variável e dependente do agente etiológico, extensão da doença e grau de acometimento. Em geral, bem evidente 2 semanas após quadro infeccioso inicial. Incidiosa, podendo eventualmente ter evolução aguda e dramática.

Sintomas

- Febre.
- Fadiga.
- Calafrios.
- Fraqueza.
- Artralgia.
- Mialgia.
- Perda de peso.
- Sudorese.
- Intolerância ao exercício.
- Pequenas manchas vermelhas na pele, dentro da boca e/ou sob as unhas.
- Toxemia.
- Taquicardia.
- Neurológicas (convulsões, cefaleia, prostração).

Segundo critérios de *Duke Modificados*, o diagnóstico de endocardite infecciosa é baseado em:

Critérios patológicos: um dos seguintes critérios

- Evidência histológica de endocardite.
- Culturas positivas de causadores de endocardite infecciosa obtidos por meio de cirurgia ou autópsia.

Critérios clínicos

- Divididos em critérios maiores e menores.
- Necessário dois critérios maiores ou um maior e três menores ou cinco critérios menores.

Tabela 21.1. Critérios de Duke Modificados para diagnóstico de endocardite

Diagnóstico de endocardite infecciosa
Endocardite confirmada
• Critério patológico o Lesão patológica: vegetação ou abscesso intracardíaco demonstrado em endocardite na histologia o Micro-organismo: demonstrado pela cultura ou histologia de vegetação ou abscesso intracardíaco • Critérios clínicos (ver Tabela 21.2) o Dois critérios maiores o Um maior e três menores o Cinco menores
Endocardite provável
• Presença de um critério maior e um critério menor ou presença de três critérios menores
Endocardite descartada
• Diagnóstico diferencial é confirmado • Resolução das manifestações ocorrem após ≤ 4 dias de antibioticoterapia • Nenhuma evidência de endocardite infecciosa é evidenciada na cirurgia ou autópsia depois de antibioticoterapia por 4 dias ou menos • Critérios clínicos para endocardite provável ou definitiva não são preenchidos

Fonte: Robert S. Baltimore et al. Infective Endocarditis in Childhood: 2015 Update. Circulation. 2015; 132:1487-515.

Tabela 21.2. Critérios clínicos de Duke Modificado para endocardite infecciosa

Critérios maiores
• Cultura positiva para endocardite infecciosa (um dos seguintes): o Duas hemoculturas de micro-organismos consistentes com endocardite infecciosa ▪ *Staphylococcus aureus* ▪ *Streptococcus viridans* ▪ *Streptococcus bovis* ▪ Grupo HACEK: *Haemophilus spp., Actinobacillus actiniomicetos, Cardiobacterium hominis, Eikenella spp., Kingella kingae* ▪ Enterococcos adquiridos na comunidade, na ausência de foco primário o Hemocultura persistentemente positiva ▪ Para organismos tipicamente causadores de EI: ao menos duas culturas positivas em amostras separadas por > 12 horas ▪ Para organismos tipicamente causadores de infecção cutânea: três ou mais culturas positivas o Amostra única de cultura positiva para *Coxiella burnetii* ou anticorpo IgG > 1:800
• Evidência de envolvimento endocárdio (um dos seguintes): o Ecocardiograma positivo para endocardite: ▪ Vegetação ou abscesso ou nova deiscência de prótese valvar o Novo refluxo valvar Obs.: aumento ou mudança em murmúrio preexistente não é suficiente

Continua...

Tabela 21.2. Critérios clínicos de Duke Modificado para endocardite infecciosa – continuação

Critérios menores
• Predisposição: uso de drogas injetáveis, presença de predisposição cardíaca (prótese valvar, lesão valvar) • Febre • Fenômeno vascular: êmbolo arterial, infarto pulmonar séptico, aneurisma micótico, hemorragia intracraniana, hemorragia conjuntiva, lesões de Janeway • Fenômenos imunológicos: glomerulonefrite, nódulos de Osler, fatores reumatológicos • Microbiologia: cultura sangue positiva que não preencha critério maior ou evidência sorológica de infecção ativa por organismos causadores de EI

Fonte: Robert S. Baltimore et al. Infective Endocarditis in Childhood: 2015 Update. Circulation. 2015; 132:1487-515.

Exames

- Hemocultura: devem ser realizadas ao menos três amostras com intervalo de até 48 horas. Não é necessário colher em um momento específico do ciclo febril, uma vez que a bacteremia é contínua.
- Ecocardiograma: fazendo parte dos critérios de Duke, deve ser solicitado a todos pacientes com suspeita de endocardite. Ecocardiograma transesofágico é mais sensível.
- Hemograma: pode apresentar anemia (hemolítica ou crônica).
- PCR e VHS: frequentemente aumentados.
- Urina 1: evidenciando hematúria, proteinúria e células vermelhas sugerem glomerulonefrite.
- Eletrocardiograma: pouca contribuição, frequentemente normal.
- Raios X de tórax: pouca contribuição, podendo evidenciar aumento da área cardíaca ou infiltrado pulmonar.

Tratamento

- Deve ser preferencialmente guiado pela hemocultura.
- A terapia empírica deve ser iniciada apenas depois de 48 h de tentativa de cultura, exceto em crianças clinicamente graves que não seja possível tardar a terapia.
- Sempre que possível monitorar nível sérico do antibiótico.
- Repetir culturas sanguíneas se recorrência dos sintomas.
- Ecocardiograma pode ser solicitado para avaliar mudanças na vegetação, valva cardíaca e função do miocárdio.
- Tratamento cirúrgico se falha de terapêutica clínica, infecção fúngica (cirurgia eletiva), ou acometimento valvar agudo, com disfunção cardíaca importante (indicação de cirurgia de urgência).

Tabela 21.3. Tratamento empírico

Organismo/condição	Fármaco de escolha	Opção
Agente desconhecido (geralmente, terapia empírica deve ser instituída depois de tentativa de cultura em 48h, exceto em crianças graves)		
Válvula nativa ou válvula protética com mais de 1 ano	Ampicilina 200 a 300 mg/kg/dia EV de 6 h/6 h (dose máxima: 12 g/24 h/4 a 6 semanas) + Gentamicina 3 a 6 mg/kg/dia EV de 12 h/12 h ou 8 h/8 h por 4 a 6 semanas + Se válva protética, adicionar: Rifampicina 15 a 20 mg/kg/dia de 12 h/12 h (dose máxima: 600 mg)	Vancomicina 60 mg/kg/dia EV de 12 h/12 h ou 8 h/8 h (dose máxima: 2 g/24 h/4 a 6 semanas + Gentamicina 3 a 6 mg/kg/dia EV de 12 h/12 h ou 8 h/8 h por 4 a 6 semanas
Infecção nosocomial associada a prótese valvar com menos de 1 ano	Vancomicina + Gentamicina (± rifampicina) + Cefepime ou Ceftazidima por 4 a 6 semanas Cefepime 100 a 150 mg/kg/dia 8 h/8 h ou 12 h/12 h (dose máxima: 6 g/dia) Ceftazidima 100 a 150 mg/kg/dia 8 h/8 h (dose máxima: 4 g/dia)	–

Fonte: Gilbert Habib et al. 2015 ESC Guidelines for the management of infective endocarditis. European Heart Journal.

Tabela 21.4. Tratamento guiado por hemocultura

Agente etiológico	Escolha	Opção
Streptococcus viridans* ou *bovis	Penicilina cristalina 200.000 a 300.000 UI/kg/dia EV de 4 h/4 h (dose máxima: 24.000.000 em 24 h/4 semanas) Ou Ampicilina 200 a 300 mg/kg/dia EV de 6 h/6 h (dose máxima: 12 g em 24 h/4 semanas) Ou Ceftriaxone 100 mg/kg/dia EV de 12 h/12 h ou 24 h (dose máxima: 4 g/24 h; se dose > 2 g/24 h, usar 12/12 h/4 semanas)	Intolerância a β-lactâmicos: Vancomicina 40 mg/kg/dia EV de 12 h/12 h ou 8 h/8 h (dose máxima: 2 g/24 h)

Continua...

Tabela 21.4. Tratamento guiado por hemocultura – continuação

Agente etiológico	Escolha	Opção
Enterococos	Penicilina cristalina 200.000 a 300.000 UI/kg/dia EV de 4 h/4 h (dose máxima: 24.000.000 em 24 h/4 a 6 semanas) Ou Ampicilina 200 a 300 mg/kg/dia EV de 6 h/6 h (dose máxima: 12 g em 24 h/4 a 6 semanas) + Gentamicina 3 a 6 mg/kg/dia EV de 12 h/12 h ou 8 h/8 h/4 a 6 semanas	Ceftriaxone 100 mg/kg/dia EV de 12 h/12 h ou 24 h (dose máxima: 4 g/24 h; se dose > 2 g / 24 h, usar 12/12 h/6 semanas + Ampicilina 200 a 300 mg/kg/dia EV de 6 h/6 h (dose máxima: 12 g em 24 h/6 semanas)
Staphylococcus	Oxacillina 200 mg/kg/dia EV (dose máxima: 12 g/dia) 6 h/6 h ou 4 h/4 h/4 a 6 semanas Ou Cefazolina 100 mg/kg/dia EV (dose máxima: 6 g/dia) 8 h/8 h/4 a 6 semanas	Metilrresistente: Vancomicina 40 mg/kg/dia EV de 12 h/12 h ou 8 h/8 h (dose máxima: 2 g/24 h/6 semanas)
HACEK	Monoterapia: Ceftriaxone 100 mg/kg/dia EV de 12 h/12 h ou 24 h (dose máxima: 4 g/24 h; se dose >2 g/24 h, usar 12/12 h/4 semanas Ou Cefotaxime 200 mg/kg/dia EV 6 h/6 h (dose máxima: 12 g/dia/4 semanas)	Terapia combinada: Ampicilina 200 a 300 mg/kg/dia EV de 6 h/6 h (dose máxima: 12 g em 24 h/4 semanas) + Gentamicina 3 a 6 mg/kg/dia EV de 12 h/12 h ou 8 h/8 h/4 semanas

Complicações

- Glomerulonefrite, secundário a resposta imune mediada
- Embolo séptico causando osteomielite, pneumonia, abcesso renal, baço, cérebro ou tecidos moles
- Arritmias ou bloqueios cardíacos
- Parada cardíaca secundária a perfuração em válvula, ruptura de cordão, vazamento valvar

Fatores de risco para complicações

- Prótese valvar cardíaca
- Acometimento de lado esquerdo cardíaco
- Infecção por *Staphylococcus aureus* ou fungos
- Endocardite prévia
- Sintomas prolongados por mais de 3 meses
- Doença cardíaca cianótica
- *Shunt* aorticopulmonar
- Pouca resposta a antibioticoterapia

Fonte: Gilbert Habib et al. 2015 ESC Guidelines for the management of infective endocarditis. European Heart Journal.

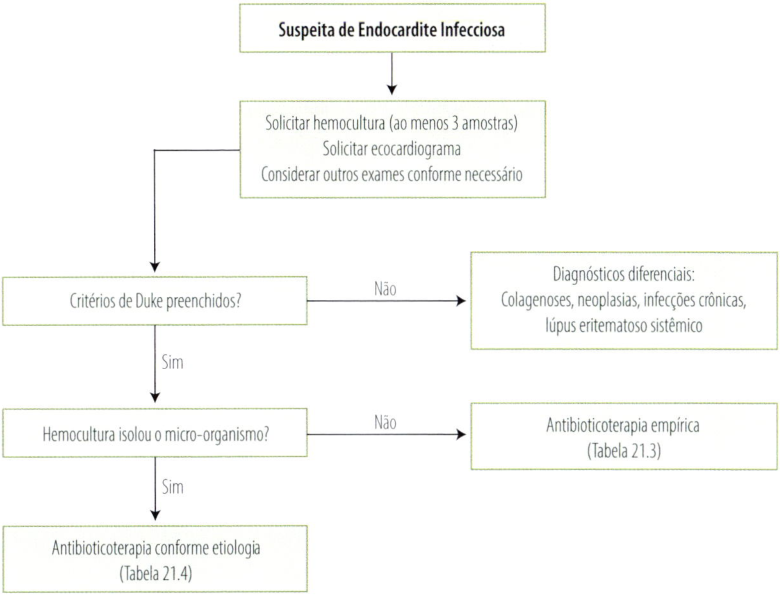

Fluxograma 21.1. Tratamento de endocardite bacteriana.

Literatura sugerida

Habib G et al. 2015 ESC Guidelines for the management of infective endocarditis. European Heart Journal doi: 10.1093/eurheartj/ehv319

Baltimore RS et al. Infective endocarditis in childhood: 2015 update. Circulation. 2015; 132:1487-515.

O'Brien SE. Infective Endocarditis in children. UpToDate.

Toyoda N, Chikwe J, Itageki S et al. Trends in infective endocarditis in California and New York State, 1998-2013. JAMA. 2017; 317:1652.

22 Capítulo

Insuficiência Cardíaca Aguda

Carolina Vieira de Campos

Gustavo Foronda

Definição

- Síndrome clínica caracterizada pela incapacidade do coração de prover débito cardíaco adequado para as necessidades metabólicas do organismo durante o repouso ou em momentos de aumento da demanda metabólica, ou fazê-lo à custa de aumento das pressões de enchimento ventricular.
- Na infância, pode ter como causa cardiopatias congênitas (defeitos cardíacos já presentes ao nascimento) ou miocardiopatias adquiridas (cardiomiopatias primárias [dilatada, hipertrófica, restritiva] ou ainda secundárias a arritmias, infecções ou quimioterápicas, entre outros).

Quadro Clínico

- A apresentação clínica da insuficiência cardíaca (IC) na infância é dependente da faixa etária. Nos lactentes, a síndrome apresenta-se inicialmente com sintomas relacionados com a amamentação: inapetência, sudorese, taquidispnéia e taquicardia. Casos mais graves podem apresentar sintomas ao repouso. Com o passar dos anos, os sintomas se aproximam mais daqueles presentes na população adulta. Cansaço e limitação progressiva para atividades, dor abdominal, dispneia, ortopneia, dispneia paroxística noturna e edema.
- Exame físico minucioso incluindo exame cardiovascular completo é essencial em todas as faixas etárias, incluindo inspeção e palpação do precórdio, ausculta cardíaca e pulmonar, palpação de pulsos e aferição de pressão arterial nos quatro membros. De fundamental importância também é atentar-se para alterações sugestivas de síndromes genéticas e outras malformações.

Exames

- Exames complementares são mandatórios na suspeita de insuficiência cardíaca aguda e devem, em conjunto com a anamnese e exame físico, definir tanto a causa da insuficiência cardíaca quanto o motivo da descompensação.

Radiografia de tórax

- Indicado para todo paciente com suspeita de insuficiência cardíaca, para avaliação da área cardíaca, índice cardiotorácico e trama vascular pulmonar (Figura 22.1).

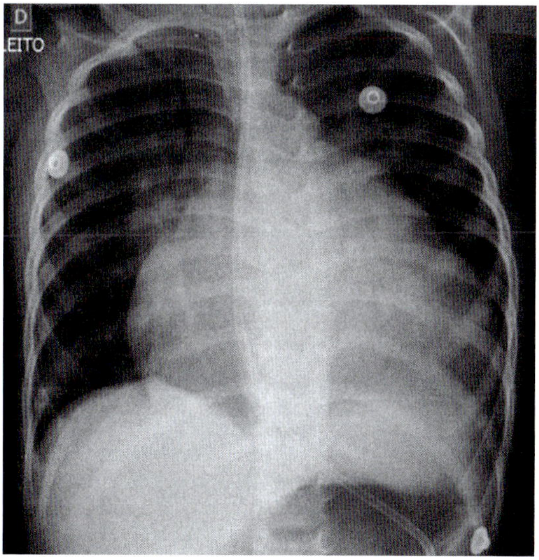

Figura 22.1. Radiografia de tórax de criança de 2 anos de idade com cardiomiopatia dilatada. Nota-se aumento global da área cardíaca e proeminência das artérias pulmonares.

Fonte: arquivo pessoal.

Eletrocardiograma

- Indicado para todo paciente com suspeita de insuficiência cardíaca, para avaliação do ritmo cardíaco e alterações sugestivas de sobrecarga e/ou cardiopatias congênitas.

Ecocardiograma

- Exame fundamental na suspeita de insuficiência cardíaca, pois fornece avaliações anatômica e funcional do coração. Faz parte da avaliação ecocardiográfica a identificação de lesões anatômicas e a avaliação das funções ventricular sistólica e diastólica (Figura 22.2).

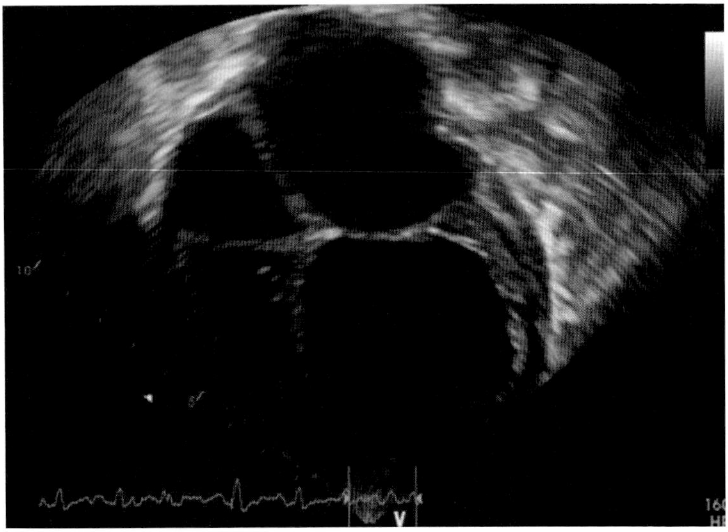

Figura 22.2. Ecocardiograma – corte apical quatro câmaras. Nota-se dilatação acentuada das cavidades esquerdas.

Fonte: arquivo pessoal.

Ressonância cardíaca e angiotomografia de coração

- Indicados quando há dúvidas sobre a anatomia depois da realização do ecocardiograma ou na investigação de etiologias específicas, como miocardite (ressonância) ou alterações de origem coronariana (angiotomografia).

Estudo hemodinâmico invasivo

- Reservado para casos de suspeita de miocardite com insuficiência cardíaca manifesta, para realização de biópsia endomiocárdica, ou na avaliação da pressão e da resistência pulmonar de pacientes com suspeita de hipertensão pulmonar ou candidatos a transplante cardíaco.

Exames laboratoriais

- Hemograma completo para avaliação de anemia e quadros infecciosos.
- Proteína C-reativa, hemocultura e sorologias na suspeita de infecção.
- Funções renal e hepática, para avaliação da repercussão da insuficiência cardíaca.
- Função tireoidiana.
- BNP: útil no diagnóstico diferencial da dispneia na emergência.
- Enzimas cardíacas: avaliação de isquemia miocárdica para pacientes com fator de risco (anomalia coronariana ou trombofilia).
- D-Dímero e fibrinogênio: na suspeita de tromboembolismo pulmonar.

Tratamento

- O tratamento da IC aguda compreende o entendimento da causa da insuficiência cardíaca, a identificação e o tratamento do desencadeante do quadro atual e a compreensão do perfil hemodinâmico do paciente, para melhor manejo terapêutico.
- Os principais desencadeantes da IC na faixa etária pediátrica incluem infecção, desidratação, arritmia, anemia, não adesão ao tratamento farmacológico e progressão da doença de base. Além do manejo da descompensação hemodinâmica, descrito abaixo, é crucial o tratamento adequado do desencadeante, pois uma medida quando desacompanhada da outra é fadada ao insucesso.
- A avaliação hemodinâmica da criança em IC deve buscar a identificação de sinais de hipervolemia (hepatomegalia, ascite, turgência jugular, estertores pulmonares, terceira bulha cardíaca) e/ou baixo débito (extremidades frias, pulsos finos, oligúria, sonolência), de modo a classificar o paciente em um dos quatro perfis abaixo:
  - Quente e seco: ausência de sinais de hipervolemia ou baixo débito cardíaco.
  - Quente e úmido: presença de sinais de hipervolemia, porém sem sinais de baixo débito cardíaco.
  - Frio e seco: presença de sinais de baixo débito cardíaco e sem sinais de hipervolemia.
  - Frio e úmido: presença tanto de sinais de baixo débito cardíaco quanto de hipervolemia.
- A classificação hemodinâmica é extremamente útil na emergência, pois auxilia na definição da conduta terapêutica:
  - Quente e seco: grupo de menor risco, com possibilidade de manejo ambulatorial depois do ajuste de medicações anticongestivas.
  - Quente e úmido: apresentação mais frequente, tem como manejo terapêutico o uso de diuréticos para tratamento da hipervolemia.
  - Frio e seco: paciente com sinais de baixo débito possivelmente secundário à hipovolemia relativa. A conduta terapêutica inclui expansão volêmica com cristaloide em pequenas alíquotas (5 a 10 mL/kg), seguida de reavaliação clínica minuciosa.
  - Frio e úmido: grupo com maior gravidade. O tratamento inclui restabelecimento da hemodinâmica pelo uso de inotrópicos, seguido do tratamento da hipervolemia com diuréticos. Suporte respiratório invasivo pode ser necessário. A identificação desse perfil hemodinâmico implica solicitação de leito em unidade de terapia intensiva concomitantemente ao manejo inicial na sala de emergência.

Tabela 22.1. Principais inotrópicos utilizados no manejo da insuficiência cardíaca no pronto atendimento

Inotrópico	Mecanismo de ação	Dose
Adrenalina	β-agonista	0,03 a 0,1 mcg/kg/min
Milrinone	Inibidor fosfodiesterase tipo III	0,25 a 0,75 mcg/kg/min
Dobutamina	β-agonista	5 a 20 mcg/kg/min

Fonte: baseado na I Diretriz de Insuficiência Cardíaca (IC) e Transplante Cardíaco, no Feto, na Criança e em Adultos com Cardiopatia Congênita.[3]

Vale ressaltar que o perfil hemodinâmico é variável ao longo do tempo, o que implica reavaliação constante do paciente em IC aguda na emergência.

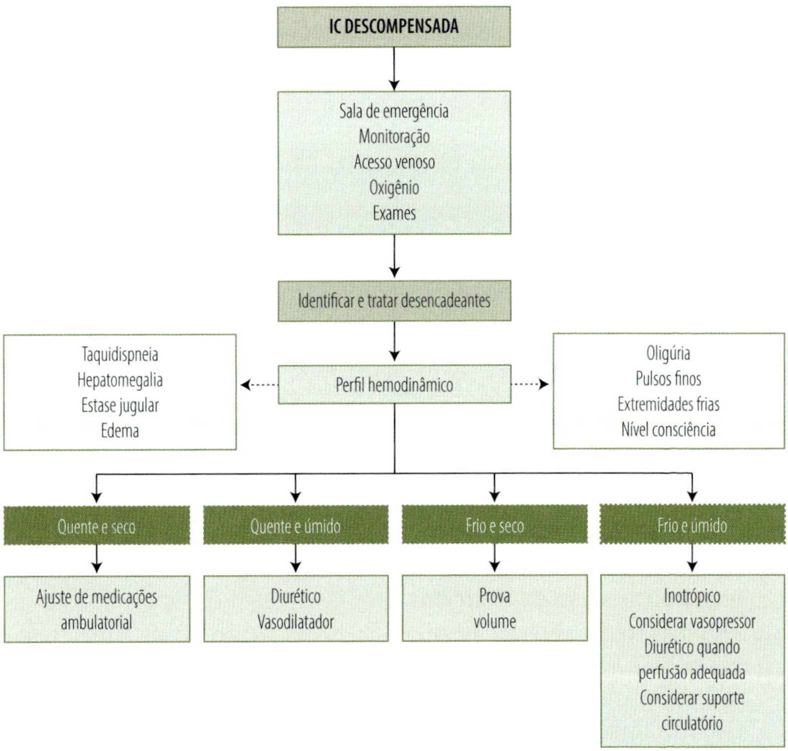

Fluxograma 22.1. Insuficiência cardíaca descompensada.

Fonte: baseado na I Diretriz de Insuficiência Cardíaca (IC) e Transplante Cardíaco, no Feto, na Criança e em Adultos com Cardiopatia Congênita.[3]

Literatura sugerida

Azeka E, Jatene MB, Jatene IB, Horowitz ESK, Branco KC, Souza Neto JD et al. I Diretriz de Insuficiência Cardíaca (IC) e Transplante Cardíaco, no Feto, na Criança e em Adultos com Cardiopatia Congênita, da Sociedade Brasileira de Cardiologia. Arq Bras Cardiol [Internet]. 2014 Dec [cited 2019 June 17]; 103(6 Suppl 2):1-126. Disponível em: http://www.scielo.br/scielo.php?script=sci_arttext&pid=S0066-782X2014003200001&lng=en. http://dx.doi.org/10.5935/abc.2014S005.

Hsu DT, Pearson GD. Heart failure in children. Part II: diagnosis, treatment, and future directions. Circ Heart Fail. 2009; 2(5):490-8.

Kantor PF, Lougheed J, Dancea A et al. Presentation, diagnosis, and medical management of heart failure in children: Canadian Cardiovascular Society Guidelines. Canadian Journal of Cardiology. 2013; 29:1535e1552.

Ponikowski P, Voors AA, Anke SD et al. 2016 ESC Guidelines for the diagnosis and treatment of acute and chronic heart failure: The Task Force for the diagnosis and treatment of acute and chronic heart failure of the European Society of Cardiology (ESC). European Heart Journal. 2016; 37(27):2129-200.

23 Capítulo

Arritmias

Josiane de Carvalho Simas
Giovana Marin Cancian

Definição

As arritmias cardíacas decorrem de alterações na formação ou condução do estímulo elétrico pelas estruturas do coração. Podem ser secundárias a presença de cardiopatias congênitas ou adquiridas, ou ainda, decorrentes de disfunções autonômicas ou tóxico-metabólicas.

O objetivo do pediatra geral frente a uma arritmia no pronto-socorro é identificar e tratar as que levam à instabilidade hemodinâmica e colocam em risco a vida do paciente, ficando a encargo do especialista avaliações eletrocardiográficas aprofundadas e intervenções mais específicas.

Avaliação clínica e laboratorial

Os pacientes pediátricos com arritmias são levados ao pronto-socorro devido a sinais de baixo débito como síncope, palidez, sudorese, cianose e alteração no nível de consciência. Nas crianças maiores podemos encontrar queixas como palpitações, dor torácica, dispneia, fadiga, náuseas e tontura.

A maioria das arritmias em crianças é secundária, decorrente de acidose, choque, hipoxemia, alterações metabólicas ou intoxicações exógenas. As arritmias primárias, devido a causas estruturais, são menos comuns.

A avaliação rápida e precisa do estado hemodinâmico deve ser realizada em todos os pacientes por meio de parâmetros como análise de pulsos, frequência cardíaca, pressão arterial, tempo de enchimento capilar e nível de consciência. A ausculta cardíaca pode fornecer dados importantes caso evidencie ruídos anormais como galope ou sopros, sugerindo a existência de alterações estruturais.

Ao fim da avaliação inicial, o pediatra deve estar apto a responder a quatro questões:

1) Há pulso?
2) A FC é detectável e está dentro, acima ou abaixo dos limites normais para a idade?

3) O QRS é estreito (supraventricular) ou alargado (ventricular)?
4) O paciente encontra-se instável ou não?

Bradicardias

Bradicardia é definida como frequência cardíaca abaixo do limite inferior considerado normal para idade ou, ainda, pode ser relativa quando se espera uma frequência superior a encontrada (p. ex., FC = 85 bpm em pré-escolar com choque hipovolêmico). A bradicardia é um sinal indicativo de parada cardiorrespiratória (PCR) iminente em bebês e crianças, especialmente quando associada a hipotensão ou evidência de hipoperfusão. A bradicardia sinusal e os bloqueios atrioventriculares são os principais mecanismos de bradicardia encontrados em crianças. O tratamento de emergência só deve ser dispensado aos pacientes sintomáticos e com sinais de instabilidade hemodinâmica. Pacientes assintomáticos ou oligossintomáticos e estáveis devem ser monitorados e aguardar a avaliação do cardiologista.

O algoritmo de bradicardias com pulso e sintomáticas encontra-se abaixo e descreve o tratamento das bradiarritmias (Fluxograma 23.1).

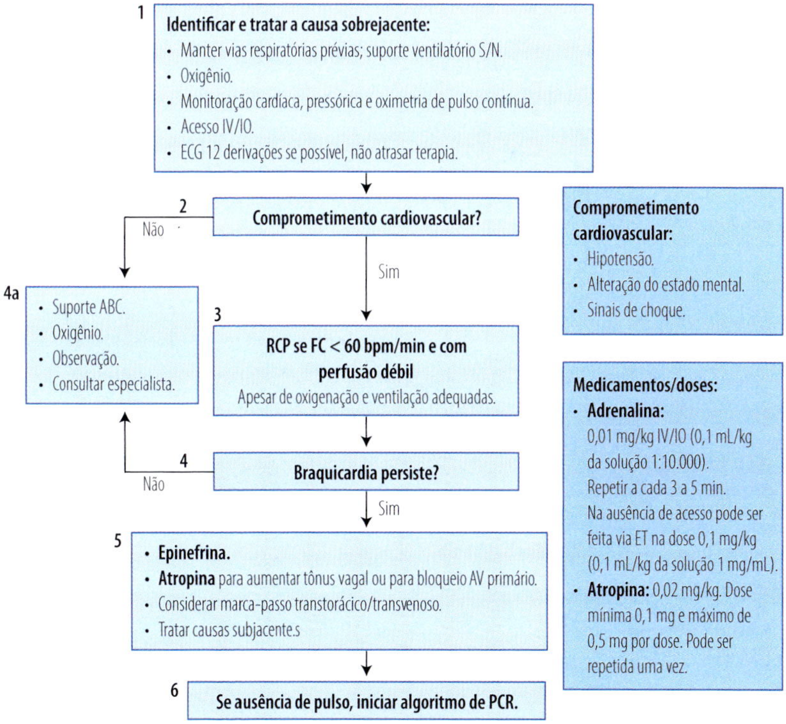

Fluxograma 23.1. Tratamento das bradicardias com pulso e sintomáticas.

Fonte: PALS, 2018.

Tabela 23.1. Frequência cardíaca normal de acordo com a idade

Frequência cardiaca (FC) de acordo com a idade		
Idade	**FC (BPM) acordado**	**FC (BPM) dormindo**
Neonato	100 a 205	90 a 160
Lactente	100 a 180	90 a 160
Criança pequena	98 a 140	80 a 120
Pré-escolar	80 a 120	65 a 100
Escolar	75 a 118	58 a 90
Adolescente	60 a 100	50 a 90

Fonte: PALS, 2015.

Tabela 23.2. Ritmos de bradiarritmias

Ritmos de bradiarritmias	Características	ECG
Bradicardia sinusal	• FC abaixo da esperada para idade • Onda P normal precedendo QRS • Intervalo PR normal e constante	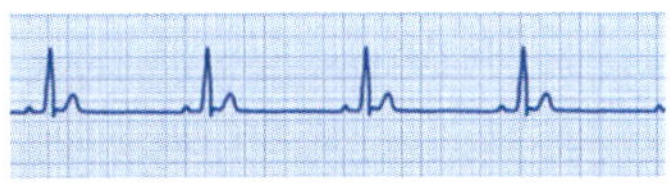
BAV de 1º grau	• Intervalo PR prolongado • Normalmente sem bradicardia importante	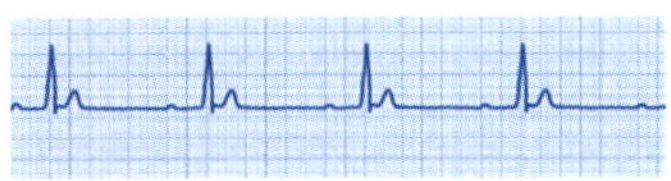
BAV de 2º grau Mobitz 1	• Alargamento progressivo do intervalo PR (fenômeno de Wenckebach) até onda P ser bloqueada (não gera QRS)	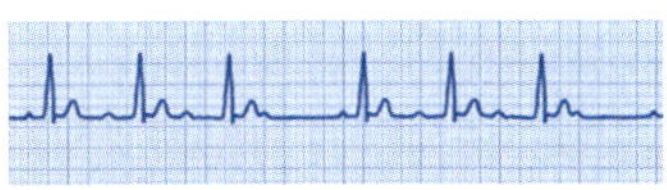
BAV de 2º grau Mobitz 2	• Intervalo PR constante • Bloqueio súbito da onda P	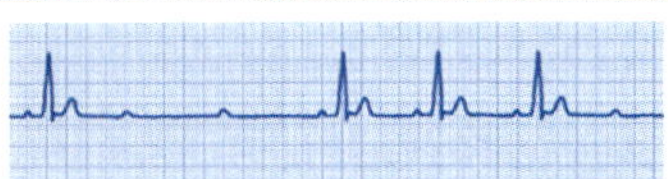
BAV de 3º grau (BAVT)	• Ondas P não se relacionam com os QRS • Frequência atrial > frequência ventricular • Intervalo PR variável • Intervalos PP e RR regulares	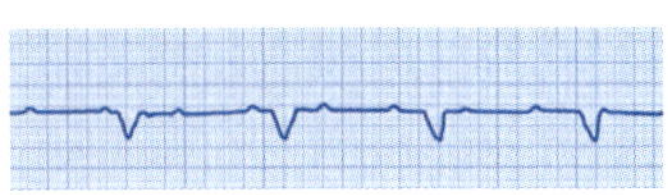

Fonte: SOBRAC, 2015.

Taquicardias

A taquicardia é definida como frequência cardíaca acima do limite superior esperado para a idade. Podem representar tanto uma arritmia quanto uma resposta compensatória normal do organismo frente a necessidade de aumento do débito cardíaco ou da demanda tissular de oxigênio.

$$\text{Débito cardíaco} = \text{FC} \times \text{Volume sistólico}$$

Ao se identificar uma taquicardia, o primeiro passo é realizar a avaliação e o suporte inicial conforme descrito nos Fluxogramas 23.2 e 23.3. A duração do complexo QRS deve ser analisada pelo ECG de 12 derivações. QRS com duração menor ou igual a 0,09 s é classificado como estreito, enquanto aqueles com duração superior a 0,09 s são considerados alargados.

Tabela 23.3. Ritmos de taquiarritmias

Ritmos taquiarritmias		
Ritmo	**Características**	**ECG**
Taquicardia sinusal	• Ondas P presentes/normais • < 220/min em lactentes, < 180/min em crianças • Intervalo PR constante, RR variável • Febre, hipovolemia, exercício, choque • Não é considerada uma arritmia	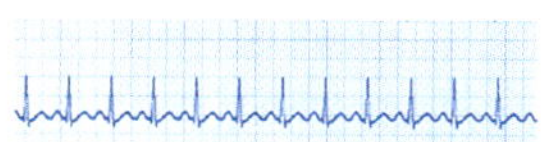
Taquicardia supraventricular	• Ondas P ausentes/anormais • > 220/min em lactentes, > 180/min em crianças • Intervalo RR constante • QRS estreito < 0,09 s (largo é incomum – condução aberrante)	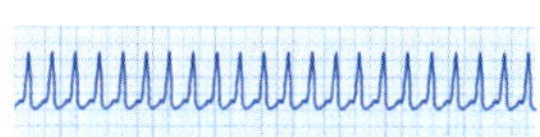
Taquicardia ventricular	• Frequência pode variar 150 a 250/min • Não sustentada (< 30 s) ou sustentada (> 30 s) • Monomórfica, polimórfica (inclui torsades de pointes) • QRS largo > 0,09 s	TV monomórfica: 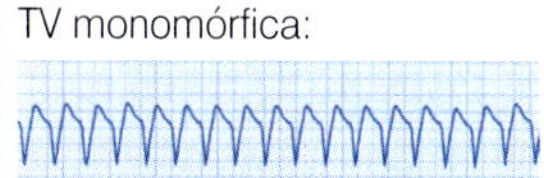 TV polimórfica: 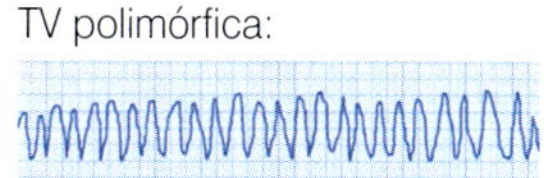 Torsades de pointes: 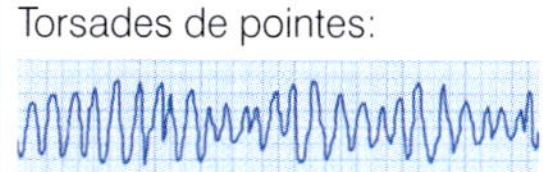

Fonte: SOBRAC, 2015.

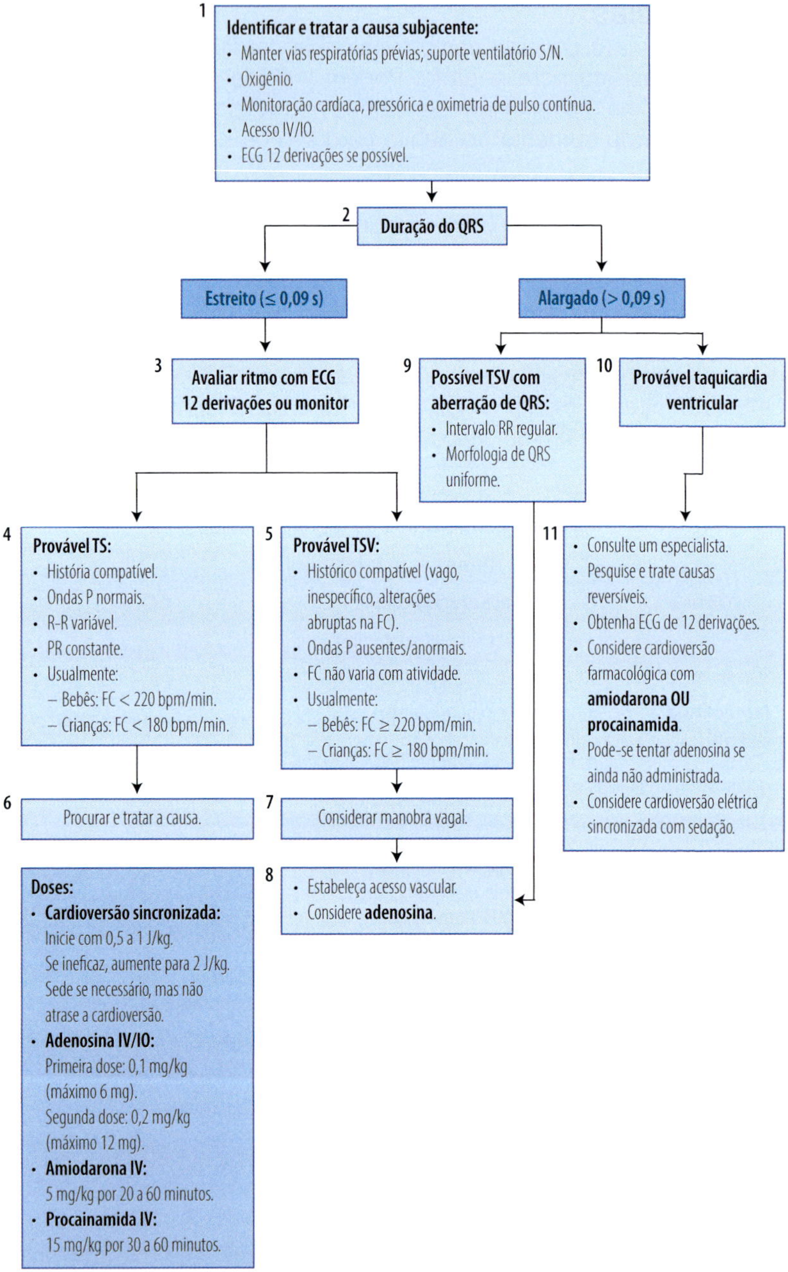

Fluxograma 23.2. Algoritmo da taquicardia estável.

Fonte: PALS, 2018.

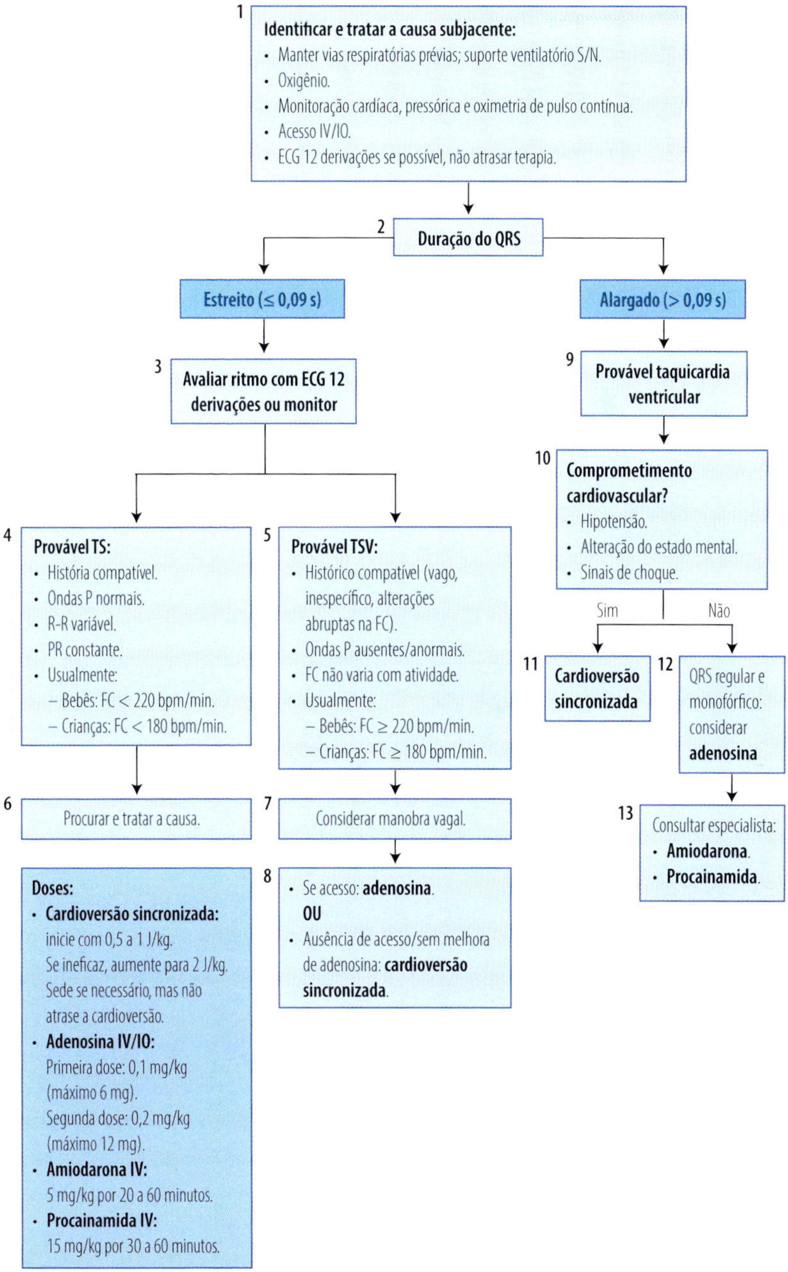

Fluxograma 23.3. Algoritmo da taquicardia com pulso e instável.

Fonte: PALS, 2018.

Literatura sugerida

Como orientar o cardiologista e o pediatra sobre arritmias em crianças e em pacientes com cardiopatia congênita, SOBRAC, Ano 9, Volume 9, 2015.

Diretriz de arritmias cardíacas em crianças e cardiopatias congênitas SOBRAC e DCC-CP; Sociedade Brasileira de Cardiologia, Vol. 107, nº 1, Suppl 3, Julho/2016.

Pediatric Advanced Life Support – https://www.acls-pals-bls.com/algoritms/pals/2018.

SEÇÃO 3
PNEUMOLOGIA

COORDENADORAS

Marina Buarque de Almeida
Fabiola Villac Adde

CAPÍTULOS

24 Capítulo

Bronquiolite

Beatriz Maihara dos Santos
Ana Helena D'Arcadia de Siqueira
Marina Buarque de Almeida

Definição

- É uma doença de etiologia viral que acomete as vias respiratórias inferiores, especificamente os bronquíolos, em crianças menores de 2 anos.

Epidemiologia

- Ocorre caracteristicamente em estações anuais que correspondem à sazonalidade dos vírus respiratórios.
- As infecções ocorrem nos dois primeiros anos de vida.
- Lactentes de até três meses tem maior risco de hospitalização.
- É a principal causa de internações em menores de 1 ano.

Quadro Clínico

- Tem início com sinais e sintomas de infecção de via respiratória superior seguidos por aumento do esforço respiratório e sibilância que ocorrem 2 a 3 dias depois do início dos sintomas, com pico entre 3 e 5 dias e resolução em 2 a 3 semanas.
- Sintomas respiratórios iniciais: tosse, coriza e/ou congestão nasal.
- Sintomas evolutivos: sibilância, batimento de asa nasal, uso da musculatura acessória, crepitações, roncos, taquipneia e hipoxemia.
- Inapetência e vômito pós tosse secundários à dispneia.
- Pode cursar com febre, conjuntivite, faringite e otite média aguda.
- Fatores de risco para infecção grave:
  - Prematuridade.
  - Baixo peso ao nascer.
  - Doença pulmonar crônica, particularmente a displasia broncopulmonar.

- Doenças cardíacas congênitas.
- Malformações congênitas.
- Tabagismo materno durante a gestação.
- Imunodeficiências.
- Baixa idade (menores de três meses).
- Fibrose cística.
- Síndrome de Down.
- Distrofia muscular.

Etiologia

- Viral:
  - Vírus sincicial respiratório (mais comum). Aproximadamente 90% das crianças são infectadas até os 2 anos de vida.
  - Rinovírus.
  - Adenovírus.
  - Metapneumovírus.
  - Parainfluenza.
  - Influenza.
  - Coronavírus.
  - Bocavírus.

Diagnóstico

- É clínico.
- Não é recomendada a solicitação rotineira de radiografias de tórax nos casos típicos sem sinais de complicações.
- As alterações mais comuns na radiografia de tórax são hiperinsuflação, espessamento brônquico e atelectasias.
- O hemograma (inespecífico) e a dosagem de eletrólitos não são recomendados, a menos que se suspeite de sepse ou desidratação.
- A pesquisa de vírus respiratório não deve ser realizada rotineiramente, apenas nos casos em que o resultado irá alterar o manejo do paciente ou dos seus contatos (p. ex., introdução de oseltamivir ou suspensão de antibiótico desnecessário).

Tratamento

- O tratamento da bronquiolite são medidas de suporte (fluxograma).
- Crianças com quadro leve devem ser tratadas ambulatorialmente, com reavaliações frequentes.
- Salbutamol:
  - Não deve ser utilizado rotineiramente no primeiro episódio. Em casos pontuais, pode ser usado como teste terapêutico e ser continuado somente ante a resposta de melhora positiva.

    - Não altera a necessidade de internação, a evolução da doença e o tempo de permanência no hospital.
- Epinefrina inalatória:
    - Não deve ser utilizada no tratamento da bronquiolite (exceto se laringite concomitante).
- Salina hipertônica:
    - Não deve ser utilizada na emergência.
- Corticoide:
    - Não deve ser utilizado.
- Oxigenoterapia:
    - Pode-se não administrar oxigênio suplementar se a saturação exceder 90% em crianças com bronquiolite, desde que não exista desconforto respiratório relevante.
    - Pode-se não utilizar oximetria de pulso contínua em crianças com bronquiolite.
- Fisioterapia respiratória:
    - Não realizar rotineiramente em pacientes com bronquiolite.
    - Considerar a aspiração das vias respiratórias superiores em crianças com desconforto respiratório ou dificuldade para alimentar-se devido à secreção do trato respiratório superior.
    - Realizar aspiração de via respiratória superior em crianças com apneia.
    - Deve ser usada na presença de complicações da bronquiolite como atelectasias.
- Antibióticos:
    - Não deve ser utilizado.
- Hidratação e nutrição:
    - Pacientes que não aceitam líquidos orais devem receber hidratação nasogástrica/orogástrica ou intravenosa.
    - Dar preferência para soro isotônico para evitar hiponatremia, com cautela em relação ao volume pelo risco de secreção inapropriada de ADH.

Critérios de internação

- Alteração do nível de consciência.
- $SatO_2$ persistentemente < 90% em ar ambiente.
- Ingestão inadequada de líquidos.
- Apneia (observada ou relatada) ou cianose.
- Desconforto respiratório grave persistente (FR > 70 ipm, retração intercostal, subcostal, de fúrcula, batimento de asa nasal, gemência).
- Condições sociais.

Sinais de alerta – "bandeira vermelha"

- Piora progressiva do esforço respiratório (crepitações, retrações, batimento de asa de nariz).

- Ingestão de líquidos 50 a 75% do normal ou nenhuma fralda molhada por 12 horas.
- Apneia (observada ou relatada) ou cianose.
- Exaustão, alteração do nível de consciência (não responde adequadamente, sonolência).

Sinais de alerta – Internação em UTI

- Falha em manter saturação > 90% com necessidade crescente de oxigênio.
- Deterioração do quadro respiratório e exaustão iminente.
- Episódios de apneia.

Critérios de alta

- Clinicamente estável.
- Aceitando adequadamente a oferta de líquidos.
- Mantém saturação > 92% em ar ambiente por 4 horas, incluindo o período de sono.
- Condições sociais e familiares.

Internação

Suporte

- Hidratação intravenosa se necessário.
- Oxigênio suplementar se saturação < 90% em ar ambiente.
- Avaliar necessidade de cânula nasal de alto fluxo, CPAP ou intubação orotraqueal.
- Fisioterapia respiratória: aspiração de via respiratória superior em crianças com desconforto respiratório ou dificuldade para alimentar-se devido à secreção do trato respiratório superior, ou na presença de complicações como atelectasias.

Tratamento adjuvante

- Considerar inalação com salina hipertônica (NaCl 20% 1 mL + água destilada 5 mL) de 8/8 horas, sempre depois do broncodilatador.
- Teste terapêutico com salbutamol.

Exames

- Raios X de tórax na suspeita de complicações.
- Gasometria arterial nos casos de insuficiência respiratória.
- Pesquisa de vírus respiratório quando o diagnóstico etiológico for necessário.
- Triagem infecciosa em pacientes com menos de 3 meses com febre acima de 39°C ou suspeita de infecção secundária.

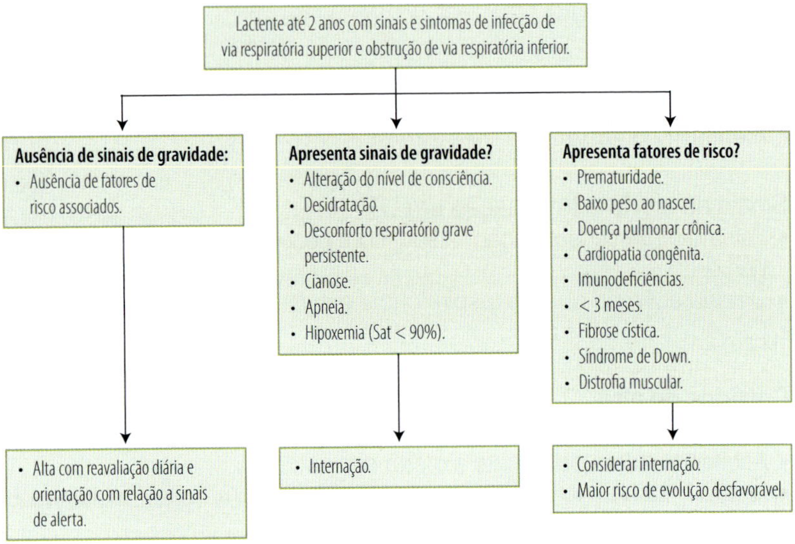

Fluxograma 24.1. Avaliação e conduta em bronquiolite aguda.

Literatura sugerida

American Academy of Pediatric. Clinical Practice Guideline: The Diagnosis, Management and Prevention of Bronchiolitis. Pediatrics 2014; 5:134.

Bronchiolitis Guideline Team, Cincinnati Children's Hospital Medical Center. Evidence-based care guidelines for management of bronchiolitis in infants 1 year of age or lesse with a first time episode. Bronchiolitis Pediatric Evidence-Based Care Guidelines, Cininnati Children's Hospital Medical Center. Guideline 1. 2010;1-16.

Fernandes RM et al. 2010 Glucocorticoids dor acute viral bronchiolitis in infants and young children. Cochrane Database Syst Ver. 10: CD004878.

Gadomski AM et al. 2010. Bronchodilators for bronchiolitis. Cochrane Database Syst Rev; 12 CD001266.

National Institute of Health and Care Excellence (NICE). Guideline on bronchiolitis in children – Diagnosis and management. 2015.

New South Wales (NSW) Health: Clinical practice guideline for infants and children – Acute management of bronchiolitis. 2018.

Paediatric Respiratory Medicine. ERS/Handbook. First Edition. Ernst Eber and Fabio Midulla. European Respiratory Society. 2013;305-9.

Uptodate. Bronchiolitis in infants and children: treatment; outcome; and prevention. Last updated. Jun 2016.

Capítulo 25

Crise de Asma

Beatriz Maihara dos Santos
Ana Helena D'Arcadia de Siqueira
Miriam Cardoso Neves Eller

Definição

- Asma é uma doença heterogênea caracterizada pela inflamação crônica das vias respiratórias.
- Crise ou exacerbação é um agravo agudo ou subagudo dos sintomas e da função pulmonar em relação ao estado habitual do paciente.

Quadro Clínico

- Sinais e sintomas:
  - Sibilância.
  - Falta de ar.
  - Opressão torácica.
  - Dor no peito.
  - Tosse.
- Fatores desencadeantes:
  - Infecções virais e bacterianas.
  - Mudança climática.
  - Poluição.
  - Alérgenos.
  - Odores e fatores irritantes da via respiratória.
  - Atividade física.

Diagnóstico

- É realizado clinicamente pela presença dos sinais e sintomas respiratórios.

- Na anamnese, avaliar o tempo de início dos sintomas, gravidade da asma, sintomas de anafilaxia, uso de medicações de resgate e fatores associados ao aumento do risco de evolução desfavorável.
  - Pacientes com asma mal controlada.
  - Histórico prévio de intubação e ventilação mecânica devido à crise de asma.
  - Hospitalização ou atendimento de emergência por asma no último ano.
  - Uso recorrente ou recente de corticoide oral.
  - Pacientes que não estão usando corticoide inalatório ou não tem boa adesão ao tratamento com corticoide inalatório preventivo.
  - Alto uso de broncodilatadores de curta ação, principalmente mais de três unidades de salbutamol por ano.
  - Antecedente de distúrbios psiquiátricos ou psicossociais.
  - Falta de um plano de ação por escrito para asma.
  - Alergia alimentar confirmada em paciente asmático.
  - Antecedente de prematuridade ou baixo peso ao nascimento.
  - Espirometria com VEF1 baixo.
  - Obesidade, rinosinusite crônica, eosinofilia sérica.
- No exame físico, deve-se avaliar os sinais que auxiliam na classificação da crise asmática (Tabelas 25.1 e 25.2).

Tabela 25.1. Avaliação inicial de exacerbações agudas de asma em crianças > 5 anos

Gravidade	Grave	Moderada	Leve
Geral	Cianose, exaustão	Sem alterações	Sem alterações
Estado mental	Agitação, confusão, sonolência	Normal	Normal
Dispneia	Intensa	Moderada	Ausente/leve
Fala	Monossilábica	Frases incompletas	Frases completas
Lactente	Para de se alimentar	Dificuldade de alimentar	–
Musculatura acessória	Retrações acentuadas ou em declínio	Retrações subcostais ou de fúrcula acentuadas	Retrações intercostais leves ou ausentes
Sibilos	Ausentes com MV diminuído ou tórax silencioso	Localizados ou difusos	Ausentes, localizados ou difusos
FR (ipm)*	Aumentada	Aumentada	Normal ou aumentada
FC (bpm)	Aumentada ou bradicardia	Aumentada	Normal ou aumentada
$SatO_2$ em ar ambiente	≤ 90%	91 a 95%	> 95%

Continua...

Tabela 25.1. Avaliação inicial de exacerbações agudas de asma em crianças > 5 anos – continuação

Gravidade	Grave	Moderada	Leve
PaO_2	< 60 mmHg	> 60 mmHg	Normal
$PaCO_2$	> 42 mmHg	< 42 mmHg	Normal
Pico de fluxo expiratório (% do previsto)	< 50%	50 a 80%	> 80%

Idade*	FR normal	FC normal
< 2 meses	< 60 ipm	< 180 bpm
2 a 11 meses	< 50 ipm	< 160 bpm
1 a 5 anos	< 40 ipm	< 120 bpm
6 a 8 anos	< 30 ipm	< 110 bpm

Fonte: Sociedade Brasileira de Pneumolgia e Tisiologia. Diretrizes para o manejo da asma 2012.

Tabela 25.2. Avaliação inicial de exacerbações agudas de asma em crianças ≤ 5 anos

Sintomas	Leves	Graves*
Estado de consciência alterado	Não	Agitada, confusa ou sonolenta
Oximetria na apresentação ($SatO_2$)**	> 95%	< 92%
Pronuncia ***	Frases	Palavras
Frequência de pulso	< 100 bpm	> 200 bpm (0 a 3 anos) > 180 bpm (4 a 5 anos)
Cianose central	Ausente	Provavelmente
Intensidade do chiado	Variável	Ausculta diminuída

*Qualquer uma dessas características pode indicar exacerbação grave.
**Oximetria antes do tratamento com oxigênio ou broncodilatador.
***Levar em conta a capacidade normal da criança de acordo com seu estágio de desenvolvimento.
Fonte: Global Initiative for Asthma. Global Strategy for Asthma Management and Prevention. 2019.

Exames

- Radiografia do tórax: não deve ser realizado rotineiramente, exceto na suspeita de complicações.
- Exames como hemograma, eletrólitos e função renal devem ser considerados nos casos mais graves com suspeita de infecção bacteriana associada. Pacientes com alta necessidade de broncodilatador, principalmente aqueles em uso intravenoso devem ter controle seriado de eletrólitos.
- Gasometria pode ser ponderada no paciente com insuficiência respiratória.

Tratamento

- O tratamento baseia-se na classificação da crise de asma (fluxograma).
- Oxigenioterapia:
  - Oferecer oxigênio por máscara facial (p. ex., Venturi) ou cânula nasal (em geral 1 L/min) ou cânula nasal de alto fluxo para pacientes hipoxêmicos, para manter a saturação entre 93 e 95% (94 a 98% em crianças entre 6 e 11 anos).
- Salbutamol:
  - Crianças menores de 6 anos: 2 a 6 jatos (100 mcg por jato) com espaçador ou 2,5 mg de salbutamol por nebulização a cada 20 minutos na primeira hora. Se os sintomas persistirem, dar uma dose adicional de 2 a 3 jatos por hora. Se resolução da crise em 1 a 2 h depois do resgate: alta para casa com salbutamol a cada 3 a 4 h, não excedendo 10 jatos em 24 h.
  - Crianças maiores de 6 anos: 4 a 10 jatos (100 mcg por jato) com espaçador a cada 20 minutos na primeira hora. Se os sintomas persistirem, na crise moderada manter 4 a 10 jatos a cada 3 a 4 h, mas na crise mais grave administrar 6 a 10 jatos a cada 1 a 2 h.
- Brometo de ipratrópio:
  - Crianças menores de 6 anos, nas exacerbações moderadas/graves, aplicar 2 jatos de brometo de ipratrópio 80 mcg (ou 250 mcg = 20 gotas por nebulizador) a cada 20 minutos na primeira hora. A depender da resposta, manter a cada 4 h durante tratamento da crise.
  - Crianças maiores de 6 anos, aplicar de 4 a 8 jatos de brometo de ipratrópio a cada 20 minutos na primeira hora. A depender da resposta, manter a cada 4 h durante tratamento da crise.
- Corticoide:
  - Indicado nas crises moderadas e graves ou se crise recente com uso de corticoide.
  - A dose recomendada para crianças é de 1 a 2 mg/kg/dia de prednisona, prednisolona ou metilprednisolona (máximo de 20 mg/dia até 2 anos, máximo de 30 mg/dia para 3 a 5 anos e máximo de 40 mg/dia para 6 a 12 anos) por 3 a 5 dias.
  - Adultos: 50 mg/dia por 5 a 7 dias.
- Sulfato de magnésio:
  - Deve ser considerado nos casos de crise de asma grave sem melhora depois do tratamento inicial. Dose 50 mg/kg/dia (máximo de 2 g) deve ser infundida em 20 minutos. Manter monitoração cardíaca, oximetria e controle de eletrólitos.
- β2-agonista intravenoso:
  - Na ausência de resposta satisfatória com broncodilatador inalatório, pode-se usar terbutalina ou salbutamol. Fazer dose de ataque de 10 a 15 mcg/kg e depois manter 0,1 a 3 mcg/kg/min em bomba de infusão de forma contínua.

- Epinefrina:
  - Indicada na asma com anafilaxia ou angioedema.

Critérios de internação

- Pacientes com crises graves e potencialmente fatais que não responderam ao tratamento inicial devem ser internados.
- Considerar duração, gravidade, persistência dos sintomas, resposta ao tratamento na emergência, nível socioeconômico, presença de doença psiquiátrica.

Critérios de alta

- Paciente estável clinicamente, com saturação superior a 94% em ar ambiente e PEF ou VEF1 > 70% do previsto.

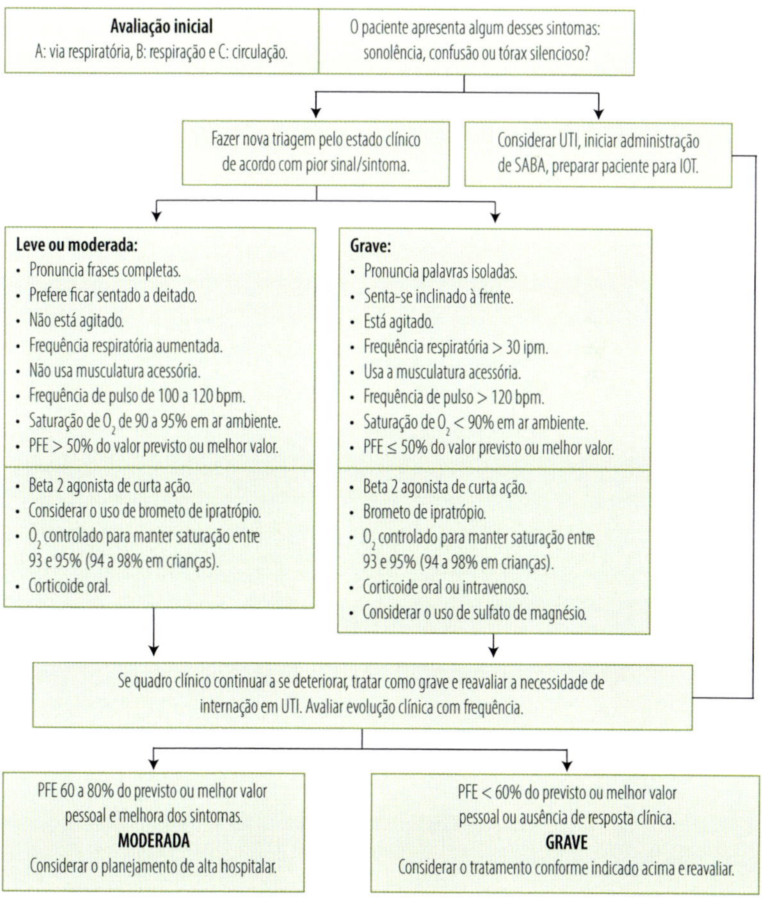

Fluxograma 25.1.

Literatura sugerida

Chameides L, Samson RA, Schexnayder SM, Hazinski MF. PALS – Suporte Avançada de Vida em Pediatria. Manual Profissional. Artes Gráficas e Editora Sesil Ltda. Guarulhos; American Heart Association; 2012. 281p.

Global initiative for asthma. Global strategy for asthma management and prevention. 2019.

National Heart, Lung and Blood Institute, National Asthma Education and Prevention Program. Expert Panel Report 3 guidelines for the diagnosis and management for asthma. Summary report 2008.

Ortiz-Alvarez O, Mikrogianakis A. Canadian Paediatric Society, Acutre Care Comittee. Managing the paediatric patient with an acute asthma exacerbation. Paediatric Child Health. 2012; 17(5):251-6.

Scottish Intercollegiate Guideline Network and British Thoracic Society. British guideline on the management of asthma. Revised edition published in September 2016.

Sociedade Brasileira de Pneumolgia e Tisiologia. Diretrizes para o manejo da asma. 2012.

Capítulo 26

Pneumonia Adquirida na Comunidade

Ana Carolina Dias Ferreira Calháu
Luciana Marques de Vasconcelos
Marina Buarque de Almeida

Definição

- Inflamação do parênquima pulmonar causado por agente infeccioso que leva à lesão tecidual.
- Principais fatores de risco: desnutrição, baixa idade e comorbidades.
- Fatores como baixo peso ao nascer, permanência em creches e escolas, ausência de aleitamento materno, vacinação incompleta, variáveis socioeconômicas, tabagismo passivo e ambientais contribuem para a morbimortalidade.

Tabela 26.1. Etiologia por faixa etária

1 a 3 meses	*Clamydia trachomatis* *Streptococcus pneumoniae* *Staphylococcus aureus* Vírus: VSR, rinovírus, Metapneumovírus, adenovírus, parainfluenza, influenza
3 meses a 5 anos	*Streptococcus pneumoniae* *Haemophilus influenzae* não tipável *Moraxellis catharallis* *Staphylococcus aureus* Vírus: VSR, rinovírus, metapneumovírus, adenovírus, parainfluenza, influenza *Mycoplasma pneumoniae* *Chlamydophila pneumoniae*
5 a 15 anos	*Streptococcus pneumoniae* *Mycoplasma pneumoniae* *Chlamydophila pneumoniae* *Staphylococcus aureus*

Fonte: Pneumonia Adquirida na Comunidade na Infância. Documento Científico – Departamento Científico de Pneumologia. Sociedade Brasileira de Pediatria. Julho/2018.

Quadro Clínico

Sintomas

- Pode ser precedida de quadro de vias respiratórias superiores.
- Febre e mal-estar.
- Tosse (produtiva ou seca).
- Dor abdominal e dor torácica.
- Taquipneia com ou sem dispneia.
- Hipoxemia pode estar presente.

Exame físico

- Pode ter comprometimento do estado geral e apresentar-se como quadro séptico.
- Exame físico aparelho respiratório: variável conforme a idade, grau de acometimento ou presença de comorbidades.
- Crepitações, presença de respiração soprosa e diminuição do murmúrio vesicular pela condensação.
- Frêmito tóraco vocal aumentado se consolidação, ou diminuído se derrame pleural.
- Submacicez à percussão no local da consolidação e/ou macicez na percussão se derrame pleural.

Diagnóstico

- Radiografia de tórax:
  - A comprovação de PAC é realizada pela radiografia de tórax, porém tem baixa sensibilidade para diagnóstico etiológico.
  - Evitar em doenças tipicamente virais.
  - Não deve ser realizado controle de cura.
  - Repetir na suspeita de complicações.
- Exames laboratoriais:
  - Não definem etiologia.
  - Nenhum exame deve ser solicitado em pacientes em tratamento ambulatorial.
  - Para pacientes com indicação de internação realizar leucograma e hemocultura.
- Identificação de patógenos:
  - Hemocultura para pacientes hospitalizados.
  - Sorologias.
  - Pesquisa viral.
  - Análise de líquido pleural.
  - Biologia molecular (PCR/RT-PCR) para vírus e bactérias.
  - Não realizar rotineiramente cultura de escarro.

Tratamento

- Suspeita bacteriana: antibióticos conforme suspeita clínica.
- Suspeita viral: tratamento de suporte.
- Antibióticos:
  - Amoxicilina (primeira linha): 50 mg/kg/dia dividido em 2 ou 3 tomadas por 7 dias.
  - Considerar dose de 90 mg/kg/dia em locais com pneumococo resistente.
  - Na suspeita de patógenos atípicos: azitromicina 10 mg/kg/dia em uma tomada por 5 dias ou claritromicina 15 mg/kg/dia divido em 2 tomadas por 10 dias.
  - Pacientes com indicação de internação: penicilina cristalina 150.000 unidades/kg/dia dividido em 4 tomadas, manter pelo menos até criança ficar 72 h afebril.

Indicações de internação

- Idade < 2 meses.
- Presença de doença de base.
- Envolvimento de vários lobos.
- Imunodepressão.
- Toxemia ou quadro séptico.
- Insuficiência respiratória aguda moderada a grave.
- Necessidade de oxigênio suplementar.
- Desidratação.
- Vômitos ou incapacidade de tolerar líquidos ou medicamentos orais.
- Fatores sociais.
- Presença de complicações.
- Falha na resposta terapêutica.

Complicações

- Quando suspeitar: febre prolongada e persistente por mais de 48 a 72 h ou piora do estado geral apesar de uso adequado de antimicrobiano.
- Derrame pleural: complicação mais comum na infância. Diagnóstico pode ser realizado por radiografia de tórax. USG de tórax permite avaliar se há presença de septos ou loculações, pode guiar punção diagnóstica/drenagem, porém é operador dependente. Quando possível, sempre coletar líquido pleural e analisar: pH, glicose, bacterioscopia, pesquisa de bacilo álcool-acidorresistente e enviar amostra para cultura com antibiograma. Realizar drenagem do tórax quando líquido for purulento, bacterioscopia positiva, cultura positiva, pH < 7,2 ou glicose < 40. O uso de fibrinolítico pode ser necessário, assim como na presença de fístula broncopleural o dreno deve ser colocado em sistema de aspiração contínua.

- Pneumatocele: cavidade pulmonar cística de paredes finas. Radiografia de tórax é suficiente para diagnóstico. Em geral, involução ocorre de forma espontânea, não necessitando intervenção.
- Atelectasia: geralmente secundária à obstrução brônquica por rolha de muco. Na criança é mais comum em lobo médio pela menor ventilação colateral desse lobo. É sempre imperativo afastar a possibilidade de aspiração de corpo estranho. Medidas de fisioterapia respiratória com uso de EPAP, assim como o uso de medidas broncodilatadoras poderão permitir a resolução do quadro em um prazo satisfatório, preferencialmente em até 4 semanas. Atelectasias pequenas, por si só, não são indicações absolutas de hospitalização.
- Abscesso pulmonar: cavidade de paredes espessas, em geral maior de 2 cm, em torno de área de liquefação, com ou sem nível hidroaéreo. Pode estar associado ou não a pneumonia necrosante. Em geral, tratamento antimicrobiano parenteral prolongado é suficiente para tratamento do quadro.
- Pneumotórax: diagnóstico por radiografia de tórax. Tratamento é drenagem do tórax. Pneumotórax de diminuto volume pode ser tratado com oferta de oxigênio a uma FiO_2 de 100%, por exemplo, com uso de máscara de oxigênio não reinalante.
- Pneumonia necrosante: necrose do parênquima pulmonar. Comumente é precursora de complicações como abscessos e pneumatoceles. Apresenta-se com áreas de lucências focais no RX de tórax. Muitas vezes associada a derrame pleural. TC de tórax: áreas de hipoatenuação no parênquima que podem ser contínuas ou não com a área de consolidação. Em geral, tratamento antimicrobiano parenteral prolongado é necessário. Fazer drenagem torácica em casos com derrame pleural associado. Em geral não há necessidade de intervenção cirúrgica além da abordagem do derrame.

Literatura sugerida

Diretrizes Brasileiras em Pneumonia Adquirida na Comunidade em Pediatria – 2007. J Bras Pneumol. 2007; 33(Supl 1):S31-S50.

Pneumonia Adquirida na Comunidade na Infância. Documento Científico – Departamento Científico de Pneumologia. Sociedade Brasileira de Pediatria. Julho/2018.

Capítulo 27

Laringite e Laringotraqueíte

Juliana Davini Mori
Luciana Marques de Vasconcelos
Marina Buarque de Almeida

Definição

- As infecções que acometem a laringe podem levar à obstrução aguda da via respiratória, por isso apresentam gravidade em potencial.
- Algumas diferenças na anatomia das vias respiratórias da criança apresentam consequências clínicas importantes que configuram uma maior gravidade aos quadros de laringite:
  - O menor diâmetro e comprimento das vias respiratórias levam ao maior grau de obstrução no caso da presença de edema e secreção.
  - Língua grande em relação à cavidade oral, que pode proporcionar obstrução ao trânsito de ar.
  - Nas crianças menores de 10 anos com laringe afunilada, já nas maiores com estreitamento na glote.
- É importante ressaltar que quando o agente acomete apenas a laringe denomina-se laringite (rouquidão e tosse ladrante), já quando acomete laringe e traqueia chama-se laringotraqueíte (síndrome de crupe) e, por fim, a laringotraqueobronquite, que é caracterizada pelo acometimento dos bronquíolos também (sibilos).

Laringite

Quadro Clínico

- A laringotraqueobronquite é causa comum de OVAS e corresponde a 90% dos casos de estridor, na maioria das vezes causadas por vírus (parainfluenza e influenza) e, alguns casos, por *Mycoplasma pneumoniae* (> 5 anos).

- Acomete, principalmente, meninos na faixa etária de 1 a 6 anos, com pico aos 18 meses.
- Ocorre predominantemente no outono e inverno.
- Existe um edema em região subglótica que afeta o fluxo de ar que passa a ser turbulento gerando o ruído conhecido por estridor, acompanhada de uma tosse típica (abafada), conhecida como tosse ladrante.
- Clinicamente há um quadro de rinofaringite aguda, que evolui com sintomas de obstrução de VAS, podendo chegar a sintomas de toxemia e insuficiência respiratória.
- Ao exame, considerar o escore de avaliação que considera estridor, desconforto respiratório, presença de cianose e nível de consciência. (Tabela 27.1).
- Vale lembrar que a oximetria de pulso pode estar normal, o que não exclui o risco de falência respiratória.

Tabela 27.1. Escore de gravidade (Escore de Westley)

Alteração clínica	Pontuação
Nível de consciência	Normal = 0 Desorientado = 5
Cianose	Nenhum = 0 Com agitação = 4 Ao repouso = 5
Estridor	Nenhum = 0 Com agitação = 1 Ao repouso = 2
Entrada de ar	Normal = 0 Diminuído = 1 Muito diminuído = 2
Retrações	Nenhuma = 0 Leve = 1 Moderado = 2 Grave = 3
Leve < 3; Moderada 3 a 7; Grave > 7 (Falência respiratória iminente > 12)	

Fonte: Hany SJ et al. Guia prático de conduta: crupe viral e bacteriano. Departamento de Emergências da Sociedade Brasileira de Pediatria. Janeiro 2017: Número 1.

Diagnóstico

- O diagnóstico é clínico; no entanto, o isolamento viral pode auxiliar o diagnóstico e o RX de cervical pode ser útil em casos atípicos para diferenciar de corpo estranho.
- É importante diferenciar de abscesso peritonsilar, paralisia de cordas vocais, corpo estranho, abscesso retrofaríngeo, e outros.

Tratamento

- O tratamento objetiva a permeabilidade das vias respiratórias, deve-se avaliar a necessidade de internação e de UTI. Os quadros podem durar até 14 dias.
- É importante tranquilizar o doente e evitar manipulações desnecessárias, além de suspender a nebulização se provocar agitação do doente.
- Além de suporte clínico inicial, o corticoide é amplamente eficaz com papel anti-inflamatório e melhora da permeabilidade vascular possibilitando a passagem de ar. Tratamento é sugerido conforme a gravidade do quadro (Tabela 27.2).
- Para alta do paciente são necessários ausência de estridor, cianose e desconforto respiratório e queda do nível de consciência
- Caso não haja melhora e seja necessária a intubação escolher uma cânula 0,5 cm menor do que o habitual, com profissional experiente e seguir com cuidados intensivos.
- Lembrar que em casos de recorrência deve-se excluir anomalias congênitas, papilomatose, DRGE e disfunção de cordas vocais.

Tabela 27.2. Tratamento da laringite aguda

	Leve	Moderado	Grave
Primeira escolha	Dexametasona 0,15 a 0,3 mg/kg (oral ou intramuscular)	Adrenalina 5 mL inalada + dexametasona 0,3 a 0,6 mg/kg	Adrenalina 5 mL inalada + dexametasona 0,6 mg/kg
Alternativa	Budesonida inalatória 2 mg/dose por 5 dias		
Desfecho	Alta após	Observação por 4 horas para verificar se há recidiva do quadro	Internação em UTI

Fonte: Hany SJ et al. Guia prático de conduta: crupe viral e bacteriano. Departamento de Emergências da Sociedade Brasileira de Pediatria. Janeiro 2017: Número 1.

Laringotraqueíte

- É a laringotraqueobronquite membranosa que causa OVAS. Tem sua incidência em diminuição pelo advento da vacina contra HIB.
- Atualmente o principal agente causador é o *S. aureus*.
- Há um processo inflamatório agudo com formação de exsudato mucopurulento.
- Pode haver febre alta e toxemia, além da presença de sintomas respiratórios.

- Não há resposta inicial a dexametasona e a adrenalina, o que auxilia no diagnóstico.
- Há alta morbidade associada.
- Para o diagnóstico é realizado a laringoscopia da traqueia em que se observa um exsudato importante.
- O tratamento ocorre em UTI, com IOT em centro cirúrgico, endoscopia para a realização da coleta de secreção para o diagnóstico e, além das medidas de suporte, antibioticoterapia com cefalosporina de segunda ou terceira gerações.

Literatura sugerida

Hany SJ et al. Guia prático de conduta: crupe viral e bacteriano. Departamento de Emergências da Sociedade Brasileira de Pediatria. Janeiro 2017; Número 1.

Hany SJ. Laringites agudas na Infância. V Manual de Otorrinolaringologia da IAPO (Interamerican Association of Pediatric Otorhinolaryngology). Lis Gráfica e Editora: 2006:102-6.

Paulo MC, Pitrez e José LB. Infecções agudas das vias aéreas superiores – diagnóstico e tratamento ambulatorial. Jornal de Pediatria. 2003; 79(Supl.10).

Capítulo 28

Fibrose Cística

Fabíola Villac Adde

Definição

A fibrose cística (FC) é uma doença de herança autossômica recessiva, que atinge as glândulas exócrinas, envolvendo múltiplos órgãos e evoluindo de forma crônica e progressiva. Nas últimas décadas, a sobrevida dos pacientes com FC vem aumentando significativamente, em decorrência de um diagnóstico mais precoce e melhor manejo das doenças pulmonar, digestiva e nutricional. Na América do Norte e Europa mais da metade dos pacientes são adultos e a mediana prevista de sobrevida é de quase 48 anos para quem nasceu a partir de 2016 nos EUA. Com o avançar da idade, situações de urgência e emergência nos pacientes com FC tendem a ser mais frequentes tanto para o pediatra quanto para o clínico geral que atuam em serviços de pronto atendimento.

As situações clínicas que mais frequentemente levam o paciente com FC a buscar um atendimento de urgência e emergência em um serviço de pronto atendimento serão descritas a seguir.

Exacerbação pulmonar

Quadro Clínico

Exacerbações da doença pulmonar são períodos de piora da infecção pulmonar crônica, mais conhecida como exacerbação pulmonar (EP). Ocorrem frequentemente em pacientes com FC, sobretudo com o progredir da doença, estando associadas a piora da função pulmonar, da sobrevida e da qualidade de vida. Por isso, seu diagnóstico e tratamento precoces são imperativos. Apesar de não existir uma definição universalmente aceita de EP, ela é geralmente caracterizada quando estão presentes pelo menos três dos critérios do Quadro 28.1.

Quadro 28.1. Critérios de exacerbação pulmonar na FC

Aumento da tosse
Alterações no escarro (cor, volume, consistência, hemoptise)
Aparecimento ou piora de dispneia
Perda de apetite
Perda de peso
Diminuição na tolerância aos exercícios
Alterações na ausculta pulmonar
Alterações na radiografia de tórax
Febre
Queda no volume expiratório forçado no primeiro segundo (VEF1) >10% do valor basal
Queda na saturação de oxigênio (SpO_2) > 10% do valor basal

Fonte: adaptado de Flume PA et al., 2009.

Nesse momento, as últimas culturas de via respiratória (escarro ou orofaringe) coletadas rotineiramente pelo paciente devem ser revisadas para se definir a antibioticoterapia, enquanto se aguarda o resultado da cultura que deve ser coletada no momento da EP. As bactérias que mais comumente colonizam as vias respiratórias desses pacientes são: *Staphylococcus aureus* (inclusive cepa meticilina resistente), *Pseudomonas aeruginosa*, complexo *Burkholderia cepacia*, *Haemophilus influenzae*, *Stenotrophomonas maltophilia* e *Achromobacter xylosoxidans*.

Tratamento

Quando o estado geral e o quadro respiratório do paciente permitirem, o tratamento da EP será feito ambulatorialmente, com o antibiótico via oral mais apropriado. A internação hospitalar estará indicada para os casos de falha terapêutica ao antibiótico oral ou naqueles com maiores comprometimentos pulmonar e sistêmico. O período de tratamento antibioticoterápico costuma ser de 14 dias. Como a farmacocinética de alguns antibióticos é diferente em indivíduos com FC, doses maiores são geralmente necessárias (Tabela 28.1).

Vale frisar que ceftriaxona e cefotaxima são cefalosporinas de terceira geração que não devem ser utilizadas, mesmo se houver sensibilidade *in vitro*, pois não apresentam boa ação antipseudomonas. A associação mais frequentemente usada no tratamento parenteral no nosso meio é de um aminoglicosídeo (amicacina ou tobramicina) com ceftazidima.

Durante a EP, a terapia inalatória com substâncias mucoativas (dornase alfa e solução salina hipertônica) e mesmo com soro fisiológico devem ser reforçadas, assim como a fisioterapia respiratória. Faz-se também importante um intenso suporte nutricional visto que o gasto energético e o catabolismo proteico aumentam durante a EP. Se houver hipoxemia, oxigenoterapia deverá ser usada, nas menores concentrações para aliviar os sintomas e corrigir a hipoxemia, monitorando seu uso com oximetria e, eventualmente, com gasometria. Deve-se ter cuidado com o uso de fluxos altos de oxigênio, para não induzir hipercapnia.

Tabela 28.1. Antimicrobianos mais frequentemente recomendados para o tratamento da exacerbação pulmonar na FC

Bactéria	Antimicrobiano	Dose (mg/kg/dia)	Dose máxima por dia	Intervalos e via
Staphylococcus aureus	Cefalexina	50 a 100	4 g	6/6 h – VO
	Cefadroxil	30	4 g	12/12 h – VO
	Cefuroxima	20 a 30	1,5 g	12/12 h – VO
	Clindamicina	30	2,4	6/6 ou 8/8 h – VO ou EV
	Amoxicilina + ácido clavulânico	50[a]	1,5 g[a]	8/8h ou 12/12 h – VO
	Sulfametoxazol-trimetoprima	40[b]	1,6 g[b]	12/12h – VO
	Claritromicina	15	1 g	12/12 h – VO
	Oxacilina	200	8 g	6/6 h – EV
	Vancomicina[c]	40 a 60	8 g	6/6 h – EV
	Teicoplanina[c]	10	400 mg	24/24 h – EV ou IM
	Linezolida[c] < 12 anos	30	1,2 g	8/8 h – VO ou EV
	Linezolida[c] ≥ 12 anos	20	1,2 g	12/12 h – VO ou EV
	Tigeciclina[c]	2	100 mg	12/12 h – EV
Haemophilus influenzae	Amoxicilina + ácido clavulânico	50[a]	1,5 g[a]	8/8h ou 12/12 h – VO
	Cefuroxima	20 a 30	1,5 g	12/12 h – VO
Pseudomonas aeruginosa	Ciprofloxacina	25 a 50	1,5 g	12/12h – VO
		30	1,2	8/8 h – EV
	Amicacina	20 a 30	1,5 g	24/24 h – EV
	Tobramicina	10	660 mg	24/24 h – EV
	Ceftazidima	150 a 200	12 g	8/8 h – EV
	Cefepima[d]	150	6 g	8/8 h – EV
	Piperacilina + tazobactam[d]	300	18 g	6/6 ou 8/8 h – EV
	Meropenem[d]	120	6 g	8/8 h – EV
Stenotrophomonas maltophilia[e]	Sulfametoxazol-trimetoprima	40[b]	1,6 g[b]	12/12h – VO
	Levofloxacina	10	750 mg	< 5 anos: 12/12 h – VO > 5 anos: 24/24 h – VO
Burkholderia cepacia[e,d]	Sulfametoxazol-trimetoprima	40[b]	1,6 g[b]	12/12 h – VO
		100[b]	2,4[b]	6/6 h – EV (casos graves)
	Meropenem	120	6 g	8/8 h – EV
	Ceftazidima	150 a 200	12 g	8/8 h – EV
	Doxiciclina	2 a 3	200 mg	12/12 ou 24/24 h – VO

Fonte: adaptada de Athanazio RA et al., 2017.

[a]dose da amoxicilina; [b]dose do sulfametoxazol; [c]reservadas para as cepas de *Staphylococcus aureus* meticilina-resistentes; [d]ação também contra *S.aureus* meticilina-sensível; [e]não há padronização dos antimicrobianos mais eficazes; [d]frequentemente resistente a vários antimicrobianos.
VO: via oral; EV: endovenoso; IM: intramuscular.

Hemoptise

Quadro Clínico

A hemoptise é uma complicação que pode ocorrer com o avançar da idade pela progressão da infecção/inflamação das vias respiratórias levando à ruptura de vasos (artérias brônquicas) nas regiões peribronquiectásicas. Pode muitas vezes indicar exacerbação pulmonar. Alguns pacientes relatam apresentar uma sensação de "borbulhamento" no hemitórax sangrante durante o episódio. O sangue geralmente tem aspecto vermelho vivo por originar-se de circulação arterial (sangue oxigenado). A hemoptise maciça (expectoração acima de 240 mL/dia ou acima de 100 mL/dia por vários dias) exige internação hospitalar, pois pode levar a risco de vida. Depois da avaliação clínica completa, com especial atenção ao estado hemodinâmico e ao padrão respiratório, deve-se proceder com os seguintes exames laboratoriais: hemograma com contagem de plaquetas; coagulograma; tipagem sanguínea; radiografia de tórax e cultura de escarro.

Tratamento

- Internação para vigilância hemodinâmica e respiratória.
- Monitoração do volume de sangramento: coletar todo material expectorado em frasco ou copo apropriado.
- Transfusão de hemoderivados e/ou correção de coagulopatia (administração de vitamina K endovenosa), se necessário.
- Antibióticos endovenosos se configurar uma exacerbação pulmonar, sendo necessário na maioria das vezes.
- Suspender inalações com dornase alfa, solução salina hipertônica e antibióticos, pois são irritantes das vias respiratórias e podem induzir broncospasmo e tosse, podendo piorar o sangramento.
- Suspender manobras de fisioterapia respiratória por 24 a 48 horas.

Em sangramentos maciços ou recorrentes, quando há instabilidade clínica, considerar a realização de arteriografia e embolização de artérias brônquicas. A realização de broncoscopia para tentar localizar a área de hemorragia deve ser indicada de forma individualizada, por ser um exame invasivo e nem sempre conseguir localizar o sangramento. Lobectomia é excepcionalmente indicada, em casos de hemoptise refratária ao tratamento convencional.

Pneumotórax

Quadro Clínico

Esta complicação está relacionada com a doença pulmonar avançada, e sua presença costuma ser um fator de mau prognóstico. É comum a recorrência, sendo 50% ipsilaterais. Deve-se suspeitar quando houver piora súbita da dispneia e/ou dor torácica. Depois da avaliação clínica, deve ser solicitada uma radiografia de tórax e, em alguns casos, uma tomografia computadorizada de tórax para a confirmação do diagnóstico.

Tratamento

Quando o pneumotórax é extenso, com repercussão clínica ou hipertensivo, indica-se internação e drenagem torácica. Deve-se otimizar a analgesia para que o paciente seja capaz de tossir e assim evitar atelectasias.

Em pneumotórax pequeno com estabilidade clínica a conduta é expectante com observação hospitalar por 24 a 48 horas ou até seguimento ambulatorial com reavaliações frequentes.

Caso nesse momento se configure um episódio de EP, esta deve ser tratada com antibióticos apropriados. Manobras de fisioterapia respiratória que utilizem pressão expiratória positiva devem ser suspensas até a resolução do pneumotórax.

Desidratação

Quadro Clínico

Nas épocas de muito calor, ou quando o paciente apresentar vômitos ou diarreia, as excessivas perdas de sais no suor podem levar a depleção significativa de sódio e cloro com desidratação hiponatrêmica, geralmente acompanhada de alcalose hipoclorêmica, sobretudo em lactentes. Nesses casos, devem ser dosados sódio, potássio e cloro. Realizar uma gasometria venosa e avaliar a função renal.

Tratamento

Quando possível, será instituída a terapia de reidratação oral, mas quando houver instabilidade clínica a hidratação endovenosa se faz necessária.

Dor abdominal

Duas entidades clínicas devem sempre ser consideradas no diagnóstico diferencial de dor abdominal no paciente com FC.

Pancreatite

Quadro Clínico

Pode ocorrer de forma recorrente nos pacientes pancreato-suficientes (cerca de 10 a 15%), isto é, que ainda tem função pancreática residual. Manifesta-se com dor abdominal, às vezes acompanhada de náuseas e vômitos. A confirmação diagnóstica é feita por meio do aumento da amilase e lipase séricas. Ultrassom, tomografia computadorizada ou ressonância nuclear magnética de abdome podem auxiliar no diagnóstico, mostrando aumento difuso do pâncreas.

Tratamento

O tratamento é de suporte, como o realizado nas pancreatites de outras etiologias, consistindo em jejum, sonda nasogástrica aberta, hidratação endovenosa e analgesia. Desidratação e distúrbios eletrolíticos podem ser mais acentuados nos pacientes com FC. Uma vez que a função pancreática se extingue, os episódios de pancreatite cessam.

Síndrome da obstrução intestinal distal ou equivalente a íleo meconial

Quadro Clínico

Trata-se de uma obstrução intestinal, completa ou incompleta, na região ileocecal pelo acúmulo de fezes viscosas, associadas ao muco intestinal espesso, que aderem à parede intestinal. Acontece principalmente em adolescentes e adultos. Na maioria dos casos, a obstrução é parcial, manifestando-se com dor abdominal recorrente geralmente no quadrante inferior direito e massa de fezes palpável na fossa ilíaca direita. Em poucos casos pode ocorrer obstrução intestinal completa, com parada de evacuação, distensão abdominal e vômitos.

Diagnóstico

É feito com base nos dados clínicos, associado à radiografia de abdome em decúbito dorsal, a qual mostra acúmulo de fezes no quadrante inferior direito (íleo terminal e cólon ascendente), às vezes acompanhada de distensão de alças intestinais e níveis hidroaéreos. Para avaliar o diagnóstico diferencial devem ser solicitados amilase, lipase, enzimas hepáticas, urina I e urocultura e ultrassom de abdome.

Tratamento

O tratamento da obstrução incompleta é feito com hidratação oral e o uso de laxativos osmóticos que contenham polietileno glicol (PEG) como agente não absorvível, gerando um fluxo de fluidos e eletrólitos através da mucosa. Esses preparados com PEG devem conter concentrações isosmóticas de eletrólitos após diluição em água, para evitar desvios de fluidos significativos da circulação para o intestino. O PEG é administrada por via oral ou por sonda nasogástrica na dose de 2 g/kg/dia (máximo de 80 a 100 g/dia) ou em uma solução já pronta na velocidade de 20 a 40 mL/kg/hora, máximo de 1 L/h, por até 8 horas. A melhora clínica e radiológica com esse tratamento costuma ser significativa e é retratada pela eliminação fecal livre de resíduos.

Quando a obstrução intestinal é completa uma abordagem escalonada é geralmente empregada. Quando não há vômitos o tratamento com PEG pode ser tentado. Quando há falha com o uso do PEG ou presença de vômitos biliosos uma sonda nasogástrica aberta deve ser colocada e instala-se hidratação endovenosa. Enemas com contraste diluído em água (Gastrografin®) podem ser usados via retal, até alcançar o íleo terminal. Seu uso deve ser feito por radiologistas experientes, pois causam desvio considerável de fluido da circulação para o intestino, podendo causar graves complicações (choque, perfurações, enterocolite necrotizante). O tratamento cirúrgico raramente é necessário. Para se evitar recorrências, devem-se reajustar as doses de enzimas pancreáticas, ingerir dieta rica em fibras, manter boa hidratação e, em alguns casos, usar laxativos como o PEG de forma rotineira.

O diagnóstico diferencial da síndrome da obstrução intestinal distal envolve as diversas outras causas de dor abdominal no paciente com FC: obstipação, apendicite, abcesso apendicular, mucocele do apêndice, intussuscepção, volvo, aderências, doenças do trato biliar, infecção urinária e também pancreatite aguda.

Literatura sugerida

Athanazio RA, Silva Filho LVRF, Vergara AA, Ribeiro AF, Riedi CA, Procianoy EDFA et al. Brazilian guidelines for the diagnosis and treatment of cystic fibrosis. J Bras Pneumol. 2017;43(3):219-45.

Castellani C, Duff AJA, Bell SC, Heijerman HGM, Munck A, Ratjen F et al. ECFS best practice guidelines: the 2018 revision. J Cyst Fibros. 2018;17(2):153-78.

Colombo C, Ellemunter H, Houwen R, Munck A, Taylor C, Wilschanski M et al. Guidelines for the diagnosis and management of distal intestinal obstruction syndrome in cystic fibrosis patients. J Cyst Fibros. 2011;10 Suppl 2:S24-8.

Cystic Fibrosis Foundation Patient Registry. 2016 Annual Data Report. Bethesda, Maryland. 2017 Cystic Fibrosis Foundation.

Doring G, Conway SP, Heijerman HG, Hodson ME, Hoiby N, Smyth A et al. Antibiotic therapy against Pseudomonas aeruginosa in cystic fibrosis: a European consensus. Eur Respir J. 2000;16(4):749-67.

Doring G, Flume P, Heijerman H, Elborn JS. Consensus Study Group. Treatment of lung infection in patients with cystic fibrosis: current and future strategies. J Cyst Fibros. 2012;11(6):461-79.

Flume PA, Mogayzel PJ Jr, Robinson KA, Goss CH, Rosenblatt RL, Kuhn RJ, Marshall BC. Clinical Practice Guidelines for Pulmonary Therapies Committee. Cystic fibrosis pulmonary guidelines: treatment of pulmonary exacerbations. Am J Respir Crit Care Med. 2009;180(9):802-8.

Flume PA, Mogayzel PJ Jr, Robinson KA, Rosenblatt RL, Quittell L, Marshall BC. Cystic fibrosis pulmonary guidelines: pulmonary complications: hemoptysis and pneumothorax. Am J Respir Crit Care Med. 2010;182(3):298-306.

SEÇÃO 4
NEFROLOGIA

COORDENADORA

Andreia Watanabe

CAPÍTULOS

29 Capítulo

Hematúria

Rafaela Lopes Cardoso

Definição

- Aumento do número de hemácias na urina.
- Hematúria macroscópica: alteração da coloração da urina visível a olho nu.
- Hematúria microscópica: detectada apenas pela análise da urina.
- Hematúria persistente: presença constante de eritrócitos no sedimento urinário.
- Hematúria recorrente: períodos de remissão da hematúria, com intervalos variáveis de meses a anos.
- Hematúria transitória: episódio único de hematúria.

Quadro Clínico

- Assintomático (hematúria microscópica).
- Mudança na coloração da urina, que se torna marrom-escura (cor de Coca-Cola ou de chá-mate) ou vermelho vivo.
- Outros sintomas podem estar presentes a depender da etiologia da hematúria.

Diagnósticos diferenciais

- Pigmentos de medicações: rifampicina, *pyridium*, cloroquina, ibuprofeno, nitrofurantoína, doxorubicina e deferoxamina.
- Pigmentos alimentares: beterraba e amora.
- Metabólitos associados a outras condições clínicas: porfiria, cristais de urato, pigmentos biliares.
- Hemoglobinúria.
- Mioglobinúria.

Diagnóstico

- Os critérios utilizados para a definição de hematúria são controversos e o limite de normalidade depende da técnica utilizada.
- Exame do sedimento urinário depois da centrifugação de uma amostra de urina:
  - ≥ 5 eritrócitos/campo em microscópio de grande aumento ou > 10.000 hemácias/mL.
- No caso de hematúria microscópica, recomenda-se a confirmação em dois ou mais exames de urina colhidos em semanas diferentes.

Investigação inicial

- Anamnese e exame físico podem sugerir uma etiologia possível.
- Exames laboratoriais:
  - Urina tipo 1 ou urina rotina:
    - Cilindros hemáticos: sinal patognomônico de hematúria de origem glomerular.
    - Esterase leucocitária, nitrito, leucocitúria e/ou bactérias: sugerem ITU.
  - Estudo morfológico das hemácias na urina: presença de mais de 30% de hemácias dismórficas (dismorfismo eritrocitário) ou mais de 5% de acantócitos é altamente sugestiva de hematúria glomerular. A ausência de dismorfismo eritrocitário sugere hematúria de origem não glomerular.
  - Proteinúria: pode ser secundária a hematúria intensa ou a doença glomerular.
  - Proteinúria de 24 h:
    - Nefrótica: ≥ 50 mg/kg/dia ou ≥ 40 mg/m^2/h.
    - Não nefrótica: entre 5 e 50 mg/kg/dia ou entre 4 e 40 mg/m^2/h.
    - Normal: < 5 mg/kg/dia e < 4 mg/m^2/h.
  - Relação de proteína/creatinina (na mesma unidade):
    - Nefrótica: ≥ 2.
    - Não nefrótica: entre 0,2 e 2.
    - Normal: < 0,2.
- Ultrassom de rins e vias urinárias.
- Diferenciação de hematúria glomerular e não glomerular.

Investigação secundária

- Orientar a investigação de acordo com a possibilidade etiológica.
- Urocultura na suspeita de ITU.
- Na suspeita de hematúria glomerular, solicitar ureia e creatinina séricas, hemograma completo, complemento (C3 e C4) e albumina sérica. Outros testes a considerar com base na história e no exame físico incluem título de antiestreptolisina O (ASLO) na suspeita de glomerulonefrite pós-estreptocócica e fator antinuclear (FAN) e anti-DNA na suspeita de nefrite lúpica.

- Tomografia computadorizada de abdome em história de trauma ou suspeita de nefrolitíase ou tumor.
- Excreção urinária de cálcio em urina de 24 horas ou relação cálcio/creatinina em amostra isolada de urina para detectar hipercalciúria.
- Ultrassonografia com Doppler na suspeita de síndrome de "nutcracker".
- Biópsia renal: na coexistência de hipertensão arterial, proteinúria persistente, complemento sérico persistentemente baixo, déficit de função renal e sinais ou sintomas de doença sistêmica, hematúria microscópica persistente com investigação negativa depois de dois anos de seguimento, hematúria macroscópica sem etiologia definida pela investigação não invasiva, história familiar de doença renal glomerular, doença renal crônica, procedimento dialítico ou transplante renal.

Tratamento

- O tratamento da hematúria é de acordo com a etiologia.

Tabela 29.1. Dados de anamnese e possíveis etiologias de hematúria

Dados da anamnese	Possíveis etiologias
Procedência de área endêmica	Nefrite da esquistossomose
Sexo	LES mais frequente nas meninas Síndrome de Alport geralmente mais grave no sexo masculino
Idade	Recém-nascido e lactentes = doença cística, tumores, doenças hereditárias, ITU, vasculopatias Escolares = GNDAPE, traumatismos Adolescentes = LES, glomerulopatias
Início agudo	GNDAPE, PHS, SHU, ITU, traumatismos, exercício/esforço físico, uso de medicamentos
Hematúria inicial	Sangramento uretral
Hematúria terminal	Sangramento vesical
Presença de coágulos	Hematúria não glomerular Sangramento urológico
Febre, disúria, polaciúria e dor lombar	ITU
Dor abdominal e cólicas	Litíase e distúrbios metabólicos
Dor abdominal e sangramento intestinal	PHS
Diarreia aguda anterior	SHU
Edema e oligúria	Glomerulopatias

Continua...

Tabela 29.1. Dados de anamnese e possíveis etiologias de hematúria – continuação

Dados da anamnese	Possíveis etiologias
Hematúria macroscópica após IVAS	Nefropatia por IgA (Berger) Hematúria recorrente benigna
Amigdalite anterior	GNDAPE
Lesões de pele	GNDAPE, PHS, LES
Artralgias e artrites	LES, PHS
Déficits auditivos e visuais	Síndrome de Alport
Exercício/esforço físico e traumatismos	Hematúria não glomerular
Uso de medicamentos	Alteração do sistema de coagulação (heparina e aspirina) Alterações tubulares (penicilinas e sulfonamidas) Cistite hemorrágica (ciclofosfamida)
História familiar	Litíase, síndrome de Alport, Hematúria recorrente benigna, outras glomerulopatias, IRC, doenças císticas, anemia falciforme e hemofilia
Cateterismo umbilical	Trombose vasos renais
Dados do exame físico	**Possíveis etiologias**
Comprometimento do crescimento ponderoestatural	Doença crônica e DRC
Palidez	Anemias, SHU, doença crônica e DRC
Impetigo	GNDAPE
Exantemas e lesões de pele	LES e PHS
Edema	Glomerulopatias
Hipertensão arterial	Glomerulopatias, DRC e doença cística infantil
Febre	ITU
Alterações oculares e déficit auditivo	Síndrome de Alport
Massa abdominal	Tumor de Wilms, doença cística, hidronefrose e ectopia renal
Artrites	LES e PHS
Sensibilidade lombar	ITU e traumatismos
Escarificações na genitália	Manipulações, masturbação, limpeza vigorosa e corpo estranho

GNDAPE: glomerulonefrite difusa aguda pós-estreptocócica; ITU: infecção de trato urinário; DRC: doença renal crônica; LES: lúpus eritematoso sistêmico; PHS: púrpura de Henoch Schonlein; SHU: síndrome hemolítica urêmica.

Fonte: baseada em Penido MGMG, Cardoso LSB, Pinheiro SVB. Hematúrias. In: Leão E, Corrêa EJ, Mota JAC, Vasconcellos MC (Org.). Pediatria ambulatorial. 5. ed. Belo Horizonte: Coopmed, 2013; 1:917-27.

Tabela 29.2. Etiologias das hematúrias

Glomerular	
Primária Glomerulonefrite aguda pós-estreptocócica Nefropatia por IgA Glomerulonefrite proliferativa mesangial Glomerulonefrite membrano proliferativa Síndrome de Alport Glomerulonefrite rapidamente progressiva Doença da membrana basal fina	*Sistêmica* Púrpura de Henoch-Schonlein Lúpus eritematoso sistêmico Síndrome hemolítico urêmica (SHU) Púrpura trombocitopênica trombótica (PTT) Glomerulomatose de Wegener Síndrome de Goodpasture Endocardite bacteriana Poliarterite nodosa
Não glomerular	
Infecção do trato urinário/tuberculose renal	
Uretrite	
Cistite bacteriana/viral (adenovírus)	
Litíase urinária	
Distúrbios metabólicos Hipercalciúria Hipocitratúria Hiperuricosúria Hiperoxalúria	
Malformações do trato urinário/cistos renais	
Corpo estranho/cateter	
Medicamentos: *Ciclofosfamida* Amitriptilina Anticoagulantes Aspirina Ritonavir/indinavir	
Vasculares Síndrome de Nutcracker Tromboses de artéria/veia renal Trauma Anemia falciforme ou traço falciforme Fístula arteriovenosa Hematúria relacionada com o exercício físico Hemangioma vesica/renal	
Hematológicas Coagulopatia Trombocitopenia Disfunção plaquetária	
Neoplásicas Tumor de Wilms Carcinoma de células renais Tumores uroepiteliais Angiomiolipoma Rabdomiossarcoma vesical	

Fonte: baseada em Penido MGMG, Cardoso LSB, Pinheiro SVB. Hematúrias. In: Leão E, Corrêa EJ, Mota JAC, Vasconcellos MC (Org.). Pediatria ambulatorial. 5. ed. Belo Horizonte: Coopmed, 2013; 1:917-27.

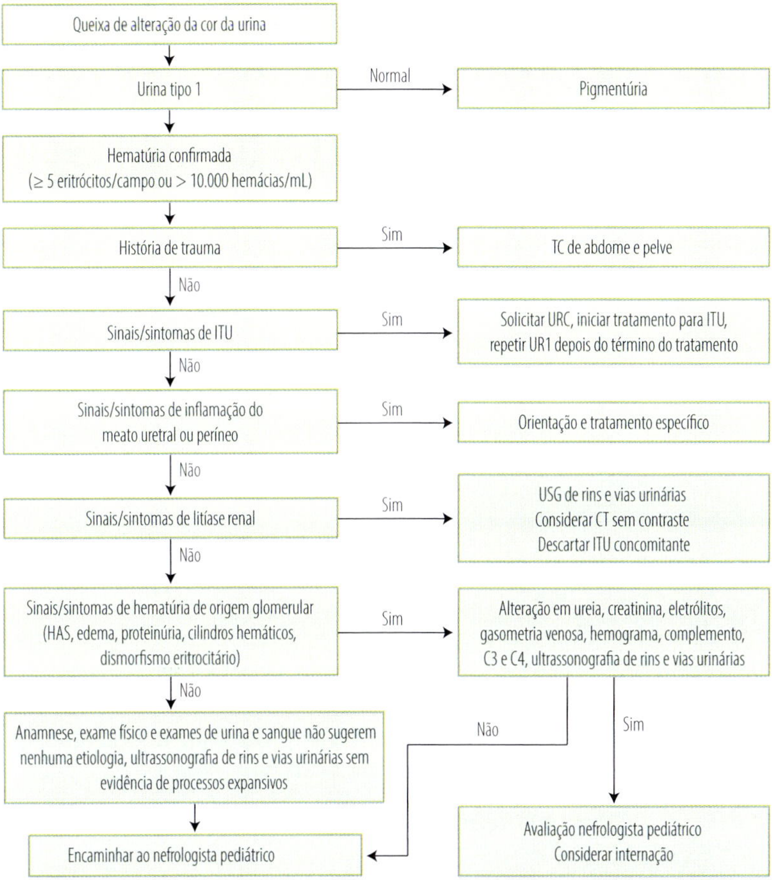

Fluxograma 29.1. Investivação de hematúria macroscópica ou sintomática em crianças.

ASLO: antiestreptolisina O; FAN: fator antinuclear; HAS: hipertensão arterial sistêmica; ITU: Infecção do trato urinário; R Ca/Cr: relação cálcio/creatinina; USG: ultrassonografia; URC: urocultura; UR1: Urina tipo 1; TC: tomografia computadorizada.

Fonte: modificada a partir de Patel HP, Bissler JJ. Hematuria in children. Pediatr Clin North Am. 2001; 48:1519.

Literatura sugerida

Bergstein J, Leiser J, Andreoli S. The clinical significance of asymptomatic gross and microscopic hematuria in children. Arch Pediatr Adolesc Med. 2005; 159:353.

Diven SC, Travis LB. A practical primary care approach to hematuria in children. Pediatr Nephrol. 2000; 14:65.

Greenfield SP, Williot P, Kaplan D. Gross hematuria in children: a ten-year review. Urology. 2007; 69:166.

Patel HP, Bissler JJ. Hematuria in children. Pediatr Clin North Am. 2001; 48:1519.

Penido MGMG, Cardoso LSB, Pinheiro SVB. Hematúrias. In: Leão E, Corrêa EJ, Mota JAC, Vasconcellos MC (Org.). Pediatria ambulatorial. 5. ed. Belo Horizonte: Coopmed. 2013; 1:917-27.

30 Capítulo

Infecção do Trato Urinário

Juliana Davini Mori

Vívian Lanzarini Biselli

Definição

- Infecção do trato urinário (ITU) pode ser definida como o conjunto de alterações patológicas decorrentes da multiplicação de um patógeno em qualquer uma das partes do aparelho urinário.
- Existem fatores inerentes aos indivíduos que podem favorecer a ocorrência da ITU: menores de 1 ano, meninas, raça branca e ausência de circuncisão.
- As possíveis formas de apresentação são: pielonefrite aguda (trato urinário superior) ou cistite (trato urinário inferior).

Tabela 30.1. Agentes causadores comuns de ITU[1]

Bactéria
Escherichia coli (mais prevalente)
Staphylococcus saprophyticus
Klebisiella sp.
Proteus mirabilis (comum em meninos)

Quadro Clínico

- Nos lactentes, é inespecífico, com febre, irritabilidade, baixo ganho ponderal. Em geral, o diagnóstico é feito durante a investigação de quadro de febre sem sinais localizatórios.
- A partir da idade pré-escolar notam-se sintomas como disúria, urge-incontinência, polaciúria e dor suprapúbica; nos casos de pielonefrite aguda, podem ocorrer febre > 39 a 40°C por mais de 24 h, dor lombar e outros sintomas sistêmicos como prostração e vômitos.

Diagnóstico

- O diagnóstico inclui, além de anamnese e exame físico, a urina I e a urocultura com antibiograma.
- O padrão-ouro para diagnóstico de ITU em lactentes se dá pela coleta de urina I e urocultura por sondagem vesical ou punção suprapúbica.
- Na anamnese, questionar sobre episódios prévios de ITU, patologias prévias, ultrassom antenatal, característica da urina e hábito urinário.
- Ao exame físico: aferir os sinais vitais incluindo aferição de PA, propedêutica abdominal com pesquisa de dor a punho-percussão da região lombar e exame genital.
- Quando o nitrito (urina I) e a esterase leucocitária (teste da fita urinária) são negativos, há uma alta probabilidade de se excluir o diagnóstico de ITU.
- Na urina I, também é necessário avaliar presença de hematúria e leucocitúria.
- Nos casos mais graves, com suspeita de acometimento de trato urinário superior ou na investigação de febre sem sinais localizatórios, pode-se considerar também a coleta de hemograma (que podem evidenciar leucocitose com neutrofilia e desvio a esquerda), hemocultura e provas de atividade inflamatória como PCR.
- Considerar diagnóstico diferencial de disúria, vulvovaginite e oxiuríase.

Tabela 30.2. Valores de UFC/mL de acordo com o método de coleta de urina[2]

Método de coleta	UFC
Punção suprapúbica	Qualquer crescimento
Sondagem vesical	≥ 50.000 UFC/mL
Jato médio	≥ 100.000 UFC/mL

Tratamento

- O tratamento inclui suporte clínico: avaliar a necessidade de hospitalização, hidratação adequada, controles térmico e analgésico. Iniciar antibioticoterapia o mais rápido possível para evitar cicatrizes renais e diminuir morbimortalidade.
- Internação hospitalar e tratamento com antibiótico por via parenteral são indicados se a criança apresentar comprometimento do estado geral, toxemia, desidratação ou vômitos.
- Deve-se escolher o antibiótico de acordo com o perfil bacteriano local e ajustar antibioticoterapia depois do resultado de antibiograma.
- A duração do tratamento é variável, durando em média 7 a 10 dias.

- Cefalosporina de secunda geração (cefuroxima) e amoxacilina-ácido clavulânico seriam boas opções, dada a elevada resistência a cefalosporina de primeira geração em nosso meio. O uso empírico de cefalosporina de primeira geração deve ser cauteloso por esse motivo.
- Nos casos em que for necessária a administração de antibioticoterapia parenteral, cefalosporina de terceira geração (ceftriaxone) seria uma ótima opção, exceto no período neonatal.
- É importante encaminhar o paciente para seguimento ambulatorial depois do tratamento, para avaliação do trato urinário, especialmente pacientes em grupos de risco que possam apresentar malformações do trato urinário.
- Recomenda-se a realização de ultrassonografia de rins e vias urinárias assim que o diagnóstico de ITU for realizado em pacientes com comprometimento sistêmico, para avaliação do trato urinário ainda durante a fase inicial de tratamento.

Tabela 30.3. Medicações mais utilizadas no tratamento de ITU[1]

Medicação	Dose	Via	Intervalo
Nitrofurantoína	5 a 7 mg/kg/dia	Oral	6/6 h
Cefalexina	50 a 100 mg/kg/dia	Oral	6/6 h
Cefadroxila	30 mg/kg/dia	Oral	12/12 h
Cefuroxima	30 mg/kg/dia	Oral	12/12 h
Amoxacilina e ácido clavulânico	50 mg/kg/dia	Oral	12/12 h
Ceftriaxone	50 a 100 mg/kg/dia	Intramuscular ou endovenoso	12/12 h ou 24/24 h

Literatura sugerida

Feld LG, Mattoo TK. Urinary tract infections and vesicoureteral reflux in infants and children. Pediatrics in Review. 2010;31;451. DOI: 10.1542/pir.31-11-451.

Lo DS et al. Infecção urinária comunitária: etiologia segundo idade e sexo. J Bras Nefrol. 2013;35(2): 93-98. DOI: 10.5935/0101-2800.20130016

Lo DS, Rodrigues L, Koch VHK, Gilio AE. Clinical and laboratory features of urinary tract infections in young infants. J Bras Nefrol. 2018 Jan-Mar;40(1):66-72. DOI: 10.1590/1678-4685-JBN-3602. Epub 2018 Apr 26.

Millner R, Becknell B. Urinary tract infections. Pediatr Clin N Am. 2019; 66:1-13.

Urinary Tract Infection: Clinical Practice Guideline for the Diagnosis and Management of the Initial UTI in Febrile Infants and Children 2 to 24 Months. Subcommittee on urinary tract infection and steering committee on quality improvement and management. Pediatrics. Originally published online August 28, 2011. DOI: 10.1542/peds.2011-1330.

Capítulo 31

Síndrome Nefrítica

Haline Suelma Sousa Aragão
Flavia Nassif Gumiero
Ana Luiza Aldrighi Ceglie
Ricardo Luiz Affonso Fonseca

Definição

- Caracteriza-se pela presença dos seguintes achados: hematúria, edema, hipertensão, proteinúria, diminuição da taxa de filtração glomerular com retenção de sódio e água, determinando oligúria.
- Constitui um aspecto clínico comum a algumas doenças que cursam com inflamação e/ou proliferação glomerular.
- Pode ser considerada primária (causa renal) ou secundária (acometimento multissistêmico, com envolvimento renal secundário).
- A glomerulonefrite aguda pós-estreptocócica é a principal causa na faixa etária pediátrica. Assim, abordaremos esta com mais detalhes.

Etiopatogenia

- Existem dois tipos de cepas nefritogênicas do estreptococo do grupo A: as que primariamente ocasionam faringite e as que ocasionam infecções de pele (impetigo).
- Período de latência após quadros de faringoamigdalite varia de 1 a 2 semanas.
- Período de latência após infecções de pele varia de 3 a 6 semanas.
- Na fase inicial da infecção, os antígenos estreptocócicos se depositam nos glomérulos via hematogênica. Estes interagem com anticorpos circulantes, formando imunocomplexos que ativarão o sistema complemento, com liberação de citocinas pró-inflamatórias, infiltração leucocitária e proliferação das células mesangiais e endoteliais dos glomérulos. Todo esse processo determina diminuição da taxa de filtração glomerular, com retenção de água e sódio e, consequentemente, edema e hipertensão arterial sistêmica.

Quadro Clínico

- Acomete principalmente crianças entre 4 e 14 anos (raro em < 2 anos).

Tabela 31.1

Sintomas	Duração
Hematúria: presente em todos os casos Macroscópica: em apenas 1/3 dos casos	Macroscópica: 10 dias Microscópica: por meses a anos
Edema: presente em 90% dos casos	7 a 10 dias
Hipertensão: presente em 60 a 80% dos casos	Até 10 dias
Oligúria: observada em menos de 50% dos casos	Até 10 dias
Proteinúria não nefrótica	–

Fonte: elaborada com base na literatura sugerida.

Exames

Tabela 31.2

Exames	Alterações	Considerações
Cultura de orofaringe	Positiva em apenas 20 a 25%	–
Pesquisa rápida de antígeno estreptococo	Positiva em 60 a 90% no momento da infecção	–
ASLO	Positivo – nas infecções de orofaringe	Faz pico em 2 a 4 semanas após faringoamigdalites, permanecendo positivo por meses
Anti-Dnase B	Positivo – tanto nas infecções de orofaringe quanto nas de pele	–
Complemento (C3/C4/CH50)	Diminuição de C3 em 90% dos casos	Diminuição de C3 pode persistir até 8 semanas. Diminuição de C3 e C4 – considerar glomerulonefrite pós-infecciosa – vide tabela com possíveis agentes. Se C3 reduzido por mais de 8 semanas, considerar glomerulonefrite membranoproliferativa
Urina I	Hematúria com dismorfismo eritrocitário Proteinúria não nefrótica	–

Continua...

Tabela 31.2 - continuação

Exames	Alterações	Considerações
HMG completo	Leucocitose (secundária a infecção estreptocócica ou ao processo inflamatório da glomerulonefrite). Anemia e plaquetopenia – em graus variados	–
Sódio	Hiponatremia	Secundária a hipervolemia (dilucional)
Potássio	Hipercalemia	Devida redução da filtração glomerular
Gasometria venosa	Acidose metabólica	Se insuficiência renal severa – com aumento de ânion GAP
Ureia	Elevada em até 2/3 dos pacientes	–
Creatinina	Elevada em apenas 20% dos pacientes	Se elevação superior a 50% do normal – monitorar a cada 12 h em razão do risco de nefrite rapidamente progressiva. Normalização em até 3 a 4 semanas

Fonte: elaborada com base na literatura sugerida.

Tabela 31.3. Glomerulonefrites pós-infecciosas – diminuição de C3 e C4

Bactérias	Vírus	Fungos	Parasitas
Faringites ou Infecções de pele *Streptococcus pyogenes* *Streptococcus* Grupos C e G	Hepatite B Hepatite C	*Coccidioides immitis*	Malária *Plasmodium malariae* *Plasmodium falciparum* *Plasmodium vivax*
Endocardite *Streptococcus viridans* *Staphylococcus aureus* *Staphylococcus epidermidis*	HIV		Leishmaniose
Abscesso *Streptococcus viridans* *Staphylococcus aureus* Bacilos gram-negativos	Citomegalovírus		
***Shunt* Intraventricular** *Staphylococcus epidermidis* *Staphylococcus aureus* Difteroides	Varicela		Toxoplasmose

Continua...

Tabela 31.3. Glomerulonefrites pós-infecciosas – diminuição de C3 e C4 – continuação

Bactérias	Vírus	Fungos	Parasitas
Pneumonia *Streptococcus pneumoniae* Mycoplasma Legionella	EBV	Histoplasmose	Esquistossomose
Enterocolite *Yersinia enterocolitica* *Salmonella typhi* *Campylobacter jejuni*	Parvovírus B19		
Rickettsiose Febre das montanhas rochosas Febre Q Erliquiose	Enterovírus Ecovírus Coxsackie		Filariose
Outros *Neisseria meningitidis* Sífilis	Paramixovírus Sarampo Caxumba		

Fonte: Van De Voorde RG. Acute poststreptococcal glomerulonephritis: the most common acute glomerulonephritis. Pediatrics in Review [Internet]. 2015 January; 36:3-13.

Diagnóstico

Tabela 31.4. Outras causas de glomerulonefrites

Diagnóstico	História	Sinais e sintomas e alterações no exame físico	Achados laboratoriais
Vasculite associada a ANCA (granulomatose de Wegner e poliangeiite microscópica)	Relação homem/mulher de 1:4 na granulomatose de Wegner	Febre, perda de peso e artralgia	RX de tórax com infiltrado pulmonar
	Adultos de meia-idade	Mononeurite (poliangeiite microscópica)	ANCA positivo
	Sintomas gripais presentes há 2 meses	Sinusite crônica, epistaxe (granulomatose de Wegner)	C-ANCA – Granulomatose de Wegner
	–	Dispneia, tosse (granulomatose de Wegner)	P-ANCA – Poliangeiite microscopica
	–	Deformidade da sela nasal (granulomatose de Wegner)	–
Doença de Goodpasture	Homens entre 20 e 30 anos	Hemoptise	Anticorpo antimembrana glomerular
	–	Dor no peito	–

Continua...

Tabela 31.4. Outras causas de glomerulonefrites – continuação

Diagnóstico	História	Sinais e sintomas e alterações no exame físico	Achados laboratoriais
Nefrite hereditária (síndrome de Alport)	Antecedente familiar em homens com surdez e disfunção renal	Perda auditiva para frequências elevadas	–
	–	Lenticone anterior nos olhos	–
Purpura de Henoch Schönlein	–	Púrpuras elevadas em membros inferiores e nádegas	–
	–	Dor abdominal em cólica	–
	–	Dor ou edema articular	–
	–	Orquite em meninos	–
Síndrome hemolítica urêmica	–	Diarreia sanguinolenta	Anemia hemolítica – presença de esquizócitos, DHL elevado e haptoglobina consumida
	–	Vômitos	Trombocitopenia
	–	Palidez	Cultura de fezes positiva para *E. coli* O157:H7
Nefropatia por IgA	Acomete pré-adolescentes a adultos jovens	Hematúria desencadeada por quadros de infecções respiratórias na nefropatia IgA	–
Glomerulonefrite membranoproliferativa	Associada a hepatite B crônica	50% dos casos são assintomáticos	Redução de C3 persistente por mais de 8 semanas
Lúpus eritematoso sistêmico	Relação homem/mulher de 1:4 na infância	*Rash* malar ou discoide	Citopenias (anemia, leucopenia e/ou trombocitopenia)
	Antecedente familiar	Fotossensibilidade	Anticorpo antinuclear
	Maior prevalência em africanos, americanos e espanhóis	Artralgia	Anticorpo anti-DNA – SM
	–	Úlceras orais ou nasais	–
	–	Serosites	–

Fonte: Van De Voorde RG. Acute poststreptococcal glomerulonephritis: the most common acute glomerulonephritis. Pediatrics in Review [Internet]. 2015 January; 36:3-13.

Tratamento

- Dieta: assódica e com restrição de K, se hipercalemia.
- Restrição hídrica.
- Antibioticoterapia: penicilina benzatina (ou macrolídeos em caso de alergia) – mesmo sem evidência de infecção ativa, no intuito de reduzir a deposição de antígenos.
- Fármacos anti-hipertensivos:
  - Diuréticos tiazídicos: quando função renal superior a 30 mL/min/1,73m^2.
  - Diuréticos de alça: furosemida: principalmente quando edema e disfunção renal são mais evidentes.
  - Bloqueadores de canais de cálcio: geralmente utilizados em associação com os diuréticos.
- Diálise: considerar nas seguintes situações:
  - Hipercalemia refratária.
  - Comprometimento da função respiratória pela hipervolemia.
  - Elevação significativa dos níveis séricos de ureia (> 100 mg/dL).
- Avaliação urgente do nefrologista pediátrico nas seguintes situações:
  - Elevação da creatinina acima de 50% do valor basal ou elevação progressiva.
  - Hipertensão acima do percentil 99% conforme altura, idade e sexo.
  - Hipertensão acompanhada de sintomas neurológicos.

Literatura sugerida

Balasubramanian MR, Stephen D et al. Post-infectious glomerulonephritis. Paediatrics and International Child Health [Internet]. 2017 Sep;37(4):240-7. Disponível em: http://doi.org/10.1080/20469047.2017.1369642

Donald E, Hricik MD, Moonja Chung-Park MD, Aan Jonh R, Sedor MD. Glomerulonephitis. The New England Journal of Medicine [Internet]. 1998 Sep; 339:888-899. Disponível em: https://www.nejm.org/doi/full/10.1056/NEJM199809243391306

Rodriguez-Iturbe B, Batsford S. Pathogenesis of poststreptococcal glomerulonephritis a century after Clemns von Pirquet Int. 2007;71(11):1094-104.

Strata P, Musetti C, Barreca A, Mazzucco G. New trends of and old disease: acute post infectious glomerulonephritis at the beginnig of the new millennium. J Nephrol. 2014; 27:229-39.

Thomas R. Welch. An approach to the child with acute glomerulonephritis. International Journal of Pediatrics [Internet]. 2011 Aug, Article ID 426192, 3 pages. Disponível em: http://www.hindawi.com/journals/ijpedi/2012/426192/

Van De Voorde RG. Acute Poststreptococcal Glomerulonephritis: The Most Common Acute Glomerulonephritis. Pediatrics in Review [Internet]. 2015 January; 36:3-13. Disponível em: http://pedsinreview.aappublications.org/lookup/doi/10.1542/pir.36-1-3.

Capítulo 32

Síndrome Nefrótica

Rafaela Lopes Cardoso

Definição

- Edema com proteinúria nefrótica e hipoalbuminemia (albumina sérica ≤ 2,5 g/dL).
- Geralmente associada à hiperlipidemia.

Classificação

- Primária ou idiopática: doença renal primária; mais comum em crianças.
- Secundária: lesão renal secundária à doença sistêmica, metabólica, infecciosa ou iatrogênica (toxicidade por drogas); mais comum em adultos.

Quadro Clínico

- Edema em geral insidioso, matutino, periorbitário, com piora ao longo do dia, podendo se tornar generalizado (anasarca). É mole, frio, depressível e sujeito a ação da gravidade, portanto, podendo determinar edema genital, de vulva e escrotal.
- Aumento súbito de peso.
- Redução da diurese.
- Ascite.
- Derrame pleural e/ou pericárdico.
- Hipotensão postural (queda da PA sistólica ≥ 20 mmHg e/ou PA distólica ≥ 10 mmHg após mudança de posição), oligúria, extremidades frias, palidez, tempo de enchimento capilar lentificado e taquicardia podem indicar sinais de hipovolemia.

- Hipertensão, sinais de edema agudo de pulmão e insuficiência cardíaca, como taquipdispneia, presença de estertores bilateralmente à ausculta pulmonar, rebaixamento de fígado, turgência jugular, aumento da área cardíaca indicam hipervolemia.
- *Rash* malar, adenopatia, artrite, febre e perda de peso podem sugerir lúpus eritematoso sistêmico.
- Linfadenomegalia difusa e hepatoesplenomegalia podem sugerir linfoma.

Exames

- Exame de urina: presença de proteinúria, com e sem cilindros hialinos. Pode haver hematúria.
- Proteinúria: avaliada por diferentes métodos:
  - Avaliação qualitativa: colocam-se 2 mL de urina recém-emitida em tubo de ensaio, seguida de 5 gotas de ácido tricloroacético 10%, ou ácido sulfossalicílico 10% e observa-se a reação a olho nu. Quanto mais turva ou precipitada a urina ficar, maior a proteinúria.
  - Proteinúria de 24 h:
    - Nefrótica: $\geq$ 50 mg/kg/dia ou $\geq$ 40 mg/m^2/h.
    - Não nefrótica: entre 5 e 50 mg/kg/dia ou entre 4 e 40 mg/m^2/h.
    - Normal: $<$ 5 mg/kg/dia e $<$ 4 mg/m^2/h.
  - Relação proteína/creatinina (na mesma unidade):
    - Nefrótica: $\geq$ 2.
    - Não nefrótica: entre 0,2 e 2.
    - Normal: $<$ 0,2.
- Perfil lipídico: hiperlipidemia é uma consequência comum.
- Eletroforese de proteínas: hipoalbuminemia (albumina sérica $\leq$ 2,5 g/dL), aumento de α-2 em alguns casos e em casos mais graves redução de IgG.
- Ureia e creatinina sérica: importante ao diagnóstico, no seguimento e nas descompensações.
- Sódio, potássio, cloro, cálcio total, cálcio iônico, fósforo e ácido úrico devem fazer parte da avaliação nas descompensações. Redução de cálcio total é esperada na presença de hipoalbuminemia e, nessa situação, a dosagem do cálcio iônico é mais fidedigna. O aumento de ácido úrico associado ao aumento de hematócrito pode indicar hemoconcentração.
- Dosagem de hemoglobina e hematócrito para avaliar hemoconcentração.
- Em casos de suspeita de processo infeccioso, colher hemograma completo, proteína C-reativa (PCR) e culturas. Plaquetose é frequente.
- Na primeira descompensação, para descartar causas secundárias, colher: sorologias de hepatites B e C, HIV, EBV, CMV e outras a depender do quadro clínico, complemento C3 e C4, FAN e anti-DNA.
- Biópsia renal em casos selecionados.

Complicações

- Infecções: infecção das vias respiratórias superiores, peritonites, infecção do trato urinário, pneumonia, gastrenterite aguda, empiema. Infecção por pneumococo é muito frequente.
- Tromboembolismo: especialmente trombose venosa renal, de veias profundas e embolia pulmonar.
- Alterações da volemia (hipo ou hipervolemia).
- Insuficiência renal aguda: pode ocorrer em pacientes hipovolêmicos, podendo ser agravada em casos de diarreia, vômitos e sepse ou associado ao uso indiscriminado de diuréticos e ao uso de iECA/BRA ou anti-inflamatórios em pacientes descompensados com hipovolemia.
- Disfunção endocrinológica: hipotireoidismo, hipovitaminose D.

Tratamento

- Deve-se sempre excluir doenças sistêmicas como causa da síndrome nefrótica, antes do início do tratamento imunossupressor.
- **Dieta:** sem adição de sal, normoproteica (se função renal normal), sem restrição hídrica; reduzir ingesta de gorduras e dar preferência a ácidos graxos poli-insaturados.
- **Tratamento do edema:**
- Infusão de albumina humana 20% 0,5 a 1 g/kg de albumina em 4 h:
  - Indicações de albumina.
  - Edema genital.
  - Sinais de hipovolemia relativa e hemoconcentração (Ht > 40%).
  - Grandes edemas refratários aos diuréticos, que coloquem em risco a vida dos pacientes (derrame pleural, derrame pericárdico ou ascite volumosa).
  - Insuficiência renal aguda.
  - Instabilidade hemodinâmica.
  - Obs.: albumina sérica ≤ 2,5 g/dL isoladamente não indica administração de albumina.
- Durante a infusão de albumina deve-se monitorar os sinais vitais, frequência cardíaca e PA. Caso o paciente se apresente hipertenso durante ou após a infusão, pode-se considerar a administração de furosemida 0,5 g/kg no meio e/ou no fim da infusão.
- Diuréticos: furosemida, hidroclorotiazida associada ou não a espironolactona. Devem ser usados nos estados de hipervolemia. Evitar em pacientes hipovolêmicos.
- Diálise: em casos selecionados.
- **Tratamento das complicações:** a depender da clínica.
- **Tratamento imunossupressor:** iniciar com prednisona 60 mg/m^2/dia (máximo 60 mg) 1×/dia por 4 a 8 semanas.
- **Tratamento das recidivas:** avaliar e tratar a causa da recidiva. Definir a dose da prednisona com o médico do paciente.

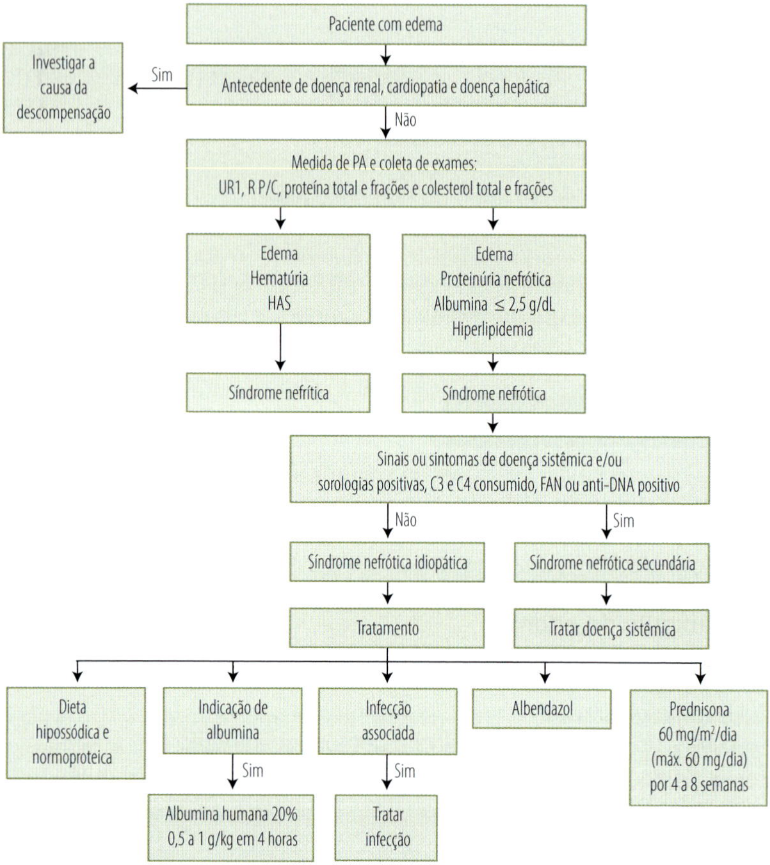

Fluxograma 32.1. Diagnóstico e tratamento inicial da síndrome nefrótica idiopática.

Fonte: baseada em Kidney Disease: Improving Global Outcomes (KDIGO) Clinical Practice Guideline for Glomerulonephritis. Kidney Int. 2012;2:139-274.

Literatura sugerida

Cadnapaphornchai MA, Tkachenko O, Shchekochikhin D, Schrier RW. The nephrotic syndrome: pathogenesis and treatment of edema formation and secondary complications. Pediatr Nephrol. 2014; 29:1159-67.

Kidney Disease: Improving Global Outcomes (KDIGO) Clinical Practice Guideline for Glomerulonephritis. Kidney Int. 2012;2:139-274.

Kopp J, Anders H, Susztak K, Podestà M, Remuzzi G, Hildebrandt F, Romagnani P. Nature Reviews, 2020; 6:68.

Downie ML, Gallibois C, Parekh RS, Noone DG. Nephrotic syndrome in infants and children: pathophysiology and management. Paediatrics and International Child Health. 2017; 37(4):248-58.

McCaffrey J, Lennon R, Webb N. The non-immunosuppressive management of childhood nephrotic syndrome. Pediatr Nephrol. 2016; 31:1383-402.

Capítulo 33

Síndrome Hemolítico-Urêmica

Marina Mattiello Gabriele

Definição

- Síndrome hemolítico-urêmica (SHU) é uma microangiopatia trombótica (MAT) caracterizada pela tríade: plaquetopenia, anemia hemolítica não autoimune e injúria renal aguda.
- Ocorre por hiperativação da via alternativa do complemento, culminando com dano endotelial e formação de trombos na microvasculatura.
- O sistema complemento faz parte do sistema imune inato e promove processos como opsonização, quimiotaxia e lise celular. No contexto de SHU, quando hiperativado, promove a formação do complexo de ataque à membrana (CAM), com lesão das células endoteliais que atrai plaquetas e leva à formação de microtrombos. Devido a oclusão total ou parcial da luz dos vasos, ocorre isquemia dos órgãos, principalmente rins, mas também cérebro, trato gastrintestinal, entre outros.

Etiologia

- A etiologia da SHU é bastante variada, englobando um grupo heterogêneo de desordens. Pode ser classificada de acordo com o *2016 International Haemolytic Uraemic Syndrome Group Classification* em:
  - Induzida por infecção (típica): na infância, 85 a 90% dos casos são desencadeados pela infecção por *Escherichia coli* produtora de shiga toxina (STEC), sendo o sorotipo O157:H7 o mais reconhecido. Ocorre 2 a 12 dias após início da diarreia sanguinolenta. Outras infecções associadas são infecção invasiva pelo *Streptococcus pneumoniae* (5% dos casos de SHU), vírus da imunodeficiência adquirida (HIV) e influenza.

- Atípica (5 a 10% dos casos):
  - Hereditária: relacionada com a mutação ou rearranjo genético de genes que codificam proteínas envolvidas na ativação ou regulação da via alternativa do complemento.
  - Autoimune: anticorpos contra proteínas reguladoras da via.
- Associado a doenças ou condições coexistentes: como transplante de células-tronco, transplante de órgãos sólidos, tumores, drogas, doenças autoimune, hipertensão maligna.
- Associada ao defeito no metabolismo da cobalamina C.
- Associada a deficiências hereditárias de proteínas da coagulação como mutação do DGKE.

Quadro Clínico

- Bastante inespecífico:
  - Fadiga.
  - Palidez.
  - Dispneia.
  - Hipertensão arterial.
  - Edema.
  - Hematúria.
  - Oligúria.
  - Alteração neurológica.
  - Outros:
    - Possível diferencial etiológico: diarreia sanguinolenta (STEC), sepse geralmente associada a infecção pulmonar, pleural ou de meninges (*S. pneumoniae*).

Exames

- Deve-se confirmar os critérios laboratoriais de MAT e, se possível, a etiologia da SHU. No caso da SHU atípica (SHUa), o diagnóstico etiológico é de exclusão. O Fluxograma 33.1 mostra a abordagem diagnóstica, reforçando que no contexto pediátrico a epidemiologia mais relevante é STEC SHU, seguida de SHUa e, por fim, SHU por pneumococo.
- Anemia hemolítica não autoimune: hemoglobina baixa, teste de Coombs direto negativo, pesquisa positiva de esquizócitos no sangue periférico, haptoglobina baixa, aumento dos níveis séricos de desidrogenase láctica (DHL), reticulócitos elevados, bilirrubina indireta elevada.
- Plaquetopenia: pode ser moderada ou até ausente inicialmente.
- Comprometimento renal: desde hematúria, proteinúria, até injúria renal aguda.
- Pesquisa de STEC: coprocultura, pesquisa da presença de shiga toxina (PCR).

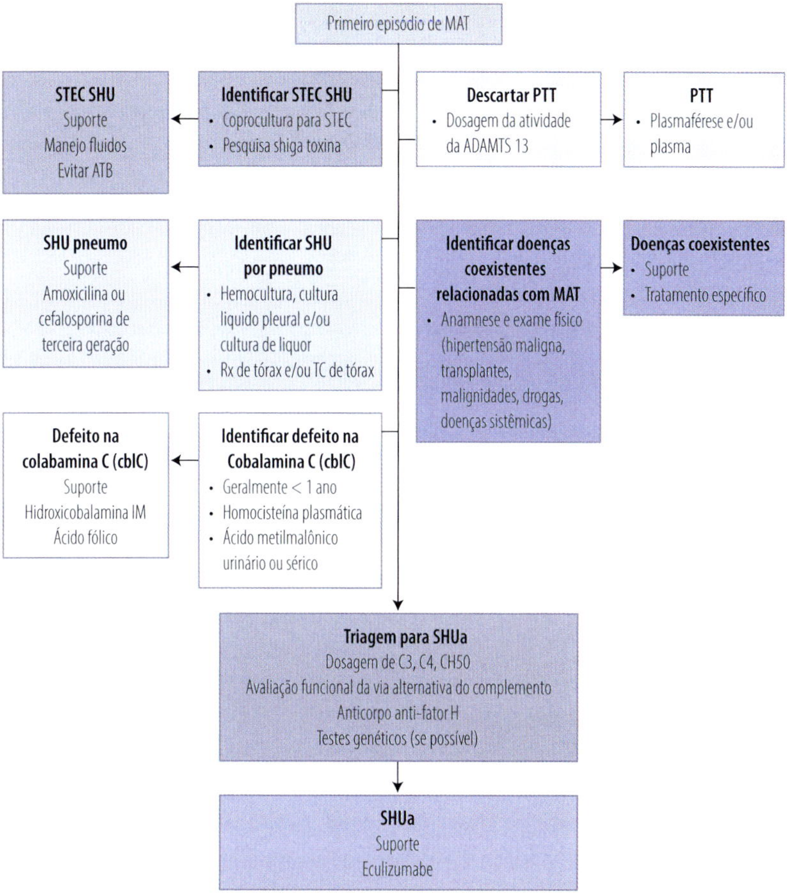

Fluxograma 33.1. Abordagem diagnóstica da SHU.

Fonte: adaptado de Fakhouri F, 2017.

- Pesquisa de *Streptococcus pneumoniae*: hemocultura, cultura de liquor e/ou líquido pleural.
- Dosagem sérica de componentes do sistema complemento: CH50, C3 e C4. Podem estar normais, uma vez que a alteração pode ser apenas a nível de superfície celular.
- Descartar outras causas de MAT como:
  - Púrpura trombocitopênica trombótica (PTT), deficiência grave da atividade da ADAMTS 13, uma metaloprotease responsável pela clivagem dos multímeros do fator de Von Willebrand (FVW).
  - SHU associada a doenças coexistentes.
  - SHU associada ao defeito no metabolismo da cblC.

Solicitação HSL

- Hemograma completo.
- Gasometria venosa + eletrólitos (Na, K, Cl, Cai, Cat, Mg, P).
- Ureia e creatinina.
- Pesquisa de esquizócitos no sangue periférico.
- Haptoglobina.
- Teste de Coombs direto.
- Desidrogenase láctica (DHL).
- Reticulócitos.
- Bilirrubina total e frações.
- Dosagem sérica CH50, C3 e C4.
- Análise urinária.
  - Urina 1, sedimento urinário, relação proteína/creatinina e urocultura.
- Análise fezes:
  - Cultura de fezes.
  - *Escherichia coli* O157.
  - Pesquisa de bactérias produtoras de shiga toxina: diagnóstico molecular rápido das diarreias infecciosas (PCR).
- Hemocultura.
- Radiografia e/ou tomografia de tórax.
- Atividade da ADAMTS 13.
- Avaliação funcional da via alternativa do complemento.

Tratamento

- Terapia de suporte é a base do tratamento de qualquer forma de SHU, visando redução de mortalidade. Inclui controle volêmico, metabólico (distúrbios eletrolíticos e acidobásicos), ajuste da pressão arterial, terapia de substituição renal quando indicada, correção da anemia e plaquetopenia quando necessário (crianças com hemoglobina menor que 6 g/dL podem necessitar de transfusão de hemácias. Evitar transfusão de plaquetas, apenas em situações com contagem abaixo de 10.000/mm^3 e sob risco de sangramento ativo).
- Para os casos de SHU por STEC, o manejo correto do volume circulatório é de extrema importância durante o curso inicial, devendo ser prontamente realizada a *hidratação endovenosa* nos casos de desidratação. *Antiobióticos (ATB) devem ser evitados* pois causam lesão na membrana bacteriana e podem favorecer a liberação de shiga toxina, propiciando maior risco de SHU. Ainda não há tratamento específico.
- Para os casos de SHUa o tratamento de primeira linha é o anticorpo monoclonal anti C5 (eculizumabe), com melhora significativa do prognóstico renal e mortalidade. Idealmente, deve ser iniciado nas primeiras 24 h. Se não está disponível prontamente, iniciar plasmaférese ou infusão de plasma.

- Para os casos de SHU por pneumococo, introduzir amoxicilina ou cefalosporinas de terceira geração.
- Encaminhar para unidade de terapia intensiva e solicitar avaliação da equipe de nefrologia pediátrica.

Literatura sugerida

Fakhouri F, Zuber J, Frémeaux-Bacchi V, Loirat C. Haemolytic uraemic syndrome. Lancet. 2017; 390: 681-96.

Karpman D, Loos S, Tati R, Arvidsson I. Haemolytic uraemic syndrome. J Intern Med. 2017; 281(2):123-48.

Loirat C, Fakhouri F, Ariceta G, Besbas N, Bitzan M, Bjerre A et al. An international consensus approach to the management of atypical hemolytic uremic syndrome in children. Pediatr Nephrol. 2016; 31(1):15-39.

Vaisbich MH. Síndrome hemolítico urêmica na infância. J Bras Nefrol. 2014; 36(2):208-20.

34 Capítulo

Injúria Renal Aguda

Marina Mattiello Gabriele

Definição

- Síndrome clínica determinada pela redução abrupta da função renal, resultando em desequilíbrio do volume extracelular, acidobásico e/ou eletrolítico.
- É preditor independente para aumento do tempo de internação, dias em unidade de terapia intensiva, sob ventilação mecânica, e principalmente, mortalidade. Identificação precoce e manejo adequado são cruciais para melhores resultados.
- O critério de definição e classificação atualmente utilizado é o proposto pelo Kidney Disease: Improving Global Outcome (KDIGO) em 2012. (Tabela 34.1). Foi desenhado para população geral, contemplando crianças de 1 mês a 18 anos, e considera avaliações consecutivas da taxa de filtração glomerular (TFG) por meio da dosagem de creatinina sérica e do débito urinário. É necessário o conhecimento da creatinina sérica de base, caso não seja possível, pode-se considerar a creatinina correspondente à uma TFG de 120 mL/min/1,73m^2 calculada pela fórmula de Schwartz (Tabela 34.2).

Tabela 34.1. Classificação da injúria renal aguda (IRA) pediátrica

KDIGO	Creatinina sérica	Fluxo urinário
1	Aumento de 0,3 mg/dL da creatinina de base em menos de 48 h ou aumento de 1,5 a 1,9 vez a creatinina de base em 7 dias	< 0,5 mL/kg/h dentro de 6 a 12 h
2	Aumento de 2 a 2,9 vezes a creatinina de base	< 0,5 mL/kg/h por mais de 12 h
3	Aumento maior que 3 vezes a creatinina de base, ou taxa de filtração glomerular estimada menor do que 35 mL/min/1,73 m^2 ou necessidade de terapia de substituição renal	< 0,3 mL/kg/h por mais de 24 h ou anúria por mais de 12 h

Fonte: KDIGO, 2012.

Tabela 34.2. Fórmula de Schwartz

<table>
<tr><td colspan="2">[a]Fórmula de Schwartz:
$$\text{TFG estimada} = \frac{\text{estatura (cm)}}{\text{creatinina plasmática}} \times 0{,}413$$</td></tr>
<tr><td colspan="2">[b]Fórmula de Schwartz:
$$\text{TFG estimada} = \frac{\text{estatura(cm)}}{\text{creatinina plasmática}} \times \text{K (constante)}$$</td></tr>
<tr><td>Recém-nascido com baixo peso até 1 ano</td><td>0,33</td></tr>
<tr><td>Recém-nascido de termo até 1 ano</td><td>0,45</td></tr>
<tr><td>Crianças maiores e meninas até a adolescência</td><td>0,55</td></tr>
<tr><td>Meninos adolescentes</td><td>0,7</td></tr>
</table>

[a]Fórmula de Schwartz utilizada quando o método de análise da creatinina é enzimático.
[b]Fórmula de Schwartz e constante K em relação à idade quando o método de análise da creatinina é colorimétrico (Jaffé).

- Outros biomarcadores foram estudados visando a detecção mais precoce da lesão renal. No entanto, ainda não há ampla aplicabilidade em nosso meio.

Etiologia

- A etiologia da IRA é bastante variada, abrangendo desde doenças primariamente renais (comprometimento estrutural do rim) até síndromes secundárias a doenças sistêmicas (isquemia renal).
- Atualmente, a causa mais frequente, inclusive no departamento de emergência, encontra-se no contexto da isquemia renal. A isquemia ocorre pela má distribuição do fluxo sanguíneo renal, quer seja por fluxo renal reduzido (hipovolemia verdadeira ou relativa, como redução do débito cardíaco e vasodilatação sistêmica) ou por mecanismos inflamatórios intrarrenais, prejudicando a microcirculação.
- Medicamentos nefrotóxicos causam toxicidade direta ao túbulo renal e também são causas de IRA.

Quadro Clínico

- Inespecíficos:
  - Hipertensão arterial.
  - Taquipneia.
  - Congestão pulmonar.
  - Anemia.
  - Disfunção plaquetária.
  - Anorexia.
  - Náuseas/vômitos.
  - Dor abdominal.

- Rebaixamento do nível de consciência.
- Convulsão.
- Edema.
- Hematúria.
- Oligúria.

- Sintomas também podem estar relacionados com a doença de base, não apenas secundários à IRA.
- Doenças primariamente renais podem estar associadas à edema, aumento da pressão arterial e alterações urinárias como oligúria, hematúria e proteinúria. Em geral, sepse, perdas e/ou insuficiência cardíaca estão no contexto de alteração hemodinâmica e, normalmente, evoluem para oligoanúria.

Exames

- Fundamental para confirmar IRA, uma vez que o quadro clínico é bastante frustro e os critérios de definição dependem de achados laboratoriais. Qualquer suspeição deve ser comprovada precocemente.
- Realizar análise seriada de marcadores da filtração glomerular (creatinina), equilíbrio eletrolítico e acidobásico. Demais exames complementares se fazem necessários para identificar a etiologia da IRA.
- Creatinina e ureia séricas,
- Gasometria venosa.
- Eletrólitos séricos:
  - Na, K, Cl, Cai, Cat, Mg, P.
- Hemograma completo.
- Análise urinária:
  - Urina 1, sedimento urinário, urocultura.
  - Na e creatinina urinária: fração excreção de sódio.
- USG dos rins e vias urinárias.
- Outros: marcadores de hemólise (suspeita de microangiopatias), ácido úrico (lise tumoral), CPK, aldolase (rabdomiólise), Rx de tórax (avaliação da volemia).

Tratamento

- Não há terapêutica específica para IRA, sendo assim, o pilar do seu manejo encontra-se nas medidas preventivas e no tratamento dos fatores relacionados com a doença.
- Com relação à prevenção, é necessário garantir uma boa perfusão renal por meio da euvolemia, normotensão e oxigenação adequada. O cuidado com as medicações possivelmente nefrotóxicas também é fundamental, evitando o uso ou ajustando a dose quando necessário. O Fluxograma 34.1 pontua as medidas de prevenção.

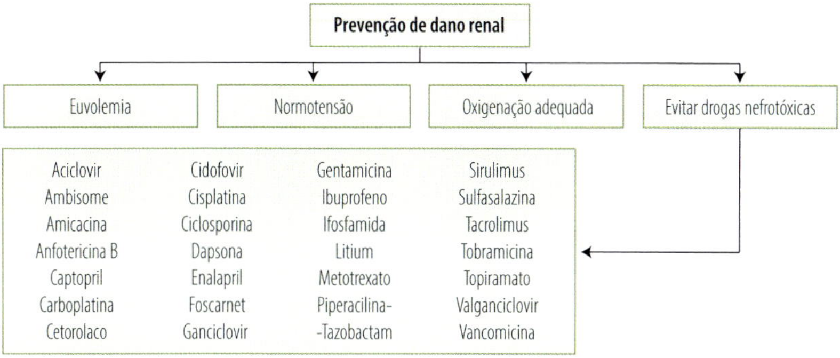

Fluxograma 34.1. Prevenção de dano renal.

Fonte: adaptado de Fragasso T, 2018.

- Uso de contraste iodado: pacientes de risco como hipertensos, portadores de doença renal crônica, cardiopatas, em sepse ou com doenças inflamatórias devem receber profilaxia para IRA com hidratação endovenosa.
  - SF 0,9% ou solução com bicarbonato de sódio 150 mEq/L.
  - 1 a 3 mL/kg/h EV, idealmente 12 horas antes do procedimento, estendendo-se até 12 horas após.
- Em situações de IRA já instalada, a abordagem inicial deve priorizar o tratamento dos fatores modificáveis como distúrbios volêmicos e/ou metabólicos. O Fluxograma 34.2 sugere avaliação inicial da IRA com relação a volemia.

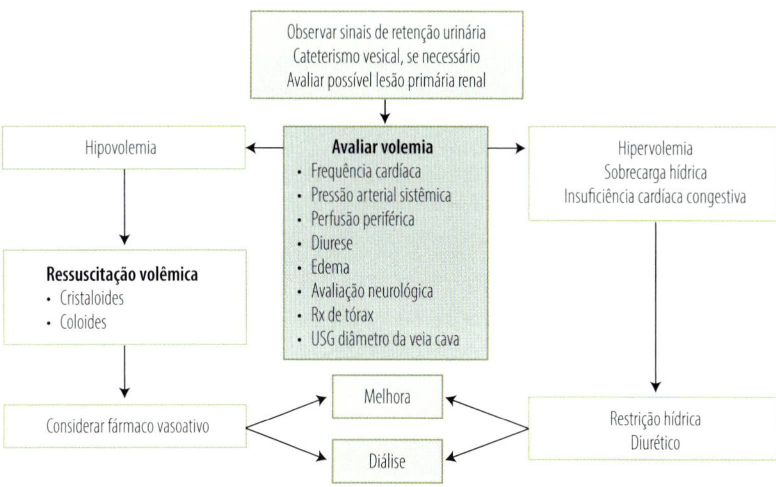

Fluxograma 34.2. Manejo inicial da IRA.

Fonte: adaptado de Fragasso T, 2018.

- Os diuréticos, mesmo não sendo indicados como tratamento de IRA, ajudam no equilíbrio hídrico em situações de hipervolemia.
- Depois da estabilização inicial, os esforços são voltados para o reconhecimento do diagnóstico etiológico e o manejo específico das doenças subjacentes.

Volemia

- Sinais de depleção volêmica:
  - Reposição com cristaloide inicialmente, de forma parcimoniosa 10 a 20 mL/kg.
  - Sem resposta hemodinâmica: iniciar fármaco vasoativo.
- Sobrecarga hídrica:
  - Restrição hídrica.
  - Diurético: furosemida 1 a 1,5 mg/kg. Se não houver resposta nas primeiras 2 horas, novas doses devem ser evitadas.
  - Considerar terapia de substituição renal (TSR) quando sobrecarga volêmica acima de 10 a 20%.
  - Cálculo % sobrecarga volêmica: ganho de fluidos (litros) – perda de fluidos (litros)/peso na admissão (kg) × 100.

Distúrbios metabólicos

- Entre eles, hipercalemia e acidose metabólica, vide capítulos específicos.

Terapia de substituição renal

- A refratariedade às medidas instituídas e/ou gravidade das alterações apresentadas podem requerer o início da TSR. É a maneira mais eficaz de gerenciar IRA grave.
- A Tabela 34.3 reúne as indicações mais frequentes de TRS na emergência.
- As modalidades disponíveis para substituição renal são diálise peritoneal, hemodiálise intermitente ou hemodiafiltração contínua. A escolha sobre cada uma delas depende primordialmente da condição clínica do paciente.

Tabela 34.3. Indicações de terapia de substituição renal na emergência

Indicações
Hipervolemia (sobrecarga hídrica significativa > 10 a 20%, impossibilidade de oferecer nutrição adequada, necessidade de transfusões frequentes)
Hiperpotassemia refratária
Acidose metabólica grave refratária
Sintomas/sinais de uremia (sangramentos, encefalopatia, pericardite)
Intoxicações exógenas por fármacos dialisáveis
Hiperamonemia

Fonte: adaptada de Fragasso T, 2018.

Literatura sugerida

Bellomo R, Kellum JA, Ronco C et al. Acute kidney injury in sepsis. Intensive Care Med. 2017; 43(6): 816-28.

Fragasso T, Ricci Z, Goldstein SL. Pediatric acute kidney injury. Contrib Nephrol. 2018; 193:113-26.

Schwartz GJ, Muñoz A, Schneider MF, Mak RH, Kaskel F, Warady BA et al. New equations to estimate GFR in children with CKD. J Am Soc Nephrol. 2009; 20:629-37.

Selewski DT, Goldstein SL. The role of fluid overload in the prediction of outcome in acute kidney injury. Pediatr Nephrol. 2018; 33(1):13-24.

The Kidney Disease Improving Global Outcomes (KDIGO) Working Group. Definition and classification of acute kidney injury. Kidney Int, 2012; 2:19-36.

35 Capítulo

Distúrbios Hidreletrolíticos

Michele Luglio

Definição

Distúrbios do sódio

Hipernatremia

Definição

- $[Na^+]$ sérico > 145 mEq/L.

Mecanismos fisiopatológicos

- Administração excessiva de sódio ou sua retenção renal, perda excessiva de água livre, déficits concomitantes de sódio e água (déficit água > déficit sódio). Definição da volemia do paciente é o *passo inicial* na avaliação desse distúrbio.

Tabela 35.1. Principais etiologias de hipernatremia

Excesso de sódio	Déficit de água livre	Déficit de água e sódio
Erro de preparo de fórmula	DI nefrogênico (adquirido e hereditário)	Perdas gastrintestinais (diarreia e vômitos)
Uso de salina hipertônica	DI central (lesões de SNC, hipertensão intracraniana e hereditárias)	Queimaduras e suor excessivo
Excesso de ingestão de bicarbonato	Perdas insensíveis aumentadas (febre, hipertermia e queimados)	Perdas renais (diuréticos, pós-obstrutiva e doença renal crônica)

Fonte: autoria própria.

Quadro Clínico

- Sintomas ligados ao estado de hidratação. Comuns os sintomas de desidratação, porém menos acentuados que na hiponatremia. Alterações de osmolaridade podem levar a sintomas de SNC: confusão mental, coma, apneia e outros sinais neurológicos. *Sinais focais* são sinais de alerta para eventuais hemorragias e rompimentos vasculares (indica-se método de imagem de SNC).

Tratamento

- Restituição volêmica com cristaloide.
- Diurético e redução de oferta de sódio.
- Calcular déficit de água livre e estimar a sua reposição dentro de 24 h (respeitar a velocidade de queda de natremia de até 12 mEq/24 h).
  - No Diabetes *Insipidus* Central: administração de DDAVP é o tratamento indicado. Auxílio de um endocrinologista é útil na avaliação do quadro.

Hiponatremia

Definição

- $[Na^+]$ sérico < 135 mEq/L.

Mecanismos fisiopatológicos

- O passo inicial é descartar a pseudo-hiponatremia (medição falsamente diminuída do Na por interferentes como proteínas anormais e triglicérides) e definir *volemia* do paciente.
  - Hiponatremia com hipovolemia: perdas de sódio e água com déficit mais importante do íon. Ocorre em perdas renais ou gastrintestinais.
  - Hiponatremia com hipervolemia: diminuição do volume circulatório efetivo ativando sistema renina-angiotensina-aldosterona. Inclui os "estados edematosos".
  - Hiponatremias euvolêmicas: secreção inapropriada de ADH pode estar incluída nessa categoria, resultando em retenção de água livre por excesso desse hormônio em circulação.

Tabela 35.2. Etiologias de hiponatremia

Pseudo-hiponatremia	Hiponatremia hipovolêmica	Hiponatremia euvolêmica	Hiponatremia hipervolêmica
Hiperlipidemia	Perdas gastrintestinais	SSIADH	Insuficiência cardíaca congestiva
Hiperproteinemia	Uso de diuréticos	Hipotiroidismo	Cirrose hepática
	Diurese pós-obstrutiva	Intoxicação hídrica	Insuficiência renal
Hiperglicemia	Síndrome cerebral perdedora de sal	Hiponatremia induzida por exercício	Síndrome nefrótica
	Hipoaldosteronismo		Enteropatia perdedora de proteínas

Fonte: autoria própria.

Quadro Clínico

- Relacionado com a diminuição da osmolaridade plasmática. Quadros agudos podem se manifestar com sintomas como náuseas, vômitos, confusão mental, estupor e coma.

Tratamento

- O passo inicial é sempre a restituição volêmica adequada. Em caso de pacientes com sintomas neurológicos (em geral com Na < 120 mEq/L) pode-se indicar a correção da natremia com NaCl 3% respeitando a velocidade de ascensão de Na de até 12 mEq/24 h.
  - Na SSIADH, indica-se a restrição hídrica e o uso de reposição/manutenção com soluções isotônicas.
  - Nos estados edematosos o tratamento se guia pelo uso de diuréticos, em especial os diuréticos de alça como furosemida.

Distúrbios do potássio

Hipercalemia

Definição

- $[K^+]$ sérico > 5,0 mEq/L.

Mecanismos fisiopatológicos

- Hemólise durante a coleta (pseudo-hipercalemia), ingesta excessiva de K, liberação do conteúdo intracelular de K, diminuição da excreção renal de K.

Tabela 35.3. Etiologias de hipercalemia

Hipercalmia leve (5 a 6 mEq/L)	Hipercalemia moderada (6 a 7 mEq/L)	Hipercalemia grave (> 7 mEq/L)
Excesso de ingesta	Uso de medicações (i-ECA, espironolactona,...)	Síndrome de lise tumoral
Jejum prolongado	Paralisia periódica hipercalêmica	Insuficiência renal aguda
Pseudo-hipercalemia	Transfusões maciças de sangue	Doença renal crônica

Fonte: autoria própria.

Quadro Clínico

- Sintomas são *raros* e podem incluir fadiga, fraqueza muscular e parestesias. A *maior preocupação* são as disritmias cardíacas (sequencialmente: apiculamento de onda T, prolongamento de PR, achatamento de onda P, alargamento de QRS e taquicardias ventriculares) o que geralmente ocorre com $[K^+] > 6{,}5$ mEq/L.

Tratamento

- O primeiro passo é realizar um ECG de 12 derivações e verificar a presença de alterações consistentes com hipercalemia. As fontes exógenas de K devem ser suspensas. A seguir, em caso de ECG alterado, indica-se a administração de gluconato de cálcio 10% 1 a 2 mL/kg por via IV rápida, como estabilizados de membrana. Como estratégias para redução de K sérico, temos:
  - Medidas de *shift*: β-2 agonistas inalatórios, solução polarizante (glicoinsulina na proporção 1:5) e bicarbonato de sódio por via IV 1 a 2 mEq/kg.
  - Medidas espoliativas: resinas trocadoras (poliestirenos sulfonatos de cálcio ou de sódio) e diuréticos de alça (furosemida).
  - Na ausência de resposta às medidas acima, podem-se indicar métodos dialíticos.

Hipocalemia

Definição

- [K^+] sérico < 3,5 mEq/L.
  - Leve: 3,5 a 3,0 mEq/L e sem alteração de ECG.
  - Grave: < 3,0 mEq/L ou com alteração de ECG.

Mecanismos fisiopatológicos

- Diminuição da oferta de K total diária, aumento da excreção renal e/ou perdas extrarrenais.

Tabela 35.4 Etiologias de hipocalemia

Etiologias de hipocalemia
Uso de medicamentos: quimioterápicos, anfotericina B, insulina e diuréticos
Diarreia, êmese, perdas por sondas e drenos
Hiperaldosteronismo primário, síndromes renais (Bartter e Gitelmann)
Cetoacidose diabética e hipercortisolismo

Fonte: autoria própria.

Quadro Clínico

- A presença de sintomas é rara, mas pode incluir fraqueza, astenia, íleo paralítico e supressão respiratória. A maior preocupação é com a ocorrência de disritmias cardíacas, mais frequentes na presença de disfunção miocárdica prévia. As alterações eletrocardiográficas mais comuns são o achatamento e a inversão de onda T e o surgimento de onda U.

Tratamento

- A primeira medida é a realização de um ECG de 12 derivações.
  - No caso da presença de sintomas, alteração de ECG ou K < 3,0 mEq/L indica-se a reposição rápida de K por via IV respeitando-se velocidade de 0,5 a 1,0 mEq/kg/h. Atenção a concentrações máximas de K (40 mEq/L em acesso periférico e 80 mEq/L em acessos centrais). A coleta de dosagens controle deve ser realizada ao término das reposições.
  - Nas hipocalemias leves, indica-se apenas o aumento da oferta total diária de K, que pode ser realizada aumentando-se a oferta em soros de manutenção ou NPP ou por meio da administração de K enteral (xarope ou comprimido de KCL).

Distúrbios do cálcio

Hipercalcemia

Definição

- Ca_{total} > 10,8 mg/dL ou $Ca_{ionzado}$ > 1,4 mmol/dL.

Mecanismo fisiopatológico

- Ingesta excessiva ou aumento da absorção intestinal, hiperparatiroidismo, síndromes paraneoplásicas produtoras de PTH_{rp}, intoxicação por vitamina D.

Etiologias

- Uso excessivo de suplementação de cálcio, mutações no sensor de cálcio, adenoma de paratiróide, doença renal crônica, intoxicação por vitamina D, tireotoxicose, entre outros.

Quadro Clínico

- Neuromusculares (fadiga, letargia, confusão mental, alucinações e coma), gastrintestinais (náuseas, vômitos, constipação e íleo), cardiovasculares (arritmias e encurtamento do intervalo QT), renais (poliúria, hipostenúria, desidratação, litíase e insuficiência renal).

Tratamento

- Restauro da volemia com soluções cristaloides. Uso de diuréticos de alça (uma vez garantida a volemia restaurada), uso de adjuvantes como bifosfonados e calcitonina inalatória. Na falha dessas terapias, podem-se indicar métodos dialíticos. Em caso de hiperparatiroidismo primário pode-se indicar a ressecção de paratiroide.

Hipocalcemia

Definição

- Ca_{total} < 8,8 mg/dL ou $Ca_{ionzado}$ < 1,0 mmol/dL.

Mecanismo fisiopatológico

- Deficiência nutricional, desequilíbrio hormonal (PTH, vitamina D e calcitonina) e deficiência de vitamina D.

Etiologias

- Síndrome de DiGeorge, hipovitaminose D, deficiências nutricionais, má absorção, síndrome de lise tumoral, entre outros.

Quadro Clínico

- O quadro clínico pode incluir sintomas neuromusculares (parestesias, tetania, laringospasmo e convulsões), cardiovasculares (prolongamento do intervalo QT, alterações não específicas ST-T e arritmias), osteopenia e fraturas.

Tratamento

- Na presença de sintomas, indica-se a reposição rápida de cálcio na forma de gluconato de cálcio 10% 1 a 2 mL/kg por via IV. Depois da resolução dos sintomas, indica-se reposição enteral de cálcio na forma de $CaCO_3$ (50 mg/kg/dia). A administração de vitamina D3 e de calcitriol pode se fazer necessária.

Literatura sugerida

Banasiak KJ. Disorders of calcium, magnesium and phosphate. In: Nichols DG, Schaffner DH. Roger's Textbook of Pediatric Intensive Care. 5. ed. Philadelphia: Wolters Kluwer, 2016.

Cho et al. Fluid and electrolyte disorders. In: Mcphee SJ. Current Medical Diagnosis and Treatment. 49. ed. McGraw-Hill; 2010:784-93.

Roque FL. Distúrbios do equilíbrio acidobásico. In: Martins HS, Brandão Neto RA, Scalabrini Neto A, Velasco IT, eds. Emergências Clínicas – Abordagem Prática. 10. ed. Barueri: Manole, 2015.

Schneider J, Kelly A. Disorders of water, sodium, and potassium homeostasis. In: Nichols DG, Schaffner DH. Roger's Textbook of Pediatric Intensive Care. 5. ed. Philadelphia: Wolters Kluwer, 2016.

Capítulo 36

Distúrbios Acidobásicos

Michele Luglio

Definição

- Controle do pH corporal é essencial para manutenção da vida e suas alterações agudas e crônicas podem levar a quadros potencialmente fatais.
- Os mecanismos responsáveis pela manutenção do pH em limites fisiológicos de 7,35 a 7,45 são dependentes das funções dos sistemas tampão, rins e pulmões.

Terminologia e classificação

- Acidemia: pH sanguíneo < 7,35.
- Alcalemia: pH sanguíneo > 7,45.
- Acidose: aumento nas concentrações de íons H^+.
- Alcalose: diminuição nas concentrações de íons H^+.
- Distúrbio respiratório: causado por anormalidade de pCO_2 (aumento ou diminuição).
- Distúrbio metabólico: causado por anormalidade de $[HCO_3^-]$ (aumento ou diminuição).

Tabela 36.1. Valores de normalidade

Variável	Valores de normalidade
pH	7,40 ± 0,02
pCO_2	40 ± 5 mmHg
Bicarbonato	24 ± 2 mEq/L
BE	0 ± 2
Cloro	100 ± 5 mEq/L
Ânion-Gap (AG)*	10 ± 2 mEq/L

*Ânion-Gap = [Sódio] – [Cloro] – [Bicarbonato].

Fonte: autoria própria.

- Temos um total de quatro distúrbios acidobásicos simples, a saber: acidose metabólica, acidose respiratória, alcalose metabólica e alcalose respiratória.
- Cada um desses distúrbios culminará com uma resposta compensatória a direcionar parâmetros opostos:
  - Distúrbios respiratórios levam a compensação metabólica (modificações de $[HCO_3^-]$);
  - Distúrbios metabólicos levam a compensação respiratória (modificações de pCO_2).
- As compensações podem levar tempos diferentes para se completarem. A compensação respiratória de um distúrbio metabólico tende a ser rápida, levando minutos a horas.
- A compensação metabólica de um distúrbio respiratório tende a levar mais tempo (alguns dias) para completar-se.
- A compensação metabólica, dessa maneira, é dividida em duas fases: aguda (dependente dos sistemas tampão) ou crônica (mais intensa e dependente do papel do rim na excreção de ácidos).

Tabela 36.2. Distúrbios acidobásicos simples e suas compensações

Distúrbio	pH	Bicarbonato	pCO_2
Acidose metabólica	↓	↓	↓
Alcalose metabólica	↑	↑	↑
Acidose respiratória	↓	↑	↑
Alcalose respiratória	↑	↓	↓

Fonte: autoria própria.

Avaliação gasométrica

- A avaliação sistemática de gasometrias se baseia nos seguintes pontos:
  1. Avaliação do pH → verificar a presença de alcalemia ou acidemia.
  2. Avaliar a causa do distúrbio → causador é variação de pCO_2 (distúrbio respiratório) ou bicarbonato (distúrbio metabólico)?
  3. Avaliar compensações e potencial presença de distúrbios mistos.
  4. Calcular o ânion-gap correspondente.
  5. Calcular o ΔÂnion-Gap/ΔBicarbonato:

$$\frac{\textit{AG medido} - \textit{AG normal}}{\textit{Bicarbonato medido} - \textit{Bicarbonato normal}}$$

     a. $\Delta/\Delta = 1 - 2$: a variação de bicarbonato é justificada pela variação de AG.
     b. $\Delta/\Delta > 2$: variação do AG é duas vezes a do bicarbonato, presença de acidose metabólica e alcalose metabólica.

c. $\Delta/\Delta < 1$: variação do bicarbonato é maior que do AG, presença simultânea de acidose metabólica hiperclorêmica e de ânion-gap aumentado.

6. Em caso de distúrbios respiratórios, calcular o gradiente alvéolo--arterial de O_2 (determinar presença de distúrbio ventilatório puro ou alterações pulmonares associadas):

$$\text{Gradiente A – a de } O_2 = 150 - pO_2 - 1{,}25 \times pCO_2 \text{ [em ar ambiente]}$$

7. Avaliar se os achados são condizentes com o quadro clínico.

Acidose metabólica

- Excesso de ácidos orgânicos, perda de bicarbonato ou deficiência na capacidade de o rim excretar íons H^+.
- Avaliar compensação respiratória por meio do cálculo:

$$pCO_2 \text{ (esperado)} = 1{,}5 \times [HCO_3] + 8 \pm 2$$

Tabela 36.3. Principais etiologias de acidose metabólica

Anion gap aumentado	Anion gap normal (hiperclorêmica)
Cetoacidose	Diarreia
Acidose lática	Acidose tubular renal
Insuficiência renal	Uso de diuréticos poupadores de K^+
Intoxicações por álcoois	Acidose dilucional
Lise celular	Uso de nutrição parenteral
Intoxicação por salicilatos	Fístulas biliares e pancreáticas

Fonte: autoria própria.

Quadro Clínico

- Quadros de acidose grave (pH < 7,15) a contratilidade miocárdica pode ser comprometida. Hiperventilação, como processo compensatório pode estar presente.

Tratamento

- Estritamente relacionado com suas causas (vide manejo de cetoacidose, instabilidade hemodinâmica e desidratação).
- Geralmente, indica-se reposição de bicarbonato em casos de pH < 7,15 e/ou bicarbonato < 8 mEq/L. Indica-se reposição por meio de infusão endovenosa de bicarbonato 8,4% de maneira lenta e com monitoração de gasometria e dosagens de potássio.

Alcalose metabólica

- Marcada por pH elevado, o que ajuda a diferenciar de quadros de acidose respiratória crônica, nos quais há aumento do bicarbonato.
- Para avaliar a compensação respiratória pode-se usar a fórmula:

$$\Delta pCO_2 = 0{,}6 \times \Delta \text{bicarbonato}$$

- Para se diferenciar as causas de alcalose metabólica, é útil a dosagem das concentrações de cloreto urinário:
  - **Cloreto responsivas** → $[\text{Cloro}]_{\text{urina}} < 25$ mmol/L. Esses casos relacionam-se, normalmente, com a depleção de volume, com perdas de sódio, potássio e cloreto.
  - **Cloreto resistentes** → $[\text{Cloro}]_{\text{urina}} > 40$ mmol/L. Divididas em etiologias relacionadas com a hipertensão arterial (síndrome de Liddle, doença renovascular, hiperplasia suprarrenal...) ou com a pressão arterial normal (síndrome de Gitelman, síndrome de Bartter...).

Quadro Clínico

- Os pacientes com quadros cloreto-responsivos tendem a apresentar sintomas de contração de volume intravascular ou desidratação. Alcalemias graves (pH > 7,60) podem associar-se a sintomas de tetania, convulsões e cefaleia.

Tratamento

- Suspensão de diuréticos, expansão volêmica são medidas cabíveis nos casos cloreto sensíveis.

Acidose respiratória

- Ocorre quando há diminuição da ventilação alveolar ou aumento da produção de CO_2 por aumento do metabolismo de maneira não compensável pela função pulmonar.
- Respostas adaptativas podem ser agudas ou crônicas:
  - Agudas: $\Delta \text{bicarbonato} = 0{,}1 \times \Delta pCO_2$
  - Crônicas: $\Delta \text{bicarbonato} = 0{,}4 \times \Delta pCO_2$
- Como causas potenciais, pode-se citar: doenças neuromusculares (amiotrofia espinhal, distrofias musculares, Guillain-Barré), doenças pulmonares (pneumonias, bronquiolite, displasia broncopulmonar), depressão do SNC (uso de anestésicos, TCE), entre outras.

Quadro Clínico

- Em geral, ocorrem em quadros de taquipneia e esforço respiratório. As exceções são pacientes com comprometimento do centro respiratório ou casos em que há iminência de falência respiratória por fadiga muscular.

Tratamento

- Controle da causa subjacente, manejo da hipoxemia associada, suporte ventilatório por meio de VNI ou ventilação mecânica invasiva.

Alcalose respiratória

- Quadros de hiperventilação em que a eliminação de CO_2 supera a sua produção.
- Respostas adaptativas podem ser agudas ou crônicas:
  - Agudas: Δbicarbonato $= 0{,}2 \times \Delta pCO_2$
  - Crônicas: Δbicarbonato $= 0{,}4$ a $0{,}5 \times \Delta pCO_2$
- Como possíveis etiologias, temos: quadros de hipoxemia que induzam hiperventilação (ICC, pneumonia, cardiopatias cianogênicas), doenças pulmonares primárias (asma, pneumonia, PARDS), doenças do SNC (meningite, encefalite, medicamentos como salicilatos).

Quadro Clínico

- *Per se*, a alcalose tende a ser praticamente assintomática, com a maioria das manifestações associadas a distúrbios hidreletrolíticos concomitantes e aos quadros de base.

Tratamento

- Centrado na abordagem da causa de base que levou ao distúrbio. Em quadros psicogênicos de hiperventilação (ansiedade, crises de pânico) pode-se administrar benzodiazepínico ou respiração em sacos de papel (empregado depois da exclusão de outras causas de alcalose respiratória).

Literatura sugerida

Berend K et al. Physiological approach to assesment of acid-base disturbances. N Engl J Med. 2014; 371:1434-45.

Halperin ML et al. Fluid, Electrolyte and acid-base physiology – a problem-based approach. 4. ed. Philadelphia: Saunders/Elsevier. 2010.

Kamel KS, Halperin ML. Acid-base problems in diabetic ketoacidosis. N Engl J Med. 2015; 372:546-54.

Seitfer JL. Integration of acid-base and electrolyte disorders. N Engl J Med. 2014; 371:1821-31.

SEÇÃO 5
ENDOCRINOLOGIA

COORDENADORAS

Letícia Kamio Teshima

Paula de F. Presti Popoutchi

CAPÍTULOS

37 Capítulo

Diabetes – Primodescompensação, Cetoacidose Diabética e Estado Hiperosmolar Hiperglicêmico

Letícia Kamio Teshima

Introdução

A cetoacidose diabética (CAD) e o estado hiperosmolar hiperglicêmico (EHH) correspondem aos dois tipos de complicações agudas mais graves relacionadas com o diabetes melito (DM).

Enquanto a maioria dos casos de CAD acontece nos pacientes com diabetes melito tipo 1, de origem autoimune; os casos de EHH ocorrem em pacientes com diabetes melito tipo 2.

A principal diferença entre a CAD e o EHH seria o grau de insulinopenia.

A CAD é causada por deficiência insulínica extrema, que junto com a elevação dos hormônios contrarreguladores, geram aumento da lipólise e elevação da oxidação hepática dos ácidos graxos livres em corpos cetônicos (beta-hidroxibutirato e acetoacetato), que são responsáveis, em grande parte, pela acidose.

A CAD pode apresentar-se como primeira manifestação da doença (primodescompensação), em cerca de 25 a 40% dos diagnósticos de diabetes melito tipo 1, principalmente em < 4 anos de idade, procedentes de população com pouca informação, em que a sintomatologia clássica passou despercebida.

No EHH, os níveis circulantes de insulina são suficientes para bloquear a lipólise e a cetogênese, porém inadequados para promover a utilização periférica de glicose. Nesse caso, há ausência de cetoacidose, e o que predomina é a hiperosmolalidade grave. O EHH é raro na faixa pediátrica, porém está associado a elevadas taxas de mortalidade.

Definição

- Glicemia > 200 mg/dL.
- pH < 7,3 e/ou bicarbonato < 15 mEq/L.
- Presença de cetonúria e/ou cetonemia > 3 mmol/L.

Fatores precipitantes

- Infeccioso (principal).
- Estresse físico.
- Estresse emocional.
- Omissão ou subdose de insulina.
- Medicações (corticoide, antipsicótico, diaxózido e tiazídico).

Quadro Clínico

- Sintomas
  - Poliúria.
  - Polifagia.
  - Polidipsia.
  - Perda de peso.
  - Dor abdominal.
  - Vômitos.
  - Fraqueza.
  - Dispneia.
- Sinais
  - Letargia.
  - Desidratação.
  - Respiração de Kussmaul.
  - Hálito cetônico.
  - Distúrbios de consciência.
  - Coma.

Exames

- Glicemia capilar.
- Glicemia plasmática.
- Eletrólitos: sódio, potássio, cloro, fósforo, cálcio iônico e magnésio.
- Gasometria venosa.
- Ureia e creatinina.
- Cetonemia de ponta de dedo e/ou cetonúria por fita urinária.

Tabela 37.1. Critérios diagnósticos e classificação de gravidade

	CAD			EHH
	Leve	Moderada	Grave	
Glicemia (mg/dL)	> 200	> 200	> 200	> 600
pH sérico	< 7,3	< 7,2	< 7,1	> 7,3
Bicarbonato sérico (mEq/L)	< 15	< 10	< 5	>15
Cetonemia (mmol/L)	> 3	> 3	> 3	< 3
Cetonúria	Presente	Presente	Presente	Ausente
Osmolalidade sérica (mOsm/kg)	Variável	Variável	Variável	> 320
Ânion-gap	> 10	> 12	> 12	< 12

Fórmula para cálculo da osmolalidade sérica efetiva (mOsm/kg) = 2 Na^+ (mEq/L) + Glicose (mg/dL)/18 + ureia (mg/dL)/6.

Fórmula para cálculo do Ânion-Gap: Na^+ (mEq/L) – [Cl^- + HCO^{3-} (mEq/L)].

Fonte: Damiani, Durval et al.[4]

Tratamento

- A terapêutica deve ser instituída de imediato e envolve o tratamento do desencadeante.
- Algumas complicações observadas durante o tratamento da CAD são: choque, reposição das perdas hídricas, correção das perdas eletrolíticas, correção da hiperglicemia, correção da acidose metabólica e tratamento do eventual processo hipoglicemia, distúrbios do ritmo cardíaco, fenômenos tromboembólicos e edema cerebral.

Abordagem inicial

- Pesar o paciente.
- Avaliar o grau de desidratação: com ou sem choque.
- Avaliar o nível de consciência.
- Identificar causas da descompensação/pesquisar infecção.

Medidas gerais

- Assegurar as vias respiratórias.
- Acesso venoso periférico.
- Oxigenoterapia se sinais de choque.
- Introduzir o antibiótico, depois da coleta de culturas, quando necessário.

Monitoração

- Monitoração: oximetria de pulso, cardíaca e pressão arterial.
- Controle da diurese, se necessário, realizar sondagem vesical de demora se rebaixamento do nível de consciência.

- Avaliação neurológica a fim de detectar os sinais e sintomas de edema cerebral.
- Cetonúria em todas as micções até negativar.

Fase de reparação de volume

- NaCl 0,9% 50 mL/kg/h na primeira hora caso apresente instabilidade hemodinâmica (máx. 1.000 mL/h).
- NaCl 0,9% 20 mL/kg/h na primeira hora caso não apresente instabilidade hemodinâmica (máx. 1.000 mL/h). De forma lenta, para evitar a queda abrupta da glicemia e, consequentemente, da osmolalidade sérica. Deve-se manter a vigilância para sinais de edema cerebral.
- O volume poderá ser repetido de acordo com o grau de desidratação.

Segunda hora, desde que apresente diurese e K < 6,5 mEq/L

- Solução de cloreto de potássio ou solução de fosfato monobásico de potássio 20 a 40 mEq/L respeitando a velocidade máxima de infusão de potássio de 0,5 mEq/kg/h. Será mantido enquanto houver expansão com solução de NaCl 0,9% ou necessidade de soro de manutenção.
- Assim que o paciente não apresentar náuseas, vômitos ou outro impedimento, a dieta, rica em potássio e líquidos à vontade, deve ser liberada.

Segunda hora: correção da acidose

- Bicarbonato de sódio se pH $\leq$ 6,9 e/ou bicarbonato sérico < 5, sinais de choque com falência miocárdica, hipercalemia grave.
- 1 a 2 mEq/kg em 1 hora ou pela fórmula: bicarbonato a administrar (mEq) = (15 – bicarbonato encontrado) $\times$ 0,3 $\times$ peso (kg).

Segunda hora: introdução da insulinoterapia

- Insulina ultrarrápida subcutânea (SC) intermitente (lispro, asparte ou glulisina) 0,15 UI/kg/dose 2/2 h ou infusão endovenosa (EV) contínua de insulina regular, na velocidade de infusão de 0,1 UI/kg/h.
- Coletar glicemia capilar de 1 em 1 hora a partir do início da insulinoterapia.
- Se a taxa de queda de glicemia > 100 mg/dL/h, diminuir a dose da insulina ultrarrápida SC para 0,1 UI/kg/dose 2/2 h ou se queda > 60 a 90 mg/dL reduzir a velocidade de infusão EV da insulina regular para 0,05 UI/kg/h.
- Quando a glicemia for $\leq$ 200 mg/dL, liberar a dieta se ainda não tiver sido liberada. Se o paciente não apresentar condições de aceitar a dieta, acrescentar SG 5% na fase de expansão (NaCl 0,9% 1/2: SG 5% 1/2) ou acrescentar soro de manutenção com SG 5%.
- Depois da glicemia < 200 mg/dL, inicia-se a fase de manutenção da insulina ultrarrápida SC 0,1 UI/kg/dose 3/3 h.
- Devido ao estado de desidratação extremo do paciente em EHH, deve-se optar pela infusão EV de insulina regular em baixas doses, 0,1 UI/kg/h.

A taxa de queda da glicemia deve ser mais lenta, em torno de 60 a 80 mg/dL/h. Quando a glicemia estiver entre 250 e 300 mg/dL, deverá ser acrescentada glicose 5% ao soro e diminuída a velocidade de infusão da insulina regular para 0,05 UI/kg/h até que a osmolalidade sérica atinja níveis menores do que 315 mOsm/kg. A administração SC de insulina poderá ser iniciada depois da reparação do volume intravascular, com melhora do nível de consciência e assim que a ingestão por via oral for possível.

Início da insulina NPH ou Lantus 12 horas depois do início do tratamento

Complicação: edema cerebral

- Possíveis causas do edema cerebral:
  - Rápida redução da glicemia.
  - Hidratação excessiva.
  - Utilização de fluidos hipotônicos.
  - Hiponatremia prolongada.
  - Mudança na pressão oncótica.
  - Hipoxemia e hipofluxo cerebral.
  - Edema vasogênico.
- Situações de risco para o edema cerebral:
  - < 5 anos de idade.
  - Maior gravidade da CAD.
  - Diagnóstico recente de diabetes melito.
  - Longa duração dos sintomas.
  - EHH.

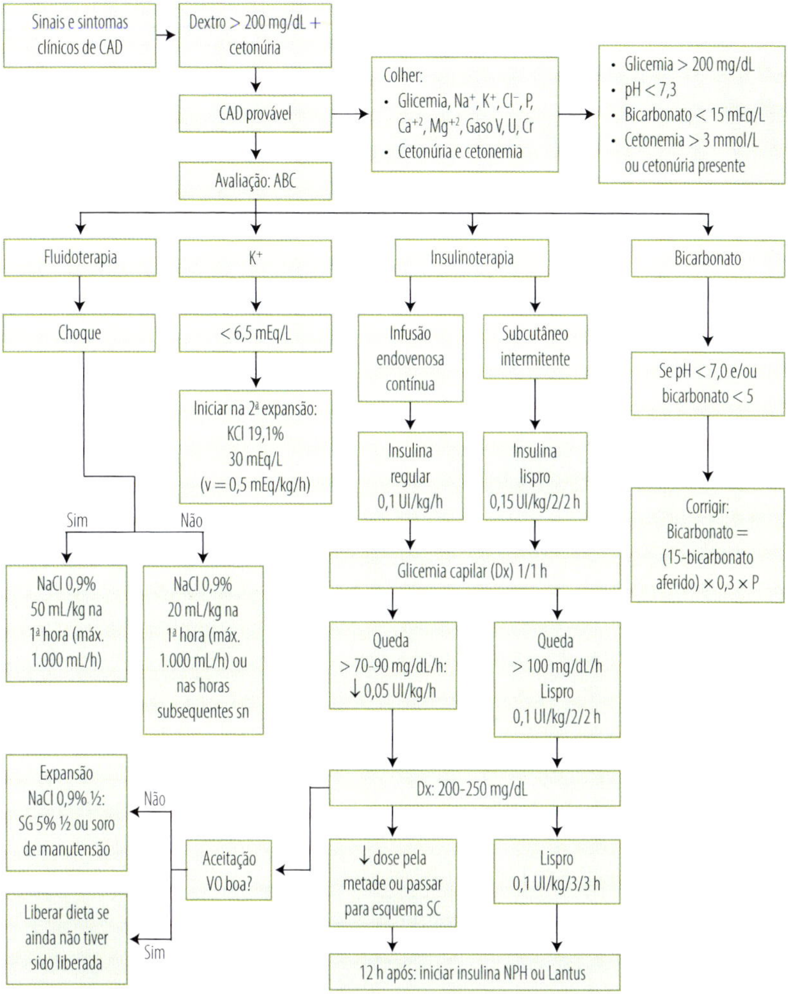

Fluxograma 37.1. Diagnóstico e tratamento da CAD.

Fonte: Damiani, Durval et al.[4]

Literatura sugerida

Current perspective for treating children with diabetic ketoacidosis. J. Pediatr. 2007; 83(5):119-27.

Damiani D. Endocrinologia na Prática Pediátrica: Coleção Pediatria do Instituto da Criança do HC-F-MUSP. 3. ed. 2016.

Della Manna T et al. Subcutaneous use of a fast-acting insulin analog: an alternative treatment for pediatric patients with diabetic ketoacidosis. Diabetes Care. 2005 Aug; 28(8):1856-61.

Wolfsdorf J, Glaser N, Sperling MA. Diabetic ketoacidosis in infants, children and adolescents- a consensus statement from the American Diabetes Association. Diabetes Care. 2006: 29:1150-559.

38 Capítulo

Diabetes *Insipidus* e SIADH

Paula de F. Presti Popoutchi

Diabetes *Insipidus*

Definição

- A diabetes *insipidus* (DI) é uma síndrome relacionada à deficiência ou a falta de ação do hormônio antidiurético (ADH ou arginina-vasopressina), com consequente incapacidade de concentração urinária pelo rim. O hormônio antidiurético é produzido pelo hipotálamo (núcleos supraóptico e paraventricular), armazenado na hipófise posterior (neuro-hipófise) e atua nos túbulos renais (porção espessa da alça ascendente de Henle e túbulo coletor), promovendo regulação hídrica, por meio do aumento da reabsorção de água, com consequente redução do volume urinário e aumento da concentração urinária.
- A DI é uma situação clínica em que, devido à falta do ADH, ocorre perda de grande quantidade de água pela urina (aumento do volume urinário – poliúria) e, consequentemente, aumento da sede (polidipsia), com aumento da concentração plasmática e hipernatremia, características típicas da doença.
- A DI pode ser subdividido em 3 tipos:
  - *Diabetes* insipidus *central (neurogênica ou hipotalâmica):* forma mais frequente de DI, caracterizada pela deficiência, parcial ou total, da síntese de ADH pelo hipotálamo.
  - *Diabetes* insipidus *nefrogênica:* resistência renal à ação do ADH.
  - *Polidipsia primária:* ingestão excessiva de água. Pode ser psicogênica, por ingestão excessiva por distúrbio psiquiátrico, ou dipsogênica, doença específica do centro de regulação da sede.

Patogenia

- A osmolalidade plasmática normal é de 280 a 295 mOsm/kg e é regulada por um complexo sistema responsável pela regulação entre ingestão de água (centro da sede) e sua excreção, por meio de um mecanismo renal de concentração urinária, dependente de ADH. A secreção desse hormônio é regulada por osmorreceptores, que detectam variações da concentração plasmática, e por receptores de volume ou barorreceptores, os quais, por sua vez, detectam variações de volume e de pressão, de forma a garantir um balanço hídrico adequado.

- A principal ação da vasopressina ocorre nos rins, em receptores V2 presentes na alça ascendente de Henle (aumenta a reabsorção de NaCl por meio da ativação das bombas de sódio e potássio) e no túbulo coletor (aumenta a reabsorção de ureia e aumenta a permeabilidade à água por meio de aquaporinas tipo 2). A reabsorção de NaCl e de ureia favorecem a hipertonicidade medular renal, permitindo a difusão passiva da água da luz tubular para o interior da célula, promovendo, portanto, redução do volume urinário, com consequente aumento da concentração urinária.
- Na DI, a falta de ADH ou a sua resistência faz com que ocorra uma diminuição da reabsorção de sódio, com consequente diminuição da reabsorção de água, promovendo um aumento do volume urinário e diminuição do sódio urinário. Consequentemente, ocorre aumento da concentração plasmática, associada à hipernatremia.

Etiologia

- DI central (neurogênica ou hipotalâmica):
  - *Congênita ou hereditária:* autossômica dominante (mutações no *gene AVP-NPII*); autossômica recessiva (síndrome de Wolfram – *gene WSF1* ou *wolframina* – DI, diabetes melito, atrofia óptica, surdez neurológica e malformações do trato urinário); associada a malformações cerebrais (displasia septo-óptica, hidrocefalia, microcefalia, entre outras).
  - *Adquirida (maioria dos casos):* tumores de SNC (50% – craniofaringiomas e germinomas); autoimunidade (neuro-hipofisite e/ou infundibulite linfocítica, vasculites); traumas e/ou pós-cirúrgico; infecções (encefalites; meningites, toxoplasmose, citomegalovírus); granulomatoses (histiocitose, tuberculose, sarcoidose); idiopático.
- DI nefrogênica:
  - *Congênita ou familiar:* recessivo ligado ao X (mutações no gene receptor V2); autossômico recessivo ou dominante (mutações no gene da aquaporina-2).
  - *Adquirida:* doenças renais (insuficiência renal crônica, pielonefrite crônica, doença cística medular, necrose tubular aguda, uropatia obstrutiva, pós-transplante); doenças sistêmicas com comprometimento renal (síndrome de Fanconi, anemia falciforme, cistinose, sarcoidose); fármacos (hipoglicemiantes orais, anestésicos, carbonato de lítio, tetraciclina, cisplatina, rifampicina, outros).
  - *Polidipsia primária:* engloba a DI psiogênico (rara na faixa etária pediátrica), em que há distúrbio psiquiátrico com ingestão excessiva de água, e a DI dipsogênica, em que há ausência de mecanismo da sede

e pode ser secundária à lesão hipotalâmica (histiocitose, disgermino-ma, meningite tuberculosa, traumas cranioencefálicos), a medicações de ação central (lítio, carbamazepina) e idiopática (70% casos).

Quadro Clínico

- Poliúria e a polidipsia são os principais sintomas, além de enurese noturna, perda de peso, fadiga e anorexia. Em recém-nascidos e lactentes: choro, irritabilidade, hipertermia, vômitos, desidratação, déficit pôndero-estatural, constipação.

Diagnóstico

- *Clínico:* presença de poliúria (crianças: > 4 mL/kg/h; RN > 6 mL/kg/h), polidipsia (ingestão de água maior do que 2 L/m²/dia) e déficit pôndero-estatural ou falha de crescimento.
- *Laboratorial:* aumento da osmolalidade plasmática (> 300 mOsm/kg), diminuição de osmolalidade urinária (< 300 mOsm/kg), baixa densidade urinária (~1002) e hipernatremia (Na > 145 mEq/L).
- *Paciente com poliúria associada a sódio e osmalidade plasmática normais (osmolalidade sérica < 300 mOsm):* a maioria dos pacientes com DI apresentam o mecanismo da sede preservado, mantendo o sódio e a osmolalidade plasmática em níveis normais. Nesses casos, é necessário avaliar a habilidade em concentrar a urina, por meio do *Teste de Restrição Hídrica/Prova de Concentração* (Fluxograma 38.1). Este deve ser realizado em ambiente hospitalar com supervisão médica. Deve se estabelecer acesso venoso periférico, realizar privação de líquidos (iniciar pela manhã) e coletar exames séricos e urinários iniciais: osmolalildade plasmática, sódio, potássio, glicemia, cálcio, ureia, osmolalidade urinária, densidade urinária. É fundamental que se realize o controle de diurese e, a cada 1 hora, deve ser feito controle de peso, pressão arterial e frequência cardíaca. Nesse mesmo intervalo, coletar osmolalidades plasmática e urinária, além de sódio. O teste deverá ser interrompido se houver perda de 3% a 5% do peso, se a osmolalidade urinária de duas ou três amostras consecutivas (intervalos de 1 hora) apresentarem menos de 10% de diferença entre elas, se Na sérico > 150 mEq/L e se osmolalidade urinária < 30 mOsm/kg. O diagnóstico de DI é confirmado se houver aumento da osmolalidade plasmática, ausência de aumento da osmolalidade urinária ou osmolalidade urinária/osmolalidade plasmática < 2. O teste é considerado normal se osmolalidade urinária > 1.000 Osm/kg e osmolalidade urinária > 600 mOsm/kg, em 2 amostras consecutivas. Depois da fase de restrição hídrica, é necessário avaliar a resposta à vasopressina (*fase da desmopressina*): aplica-se DDAVP (análogo sintético da desmopressina)

na dose de 1 mcg subcutâneo ou intravenoso ou 10 mcg intranasal e a avaliação da osmolalidade urinária deve ser feita 1 hora depois da administração do DDAVP. Se a concentração urinária pós-DDAVP for maior do que 50%, sugere-se DI central e se for menor do que 9%, DI nefrogênica.

- *Paciente com poliúria associada à desidratação e hipernatremia (Fluxograma 38.1)*: como a secreção de ADH é regulada por osmorreceptores e barorreceptores, se o paciente se encontrar desidratado com hipernatremia, afasta-se o diagnóstico de polidipsia primária e se estabelece o diagnóstico de DI. É indicada a realização da *prova de concentração* para diagnóstico diferencial (DI central e DI nefrogênica).

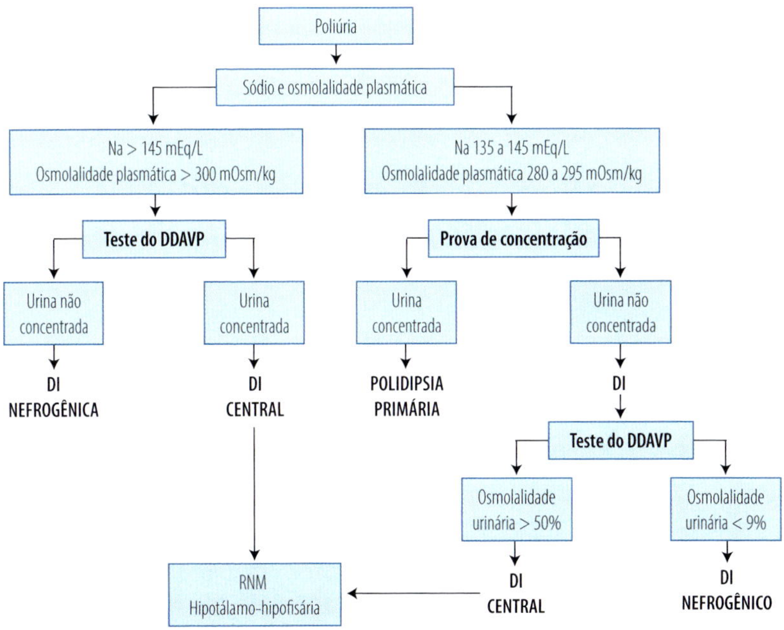

Fluxograma 38.1. Diagnóstico diferencial de DI.

Fonte: desenvolvido com base nas literaturas sugeridas.

Tratamento

Pacientes que não apresentam a sensação de sede preservada (por trauma craniano, perda de consciência, anestesia ou desconhecimento da doença) ou não conseguem ingerir a quantidade de líquido suficiente, devem receber volume de liquido suficiente e vasopressina. O controle de diurese deve ser feito em 24 horas e, com relação à ingesta hídrica, se não houver controle do centro da sede, estabelecer quantidade fixa a cada 8 horas (200 a 500 mL). A dosagem de sódio sérico deve ser realizada diariamente.

- *DI central ou neurogênico:* administração de análogo sintético da desmopressina (DDAVP), na dose oral inicial de 0,05 mg/dose, máximo de 0,2 mg/dose, 3 vezes ao dia. Se administração intranasal, a dose inicial deve ser de 1,25 a 2,5 mcg/dose, no máximo de 10 a 25 mcg/dose, e se administração subcutânea, a dose inicial deve ser de 0,25 mcg/dose, máximo de 0,50 mcg/dose. Inicialmente, a medicação deve ser administrada 2 vezes ao dia, com controle de doses de acordo com controle de diurese. Não deve ocorrer administração em horários fixos e se não houver diurese presente, para evitar acúmulo de dose e intoxicação hídrica.
- *DI nefrogênico:* o tratamento da causa desencadeante é a principal terapia. Deve-se também realizar hidratação adequada, restrição salina na dieta, uso de diuréticos Tiazídicos (1 a 3 mg/kg/dia, 2 vezes ao dia) e indometacina (1 a 2 mg/kg/dia, 3 vezes ao dia).
- *PP psicogênica:* seguimento psicológico/psiquiátrico e restrição hídrica.
- *DI dispsogênico:* controle da ingesta de líquidos.

Síndrome da Secreção Inapropriada de Hormônio Antidiurético (SIADH)

Definição

- Situação clínica em que ocorre a secreção aumentada do ADH, com consequente reabsorção de grande quantidade de líquidos e diluição do compartimento intracelular, levando à hipo-osmolalidade sérica, à hiponatremia e ao aumento da osmolalidade urinária.

Patogenia

- Na SIADH, a vasopressina é secretada continuamente, mesmo na presença de hiponatremia e baixa osmolalidade plasmática. O excesso de ADH promove, então, o aumento da reabsorção de água livre e diminuição da osmolalidade plasmática. Ocorre, ainda, aumento da taxa de filtração glomerular, com diminuição da reabsorção de sódio, aumento do hormônio natriurético atrial e diminuição da atividade plasmática de renina, com consequente aumento compensatório da excreção de sódio, na tentativa de reduzir a hipovolemia, agravando a hiponatremia.

Etiologia

- As principais causas de SIADH são: doenças do sistema nervoso central (tumores, encefalite, trauma craniano, pós-convulsões generalizadas); neoplasias (carcinomas, pulmonar, linfomas, entre outros); infecções (AIDS, tuberculose, vírus sincicial respiratório, herpes-zóster, entre outros); doenças pulmonares (asma, pneumonia, ventilação com pressão positiva), medicações (DDAVP, clorpropamida, carbamazepina, vincristina, lamotrigina, ciclofosfamida, fenotiazinas, antidepressivos tricíclicos, inibidores da receptação da serotonina, inibidores da MAO); e malformações (agenesia de corpo caloso, fenda labial/palatina, defeitos de linha média).

Quadro Clínico

- Na SIADH, ocorre diminuição do volume urinário e sinais e sintomas relacionados com a hiponatremia, como cefaleia, náusea, vômitos, letargia, cãibras, confusão mental e convulsão. Em casos graves, pode haver sinais de herniação cerebral (convulsão, insuficiência respiratória, edema pulmonar não cardiogênico, midríase, decorticação).

Diagnóstico

- O diagnóstico clínico é feito por meio de diminuição do volume urinário, sinais e sintomas relacionados com a hiponatremia, ausência de edema ou de sinais de depleção de volume, função cardíaca, renal, hepática, suprarrenal e tireoidiana preservadas. Já laboratorialmente, evidencia-se presença de hiponatremia (Na sérico < 135 mEq/L), diminuição da osmolalidade plasmática < 280 mOsm/kg, aumento da osmolalidade urinária > 100 mOsm/kg e aumento do sódio urinário > 20 mEq/L.

Tratamento

- O tratamento da SIADH engloba restrição da ingestão hídrica em torno de 1.000 mL/m^2/dia, reposição de sódio nos casos graves (edema cerebral) com NaCl 3% (20 mOsm/kg/24 horas), uso de diuréticos de alça como furosemida (2 a 4 mg/kg/dose) e conivaptan, antagonista do receptor V1 e V2 (via intravenosa).

Literatura sugerida

Dabrowski E et al. Diabetes insipidus in infants and children. Best Pract Res Clin Endocrinol Metab. 2016;30:317-28.

Jones DP. Syndrome of inappropriate secretion of antiduretic hormone and hyponatremia. Pediatr Rev. 2018 Jan; 39(1):27-35.

Mishra G, Chandrashekhar SR. Management of diabetes insipidus in children. Indian J Endocrinol Metab. 2011 Sep;15(3):S180-7.

Sperling MA. Editor. Pediatric endocrinology. 4th edition. Philadelphia: Elsevier/Saunders. 2014.

Verbalis JG. Diabetes insipidus: principles of diagnosis and treatment. 2016 Meet-The-Professor: Endocrine Case Management. 195-201.

39 Capítulo

Insuficiência Suprarrenal Aguda

Letícia Kamio Teshima

Definição

- Produção e secreção inadequadas dos hormônios do córtex da suprarrenal.

Etiologia

- Primária:*
  - Hiperplasia suprarrenal congênita.
  - Adrenoleucodistrofia.
  - Doenças infecciosas (HIV, citomegalovírus, tuberculose, infecções fúngicas, meningococcemia e sepse com vasculite).
  - Hemorragia das suprarrenais (trauma de parto e trauma).
  - Isquemia das suprarrenais (síndrome Waterhouse-Frederickson).
  - Suprarrenalite autoimune.
  - Fármacos (aminoglutetimida, cetoconazol, mitotane, rifampicina e fenitoína).
  - Doenças infiltrativas (hemocromatose, sarcoidose e histiocitose).
- Secundária e terciária:**
  - Interrupção abrupta de corticoterapia prolongada ou em altas doses.
  - Pan-hipopituitarismo.
  - Trauma em sistema nervoso central.
  - Radioterapia em sistema nervoso central.
  - Tumores em sistema nervoso central.
  - Doenças infiltrativas em sistema nervoso central.
  - Displasia septo-óptica.

---

*Origem na própria glândula.
**Alteração hipofisária e/ou hipotalâmica. Nesses casos, a produção de mineralocorticoide não está prejudicada, pois é independente de ACTH e regulada pelo sistema renina-angiotensina.

Quadro Clínico

- Sinais:
  - Palidez cutânea.
  - Pulso fino.
  - Cianose de extremidades.
  - Hipotensão.
  - Taquipneia.
  - Escurecimento da pele.
  - Perda de peso.
  - Queda da velocidade de crescimento.
- Sintomas:
  - Vômitos.
  - Dor abdominal.
  - Fraqueza muscular.
  - Anorexia.
  - Cefaleia.
  - Síncope.

Diagnóstico

- Exames gerais:
  - Hiponatremia.
  - Hipercalemia.*
  - Hipoglicemia.
  - Hipercalcemia.
  - Redução moderada da função renal.
  - Anemia normocrômica e normocítica.
  - Eosinofilia, linfocitose.
  - Aumento de ACTH.*
  - Aumento da atividade plasmática de renina.*
  - Diminuição do cortisol (< 3 a 5 mcg/dL).

No paciente crítico, dosar cortisol ao acaso antes de iniciar a corticoterapia. Caso contrário, a coleta deveria ser programada para o período da manhã (7 h às 9 h). Colhida a amostra crítica, o tratamento não deve esperar os resultados dos exames hormonais para o seu início.

- Exames específicos:
  - Devem ser dirigidos de acordo com a suspeita clínica:
    - 17-alfa-OH-progesterona (hiperplasia suprarrenal congênita).
    - Ácidos graxos de cadeia muito longa (meninos com insuficiência suprarrenal aguda sem causa definida – adrenoleucodistrofia).
    - Anticorpo anti 21-hidroxilase (suprarrenalite autoimune).

---

*Alterados na insuficiência suprarrenal primária.

- TC de suprarrenal (tuberculose, hemorragia e neoplasia).
- RNM hipófise e sela túrcica (insuficiência suprarrenal secundária).
- Hormônios hipofisários (insuficiência suprarrenal secundária).

Nos casos em que os exames basais não permitem a confirmação da insuficiência suprarrenal, a corticoterapia deve ser gradualmente reduzida até a sua retirada programada, para permitir a investigação e a confirmação do estado funcional do eixo hipotálamo-hipofisário--suprarrenal:

- Teste do ACTH: ACTH endovenoso (Synacthen) 250 mcg em bólus, dosar cortisol nos tempos de 30 min e/ou 60 min após.
  Resposta normal = cortisol > 18 a 20 mcg/dL.

Tratamento

- Hidratação endovenosa com soro fisiológico 20 mL/kg em bólus.
- Se hipoglicemia: 0,5 a 1 g/kg de glicose ou SG 25% 2 a 4 mL/kg.
- Reposição de glicocorticoide:
  - *Dose de ataque:* succinato de hidrocortisona sódica 50 a 100 mg/m^2 em bólus endovenoso. Pode repetir o bólus inicial a cada 6 ou 8 horas endovenoso.
  - *Dose de manutenção:* hidrocortisona 50 a 100 mg/m^2 fracionada de 6/6 h por via endovenosa por 24 horas. Esta oferta endovenosa deve ser mantida até que o paciente esteja hidratado, normotenso e a via oral possa ser utilizada.
    Manutenção via oral: acetato de cortisona via oral na dose de 10 a 15 mg/m^2/dia dividido em 3 vezes ou hidrocortisona por via oral na dose de 8 a 12 mg/m^2/dia dividido em 2 a 3 vezes.
- Reposição de mineralocorticoide:
  - 9 alfa-flúor-hidrocortisona, por via oral ou por sonda nasogástrica na dose de 100 a 200 mcg/dia em dose única diária (na insuficiência suprarrenal primária). Em crianças com menos de 6 meses, devido a menor sensibilidade renal aos mineralocorticoides, pode ser necessário o uso de altas doses de fludrocortisona.
    Manutenção: 50 a 200 mcg/dia por via oral em dose única pela manhã.
- Oferta de sódio: 1 a 2 g/dia:
  - Antes da introdução das refeições de sal: 1 g de NaCl/10 kg/dia às mamadeiras. Depois da introdução das refeições de sal, não há necessidade de quantidade extra.

Prevenção

- Distúrbios gastrintestinais:
  - Responsáveis por 2/3 dos episódios de crise suprarrenal.
  - Dobrar a dose de glicocorticoide durante os episódios de diarreia.

- Não interromper abruptamente a corticoterapia prolongada.
- Cartão de corticoterapia (Quadro 39.1).

Quadro 39.1. Cartão de corticoterapia

Modelo
Nome .... Recebe................................ na dose de ....

- Em situações de estresse, aumentar as doses:
  - Extração dentária única, processos febris, traumatismo leve: dobrar a dose.
  - Cirurgias sob anestesia local, extrações dentárias múltiplas: aplicar 50 mg/m² de hidrocortisona 2 horas antes. Dobrar a dose oral de glicocorticoide no dia da cirurgia.
  - Infecções sistêmicas, traumatismos graves: 50 a 100 mg/m² de hidrocortisona por via IM ou EV dividido a cada 6 horas.
  - Cirurgias sob anestesia geral:
    - 50 mg/m² de hidrocortisona por via IM, 2 horas antes.
    - 100 mg/m² de hidrocortisona + soro glicosado a 5% por via EV, gota a gota durante o ato cirúrgico.
    - Depois da cirurgia, nos dois primeiros dias, usar o triplo da dose, por via IM, EV ou VO.
    - No terceiro dia, usar o dobro da dose por via IM, EV ou VO.
    - No quarto dia, passar à dose habitual por via oral.
  - Cirurgia de urgência: aplicar 100 mg/m² de hidrocortisona por via EV e manter 100 mg/m² de hidrocortisona diluídos em soro glicosado a 5%, durante o ato cirúrgico. Depois da cirurgia: ver item anterior.
- Em casos de vômitos frequentes: aplicar hidrocortisona 50 mg/m² por via IM.

Fonte: Setian, Nuvarte et al.[4]

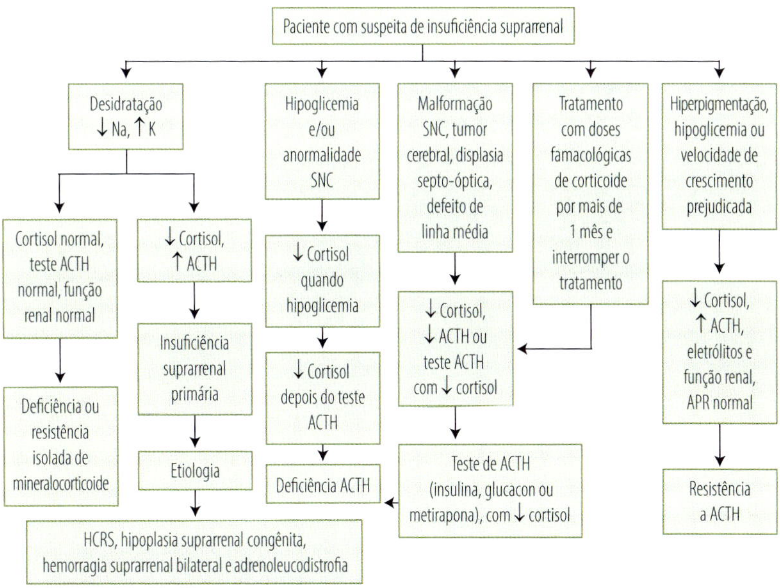

Fluxograma 39.1. Diagnóstico de insuficiência suprarrenal aguda.

Fonte: Donohoue PA et al.[3]

Literatura sugerida

Bornstein SR, Allolio B, Arlt W et al. Diagnosis and treatment primary adrenal insuficciency: an endocrine society clinical pratice guideline. J Clin Endocrinol Metab, February 2016; 101(2):364-89.

Donohoue PA. The adrenal gland and its disorders. In: Kappy MS, Allen DB, Geffner ME (Eds). Principles and practice of pediatric endocrinology. Charles C. Thomas Publisher, LTD, Springfield. 2005; 357.

Endocrinologia pediátrica: aspectos físicos e metabólicos do recém-nascido ao adolescente. Nuvarte Setian – 2. ed. 2002.

Rushworth RL, Torpy DJ, Falhammar H. Adrenal crises in children: perspectives and research directions. Horm Res Paediatr. 2018; 89:341-51.

Capítulo 40

Hipoglicemia na Infância

Paula de F. Presti Popoutchi

Ana Helena D'Arcadia de Siqueira

Camila Mariano Rêgo

Definição

- Corresponde a baixas concentrações de glicose no plasma e ocorre quando o consumo de glicose é maior do que a sua produção.
- Tríade de Whipple (de 1938):
  - Sinais e sintomas compatíveis com hipoglicemia.
  - Baixa concentração plasmática de glicose.
  - Resolução dos sinais e sintomas depois do aumento da glicemia.
- Há *divergências* na literatura quanto ao ponto de corte para definição de hipoglicemia; porém, considera-se o valor de 45 mg/dL como o ponto a partir do qual há maior risco de complicações neurológicas no seguimento do paciente pediátrico.

Quadro Clínico

- A hipoglicemia pode ser assintomática.
- Pode-se manifestar por meio de sinais e sintomas inespecíficos, principalmente em recém-nascidos e lactentes:
  - Irritabilidade, letargia, hipotonia, baixa aceitação de dieta, cianose, taquipneia, apneia, hipotermia, convulsões e coma.
- Em faixas etárias mais avançadas, apresenta-se com sinais e sintomas neurogênicos (ativação autonômica simpática) ou neuroglicopênicos (déficit de glicose para o SNC), descritos respectivamente:
  - Taquicardia, ansiedade, tremores, sudorese, náuseas ou vômitos, hipotermia e fraqueza.
  - Cefaleia, letargia, distúrbios visuais, motores ou sensitivos, confusão mental, fadiga, alterações de comportamento, amnésia, crises convulsivas e coma.

Exames

- Laboratoriais:
  - É importante que ocorra coleta de uma "amostra crítica" em vigência de hipoglicemia, de preferência abaixo de 45 mg/dL, para diferenciação diagnóstica:
    - Glicemia e insulina.
    - Cortisol e GH basais.
    - Lactato, ácidos graxos, cetonemia e amônia.
    - Gasometria venosa.
    - Sódio, potássio e cloro.
    - Ureia, creatinina, TGO, TGP, CK e ácido úrico.
    - Perfil de acil-carnitinas.
    - Amostra urinária: ácidos orgânicos, cetonas e substâncias redutoras.
- Imagem:
  - RM de crânio: apenas na suspeita de pan-hipopituitarismo.
  - PET-CT com DOPA: na suspeita de hiperinsulinismo.

Diagnóstico

- O diagnóstico de hipoglicemia é clínico-laboratorial e é estabelecido com base na tríade de Whipple, já mencionada anteriormente.
- Detecção de glicemia plasmática < 45 mg/dL.
- Reconhecimento de fatores de risco para hipoglicemia (Tabela 40.1).
- Elucidação da etiologia por meio de investigação laboratorial ou por exames de imagem, quando indicados (Fluxograma 40.1).

Tabela 40.1. Fatores de risco para hipoglicemia

Fatores de risco
Grandes para idade gestacional (mesmo na ausência de diabetes materno)
Pequenos para idade gestacional/Restrição de crescimento intrauterino
Prematuridade ou pós-maturidade
Estresse perinatal: • Asfixia/isquemia perinatal; sofrimento fetal agudo • Pré-eclâmpsia, eclâmpsia ou hipertensão materna • Sindrome da aspiração meconial, eritroblastose fetal, policitemia hipotermia
Filho de mãe diabética
Deficiência de hormônios contrarreguladores: GH e cortisol (micropênis, redução da velocidade de crescimento, malformações de linha média)
História familiar de forma genética de hipoglicemia
Síndromes congênitas (Beckwith-Wiedermann)
Uso de medicações hipoglicemiantes (diabéticos insulinodependentes)

Fonte: desenvolvida com base nas literaturas sugeridas.

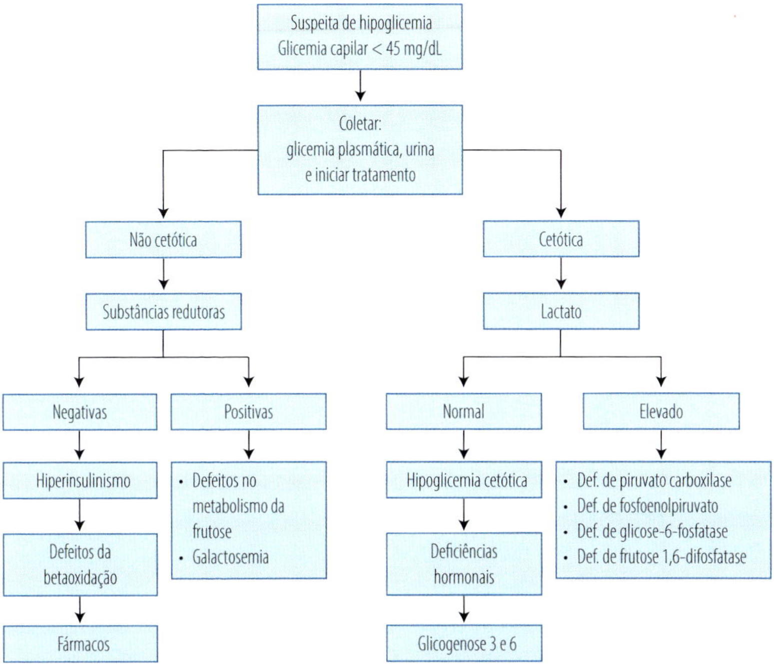

Fluxograma 40.1. Investigação da hipoglicemia.

Fonte: desenvolvida com base nas literaturas sugeridas.

Tratamento

- Hipoglicemia é uma urgência médica e o tratamento deve ser iniciado a partir da suspeita diagnóstica.
- Objetivos: normalizar os níveis plasmáticos de glicose e evitar danos neurológicos.
- Manejo inicial (Fluxograma 40.2):
  1. *Hipoglicemia com consciência preservada e boa tolerância oral:* administração enteral de 0,3 grama/kg de peso (10 a 20 gramas) de carboidratos de rápida absorção:
     - Açúcar, suco ou líquidos açucarados.
     - Pode ser repetido em 10 a 15 minutos.
     - Se não houver resolução depois da medida inicial, atuar conforme item (2).
  2. *Hipoglicemia com alteração de nível de consciência e/ou intolerância oral:*
     - Neonatos e crianças até 12 anos de idade: administração de glicose a 10%, 2,5 mL/kg de peso, por via intravenosa.
     - Demais faixas etárias: administração de glicose a 25%, 1 mL/kg de peso, por via intravenosa.

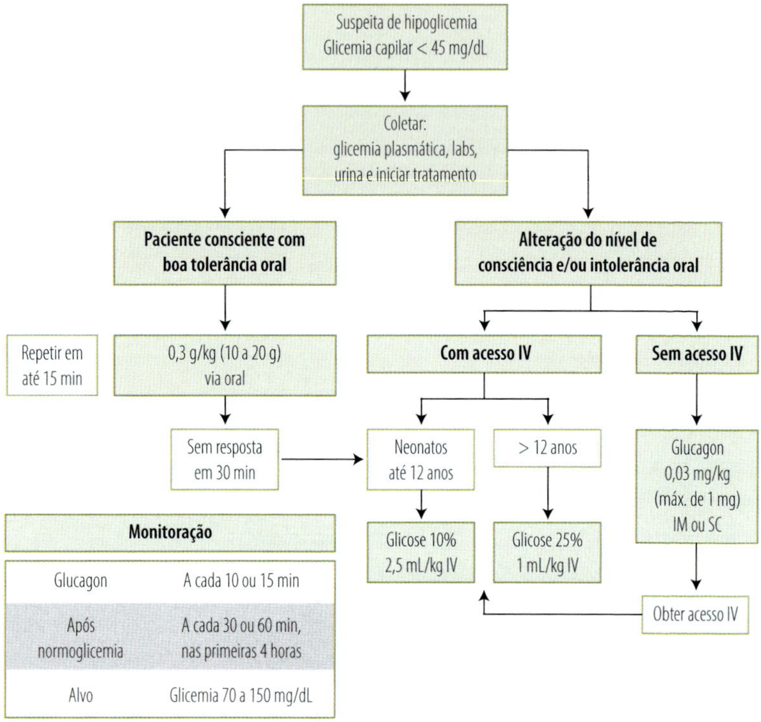

Fluxograma 40.2. Manejo inicial hipoglicemia.

Fonte: desenvolvida com base nas literaturas sugeridas.

3. *Hipoglicemia com intolerância oral e sem acesso venoso*:
   - Administração de glucagon: 0,03 mg/kg de peso, via intramuscular ou subcutânea – dose máxima de 1 mg.
   - Monitorar glicemia a cada 10 minutos – efeito rebote do glucagon.
   - Conseguir acesso venoso assim que possível.
4. *Na suspeita de hiperinsulinismo e sem resposta às medidas (1) e (2):* administração de glucagon.

- Manejo depois da reversão da hipoglicemia:
  - Dieta oral, sempre que possível.
  - Manutenção: glicose 10%, via intravenosa, com infusão de 6 a 9 mg/kg/min (até 25 mg/kg/min).
  - Alvo: normoglicemia estável (70 a 150 mg/dL).
  - Monitoração a cada 30 ou 60 minutos nas primeiras 4 horas.
  - Demais medidas dependem da etiologia da hipoglicemia:
    - Alimentação frequente.
    - Dieta com carboidratos de absorção lenta.

- Diazóxido e octreotide.
- Bloqueadores de canal de cálcio.
- Avaliação do especialista.

Critérios para internação

- Paciente não consegue manter normoglicemia com ingesta via oral.
- Causa desconhecida para a hipoglicemia, com necessidade de investigação diagnóstica.
- Uso de agentes hipoglicemiantes de longa ação.
- Hipoglicemia recorrente no período de observação.

Literatura sugerida

Diretrizes Sociedade Brasileira de Pediatria – Hipoglicemia no Período Neonatal. 2014.

Gandhi K. Approach to hypoglycemia in infants and children. Transl Pediatr. 2017;6(4):408-20.

Sociedade Portuguesa de Pediatria, Secção de Doenças Hereditárias do Metabolismo. Hipoglicemia em idade pediátrica: protocolo de avaliação diagnóstica e orientação terapêutica iniciais. 2016

Sperling MA. Pediatric endocrinology. 4. ed. Philadelphia: Elsevier/Saunders. 2014.

Sunehag A, Haymond MW. Approach to hypoglyemia in infants and children. UpToDate. 2017.

Thorthon PS, Stanley CA, De Leon DD et al. Recommendations from the Pediatric Endocrine Society for Evaluation and Management of Persistent Hypoglycemia in Neonates, Infants, and Children. J Pediatr. 2015; 16(2):238-45.

SEÇÃO 6
NEUROLOGIA

COORDENADORES

Eliana Garzon

Vinicius Scaramuzzi

CAPÍTULOS

41 Capítulo

Cefaleia

Adriana Mandia Martirani
Flavia Nassif Gumiero

Definição

- É uma das queixas mais comuns na infância e na adolescência. Em uma amostra populacional de 5.671 crianças de cidades brasileiras com idade entre 5 e 12 anos, a prevalência de cefaleia foi de 79,4%.
- São classificadas em primárias e secundárias, sendo as secundárias decorrentes de causas subjacentes (trauma, quadro infeccioso, doença vascular, neoplasias, entre outros).
- Das cefaleias primárias, as do tipo tensional e a enxaqueca são as mais frequentes na infância e na adolescência.
- A causa principal decorre de quadros virais (39,2%) e apenas 6,6% apresentaram cefaleia secundária devido a causas neurológicas específicas, como meningites e hidrocefalia.

Quadro Clínico

Quadro 41.1. Questões para investigação clínica da criança com cefaleia

1. Como se iniciam as dores?	10. Interrompe as atividades?
2. Há quanto tempo elas estão presentes?	11. Utiliza medicação? Em caso afirmativo, qual medicação, dosagem e frequência?
3. Qual a frequência e a duração?	12. A medicação alivia a dor?
4. As dores estão piorando?	13. Existe alguma doença crônica concomitante?
5. Onde se localiza?	14. Tem história familiar positiva para cefaleia?
6. Qual o tipo da dor?	15. Existe mais de um tipo de cefaleia?
7. Há fator precipitante?	
8. Há fator agravante?	
9. Existe algum sintoma associado?	

Fonte: autoria própria.

- Por meio de anamnese, exames físico e neurológico e, se necessário, exames complementares, deve-se estabelecer o diagnóstico.
- O exame físico deve procurar sinais de doenças sistêmicas, como sinusopatia, traumas, doenças odontológicas, afecções musculares, hipertensão arterial, entre outras.
- No exame neurológico qualquer anormalidade encontrada (ataxia, hemiparesia, sinais meníngeos, papiledema, estrabismo, alterações do comportamento ou do nível de consciência) deve ser valorizada e investigada.

Diagnóstico

- A classificação das cefaleias em agudas ou crônicas, recorrentes ou contínuas e progressivas ou não progressivas, é extremamente útil para o diagnóstico etiológico.
- As agudas recorrentes, na maioria dos casos, tratam-se de um quadro de enxaqueca ou cefaleia tipo tensional.
- As crônicas e progressivas sugerem hipertensão intracraniana. Seguem os diagnósticos diferencias de acordo com o padrão temporal.

Quadro 41.2. Diagnósticos de cefaleia aguda holocraniana

• Infecção sistêmica
• Infecção do sistema nervoso central
• Intoxicação
• Pós-crise epiléptica
• Hipertensão arterial sistêmica
• Hipotensão liquórica
• Hipoglicemia
• Traumatismo cranioencefálico
• Distúrbios vasculares do sistema nervoso central

Fonte: autoria própria.

Quadro 41.3. Diagnósticos de cefaleia aguda localizada

• Sinusite
• Otite
• Distúrbios odontológicos
• Distúrbios oftalmológicos
• Traumatismo
• Neuralgias cranianas

Fonte: autoria própria.

Quadro 41.4. Diagnósticos de cefaleia aguda recorrente

• Enxaqueca
• Tipo tensional episódica

Fonte: autoria própria.

Quadro 41.5. Diagnósticos de cefaleia crônica não progressiva

• Tipo tensional crônica
• Secundária a distúrbios psiquiátricos
• Abuso de medicamentos

Fonte: autoria própria.

Quadro 41.6. Diagnósticos de cefaleia crônica progressiva

• Tumores de sistema nervoso central
• Abcesso cerebral
• Hidrocefalia
• Hipertensão intracraniana benigna (pseudotumor cerebral)
• Hematoma subdural

Fonte: autoria própria.

A seguir, encontram-se os critérios diagnósticos de enxaqueca sem aura e cefaleia tipo tensional episódica segundo a International Classification of Headache Disorders (ICHD – 3).

Quadro 41.7. Critérios diagnósticos de enxaqueca sem aura (ICHD – 3)

A. Ao menos cinco crises preenchendo os critérios de B a D
B. Crises de cefaleia com duração de 4 a 72 h. Em crianças e adolescentes, as crises podem durar de 2 a 72 h
C. A cefaleia apresenta ao menos duas das quatro características: 1. Localização unilateral 2. Caráter pulsátil 3. Intensidade moderada ou forte 4. Piora ou impede a prática de atividades físicas rotineiras
D. Durante a cefaleia, ao menos um dos seguintes sintomas deve estar presente: 1. Náusea e/ou vômitos 2. Foto e fonofobia
E. Não atribuída a outro transtorno

Fonte: autoria própria.

Quadro 41.8. Critérios diagnósticos da cefaleia do tipo tensional episódica (ICHD – 3)

A. Ao menos 10 crises preenchendo os critérios de B a D
B. Crises de cefaleia com duração de 30 minutos a 7 dias
C. A cefaleia apresenta ao menos duas das quatro características: 1. Localização bilateral 2. Caráter em peso ou aperto (não pulsátil) 3. Intensidade fraca ou moderada 4. Não piora com atividades físicas rotineiras
D. Manifesta os seguintes sintomas: 1. Sem náusea ou vômito 2. Foto ou fonofobia (não ambas)
E. Não atribuída a outro transtorno

Fonte: autoria própria.

Investigação complementar

- Seguem achados que caracterizam sinais de alerta e indicam a necessidade de neuroimagem.
- Quando houver clínica de hipertensão intracraniana a realização de neuroimagem é obrigatória.

Quadro 41.9. Sinais de alerta

• Início abrupto, forte intensidade que não melhora com analgesia habitual
• Despertar noturno (dor que desperta o paciente)
• Vômitos (vômitos que não aliviam a dor ou quando se sobressaem a própria dor)
• Cefaleia aguda e intensa depois de esforço físico
• Sinais neurológicos focais/alteração do exame neurológico
• Dor progressiva
• Mudança do padrão da cefaleia (alteração das características, aumento da frequência e da intensidade)
• Cefaleia associada a crise epiléptica
• Mudança comportamental e/ou declínio do rendimento escolar
• Idade < 3 anos
• Macrocrania
• Associada a doenças sistêmicas crônicas

Fonte: autoria própria.

Tratamento

- As cefaleias secundárias devem ser tratadas de acordo com sua etiologia.
- O tratamento da enxaqueca pode ser dividido em tratamento sintomático, realizado na fase aguda/álgica, e tratamento profilático, realizado ambulatorialmente.

Quadro 41.10. Principais medicamentos utilizados no tratamento da fase aguda da cefaleia

Medicação	Dose
Paracetamol	10 a 15 mg/kg/dose
Dipirona	10 a 25 mg/kg/dose (até dose máxima de 1 g a cada 6 h)
Ibuprofeno	10 mg/kg/dose
Naproxeno	10 mg/kg/dose
Clorpromazina	0,1 mg/kg EV
Ondansetrona	0,1 mg/kg EV

Fonte: autoria própria.

Literatura sugerida

Arruda MA, Arruda R, Guidetti V, Bigal ME.Psychosocial adjustment of children with migraine and tension-type headache – a nationwide study. Headache. 2015; 55(Suppl) 1:39-50.

Burton LJ, Quinn B, Pratt-Cheney JL, Pourani M. Headache etiology in a pediatric emergency department. Pediatr Emerg Care. 1997 Feb; 13(1):1-4.

Gherpelli JLD. Tratamento das cefaleias. J Pediatr (RJ). 2002 July/Aug; 78(Suppl 1).

Moura-Ribeiro MVL, Ferreira LS, Schmutzler KMRS. Condutas em neurologia infantil. Cefaleia na infância – abordagem na Unidade de Urgência. 3. ed. Rio de janeiro: Thieme Revinter. 2017; 137-45.

Reed H, Marques-Dias MJ. Pediatria Instituto da Criança Hospital das Clínicas – Neurologia. Cefaleias. São Paulo: Manole. 2012; 139-53.

Rodrigues MM, Vilanova LCP. Tratado de Neurologia Infantil. Cefaleias. Rio de Janeiro: Atheneu. 2017; 443-68.

Siqueira LFM. Cefaleias na infância e adolescência Headaches in childhood and adolescence. Pediatria Moderna. 2011; Vol. XLVII:no 1.

Speciali JG, Kowacs F, Jurno ME, Bruscky IS, Carvalho JJF et al. Protocolo Nacional para Diagnóstico e Manejo das Cefaleias nas Unidades de Urgência do Brasil – 2018. Academia Brasileira de Neurologia – Departamento Científico de Cefaleia Sociedade Brasileira de Cefaleia.

The International Classification of Headache Disorders. 3. ed. Cephalalgia. 2013; 33(9):629-808.

Capítulo 42

Convulsão Febril

Flora Zancaner Aranha Pereira
Christiane Cobas Pedreira

Definição

- As crises febris são o distúrbio neurológico mais frequente na infância. Refere-se a um evento que ocorre geralmente entre 3 meses e 5 anos de idade, associado a febre, porém sem evidência de infecção intracraniana ou outra causa definida. A Liga Internacional de Combate à Epilepsia (ILAE) reviu recentemente os critérios para crises febris e considera idade entre 3 meses e 5 anos. São excluídas crianças com crise afebril prévia. Acomete cerca de 2 a 4% das crianças nessa faixa etária, com um pico de incidência entre 12 e 18 meses. Existe um ligeiro predomínio do sexo masculino, com uma razão estimada entre homens e mulheres de 1,6:1.
- As crises febris resultam de aumento da excitabilidade neuronal induzida pela febre, provavelmente decorrente de uma vulnerabilidade do sistema nervoso em desenvolvimento, combinada com uma suscetibilidade genética subjacente. Além da idade, os fatores de risco mais comumente identificados incluem febre alta (altura máxima de uma febre e não a taxa de aumento), infecção viral, imunização recente e história familiar de convulsões febris.
- Cerca de 40% das crianças com uma primeira crise febril terá recorrência. O mais forte preditor de recidiva é a idade inferior a 14 a 16 meses no momento da primeira crise febril. Aproximadamente, 3% das síndromes epilépticas começam com uma crise febril.

Classificação

As crises febris podem ser simples ou complexas, de acordo com as suas características clínicas:

- Crise febril simples, o tipo mais comum, caracteriza-se por uma crise generalizada única, com resolução rápida. Apresenta duração inferior

a 15 minutos e não se repete em um período de 24 horas. Como a maioria das crises febris simples dura menos de cinco minutos, um limite de 10 minutos foi proposto como limite mais apropriado para distinguir entre simples e complexa. Em mais de 80% das crianças, a duração da crise febril é inferior a 10 minutos.
- As crises febris complexas são episódios que têm um início focal, duram mais de 15 minutos ou ocorrem mais de uma vez em um período de 24 horas. Pacientes com crises complexas têm risco maior de crises febris recorrentes e risco ligeiramente maior de epilepsia futura.

Quando as crise febris duram mais de 30 minutos ou quando ocorrem crises reintrantes, sem recuperação completa da consciência entre as crises, caracteriza-se estado de mal epiléptico febril.

Diagnóstico

O diagnóstico das crises febris é clínico, definido pelos seguintes critérios:
- Criança com mais de 3 meses e menos de 5 anos de idade.
- Crise associada a febre (temperatura axilar maior ou igual a 37,8°C).
- Ausência de infecção ou inflamação do sistema nervoso central (SNC).
- Ausência de anormalidade metabólica sistêmica aguda que possa desencadear crises epilépticas.
- Sem história prévia de crises afebris.

As crianças que apresentam crises febris prolongadas ou focais, particularmente se forem as primeiras, requerem uma abordagem mais individualizada. O eletroencefalograma (EEG) e a ressonância magnética (RM) no cenário ambulatorial podem ajudar a estratificar ainda mais o risco de futuras epilepsias em crianças com crises febris complexas, mas geralmente não são necessários no cenário agudo.

A punção lombar (PL) para avaliação do líquido cefalorraquidiano (LCR) deve ser indicada no cenário de crises febris, que incluem:
- Sinais ou sintomas de irritação meníngea ou outras características clínicas que sugiram uma possível meningite ou infecção intracraniana.
- Lactentes entre 6 e 12 meses se o estado de imunização para *Haemophilus influenzae* tipo b (Hib) ou *Streptococcus pneumoniae* for deficiente ou indeterminado.
- Paciente em uso de antibióticos, pois este tratamento pode mascarar os sinais e sintomas de meningite.
- PL também deve ser considerada quando crises febris ocorrerem depois do segundo dia da doença ou quando, com base na história ou no exame, o médico continuar preocupado com possível infecção do SNC.

Tratamento

- Manter via respiratória (VR) pérvia.
- Oximetria de pulso, oferta de oxigênio a 100% se saturação < 94%.
- Monitoramento cardíaco e pressão arterial não invasivos.
- Obter acesso venoso periférico.
- Realizar glicemia capilar.
- Uso de medicação antitérmica.
- Pesquisa de foco infeccioso.
- Considerar PL.
- **Iniciar terapêutica anticonvulsivante:**
  - Midazolan IV/IO/IM/IN 0,1 a 0,2 mg/kg (máximo 10 mg/dose).
  - Diazepan IV/IO 0,2 a 0,3 mg/kg (máximo 10 mg/dose) infusão lenta.
  - Repetir até 2× a cada 5 minutos se crise persistente.
- **Se não cessar:**
  - Tratar como estado de mal epilético. Ver o Capítulo 43 – Estado de Mal Convulsivo.
  - As crises febris complexas podem ser a primeira manifestação de algumas síndromes epilépticas, como a síndrome de Davet, onde as medicações bloqueadoras dos canal de sódio (fenitoína, carbamazepina) podem piorar as crises. Diante disso, recomenda-se que se a criança com crise febril entrar em estado de mal epilético, deve-se evitar usar fenitoína.

Literatura sugerida

Camfield P, Camfield C. Febrile seizures and genetic epilepsy with febrile seizures plus (GEFS+). Epileptic Disord. 2015; 17(2):124-33.

Mewasingh LD. Febrile seizures. Clinical Evidence. 2014; 01:324.

Millichap JJ. Clinical features and evaluation of febrile seizures. Disponível em: <www.uptodate.com>. Acesso em: 31 outubro 2018.

43 Capítulo

Crise Convulsiva e Estado de Mal Convulsivo

Maria Lina Giacomino de Almeida Passos
Luciana Midori Inuzuka Nakaharada
Eliana Garzon

Definição

- *Crise epiléptica:* é definida como a ocorrência transitória de sinais e/ou sintomas secundários à atividade neuronal cerebral anormal excessiva ou síncrona.
- *Convulsão:* é um termo leigo, o termo aconselhado é crise epiléptica. É utilizado para as crises epiléticas com manifestações motoras.
- *Estado de mal epiléptico (EME):* é definido como crise epiléptica prolongada com duração > 30 minutos ou por crises de duração menor, porém recorrentes e sem recuperação da consciência entre elas, com duração mínima de 30 minutos.
- *Definições operacionais para EME:* as definições operacionais foram instituídas para conduzir o tratamento de forma apropriada em cada fase. São definidas 4 fases de EME:
  - *Fase I (pré-EME ou EME iminente):* crises epilépticas que duram mais do que 10 minutos e menos do que 30 minutos.
  - *Fase II (EME estabelecido):* crises com duração ≥ 30 minutos e menor do que 60 minutos.
  - *Fase III (EME refratário):* crises com duração > 60 minutos.
  - *Fase IV (estado de mal super-refratário):* situação de crises que perduram por mais de 24 horas, a despeito da utilização de substâncias anestésicas.

Quadro Clínico

- *Sinais e sintomas:* a manifestação clínica dependerá da área cortical acometida, podendo ser focal ou generalizada (motora ou não motora, perceptiva ou disperceptiva).

Classificação

Crises de início focal

- *Crises focais perceptivas:* quando a perceptividade está preservada. Corresponde ao termo prévio "crise parcial simples".
- *Crises focais disperceptivas:* quando a perceptividade está comprometida. Corresponde ao termo prévio "crise parcial complexa".
- *Crises focais de início motor:* podem ser subclassificadas em:
  - *Automatismos:* atividade motora repetitiva, mais ou menos coordenada, mas sem objetivo.
  - *Crise atônica:* perda de tônus focal.
  - *Tônica:* contratura focal sustentada.
  - *Clônica:* abalos rítmicos focais.
  - *Mioclônica:* abalos focais breves e irregulares.
  - *Espasmos epilépticos:* flexão e extensão dos braços e flexão do tronco.
  - *Hipercinéticas:* com movimentos em pedalar, movimentos bruscos de membros.
- *Crises focais de início não motor:*
  - *Autonômicas:* sensações gastrintestinais, sensação de calor e frio, rubor, piloereção (arrepio), palpitação, excitação sexual, alterações respiratórias ou outras alterações autonômicas.
  - *Parada comportamental:* envolve a parada do movimento e não responsividade.
  - *Cognitivas:* paciente reporta ou exibe déficits de linguagem, pensamento ou outras funções corticais superiores. *Déjà vu*, *jamais vu*, alucinações, ilusões ou pensamento forçado são exemplos de fenômenos cognitivos.
  - *Emocionais:* apresentam-se com alterações emocionais, incluindo medo, ansiedade, agitação, paranoia, prazer, felicidade, êxtase, risos (gelástica) ou choro (dacrística).
  - *Sensoriais:* sensações somatossensitivas, olfatórias, visuais, auditivas, gustatórias, sensação de quente e frio ou vestibulares.

Crises de início generalizado

- *Motoras:*
  - *Tônico-clônicas:* movimentos tônicos (contração) e clônicos (abalos rítmicos sustentados).
  - *Clônicas:* começam, progridem e terminam com abalos rítmicos e sustentados de ambos os membros em ambos os lados do corpo e frequentemente na cabeça, pescoço, face e tronco.
  - *Tônicas:* contração ou elevação bilateral dos membros, frequentemente com rigidez cervical.
  - *Mioclônicas:* abalos breves e irregulares envolvendo várias partes do corpo.

- *Mioclono-tônico-clônicas:* movimentos mioclônicos precedendo os movimentos tônicos e clônicos.
- *Mioclono-atônicas:* breves abalos dos membros e tronco, seguidos por queda.
- *Atônicas:* perda do tônus envolvendo os membros inferiores, com queda ao solo.
- *Espasmos epilépticos:* flexão, extensão ou um movimento misto de flexão-extensão súbitos dos músculos, predominantemente proximais e do tronco.

- *Não motoras:*
  - *Ausências:* apresentam-se com súbita parada da atividade e da percepção.
  - *Típicas:* início e término abruptos, em geral em crianças com desenvolvimento normal.
  - *Atípicas:* início e término graduais, em geral em crianças com atraso do desenvolvimento.
  - *Ausência mioclônica:* crises de ausência com movimentos mioclônicos rítmicos, causando uma lenta abdução dos membros superiores, levando a elevação progressiva dos braços.
  - *Ausência com mioclonias palpebrais:* ausência com abalos mioclônicos das pálpebras e desvio dos globos oculares para cima, frequentemente precipitados por fechamento ocular e pela luz.

Crises de início desconhecido ou não classificadas

- Os dados de história não são suficientes para uma classificação.

Qualquer uma das crises tem potencial para persistir até evoluir para EME.

Exames

- Fazer destro; acesso venoso periférico.
- Exame clínico geral, exame neurológico e glicemia capilar.
- *Solicitar exames laboratoriais:* Na, K, Ca, Mg, glicemia, fósforo, ureia, creatinina, gasometria arterial, hemograma completo, transaminase glutâmico-oxaloacética (TGO), transaminase glutâmico-pirúvica (TGP), gama-GT, fosfatase alcalina, provas de coagulação, níveis séricos de anticonvulsivante se paciente fizer uso, urina I (com cultura e antibiograma) e *screening* toxicológico no sangue e na urina. Considerar pesquisa com painel de vírus. Considerar: hemocultura, avaliação para pesquisa de erros inatos do metabolismo, anticorpos antiperoxidase, antitireoglobulina.
- *Coleta do líquido cefalorraquidiano:* sempre que houver suspeita de infecção no sistema nervoso central – medida da pressão, contagem de células com diferencial, proteína, glicose, Gram, culturas para bactérias e fungos, PCR herpes-vírus *simplex* 1 e 2, PCR de enterovírus. Considerar eletroforese de proteínas e pesquisa de bandas oligoclonais. Considerar pesquisa painel de vírus.

- *EEG:* suspeita de crises ocorrendo sem manifestações clínicas (crises eletrográficas), monitorar o tratamento.
- *Ultrassonografia de crânio:* neonatos e lactentes na suspeita de hemorragia intracraniana.
- *Tomografia de crânio:* suspeita de hemorragias, infartos, malformações, lesões com calcificação, lesões tumorais e traumatismo cranioencefálico.
- *Ressonância magnética de crânio:* para casos com suspeita de malformações do desenvolvimento cortical, heterotopias, lesões pequenas não identificadas pela tomografia de crânio, tumores ou ainda esclerose hipocampal.
- Avaliar resultados dos exames o mais precoce possível procurando causas específicas e reversíveis como hipoglicemia, hipocalemia, hiponatremia e hipomagnesemia.

Tratamento

- *Primeira crise isolada e com duração < 10 minutos:* em paciente que chega sem crise em bom estado geral ou em estado pós-ictal – considerar a investigação, mas não é necessário iniciar o uso de anticonvulsivante. Manter o paciente em observação durante 6 a 12 horas, checar os exames e orientar seguimento neurológico se todos os exames estiverem normais e se não ocorrem novas crises. Se exames alterados, avaliar necessidade de internação e acompanhamento neurológico.
- *Paciente com diagnóstico prévio de epilepsia.* Os principais fatores desencadeantes são: febre, infecções e não adesão ao tratamento. Avaliar os fatores desencadeantes e a necessidade de ajuste dos medicamentos e/ou de avaliação neurológica.

Crises recorrentes, prolongadas e/ou EME (tratamento medicamentoso de acordo com o protocolo de cada fase)

- Garantir oxigenação adequada. Via respiratória desobstruída. Na fase clônica deve-se inserir uma cânula de Guedel entre os dentes, associada a aspiração constante. Se necessário, deve-se proceder a intubação orotraqueal e oxigenação.
- Monitorar saturação de O_2, batimentos cardíacos e temperatura.

Pré-EME (crises > 10 min e < 30 min) – Fase I

- Diazepam por via endovenosa (0,2 a 0,3 mg/kg). Pode ser repetido se as crises persistirem (fazer até duas doses com intervalo de 5 a 10 minutos). Velocidade máxima de infusão: 1 mg/kg/min (risco de depressão respiratória).
- Diazepam pode ser substituído por Midazolam por via endovenosa (0,2 a 0,3 mg/kg). Velocidade máxima de infusão de 4 mg/min.

Dificuldade de acesso venoso – opções:

- Midazolam intranasal, bucal ou intramuscular (0,2 a 0,5 mg/kg). Pode usar a mesma solução da ampola para uso endovenoso.
- Diazepam retal (0,5 a 0,75 mg/kg).

EME estabelecido (crises > 30 min e < 60 min) – Fase II

- Se ainda não foi feito benzodiazepínico fazer pelo menos uma dose enquanto prescreve e prepara a fenitoína.
- Fenitoína 18 mg/kg EV em bolus (de 10 a 20 mg/kg) (velocidade de infusão de 1 mg/kg/minuto, no máximo 50 mg/minuto). Dar mais 10 mg/kg se após 20 minutos do término da dose inicial as crises persistirem. Se diluir, utilizar soro fisiológico ou água destilada e correr em equipo com filtro, pois a fenitoína diluída precipita.

Opções à fenitoína

- Fenobarbital – 10 a 20 mg/kg especialmente se criança pequena. EME neonatal ou EME febril, o fenobarbital passa a ser a primeira opção.
- Lacosamida – 7 a 10 mg/kg.
- Se criança até 18 meses, considerar piridoxina (100 mg EV).

EME refratário – (crises com duração superior a 60 minutos) – Fase III

Iniciar coma medicamentoso

- Paciente, de preferência, deverá estar na Unidade de Terapia Intensiva (UTI) intubado com ventilação assistida.

Primeira opção

- Midazolam ataque 0,2 mg/kg e, em seguida, iniciar a infusão de 0,05 a 2 mg/kg/h.

Segunda opção

- Pentobarbital ataque 5 a 15 mg/kg e, em seguida, iniciar a infusão a 0,5 a 5 mg/kg/h.
- Para ambos os medicamentos, se houver necessidade de aumento de dose, sempre fazer um novo ataque e não apenas aumentar a taxa de infusão.
- O coma medicamentoso deve ser titulado até a interrupção das crises e, se possível, com o auxílio do EEG contínuo.
- Continuar com o coma farmacológico por 24 a 48 h.
- Quando iniciar o desmame do coma, manter uma ou dois fármacos antiepilépticos por via endovenosa em níveis terapêuticos.

EME super-refratário (EME que persiste por mais de 24 horas mesmo com o uso de fármacos anestésicos) – Fase IV

- Continuar a pesquisa da etiologia, buscando causas pouco comuns para EME e, se possível, direcionar o tratamento de acordo com a etiologia.
- Manter dois no máximo três fármacos em níveis terapêuticos, evitando mudanças frequentes.
- Opções: fenitoína, fenobarbital, levetiracetam, valproato de sódio, topiramato, lacosamida.
- Fenobarbital (pode-se optar por manter coma com fenobarbital em altas doses).
- Ketamina 0,5 a 2 mg/kg e manutenção de 40 mcg/kg/min.
- Outros: piridoxina, piridoxal-5-fosfato, ácido folínico, biotina.

Casos específicos e muito refratários: cirurgia de epilepsia, dieta cetogênica, estimulador do nervo vago, imunomodulação (imunoglobulina, metilprednisolona, plasmaférese), hipotermia, eletroconvulsoterapia.

Literatura sugerida

Abend NS, Bearden D, Helbig I, McGuire J, Narula S, Panzer JA et al. Status epilepticus and refractory status epilepticus management. Semin Pediatr Neurol. 2014; 21(4):263-74.

Abend NS, Gutierrez-Colina AM, Dlugos DJ. Medical treatment of pediatric status epilepticus. Semin Pediatr Neurol. 2010; 17(3):169-75.

Eugen T, Hannah C, Dale H, Rossetti AO, Scheffer IE, Shlomo S et al. A definition and classification of status epilepticus – Report of the ILAE Task Force on Classification of Status Epilepticus. Epilepsia. 2015 Sep 4; 56(10):1515-23.

Herman ST, Abend NS, Bleck TP, Chapman KE, Drislane FW, Emerson RG et al. Consensus statement on continuous EEG in critically ill adults and children, part I: indications. J Clin Neurophysiol. 2015; 32(2):87-95.

Jain P, Sharma S, Dua T, Barbui C, Das RR, Aneja S. Efficacy and safety of anti-epileptic drugs in patients with active convulsive seizures when no IV access is available: systematic review and meta-analysis. Epilepsy Res. 2016; 122:47-55.

Loddenkemper T, Syed TU, Ramgopal S, Gulati D, Thanaviratananich S, Kothare SV et al. Risk factors associated with death in in-hospital pediatric convulsive status epilepticus. PLoS One. 2012; 7(10):e47474.

Smith D, McGinnis E, Walleigh D, Abend N. Management of status epilepticus in children. J Clin Med. 2016; 5(4):47.

Tan RYL, Neligan A, Shorvon SD. The uncommon causes of status epilepticus: a systematic review. Epilepsy Res. 2010; 91(2-3):111-22.

Tasker RC, Goodkin HP, Fernández IS, Chapman KE, Abend NS et al. Refractory status epilepticus in children: intention-to-treat with continuous infusions of midazolam and pentobarbital. Pediatr Crit Care Med. 2016 October; 17(10):968-75.

Trinka E, Kälviäinen R. 25 years of advances in the definition, classification and treatment ofstatus epilepticus. Seizure. 2017; 44:65-73.

44 Capítulo

Paralisias Flácidas Agudas

Fernanda de Castro Monti Rabelo

Clarissa Bueno

Definição

- Paralisia flácida aguda é uma síndrome clínica caracterizada por fraqueza de início rápido que pode estar associada a acometimentos respiratório e bulbar, com progressão máxima em dias ou semanas. O termo flácido indica ausência de espasticidade ou sinais de acometimento de neurônio motor superior. O diagnóstico precoce tem importância no tratamento e no prognóstico. Quando não tratado precocemente, pode evoluir para insuficiência respiratória e morte.
- Podemos dividir as paralisias flácidas em dois grandes grupos de acordo com a topografia da lesão. Elas podem ser diferenciadas pelo exame neurológico, compreendendo, assim, as paralisias secundárias à lesão medular e as paralisias por lesões distais à medula. Este último grupo compreende as neuropatias periféricas, afecções da junção neuromuscular e afecções musculares.

Quadro Clínico

Paralisias flácidas secundárias à lesão medular

No exame neurológico é possível distinguir as paralisias por lesão medular das demais pela presença de hipoestesia com nível sensitivo e disfunção autonômica, particularmente distúrbio esfincteriano.

Na anamnese, a presença de febre aponta para processos infecciosos e inflamatórios, incluindo mielite, abcesso epidural e poliomielite. Antecedente de trauma pode indicar lesão medular traumática, hematoma intrarraquiano e pode ser precipitante de infartos medulares. Lesão medular traumática, sangramentos e tumores medulares devem ser investigados por meio de ressonância da coluna e tratados cirurgicamente quando indicado; lembrando-se de imobilizar a coluna na lesão traumática até a avaliação e a conduta terapêutica.

Na presença de sinais de lesão medular, a investigação deve ser iniciada pela ressonância de coluna, utilizando-se o nível sensitivo identificado como parâmetro para definição do segmento medular a ser investigado. Diante de lesões por insulto vascular da medula, deve-se complementar o exame com angiorressonância. O exame do líquido cefalorraquidiano (LCR) está indicado depois da exclusão de compressão medular (por tumor, hematoma, lesão traumática de outra natureza ou abcesso), com o objetivo de investigar processos inflamatórios e infecciosos como as mielites.

Nas mielites virais e parasitárias (destacando-se no nosso meio a esquistossomose) esperamos encontrar aumento de celularidade e o diagnóstico diferencial dependerá de reações imunológicas específicas no LCR e por detecção de material genético viral por PCR. Na esquistossomose medular a ressonância geralmente mostra alargamento medular, sendo o cone medular a região mais acometida.

Nas mielites de origem autoimune, como a neuromielite óptica (NMO), esperamos encontrar aumento de proteína, sem pleocitose. O achado característico na ressonância na NMO é a presença de mielite transversa acometendo três ou mais segmentos vertebrais e ressonância de encéfalo sem alterações típicas de esclerose múltipla. Devemos pesquisar a presença de anticorpos antiaquaporina 4 (o anti-NMO) no sangue.

Infarto medular é mais frequentemente secundário à obstrução da artéria espinal anterior e pode estar associado à doença vascular, eventos traumáticos, hiperflexão da coluna, infecção, malformações arteriovenosas, pós-cirurgia, compressão por tumor ou herniação das tonsilas cerebelares. Clinicamente, apresenta-se como evento súbito, com paraparesia simétrica, hipoestesia térmica e dolorosa com nível sensitivo e disfunção esfincteriana. O diagnóstico é feito pela ressonância da medula, com alteração de sinal nos dois terços anteriores da medula.

Paralisias flácidas por lesão do corno anterior da medula

Afetam o neurônio motor inferior promovendo o déficit motor puro e, portanto, diferentemente das lesões medulares, sem comprometimento das vias sensitivas ou disfunção esfincteriana. Apresentam-se com fraqueza de predomínio proximal, geralmente assimétrica ou afetando apenas um membro, arreflexia e hipotonia acentuada do membro acometido, evoluindo com hipotrofia importante. Representadas pela poliomielite, seja por vírus selvagem ou vacinal e as síndromes similares causadas por outros enterovírus.

Paralisias flácidas secundárias à lesão de raízes/nervos periféricos

Neste grupo encontramos as mononeurites (representadas pelas neurites traumáticas, depois da injeção intramuscular), caracterizadas pela presença de monoparesia, e as polirradiculoneurites (PRN). Estas se apresentam com déficit motor simétrico, sem alterações esfincterianas associadas. Raramente as polineuropatias podem estar associadas à porfiria ou serem secundárias a substâncias tóxicas. Entretanto, o quadro mais comum, é de origem imunológica, caracterizando a polirradiculoneurite inflamatória aguda ou síndrome de Guillain-Barré. Quadros semelhantes ao Guillain-Barré podem se associar à infecção por citomegalovírus, Epstein Barr vírus, HIV e hepatite B.

Polirradiculoneurites

A causa mais frequente de paralisia flácida em crianças é a síndrome de Guillain-Barré, com sua principal variante, a polineuropatia inflamatória desmielinizante aguda (AIDP). Há antecedente de infecção viral ou vacinação duas a quatro semanas antes em 50% dos casos. A apresentação clássica é de fraqueza muscular de predomínio distal, ascendente, simétrica, com progressão de horas a dias, podendo atingir a musculatura torácica e causar insuficiência respiratória. A progressão dos sintomas ocorre por até 28 dias depois do início do quadro, atingindo um platô. Dor neuropática é referida por 50% antecedendo o déficit motor e a arreflexia dos membros inferiores. Tal condição também é observada no início do quadro. Sintomas neurovegetativos, como instabilidade pressórica, taquicardia, alteração pupilar e sudorese, podem estar associados. Formas de apresentação atípica são mais raras e estão resumidas na tabela a seguir.

São sinais de alerta: progressão rápida, incapacidade de fletir os braços e o pescoço, fraqueza bulbar, tosse fraca, disautonomia e proteinorraquia > 800 mg/dL.

A investigação deve ser iniciada pelo exame de LCR, onde encontramos a dissociação albuminocitológica, com celularidade normal ou levemente aumentada (menor que 10 células), e hiperproteinorraquia. Reação linfocitária não é rara, sobretudo nos casos associados à infecção pelo HIV. Habitualmente, o exame do LCR e o quadro clínico são suficientes para o diagnóstico, mas devemos lembrar que o LCR pode ser normal na primeira semana. Nos casos atípicos, a eletroneuromiografia indica a presença de polineuropatia sensitivo-motora desmielinizante, mais comum, ou eventualmente formas de polineuropatias axonais (AMAN), que são mais raras. A ressonância da medula mostra realce das raízes dos nervos periféricos e da cauda equina depois do contraste.

Na suspeita de PRN associada a processos infecciosos, está indicada a investigação etiológica específica, por meio de sorologias e imunologia no LCR e PCR quando disponível.

Tabela 44.1. Variantes da síndrome de Guillain-Barré

• Neuropatia axonal motora aguda (AMAN)
• Neuropatia axonal sensitivo-motora aguda (AMSAN)
• Síndrome de Miller Fisher (ataxia, oftalmoparesia, arreflexia)
• Variante faríngeo-braquiocervical
• Encefalite de Bickerstaff
• Polineurite *cranialis*
• Neuropatia atáxica (sensitiva) aguda
• Pandisautonomia aguda
• Oftalmoparesia aguda

Fonte: autoria própria.

Paralisias flácidas secundárias a afecções da junção neuromuscular

Este grupo distingue-se clinicamente por apresentar fraqueza das musculaturas facial e ocular e reflexos osteotendíneos presentes ou hipoativos. Incluímos aqui as síndromes miastênicas, botulismo, hipermagnesemia e intoxicações. Na síndrome miastênica, a fatigabilidade e o caráter flutuante dos sintomas são características marcantes, que não estão presentes nas outras afecções deste grupo. O diagnóstico é feito pela eletroneuromiografia e, no caso de intoxicações, por pesquisa da toxina.

Crise miastênica

A miastenia é uma doença da junção neuromuscular, podendo ser congênita, por alteração geneticamente determinada dos receptores, ou de origem autoimune, causada pela presença de anticorpos contra o receptor da acetilcolina (miastenia *gravis*). Clinicamente, caracteriza-se por fraqueza de predomínio proximal comprometendo as musculaturas cervical, facial e ocular, com piora no final do dia. Na crise miastênica, há uma rápida e acentuada redução da força muscular, acometendo não apenas os membros, mas também com ptose palpebral, diplopia, disfagia e disartria, podendo evoluir com insuficiência respiratória.

No pronto-socorro, podem ser feitos teste com gelo e teste terapêutico com anticolinesterásicos:

- Gelo: um cubo de gelo (2 cm × 1 cm) é colocado sobre a pálpebra superior por 2 minutos. O teste é considerado positivo quando há aumento da abertura palpebral, > 2 mm.
- Cloridrato de edrofônio (Tensilon R) por via endovenosa: 1 mg em lactentes, 8 mg em escolares. Iniciar com 1 a 2 mg e aplicar o restante, se não houver resposta, após 30 segundos.
- Neostigmina por via intramuscular: 0,04 mg/kg, com resposta em 10 a 15 minutos.

O diagnóstico pode ser feito com eletroneuromiografia com estimulação repetitiva, mostrando padrão de decremento. Na suspeita de etiologia autoimune, a pesquisa de autoanticorpos está indicada e a investigação de tumor de timo deve ser realizada, com tomografia do tórax.

Paralisias flácidas por afecção muscular

A maioria das condições neste grupo se refere a doenças sistêmicas com comprometimento muscular, que podem ser de origem inflamatória pós-infecciosa ou autoimune ou ainda secundária a distúrbios eletrolíticos. Sinais e sintomas pertinentes incluem febre e antecedente de quadro febril recorrente, dor à palpação muscular e sinais de afecção de outros sistemas. Os principais diagnósticos diferenciais neste grupo são: miosite, polimiosite, tireotoxicose, paralisia periódica hipocalêmica, hipocalemia de outra natureza e rabdomiólise.

Exames

- Paralisias flácidas secundárias à lesão medular:
  - Ressonância magnética de coluna: considerar nível sensitivo.
  - Angiorressonância de coluna: na presença de insulto vascular.
  - Exame de liquor: depois de descartar compressão medular, a fim de investigar processos infecciosos e inflamatórios.
- Paralisias flácidas secundárias à lesão de raízes/ nervos periféricos:
  - Polineuropatias: o exame de liquor com celularidade normal ou discretamente aumentada e hiperproteinorraquia por dissociação albuminocitológica; eletroneuromiografia com polineuropatia sensitivo-motora desmielinizante (mais comum).
  - Mononeurite: eletroneuromiografia com neuropatia de padrão axonal sensitivo-motor.
- Paralisias flácidas secundárias a afecções da junção neuromuscular:
  - Intoxicação: pesquisa da toxina.
  - Crise miastênica: no pronto-socorro: teste do gelo ou teste terapêutico com anticolinesterásicos e eletroneuromiografia com padrão de decremento.

Tratamento

- Paralisias flácidas secundárias à lesão medular:
  - Tanto a mielite inflamatória de origem desmielinizante como a neuromielite óptica, ou aquela de origem pós-viral, é tratada com pulsoterapia com metilprednislona 30 mg/kg/d por 3 a 5 dias consecutivos, com infusão em 4 a 6 h, sendo monitoradas pressão arterial, frequência

cardíaca e glicemia. É importante investigar e tratar infecções antes da realização da pulsoterapia, bem como realizar o tratamento presuntivo para estrongiloidíase. Depois da pulsoterapia mantemos a prednisona 2 mg/kg/d por 2 semanas, com retirada progressiva.

  - A esquistossomose medular é tratada com dexametasona e substâncias esquistossomicidas: praziquantel 60 mg/kg/d ou oxaminiquine 20 a 30 mg/kg em dose única.
  - No infarto medular não há terapêutica específica. A anticoagulação é considerada na dependência do mecanismo do infarto como na presença de cardiopatia.
- Paralisias flácidas secundárias à lesão de raízes/nervos periféricos:
  - Polineuropatia: suporte clínico, com monitoramento do padrão respiratório e de eventuais complicações autonômicas. O tratamento da PRN deve ser instituído até o 15º dia do início dos sintomas e está indicado nos pacientes que deixaram de deambular sem apoio por mais de 5 metros e nos casos de rápida progressão. As opções terapêuticas incluem a imunoglobulina endovenosa e a plasmaférese, com eficácia muito similar. A imunoglobulina é usada na dose de 2 g/kg, dividida em 2 a 5 dias consecutivos de infusão. A plasmaférese requer que a criança tenha peso superior a 15 kg e é realizada em 3 a 5 cursos, em dias alternados.
  - Mononeurite: exclusivamente suporte e orientação fisiátrica.
- Paralisias flácidas secundária a afecções da junção neuromuscular
  - Crise miastênica: tratamento com plasmaférese e/ou imunoglobulina endovenosa, podendo ser utilizado o mesmo esquema descrito para a PRN. Pulsoterapia com metilprednisolona também é uma opção e deve ser realizada com cautela, pois pode haver agravamento inicial dos sintomas; mantendo-se prednisona 1 mg/kg/d após. Se o paciente já fazia uso de anticolinesterásicos, o medicamento deve ser suspenso por cerca de 72 horas, com reintrodução progressiva depois. A timectomia é outra alternativa terapêutica, sobretudo na presença de tumor de timo, mas também considerada nos casos refratários.

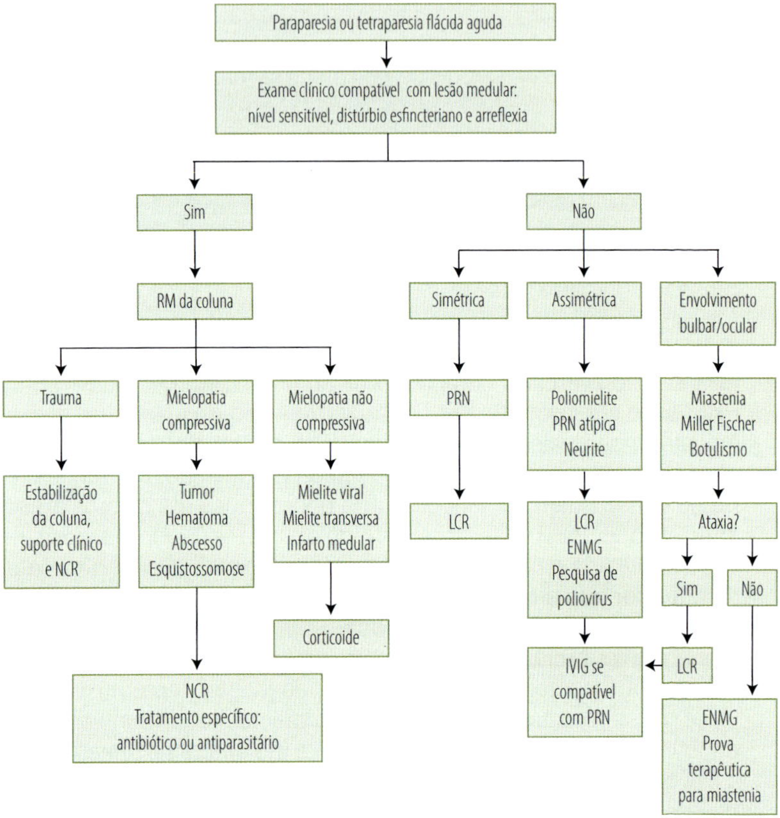

Fluxograma 44.1. Investigação das paralisias flácidas agudas. RM: ressonância magnética, NCR: neurocirurgia, PRN: polirradiculoneurite, LCR: exame do líquido cefalorraquidiano, ENMG: eletroneuromiografia, IVIG: imunoglobulina endovenosa.

Fonte: autoria própria.

Literatura sugerida

Hughes RAC, Swan AV, van Doorn PA. Intravenous immunoglobulin for Guillain-Barré syndrome. Cochrane Library. 2010; 6:1-52.

Marx A, Glass JD, Sutter RW. Differential diagnosis of acute flaccid paralysis and its role in poliomyelitis surveillance. Epidemiologic Reviews. 2000; 22(2):298-316.

Ryan MM. Pediatric Guillain-Barré syndrome. Current Opinion in Pediatrics. 2013; 23(6):689-93.

Schvartsman BGC, Maluf Junior PT, Reed UC, Marques-Dias MJ. Neurologia/Coleção Pediatria Instituto da Criança Hospital das Clínicas. 1. ed. Barueri; Manole. 2012.

Capítulo 45

Encefalites

Vinicius Scaramuzzi

Definição

A encefalite é uma síndrome neurológica incomum, mas potencialmente devastadora, decorrente de infecções acometendo diretamente o sistema nervoso central por diferentes agentes etiológicos, sobretudo virais e aqueles mediados pelo sistema imunológico. Ocorre uma inflamação do parênquima cerebral na vigência da infecção ou mesmo pós-viral, manifestando-se por disfunção neurológica, como alteração do estado mental, comportamental ou de personalidade, déficits motores ou sensitivos, distúrbios da fala ou de movimento e crises epilépticas. O patógeno atinge o sistema nervoso central via disseminação hematogênica ou como extensão da infecção decorrente de meningite inicial. Nas encefalites pós-infecciosas é decorrente da resposta autoimune, causando encefalomielite difusa aguda (ADEM).

Terminologia

- *Meningite:* é a inflamação das meninges e tipicamente se manifesta com cefaleia, febre, náuseas e vômitos, fotofobia e sinais meníngeos, como rigidez de nuca.
- *Encefalite:* é a inflamação do parênquima cerebral e está associada com disfunções cerebrais incluindo estado mental alterado (diminuição do nível de consciência, letargia, alterações de personalidade, distúrbio comportamental), crises epilépticas, e/ou sinais neurológicos focais, frequentemente acompanhados de febre, cefaleia, náuseas e vômitos.
- *Meningoencefalite:* é a manifestação de sinais e sintomas clínicos de inflamação das meninges e parênquima cerebral.
- *Rombencefalite ou encefalite do tronco cerebral:* é caracterizada por abalos mioclônicos, tremores, ataxia, acometimento de pares cranianos, anormalidades respiratórias, choque e coma.
- *Mielite:* é a inflamação da medula espinal, caracterizada por fraqueza, disfunções miccionais, paralisia flácida, diminuição ou ausência dos reflexos apendiculares.

- *Encefalopatia:* é uma alteração nas funções neurológicas na ausência de processo inflamatório do parênquima cerebral decorrente por exemplo de distúrbios metabólicos, hipóxia, drogas, intoxicações, infecções sistêmicas, mal funcionamento de órgãos.

  A disfunção cerebral distingue as encefalites das meningites.

Etiologia

- *Patógenos virais:* enterovírus (*echovirus,* vírus Coxsackie A e B, herpes-vírus tipos 1 e 2, outros *Herpesviridae* (Epstein-Barr, varicela-zóster, citomegalovírus, herpes-vírus humano), influenza, parainfluenza, adenovírus e arbovírus.
- *Patógenos não virais: Mycoplasma pneumoniae, Chlamidia pneumonia, Borrelia burgdorferi* (doença de Lyme); *Bartonella henselae* (doença da arranhadura do gato); *Rickettsia rickettsii; Listeria monocytogenes; Mycobacterium tuberculosis; Neisseria meningitidis; Streptococcus agalactie; Streptococcus pneumoniae; Haemophilus influenzae; Escherichia coli.*

Manifestações clínicas – faixa etária

- Principais manifestações clínicas independentemente da faixa etária:
  - Febre (80%).
  - Crises epilépticas (78%).
  - Outros sinais neurológicos focais (56%).
  - Distúrbio de consciência (47%).
- *Neonatos e lactentes:* as manifestações da encefalite podem não ser específicas, mas devem ser consideradas nas crianças que apresentarem febre (achado variável), convulsão, recusa alimentar, irritabilidade ou letargia e rápidas alternâncias do padrão comportamental. Alterações perfusionais podem ocorrer em crianças com encefalite na concomitância de bacteremia ou viremia (vírus-herpes simples).
- *Crianças e adolescentes:* nessa faixa etária as manifestações da encefalite são febre, sintomas psiquiátricos, labilidade emocional, ataxia, convulsões, distúrbios de movimento, estupor, coma e sinais neurológicos localizatórios como hemiparesia e acometimento de nervos cranianos. Nos casos mais graves, podem apresentar estado de mal epiléptico, edema cerebral, síndrome de secreção inapropriada de hormônio antidiurético (SIADH) e mesmo falência cardiorrespiratória.

Abordagem clínica

Devido a potencialidade dos riscos, é necessária uma abordagem célere para rápido diagnóstico e tratamento adequado. A meta inicial é procurar definir a síndrome clínica (encefalite aguda, encefalite pós-infecciosa, encefalite autoimune, meningite, encefalite tóxica ou metabólica) e o agente etiológico.

Inicialmente, assegurar boas condições das vias respiratórias, da respiração e da circulação e, a seguir, iniciar investigação.

História

Investigar possíveis pistas de infecção viral, contato com pessoas doentes, questionar sobre viagens recentes e contato com animais, insetos, toxinas etc., sobretudo nas 2 a 3 semanas anteriores aos sintomas. Avaliar estado imunológico e imunizações (infecções ou vacinações recentes).

Exame físico e neurológico

- Avaliar estado mental, déficits motores ou sensitivos, alterações de nervos cranianos, disfunção cerebelares e alterações nos reflexos apendiculares.
- Procurar *rash* cutâneo (infecções virais), lesões vesiculares na pele (herpes), lesões sugestivas de síndrome mão-pé-boca (vírus Coxsackie A e B).

Exames laboratoriais

- Hemograma, eletrólitos séricos, glicemia, ureia, creatinina, enzimas hepáticas (TGO, TGP), coagulograma.
- *Exame de liquor:* quimiocitológico, bacterioscópico e culturas. PCR para enterovírus e herpes simples. Outras sorologias para identificação de novas etiologias virais dependem dos achados clínicos e dados epidemiológicos. Podem ser usados painéis virais disponíveis ou sorologias para antígenos específicos.

Testes diagnósticos de outros locais além do SNC

Quando patógenos são identificados em outros locais como trato respiratório, pele, fezes ou urina, esses dados devem ser confrontados com os quadros clínico e epidemiológico.

Exames para avaliação de outras causas de encefalopatias

- Hemoculturas
- *Screening* toxicológico sérico e urinário.
- Estudo metabólico (amônia, lactato, ânion-*gap*).
- Na possibilidade de encefalites autoimunes, dosar receptores NMDAR (anti-N-methyl-D-aspartate receptor) e VGKC (anti-voltage-gated-potassium channel).

Tabela 45.1. Sugestão para avalição laboratorial inicial de crianças com encefalite

Pacientes imunocompetentes	
Sangue	• Hemograma com plaquetas • Hemocultura • Eletrólitos séricos, glicose, amônia, ureia, creatinina, gasometria • Função hepática (TGO, TGP) • Coagulograma • Sorologia para *Epstein-Barr*, HIV, *Mycoplasma pneumoniae* (IgG, IgM) • Anticorpo anti-NMDAR e anti-VGKC (se clinicamente indicado) • Colher e guardar amostra de sangue (para investigações etiológicas futuras)
Liquor	• Pressão inicial • Quimiocitológico (contagem de células, diferencial, proteínas, glicose) • Bacterioscópico (método de Gram) • Culturas: bacterianas; tuberculose (se clinicamente indicado) • PCR: herpes simples, enterovírus (PCR para outros vírus, se clínica ou epidemiologicamente indicado: influenza etc.) • Amostra de liquor para pesquisas subsequentes
Respiratórias	• Painel respiratório: PCR: influenza, adenovírus, vírus sincicial respiratório • Cultura viral de secreções respiratórias e nasofaringe • *Swab* de garganta para herpes simples, enterovírus, *M. pneumoniae*
Fezes ou *swab* retal	• PCR para enterovírus • Cultura de vírus nas fezes
Urina	• Urina tipo I • *Screening* toxicológico
Lesões de pele (se presentes)	• Cultura e/ou pesquisa direta para herpes simples, varicela-zóster e enterovírus • Biópsia para pesquisa direta e PCR para riquetisiose
Para pacientes imunossuprimidos realizar todos os exames anteriores, mais: • *Sangue:* antígeno criptococos, IgG para toxoplasma gondii • *Liquor:* antígeno criptococos; antígeno histoplasma; PCR para citomegalovírus, herpes-vírus 6 • *Urina:* antígeno histoplasma	

Fonte: Willoughby RÉ, Long SS. Encephalitis, meningoencephalitis, acute disseminated encephalomielitis, and acute necrotizing encephalopathy. In: Long SS, Pickering Lk, Prober CG (eds). Principles and pratice of pediatric infeccious diseases. 2nd ed. Churchil Livinstone, New York, 2008.

Tunkel AR , Glaser CA, Bloch KC, Elt al . The management of encephalitis: clinical practice guidelines by the infeccious Diseases Society of America. Clin Infect Dis. 2008; 47:303.

Bronstein DE, Shields WD, Glasser CA. Encephalitis and meningoencephalitis. In: Cherry JD, Harrison GJ, Kaplan SL et al. Feigin and Cherry's Textbook of Pediatric infeccious Diseases. 7th ed. Elsevier Saunders, Philadelphia, 2014.

Eletroencefalograma

- Deve ser realizado assim que possível.
- Pode ajudar a diferenciar encefalites de atividade epilética não convulsiva, como crises parciais e ausência de epilepsia.
- Pode apresentar padrão específico e ajudar no diagnóstico etiológico (herpes).
- Exame é anormal em 87 a 96% das crianças com encefalite.

Exame de neuroimagem

- Ressonância magnética é o exame de escolha.
- Tomografia de crânio com e sem contraste é uma alternativa quando a ressonância não estiver disponível ou apresentar alguma dificuldade na sua realização (30% dos pacientes com encefalite e TC normal é alteração na ressonância de crânio).

Biópsia cerebral

Raramente é indicada em crianças, mas pode ser indicada em casos graves e com progressão da doença cujo o agente etiológico não foi identificado pelos testes não invasivos.

Diagnóstico

O diagnóstico clínico está fundamentado nos seguintes critérios:

- Estado mental alterado (nível de consciência diminuído ou alterado, letargia, ou alterações de personalidade) com duração de 24 horas sem nenhuma outra causa identificada E MAIS.
- Apresentar dois dos seguintes sinais para possível diagnóstico ou três para provável diagnóstico:
  - Febre documentada (≥ 37,8°C dentro de 72 h, antes ou depois do início do quadro).
  - Crises convulsivas parciais ou generalizadas não atribuídas a distúrbio epiléptico pré-existente.
  - Achado de alteração neurológica focal recente.
  - Liquor com contagem de leucócitos ≥ 5 células/microL.
  - Exame de neuroimagem com parênquima cerebral anormal sugestivo de encefalite, nova ou de início agudo.
  - Anormalidade no eletroencefalograma consistente com encefalite e não atribuída a outra causa.

Diagnóstico diferencial

O diagnóstico diferencial é amplo e estreitado por meio dos dados de história, exames físico e neurológico, dados laboratoriais e radiológicos.

- Outras infecções: bacterianas, parasitárias, fúngicas e riquetisioses do sistema nervoso central:
  - *Meningite bacteriana:* embora nos quadros bacterianos, a pleocitose e a dosagem da proteína liquórica geralmente tenham valores maiores que nas encefalites virais, além de predomínio neutrofílico de mais de 90% e glicorraquia diminuída, os sinais clínicos e dados do exame de liquor da meningite bacteriana e encefalite viral podem se confundir; nesses casos, o diagnóstico é confirmado pela identificação do patógeno no liquor ou isolamento da bactéria no sangue.
  - *Meningite tuberculosa (MT):* pode se apresentar como encefalite, na MT ocorre uma dissociação proteíno-citológica no liquor (glicose < 10 mg/dL e proteína > 200 mg/dL) embora raramente, esses valores podem ocorrer nas meningites virais. Nesses casos, deve-se avaliar dados epidemiológicos, realização prévia da vacinação BCG, radiografia de tórax e teste tuberculínico está indicado, embora possa não ser reativo em 40% dos casos.
  - *Pós-infecciosa (encefalomielite difusa aguda ADEM):* é uma doença monofásica, acredita-se ser uma resposta autoimune deflagrada por um estímulo antigênico pregresso (doença febril ou imunização). Apresenta-se de modo subagudo, em geral afebril no momento da apresentação dos sintomas neurológicos. Clinicamente, pode ser de difícil diferenciação com a encefalite viral. As características das imagens na ressonância magnética, que incluem lesões de substância branca multifocais, sugerem o diagnóstico.
  - *Encefalites autoimunes:* são de etiologia não infecciosa com recente aumento nos diagnósticos. Encefalite anti-NMDAR deve ser considerada nos adolescentes e crianças que se apresentam com sintomas psiquiátricos, movimentos anormais, convulsões, instabilidade autonômica e hipoventilação. Podem estar associadas à existência de tumores (teratomas ovarianos).
  - *Encefalopatias tóxico-metabólicas:* diferenciadas pela ausência de febre, início mais gradual, ausência de pleocitose liquórica, imagem de ressonância sem alterações focais e presença de achados laboratoriais anormais (alterações eletrolíticas, hiperamonemia, acidose, hipoglicemia, níveis de chumbo sanguíneo elevado, *screening* toxicológico positivo).
  - *Patologias intracranianas:* abcesso cerebral ou outras patologias não infecciosas como tumores, hemorragias intracranianas, tromboses podem ser diferenciadas da encefalite pela neuroimagem e possíveis sinais de hipertensão craniana.

Tabela 45.2. Liquor: valores nas infecções do sistema nervoso central

	Glicose (mg/dL)		**Proteínas (mg/dL)**		**Contagem de células (cels./microL)**		
	< 10	**10 a 40**	**100 a 500**	**50 a 300**	**> 1.000**	**100 a 1.000**	**5 a 100**
Mais comum	Meningite bacteriana	Meningite bacteriana	Meningite bacteriana	Meningite viral Doença de Lyme Encefalites Neurossífilis Meningite tuberculosa	Meningite bacteriana	Meningite bacteriana ou viral Meningite tuberculosa	Meningite bacteriana inicial Meningite viral Meningite tuberculosa neurossífilis
Menos comum	Meningite tuberculosa Meningite fúngica	Neurossífilis Algumas infecções virais como caxumba	–	–	Algumas infecções virais como caxumba	Encefalites	Encefalites

Fonte: Willoughby RÉ, Long SS. Encephalitis, meningoencephalitis, acute disseminated encephalomielitis, and acute necrotizing encephalopathy. In: Long SS, Pickering Lk, Prober CG (eds). Principles and pratice of Pediatric Infeccious Diseases. 2nd ed. Churchil Livinstone: New York; 2008.

Tunkel AR , Glaser CA, Bloch KC elt al. The management of encephalitis: clinical practice guidelines by the infeccious Diseases Society of America. Clin Infect Dis. 2008; 47:303.

Bronstein DE, Shields WD, Glasser CA. Encephalitis and meningoencephalitis. In: Cherry JD, Harrison GJ, Kaplan SL et al. (eds). Feigin and Cherry's Textbook of Pediatric infeccious Diseases. 7th ed. Philadelphia: Elsevier Saunders; 2014.

Tratamento

- Medidas de suporte assegurando boas condições das vias respiratórias, boas condições de respiração e circulação.
- Devido a encefalite ser potencialmente de risco, encaminhar paciente a unidade de terapia intensiva para monitoramento:
  - Cuidados e monitoramento cardiorrespiratórios.
  - Monitorizar estado neurológico: escala de Glasgow – embora não válida em pacientes não acometidos por trauma de crânio, pode ser útil para avaliar estado de consciência e monitorar progressão neurológica. No caso de piora neurológica, pode estar indicada a repetição do exame de neuroimagem.
  - Monitorar e controlar balanços hídrico e eletrolítico.

Tratamento específico

- No diagnóstico de encefalite viral, e sendo a encefalite por herpes-vírus devastadora, recomenda-se sempre iniciar com aciclovir, e a duração do tratamento depende da confirmação diagnóstica pelos resultados laboratoriais, de imagem e eletroencefalograma:
  - *HSV provável ou confirmado:* aciclovir deve ser continuado por 21 dias e repetir liquor no final do tratamento devendo a PCR estar negativada.

- *PCR para HSV é negativa:* a decisão de suspender o aciclovir deve ser individualizada.
- *Tempo de tratamento:* 28 dias a 3 meses: 20 mg/kg dose por dose a cada 8 h.
- *3 meses a 12 anos:* 10 a 15 mg/kg/dose a cada 8 h.
- *≥ 12 anos:* 10 mg/kg/dose a cada 8 h.

- *Antibióticos empíricos:* se clínica e/ou empiricamente indicados o tratamento para meningite bacteriana, riquetisioses ou outro possível agente suspeito o tratamento empírico deve ser iniciado.

Tratamento das complicações

- *Estado de mal epiléptico:* deve ser tratado agressivamente na evidência de crises clínicas ou eletrográficas reentrantes, com medicações antiepilépticas para interromper as crises. Iniciar monitoramento e eletroencefalografia.
- *Edema cerebral:* monitoramento de pressão intracraniana, se necessário, e tratamento na unidade de terapia intensiva

Prognóstico

- Na encefalite, o prognóstico depende da idade do paciente, achados neurológicos, tempo de apresentação e do fator etiológico.
- O pior prognóstico está relacionado com os seguintes fatores:
  - Coma.
  - Pacientes jovens < 5 anos de idade.
  - Necessidade de cuidados intensivos.
  - Encefalite por herpes-vírus.
  - Restrição à difusão na imagem da ressonância magnética.

Literatura sugerida

Bykowski J, Kruk P, Gold JJ et al. Acute pediatric encephalitis neuroimaging: single-institution series as part of California encephalitis Project. Pediatric Neurol. 2015; 52:606.

Kimberlin DW. Acyclovir dosing in the neonatal period and beyond. J Pediatric Infect Dis Soc. 2013; 2:179.

Thompson C, Kneen R, Riordan A et al. Encefphalitis in children. Arch Dis Child. 2012; 97:150.

Tunkel AR, Glasser CA, Bloch KC et al. The management of encefalites, clinical pratice guidelines by the Infeccious Diseases Society of America. Clin Infect Dis. 2008; 47:303.

Venkatesan A, Tunkel AR, Bloch KC et al. Case definitions, diagnostic algorithms and priorities in encefalites: consensus statement of the international encefalites consortium. Clin Infect Dis. 2013; 57:1114.

SEÇÃO 7
INFECTOLOGIA

COORDENADORAS

Maria Zilda de Aquino
Claudia Regina Cachulo Lopes

CAPÍTULOS

46 Capítulo

Febre sem Sinais Localizatórios

Sofia Januzzi Zequi

Claudia Regina Cachulo Lopes

Definição

Febre sem sinais localizatórios (FSSL) pode ser definida como a presença de febre, por um período inferior a 7 dias, na ausência de qualquer achado na anamnese e exame físico que justifique esse sinal na criança.

Etiologia

Os vírus compõem um grupo de agentes causais frequentes da FSSL. Entretanto, vale lembrar dos prováveis agentes bacterianos que podem cursar com infecções mais graves e que necessitam de conduta inicial adequada e precoce, como é o caso da bacteremia oculta e da meningite bacteriana. Além disso, é importante considerar uma das causas bacterianas mais comuns, especialmente entre as meninas menores de 2 anos de idade e meninos não circuncisados menores de 1 ano de idade, a infecção do trato urinário (ITU). Já concernente aos tradicionais agentes bacterianos, destacam-se *Streptococcus pneumoniae* e *Haemophilus influenzae* tipo B, hoje sendo mais relevantes entre os não vacinados, o que justifica a modificação do tradicional *guideline* para FSSL de 1993 de Baraff. Vários estudos mostram a incidência de bacteremia em menores de 3 meses em 1,8% e meningite em 0,5%. Outro estudo revela que depois da introdução da vacinação contra *Haemophilus influenzae tipo B* a incidência de bacteremia oculta caiu para 1,5 a 3% e, depois da vacinação contra pneumococo, caiu para 0,5 a 1%, permanecendo a ITU em 5 a 7% dos casos.

Quadro Clínico

Na avaliação inicial é importante destacar as crianças que apresentam febre associada a fatores clínicos relevantes: < 30 dias de vida, desatenção, ausência de sorriso ou interação com examinador, temperatura > 39,5°C mensurada, leucopenia ou leucocitose. Além disso, os fatores de risco para ITU devem ser considerados nessa etapa (a presença de qualquer um deles já indica necessidade de investigação): nos meninos, idade inferior a 12 meses, etnia branca, temperatura acima de 39°C, febre por mais de 24 horas e ausência de outros focos de infecção. Já nas meninas, os fatores incluem etnia branca, idade abaixo de 24 meses, temperatura acima de 39°C, febre por mais de 48 horas e ausência de foco aparente de infecção.

Diagnóstico

O diagnóstico sempre deve começar com uma boa história clínica e exame físico. Características como padrão da febre, se persistente ou esmaecendo no decorrer dos dias, podem ajudar no diagnóstico de etiologia bacteriana ou viral, respectivamente. Outro dado importante é avaliar a criança fora do período febril e observar se volta a brincar e aceita algum tipo de líquido, caracterizando um bom estado geral e sendo mais comum nos quadros virais. A história de contato com outras pessoas com quadro febril também nos ajuda no diagnóstico. Outro ponto importantíssimo é a informação sobre o *status* vacinal visto que o esquema proposto a seguir é apenas para crianças com vacinação atualizada para hemófilos e pneumococo.

Sendo assim, menores de 1 mês de idade devem ter a investigação diagnóstica completa com hemograma, hemocultura, urinálise, urocultura, radiografia de tórax e liquor seguida de hospitalização e antibioticoterapia até resultados das culturas. Crianças de 30 dias a 3 meses de idade em bom estado geral devem ser investigadas apenas com leucograma e urinálise. Já os maiores de 3 meses em bom estado geral devem ser avaliados com exame físico diário e curva térmica, antes do início da investigação laboratorial. Deve-se ressaltar que crianças em mau estado geral fora do período de febre ou com sinais de sepse devem ter culturas colhidas e introdução precoce de antimicrobianos.

Outros exames devem ser individualizados, assim como radiografia de tórax que deve ser incluída apenas em menores de 30 dias ou em maiores de 30 dias com quadro respiratório, o que foge do princípio deste capítulo.

Exames como proteína C-reativa (PCR) aumentam um pouco a acurácia no diagnóstico da bacteremia oculta em relação ao leucograma, mas não devem ser solicitados indiscriminadamente. A pró-calcitonina (PCT) tem melhor acurácia, mas não está disponível em todos os serviços.

Tratamento

O tratamento do paciente segue a presunção do agente etiológico em curso; portanto, como a maioria das crianças com FSSL em bom estado geral tem origem viral, a conduta deve ser antitérmicos, analgésicos, hidratação e reavaliação diária até a resolução do quadro. Para os pacientes em que se presumiu a etiologia bacteriana, ou por alteração do estado geral ou por exames alterados, deve-se cobrir os agentes mais prevalentes. No período neonatal, está indicada a introdução de cefalosporina de terceira geração até que se afaste quadro meníngeo e, posteriormente a essa exclusão, pode-se descalonar para ampicilina associada a aminoglicosídeo com o objetivo de cobertura para pneumococo, estreptococo do grupo B e *E. coli*, agentes mais isolados segundo a literatura. Já para os maiores de 1 mês, a cefalosporina de terceira geração atingiria os pneumococos e hemófilos mais prevalentes. A tabela de antimicrobianos e o fluxograma da melhor conduta são mostrados a seguir.

Tabela 46.1. Antimicrobianos e doses

Idade	Antimicrobianos	Doses
0 a 30 dias	Cefotaxima Ampicilina Amicacina	50 mg/kg 12/12 h (1ª semana de vida) 50 mg/kg 8/8 h (2ª a 4ª semana de vida) 25 mg/kg 8/8 h (1ª semana de vida) 25 mg/kg 6/6 h (2ª a 4ª semana de vida) 15 mg/kg/dia 24/24 h
Maiores de 1 mês	Ceftriaxone	100 mg/kg/dia

Fonte: autoria própria.

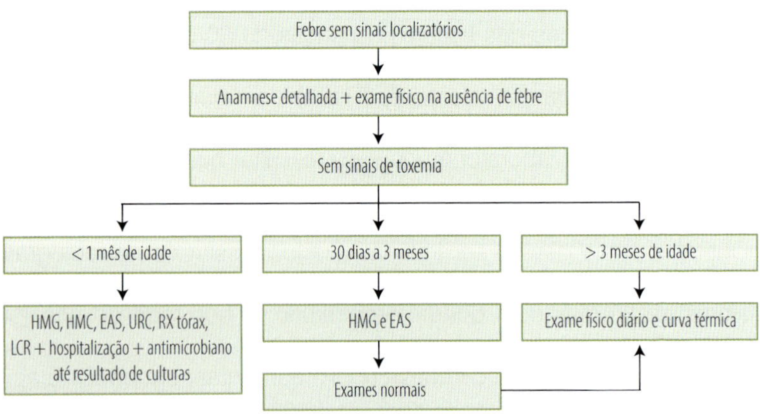

Fluxograma 46.1. Conduta para FSSL em crianças com esquema vacinal para *H. influenzae* e *S. pneumoniae* atualizado.

Fonte: autoria própria.

Literatura sugerida

Baraff LJ. Management of fever without source in infants and children. Annals of Emergency Medicine. 2000; 36(6):602-14.

Machado BM, Cardoso DM, Paulis M, Escobar AMU et al. Fever without source: evaluation of a guideline. Jornal de Pediatria, 2009; 85(5):426-32.

Mekitarian FE, Werther BC. Current management of occult bacteremia in infants. Jornal de Pediatria. 2015; 91(6):S61-S66.

Pantell RH et al. Management and outcomes of care of fever in early infancy. Jama. 2004; 291(10):1203-12.

Simon AE, Susan LL, Pauline M. Emergency department laboratory evaluations of fever without source in children aged 3 to 36 months. Pediatrics. 2011: peds-2010.

47 Capítulo

Meningites Bacterianas

Lucas Siqueira da Silva

Fernanda Brandão Ferrari

Definição

- Processo inflamatório das meninges, membranas que envolvem o cérebro e a medula espinal, causado por bactérias, vírus, fungos e micobactérias.

Epidemiologia

- A maioria dos patógenos é específico para determinados grupos etários, sazonalidade, geografia e fatores subjacentes do hospedeiro. Atualmente, *Neisseria meningitidis* e *Streptococcus pneumoniae* causam 95% dos casos de meningite bacteriana aguda em crianças.
- Em 1909, sorogrupos imunologicamente distintos do meningococo foram identificados; hoje, são pelo menos 13 sorogrupos identificados. Os sorogrupos patogênicos predominantes incluem A, B, C e W-135 e, desde 1996, as cepas B, C e Y predominam nos Estados Unidos.
- Nos países desenvolvidos, as vacinas conjugadas diminuíram a incidência de meningite bacteriana em todas as faixas etárias, exceto crianças menores de 2 meses.
- No Reino Unido e em outros países onde a vacina conjugada do sorogrupo C foi implementada, ocorreu uma redução de quase 80% nos casos de sorogrupo C, com imunidade de rebanho documentada suficiente para proteger crianças não imunizadas.
- No Brasil, após a implantação da vacina conjugada do sorogrupo tipo C, houve diminuição desse sorogrupo e aumento proporcional do sorogrupo B.

Quadro clínico/epidemiológicos de acordo com a faixa etária

Recém-nascidos e bebês

- Os sintomas mais comuns nessa faixa etária podem ser inespecíficos tais com letargia, agitação, sonolência, irritabilidade, anorexia, hipotonia, apneia, icterícia, diarreia e fraqueza generalizada, comumente observada pelos pais. Febre ou hipotermia é comum, mas nem sempre presente. As convulsões ocorrem em 15 a 34% dos bebês. Fontanela anterior protuberante pode se desenvolver.

- *Streptococo* β-hemolítico do grupo B (GBS) poucos casos > 3 meses.
- *Escherichia coli* e *Listeria* são menos frequentes.
- Herpes simples: ocorre mais comumente em mães que tiveram infecção primária.

Crianças

- Em crianças, os sintomas mais comuns nessa faixa etária podem se desenvolver em horas ou até em um dia, tais como febre, cefaleia intensa, letargia, irritabilidade, confusão, fotofobia, náusea, vômito, rigidez de nuca e dor nas costas. Irritação meníngea geralmente se manifesta como rigidez de nuca, sobretudo na flexão anterior-posterior do queixo ao peito. Sinal de Kernig (extensão dolorosa do joelho após flexionar a coxa com o quadril e o joelho a 90°) e sinal de Brudzinski (flexões de quadril e joelho reativa quando o pescoço é flexionado). Dados epidemiológicos:
  - *Streptococo pneumoniae*: mais comuns em lactentes e crianças; com maior risco em > 1 ano de idade; colonização de nasofaringe com subsequente bacteremia e invasão de plexo coroide.
  - *Neisseria meningitidis:* muitas vezes fulminante; comum em < 1 ano de idade; 2/3 dos casos em < 5 anos; 2º pico de 8 a 11 anos de idade.
  - *Haemophilus influenzae tipo B:* se encontra nas vias respiratórias de forma saprófita, podendo causar infecções assintomáticas ou doenças não invasivas, como bronquite, sinusites e otites. Desde o surgimento da vacina conjugada houve queda de 99% dos casos; em países em desenvolvimento ainda é uma importante causa de meningite.
  - Infecção viral, miscelânea, patógenos não infecciosos: comum em < 1 ano de idade; viral (enterovírus mais comum), coxsackie e echovírus.

Diagnóstico

- *Punção lombar:* decúbito lateral fletido, entre L3 e L4 ou L4 e L5, fazer teste de glicemia antes, sempre que possível.
- *Contraindicação:* sinais neurológicos focais ou de hipertensão intracraniana (hérnia de uncus); INR elevado; plaquetopenia abaixo de 50.000 com risco de hemorragia subaracnoide; instabilidade hemodinâmica.
- *Laboratório:* hemograma, PCR, hemocultura, glicemia, gasometria e eletrólitos, ureia e creatinina.

Tabela 47.1. Achados no líquido cefalorraquidiano

LCR	Normal	M. bacteriana
Aspecto	Límpido	Turvo
Pressão	5 a 20	Hipertenso
Células	5 – crianças	Geralmente > 500 células
	20 – recém-nascido	Com predomínio neutrofílico
Proteínas (mg/dL)	15 – 45 crianças	Aumentada
	120 RNS	Aumentada
Glicose	2/3 da sanguínea	< 30 usualmente
Cloretos	120 – 130	Diminuído
Bacterioscopia	Ausente	Positivo
Cultura	Negativa	Positiva < 75% mas depende se o paciente recebeu previamente antibiótico

Fonte: Davis LE. Acute bacterial meningitis. American Academy of Neurology. 2018; 1264.

Manejo

- Pode ser necessário UTI nas primeiras 24 h.
- Jejum.
- Monitor + oximetria de pulso + controle de diurese.
- Avaliação neurológica periódica durante as primeiras 72 h.
- Hidratação com correção dos distúrbios hidreletrolíticos e acidobásicos;
- Corticoide (*Haemophilos influenzae* – Hib): O Comitê de Doenças Infecciosas da Academia Americana de Pediatria (AAP) identifica um benefício potencial da dexametasona para pacientes com meningite por Hib e indica que o uso empírico pode ser considerado para suspeita de meningite bacteriana em lactentes e crianças com 6 semanas de idade ou mais depois de considerar os possíveis riscos *versus* benefícios potenciais. A dexametasona tem sido utilizada como terapia adjunta para modular a resposta inflamatória do hospedeiro e prevenir complicações neurológicas da meningite bacteriana, especialmente a perda auditiva.
- A dexametasona não tem efeitos benéficos demonstráveis se iniciada mais de 1 hora depois dos antibióticos.
- A dose habitual é de 0,15 mg/kg/dose por via intravenosa a cada 6 horas, durante 2 dias.

Antibioticoterapia (doses – Tabela 47.2)

- Empírica.
- Meningococo: 5 a 7 dias.

- Hemófilos: 7 a 10 dias.
- Pneumococo: 10 a 14 dias.
- Meningite neonatal: 21 dias:
  - 0 a 2 meses – Cefotaxima + Ampicilina.
  - Ampicilina + Amicacina ou Gentamicina.
  - 2 meses a 5 anos – Ceftriaxone.
  - Maiores de 5 anos – Ceftriaxone.

Tabela 47.2. Antibioticoterapia empírica

Antibiótico	Dose
Ceftriaxone	100 mg/kg/dia de 12 h/12 h ou 1×/dia (máximo de 4 g/dia)
Cefotaxima	200 mg/kg/dia a cada 6 h/8 h (máximo de 12 g/dia)
Ampicilina	300 mg/kg/dia de 6 h/6 h
Gentamicina	5 a 7,5 mg/kg/dia de 8 h/8 h
Amicacina	20 a 30 mg/kg/dia de 8 h/8 h em RN e 15 mg/kg/dia 1× ao dia no restante

Fonte: Keith MK, Jackson MA. Meningitis. Pediatrics in Review. 2008; 29:417.

Quimioprofilaxia (Tabela 47.3)

- *Meningococo:* comunicantes domiciliares ou de alojamentos (comem ou dormem no mesmo local).
- Relação íntima e prolongada.
- Creche e pré-escola (< 7 anos).
- Todos os contatos próximos de pacientes com infecção meningocócica, independentemente do *status* da vacina, devem receber quimioprofilaxia com rifampicina ou ceftriaxona, como fármaco alternativo.
- *Hemófilos:* comunicantes domiciliares somente quando, além do caso índice, houver crianças com < 4 anos não vacinadas.
- Creche e pré-escola: a partir do segundo caso, em crianças não vacinadas, confirmado dentro de 60 dias.
- Medicamento padrão: rifampicina 20 mg/kg (dose máxima de 600 mg) de 24 h/24 h por 4 dias.

Tabela 47.3. Profilaxia

Antibiótico	Dose
Rifampicina	Meningo: 10 mg/kg/dia 12 h/12 h por 2 dias Hemófilos: 20 mg/kg/dia 1×/dia por 4 dias

Fonte: Keith MK, Jackson MA. Meningitis. Pediatrics in Review. 2008; 29;417.

Vacina

- A vacinação infantil contra Hib, *S. pneumoniae* e *N. meningitidis* é a melhor abordagem preventiva para a meningite desses organismos.
- O uso das vacinas conjugadas Hib em bebês resultou em uma diminuição dramática na incidência de meningite por Hib. As vacinas conjugadas para pneumococos e meningococos têm sido relativamente eficazes na prevenção de doenças causadas por sorotipos relacionados com a vacina. Infelizmente, os sorotipos não relacionados com as vacinas para pneumococo e meningococo continuam a causar meningite com risco de vida.
- As vacinas conjugadas meningocócicas atuais contêm os sorotipos A, C, Y e polissacarídeos de cápsula W-135, e uma nova vacina de sorotipo B separada foi desenvolvida. As vacinas são altamente eficazes em crianças, mas não foram amplamente administradas em países em desenvolvimento por ainda não fazerem parte do calendário nacional de vacinação, existindo apenas em redes particulares.

Literatura sugerida

Cavalcante AL, Benzaken AS, Rohlfs DB et al. Doença meningocócica e outras meningites. Manual do Ministério da Saúde. 2017; 33.

Davis LE. Acute bacterial meningitis. American Academy of Neurology. 2018; 1264.

Keith MK, Jackson MA. Meningitis. Pediatrics in review. 2008; 29:417.

Swanson D. Meningitis. Pediatrics in review. 2015; 514.

Capítulo 48

Doenças Exantemáticas – Abordagem no Pronto Atendimento

Silvia Maria Balieiro Nigro
Haline Suelma Sousa Aragão
Maria Zilda de Aquino

Definição

- Caracteriza-se por ser uma erupção cutânea aguda, com aspecto de *rash* (vermelhidão), cuja causa principal é infecciosa.
- As lesões de pele podem ser decorrentes de danos diretos às células por organismos patogênicos, produção de toxinas e/ou resposta imune do paciente.

Tabela 48.1. Tipos de exantemas: morfologia × etiologia

Morbiliforme	Pequenas lesões eritematosas maculopapulares (3 mm a 10 mm), lenticulares ou numulares, permeadas por pele sã	Sarampo, rubéola, exantema súbito, enteroviroses, riquetsioses, dengue, leptospirose, toxoplasmose, hepatites virais, mononucleose, síndrome de Kawazaki e reações medicamentosas
Escarlatiniforme	Eritema difuso, puntiforme, de aspecto vermelho vivo, áspero ao toque. Pode ser denominado micropapular	Escarlatina, rubéola, síndrome de Kawasaki, reações medicamentosas, miliária e queimaduras solares
Rubeoliforme	Semelhante ao morbiliforme, porém de coloração rósea, com pápulas um pouco menores	Rubéola, enteroviroses, infecções por vírus respiratórios e micoplasma

Continua...

Tabela 48.1. Tipos de exantemas: morfologia × etiologia – continuação

Urticariforme	Erupção papuloeritematosa de contornos irregulares	Reações medicamentosas, alergias alimentares, Coxsackioses, mononucleose e malária
Exantema papulovesicular	Presença de pápulas e de lesões elementares de conteúdo líquido (vesiculas)	Localizado: herpes simples e herpes-zóster Generalizado: varicela, varíola, impetigo, estrófulo, enteroviroses, dermatite herpetiforme, molusco contagioso, brucelose, tuberculose, fungos, candidíase sistêmica
Exantema petequial ou purpúrico	Alterações vasculares com ou sem distúrbios de plaquetas e de coagulação	Meningococcemia, sepse, febre purpúrica brasileira e febre maculosa. Causas menos frequentes: citomegalovirose, rubéola, enteroviroses, sífilis, dengue e reações por drogas

Atendimento no pronto-socorro

- Isolamento.
- História clínica dirigida e objetiva com ênfase em idade, presença de febre, cronologia e duração dos sintomas exantemáticos, sintomas associados e sinais de alerta de emergência e urgência, dados epidemiológicos (exposição infecciosa e vigência de surtos sazonais).
- Imunização.
- Antecedentes pessoais: doença crônica, uso de drogas, medicações imunossupressoras.
- Exame físico completo:
  - Classificar o exantema: distribuição, configuração e evolução da erupção.
- Formular hipóteses diagnósticas com base nos dados obtidos pela história, epidemiologia e exame físico.
- Proceder a notificação quando pertinente (vide relação de doenças de notificação compulsória no Fluxograma 48.1).

Doenças exantemáticas de notificação compulsória

- Dengue.
- Doença meningocócica (meningoccemia).
- Varíola.
- Zika vírus.
- Febre amarela.
- Febre de Chikungunya.
- Febre maculosa e outras riquetisioses.
- Sarampo.
- Rubéola e rubéola congênita.
- Varicela (caso grave internado ou óbito).

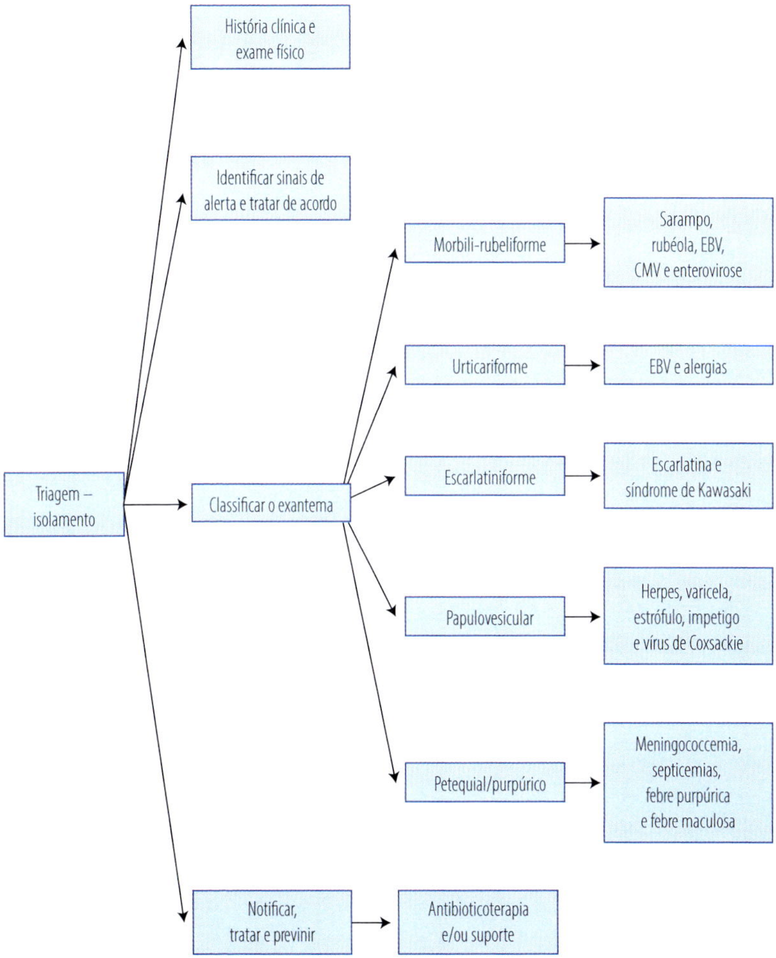

Fluxograma 48.1. Doenças exantemáticas – abordagem no pronto atendimento.

Fonte: adaptado pelas autoras.

Tabela 48.2. Aspectos clínicos e epidemiológicos das principais doenças exantemáticas

Doença – agente	Quadro clínico	Incubação	Transmissibilidade/ isolamento	Conduta para contactantes	Tratamento
Sarampo (morbilivírus – Paramixoviridae)	Febre alta, sintomas catarrais, manchas de Koplik, exantema maculopapular	10 a 18 dias	Aerossóis respiratórios de 4 a 6 dias antes e depois do exantema	Vacinação de bloqueio ou imunoglobulina	Sintomáticos Vitamina A – 1× ao dia por 2 dias consecutivos, conforme esquema: • < 6 meses – 50.000 UI por via oral • 6 a 11 meses – 100.000 UI por via oral • > 12 meses – 200.000 UI por via oral
Rubéola (rubivírus- -togaviridae)	Febre baixa, linfonodomegalia (retroauricular, cervical e occipital), exantema maculo-papular	14 a 21 dias	Secreções nasofaríngeas de pessoas infectadas, 5 a 7 antes e depois do aparecimento do exantema	Impedir contato com gestantes	Sintomáticos
Eritema infeccioso (eritrovírus B19)	Afebril, com exantema típico (rendilhado e eritema macular – face esbofeteada. Pode haver recorrência da lesão sob o sol, estresse e variação de temperatura	7 a 18 dias	Via respiratória, apenas antes do exantema	Nenhuma conduta se aplica	Sintomáticos
Escarlatina* (*streptococcus* ß hemolítico do grupo A)	Febre alta, exantema (que descama), língua em framboesa, amigdalite.	2 a 4 dias	Durante os sintomas pelo contato com secreções respiratórias, dura de 10 a 21 dias. Nos casos adequadamente tratados, até 24 horas do início do tratamento	A quimioprofilaxia aos comunicantes assintomáticos só estará indicada se ocorrer casos de febre reumática e glomerulonefrite	Antibioticoterapia (amoxicilina) ou penicilina benzatina

Varicela (vírus varicela-zóster – VVZ)	Exantema papulovesicular e polimorfismo regional (lesões em todos os estágios	10 a 21 dias	1 a 2 dias antes da erupção (aerossóis, gotículas, saliva) ou pelo contato com o líquido das lesões cutâneas. Transmissão deixa de ocorrer no momento em que todas as lesões tiverem aspecto de crosta	Vacinação de bloqueio ou imunoglobulina nos menores de 12 meses de idade e gestantes, deve-se utilizar a imunoglobulina antivaricela-zóster – VZIG, até 96 h	Aciclovir ou valaciclovir em pacientes com complicações (hepatite, pneumonia e encefalite)
Mononucleose (epstein-Barr)	Febre alta, dor de garganta intensa, gânglios infartados (cervical), exantema 10% dos casos e sinal de Hoagland. Com o uso errôneo de ampicilina ou amoxicilina o exantema aparece de 80 a 100% dos casos	4 a 6 semanas	Contato com secreção oral de pessoas infectadas	Portador pode transmitir por um ano ou mais	Sintomáticos
Exantema súbito ou roséola *Infantum* (Herpes-vírus 6-7)	Três a quatro dias de febre alta, bom estado geral, seguidos de exantema depois da diminuição da febre	Até 10 dias	Contato com secreção oral durante todo o período febril	Nenhuma conduta se aplica	Sintomáticos
Síndrome mão – pé – boca *Coxsackie* – enterovírus	• Febre alta antecedem as lesões • Boca, amídalas e faringe: manchas vermelhas com vesículas e ulcerações muito dolorosas • Pequenas bolhas nas palmas das mãos e nas plantas dos pés, nádegas e na região genital • Dificuldade para engolir e salivação	1 a 7 dias	Oral/fecal, por meio do contato direto entre as pessoas ou com as fezes, saliva e outras secreções, ou então por meio de alimentos e de objetos contaminados. Transmissão do vírus pelas fezes durante aproximadamente quatro semanas.	Nenhuma conduta se aplica	Sintomáticos

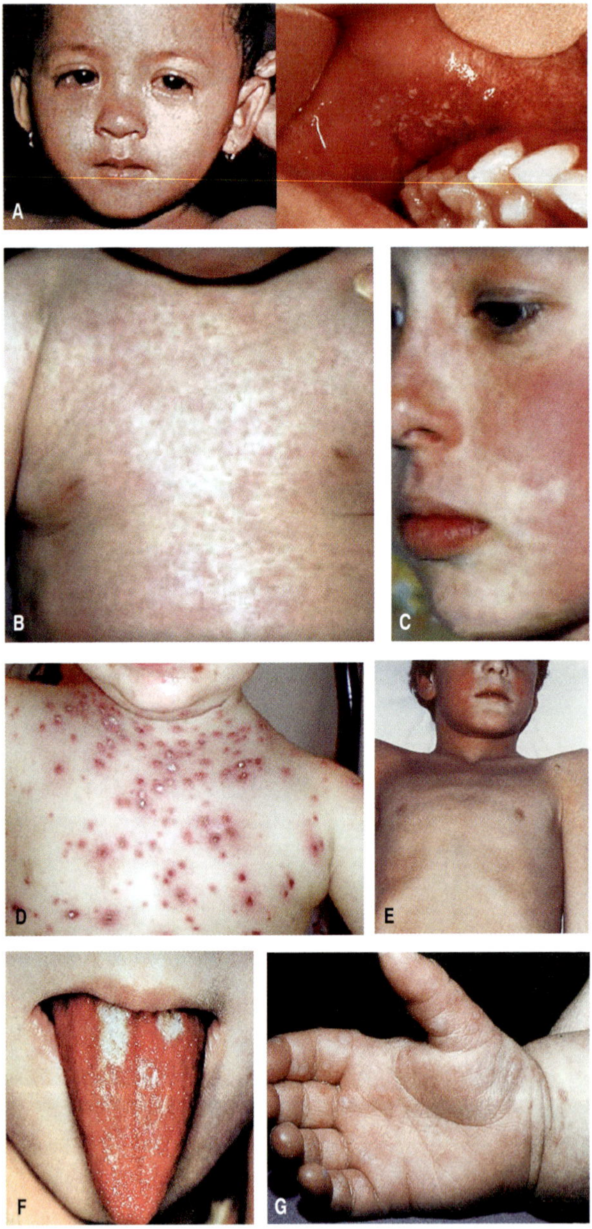

Figura 48.1. Exemplos de exantemas. **A.** Sarampo (imagem que identifica manchas de KOPLIC). **B.** Exantema súbito. **C.** Eritrovírus B19 (face com aspecto esbofeteado). **D.** Varicela. **E.** Escarlatina. **F.** Escarlatina. **G.** Coxcsakie.

Fonte: acessadas e são de domínio público referenciadas (3-5).

Literatura sugerida

Dengue Chikungunya Zika - Tira-dúvidas [Internet]. [cited 2018 Oct 7]. Disponível em: http://combateaedes.saude.gov.br/pt/tira-duvidas.

Farhat CK, Carvalho LHFR, Succi RCM. Infectologia pediátrica. Atheneu; 2007.

Guia Rápido de Manejo Epidemiológico das doenças imunopreveníveis. [cited 2018 Oct 6]; Disponível em: www.saude.pr.gov.br

Hartley AH, Rasmussen JE. Infectious exanthems. Pediatr Rev [Internet]. American Academy of Pediatrics; 1988 Apr 1 [cited 2018 Oct 6];9(10):321–9. Disponível em: http://www.ncbi.nlm.nih.gov/pubmed/3054836

Moreira EP, Lemos M, Zomkowski WL, Macário EM, Vieira V, Produção S. Expediente Governo do Estado [Internet]. [cited 2018 Oct 6]. Disponível em: http://www.dive.sc.gov.br/conteudos/publicacoes/Exantemas-Miolo-Visualizacao.pdf

MS SES SMS DOENÇA OU AGRAVO (Ordem alfabética) No [Internet]. [cited 2018 Oct 6]. Disponível em: http://www.saude.sp.gov.br/resources/cve-centro-de-vigilancia-epidemiologica/publicacoes/dnc_lista_2016.pdf

Saúde SDE Da, Coordenadoria de Controle de Doenças, Divisão de Doenças de Transmissão Respiratória. Informe técnico Escarlatina [Internet]. São Paulo; 2007 [cited 2018 Oct 13]. Disponível em: http://www.saude.sp.gov.br/resources/cve-centro-de-vigilancia-epidemiologica/areas-de-vigilancia/doencas-de-transmissao-respiratoria/escarlatina/documentos/if_escarla07.pdf

49 Capítulo

Arboviroses

Sofia Januzzi Zequi

Fernanda Brandão Ferrari

Definição

- Arbovirose pode ser definida como uma doença de origem viral cujo agente transmissor é um artrópode. São estimadas 135 arboviroses conhecidas por acometerem seres humanos, e destas, quatro se destacam entre as mais prevalentes no Brasil. As manifestações clínicas nas crianças são diversas e, muitas vezes, inespecíficas, o que leva à importância da observação dos critérios epidemiológicos e da busca por sinais de alarme que orientarão uma conduta adequada. Também é importante lembrar da necessidade de notificação diante da suspeita de qualquer uma das doenças a seguir.

Quadro Clínico

Dengue

- Etiologia: família Flaviviridae, gênero *Flavivirus*, quatro tipos de vírus - DENV 1, DENV 2, DENV 3 e DENV 4.
- Transmissão: picada da fêmea do mosquito *Aedes aegypti* infectada pelo vírus.
- Incubação: 4 a 10 dias.
- Clínica: 3 fases:
  - Febril: duração de 2 a 7 dias, caracterizada por febre alta associada a cefaleia, adinamia, mialgia, artralgia e dor retro-orbitária.
  - Crítica: presente em apenas uma parcela dos acometidos, com início a partir da defervescência da febre entre o 3º e o 7º dia a partir dos primeiros sintomas, acompanhada de sinais de alarme, podendo chegar a classificação de dengue grave.
  - Recuperação.

Zika

- Etiologia: família Flaviviridae, gênero *Flavivirus*, ZIKV.
- Transmissão: picada da fêmea do mosquito *Aedes aegypti* infectada pelo vírus.
- Incubação: 3 a 14 dias.
- Clínica: sintomas virais inespecíficos, com destaque para o exantema maculopapular.

Chikungunya

- Etiologia: família Togaviridae, gênero *Alphavirus*, CHIKV.
- Transmissão: picada da fêmea do mosquito *Aedes aegypti ou Aedes albopictus* infectada pelo vírus.
- Incubação: 3 a 7 dias.
- Clínica: sintomas virais inespecíficos, com destaque para as fortes dores articulares que podem ser acompanhadas de edema, geralmente poliarticular, bilateral e simétricas. Pode evoluir para fase subaguda (15 dias a 3 meses) e crônica (> 3 meses).

Febre amarela

- Etiologia: família Flaviviridae, gênero *Flavivirus*, vírus da febre amarela.
- Transmissão: picada dos mosquitos *Haemagogus* e Sabethes (forma silvestre) ou *Aedes aegypti* (forma urbana – inexistente no Brasil desde 1942) infectado pelo vírus.
- Incubação: 3 a 15 dias.
- Clínica: aproximadamente 50% são assintomáticos. Quando há sintomas, é descrita como uma doença bifásica: quadro viral inespecífico (3 dias de duração), seguido por 24 horas de melhora com posterior período de toxemia em 15% dos acometidos (icterícia, sangramentos, falências hepática e renal, disfunções cardiovascular e neurológica). Sinal de Faget pode estar presente (febre e bradicardia).

Diagnóstico

Dengue

- Anamnese e exame físico detalhados, identificar dados epidemiológicos sugestivos, além dos possíveis sinais de alarme e manifestações hemorrágicas para posterior classificação de risco. Os exames laboratoriais também auxiliam no diagnóstico e na classificação de risco. A plaquetopenia e a leucopenia são achados mais comuns dessa arbovirose, porém não específicos. Já a avaliação do hematócrito pode ser importante na definição de conduta, dependendo do risco da criança.

E caso haja necessidade de confirmação da doença, é possível solicitar sorologia para dengue depois do sexto dia da doença ou pesquisa de antígeno NS1 nos primeiros dias.

Zika

- Clínico: não está indicada solicitação de PCR específica. Pode solicitar sorologia.

Chikungunya

- Clínico: não está indicada solicitação de PCR específica. Pode solicitar sorologia.

Febre amarela

- Clínico: lembrar de questionar visita em área de risco em até 15 dias do início dos sintomas, sem vacina ou vacina < 30 dias antes da viagem.

Tratamento

Dengue (classificação de risco e conduta)

- *Grupo A:* caso suspeito, sem complicações = conduta individualizada, visando sintomáticos para quadro viral, além de orientar importância de hidratação oral.
- *Grupo B:* presença de manifestações hemorrágicas, < 2 anos ou portadores de doenças crônicas = solicitar hemograma e outros exames, se necessários, manter em observação até resultados. Se hematócrito normal, reavaliar diariamente e seguir conduta do grupo A; se alterado, seguir conduta do grupo C.
- *Grupo C:* presença de sinal de alarme (dor abdominal intensa e contínua; vômitos persistentes; acúmulo de líquidos; hipotensão postural e/ou lipotímia; hepatomegalia > 2 cm abaixo do rebordo costal; sangramento de mucosa; letargia e/ou irritabilidade; aumento progressivo do hematócrito) = expansão volêmica (10 mL/kg SF na 1ª hora e manutenção de 10 mL/kg/h até avaliação do hematócrito – se melhora, 25 mL/kg em 6 horas e, depois, em 8 horas) + hemograma, dosagem de albumina sérica e transaminases + exames de confirmação de dengue. Se não houver melhoras clínica e laboratorial, conduzir como grupo D.
- *Grupo D:* presença de sinais de choque, sangramento grave ou disfunção grave de órgãos = expansão rápida (20 mL/kg em até 20 minutos, podendo ser repetida por até 3 vezes) + hemograma, dosagem de albumina sérica e transaminases + exames de confirmação de dengue + internação em UTI.

Zika

- Sintomáticos.
- Grande importância na transmissão vertical quando o acometimento se dá na gestação, com neonato apresentando microcefalia e atrasos importantes tanto cognitvos quanto no desenvolvimento.

Chikungunya

- Sintomáticos, buscando o controle eficaz da artralgia.

Febre amarela

- Sintomáticos e internação para cuidados intensivos, se quadro moderado ou grave.
- Prevenção: vacina de vírus atenuado disponível a partir dos 9 meses de idade.

Literatura sugerida

Chikungunya: manejo clínico/ Ministério da Saúde, Secretaria de Vigilância em Saúde, Departamento de Vigilância das Doenças Transmissíveis – Brasília: Ministério da Saúde; 2017.

Dengue diagnóstico e manejo clínico adulto e criança. Ministério da Saúde. Brasília – DF. 5. edição. 2016.

Litvoc MN, Novaes CTG, Lopes MIBF. Yellow fever. Rev. Assoc. Med. Bras. São Paulo. Feb. 2018; 64(2).

Mayer SV, Robert B. Vasilakis N. The emergence of arthropod-borne viral diseases: a global prospective on dengue, chikungunya and zika fevers. Department of Pathology, University of Texas Medical Branch (UTMB). Acta Trop. 2017 Feb; 166:155-63.

Mobeen HR. Zika Virus – Pediatricians be aware. Pediatrics in Review. 2016; 37:133.

50 Capítulo

Infecção de Pele e Partes Moles

Claudia Regina Cachulo Lopes

Thaluama Cardin

Definição

- A infecção de pele e partes moles se carateriza por lesão de pele com inflamação aguda, difusa, edematosa, pruriginosa, supurativa e localizada ou disseminada, que pode atingir epiderme, derme, fáscia e músculo. Pode estar associada a febre, calafrios, mal estar e náusea.

Diagnóstico

- *Impetigo não bolhoso:* comum de 2 a 5 anos, no verão e em aglomerações. Evolui com pápulas, vesículas, eritema, pústulas e crostas aderentes, grossas e douradas, febre baixa e adenopatia. Mais comum na face e nas extremidades. Complicação possível; glomerulonefrite difusa aguda (GNDA) pós-estreptocócica 1 a 5 % dos casos. Agentes: *Staphylococcus aureus* (aproximadamente 60%) e estreptococos do grupo A de Lancefield (20 a 30% dos casos).
- *Impetigo bolhoso:* comum em neonatos e menores de 2 anos. Pode evoluir na forma localizada com vesículas e bolhas flácidas com conteúdo claro que escurece e rompe formando crosta acastanhada ou na forma da síndrome da pele escaldada. Acomete face, glúteos, tronco, períneo e membros. A síndrome da pele escaldada é uma doença epidermolítica, mediada por toxinas e que se caracteriza por eritema, desprendimento generalizado das camadas superficiais da epiderme, envolvendo, principalmente, crianças até os 5 anos de idade. Causada pelo estafilococo do grupo II, principalmente o do tipo 71 produzindo exotoxina A e B. Taxa de mortalidade varia em torno de 3% nas crianças e 100% em imunodeprimidos.

- *Ectima:* apresenta forma ulcerativa e crônica do impetigo. Acomete a derme profunda e a epiderme deixando cicatriz. É causada pelo grupo do estafilococo.
- *Foliculite:* piodermites que se iniciam no folículo piloso causada pelo grupo do estafilococo.
- *Furunculose:* infecção estafilocócica que atinge o folículo piloso e a glândula sebácea. Pode formar um nódulo eritematoso profundo, pústulas. É quente e dolorosa. Comum em axila, virilha e face. Fator de risco: obesidade, diabetes e uso de corticoide.
- *Carbúnculo:* abscesso estafilocócico maior e mais profundo do que o furúnculo e se desenvolve em pele espessa e inelástica (nuca, dorso e coxas).
- *Erisipela:* envolve a derme e vasos linfáticos superficiais, não purulento, mais comum em crianças e idosos. Início agudo com febre, calafrios e lesão delimitada e dolorosa, hiperemia e edemaciada em membros membros inferiores (70%) e face (5-20%). É causada pelo grupo estreptococos do grupo A Lancefield (50%), grupo C ou G (35%), *S. aureus* e gram-negativos (10%).
- *Celulite:* lesão pouco delimitada que acomete a derme profunda e o tecido subcutâneo. É causada pelo estreptococos β hemolítico do grupos A, B, C, G e F em 65% dos casos e pelo *S. aureus* em 35%.
- *Celulite periorbital:* causada pelo *Haemophilus influenzae* e pelo *Streptococcus pneumoniae*. Quando pós-varicela pode ser causada pelo *Streptococcus pyogenes* e depois da mordida de cão e gato pela *Pasteurella multocida* e *Capnocytophaga* sp.

  A celulite pré-septal ocorre em 90% dos casos ocupando o espaço anterior do septo orbitário com eritema e edema das pálpebras. A acuidade visual é normal e os movimentos oculares também. Relacionado com infecções de pele e pálpebras, traumas ou infecções respiratórias altas. Agentes envolvidos: *Haemophilus influenzae*, *Streptococcus pneumoniae*, *Streptococcus pyogenes* e *Moraxella catarrhalis*.

  A celulite orbitária envolve estruturas profundas da órbita com edema, eritema ocular, equimose da conjuntiva, diminuição da motilidade ocular e proptose. Há maior risco de meningite e abscesso cerebral por contiguidade.
- *Abscesso:* coleção de pus entre a derme e o tecido profundo. Normalmente polimicrobiana.
- *Fasciite necrotizante:* infecção profunda do tecido subcutâneo, podendo invadir fáscia, músculo e tecido gorduroso. Em neonatos pode ser secundária a onfalites, balanites, mamites e complicações pós-operatórias. Os fatores de risco são varicela, trauma, procedimento cirúrgico, imunossupressão, diabetes, neoplasia e doença vascular periférica. Pode ser classificada em tipo I com associação de bactérias aeróbias e anaeróbias (bacterioides ou *peptostreptococcus*), tipo II ou gangrina estreptocócica hemolítica (estreptococo do grupo A de

Lancefield ou estafilo) depois de ferimentos penetrantres, queimaduras ou cirurgia ou tipo III causada por gram-negativos como vibriões marinhos. Edema, calor, eritema e dor importante que se espalham em 24 horas para bolhas hemorrágicas ou violáceas – no quarto dia com lesões gangrenosas e no sétimo dia costuma evoluir com septicemia.

- *Síndrome do choque tóxico (TSS):* a TSS é uma condição causada por exotoxinas estafilocócicas ou estreptocócicas. As toxinas atuam como superantígenos, resultando na ativação de células T e uma liberação descontrolada de mediadores pró-inflamatórios, que levarão ao aumento da permeabilidade capilar causando hipotensão, febre, exantema e disfunção orgânica. Abaixo apresentamos os critérios diagnósticos baseado na clínica, laboratório, e quais critérios confirmam o choque estreptocócico: febre, exantema, descamação por cerca de 1 a 2 semanas depois do início do quadro sobretudo em palmas e plantas, hipotensão abaixo do percentil 5 para idade, envolvimento de três ou mais dos sistemas (gastrintestinal, muscular, da mucosa, renal, hepático, hematológico, do sistema nervoso). Critérios laboratoriais: culturas negativa ou positiva para estafilocócos, sorologias negativas para febre maculosa, leptospirose e sarampo. Caso confirmado se 5 critérios clínicos e todos os laboratoriais (esses critérios são do choque estafilococico, do estrepto são outros). O diagnóstico é feito clinicamente e por isolamento do microrganismo em culturas. Fatores de risco: varicela, tampão vaginal, uso de anti-inflamatório, influenza, trauma, queimadura e cirurgia, imunossupressão ou neoplasia, uso de drogas injetáveis.
- *Dermatoviroses:* herpes simples – infecção pelos herpes-vírus 1 e 2 de forma crônica e recorrente por meio de vesículas em "cachos"; gengivoestomatite herpética – acomete mucosa oral de forma dolorosa e febril; herpes-zóster – reativação tardia do vírus varicela-zóster restrita ao dermátomo correspondente da raiz neural acometida; verruga – infecção pelo vírus papiloma vírus (HPV); molusco contagioso – infecção pelo vírus poxvírus.
- *Dermatofitoses (tinhas):* infecção fúngica que acomete couro cabeludo (forma tonsurante ou favosa) ou pele (corporis). As lesões do cabelo são manifestadas com queda do cabelo e até alopecia. As lesões do corpo aparecem com eritema circular com halo central claro.
- *Dermatozoonose:* pediculose e escabiose. A pediculose é a presença de piolhos em cabelos e pêlos levando a intenso prurido com escoriações e até infecção secundária. O diagnóstico se dá pela visualização das lêndeas aderidas ao fio. A escabiose se dá pelo ácaro *Sarcoptes scabiei* por meio de contato com pessoas, roupas ou objetos contaminados. Os animais não transmitem escabiose ao humano. As lesões são presença de túneis que indicam o caminho do ácaro e as escoriações pelo intenso prurido, mais comum entre os dedos, axilas, punho e genitais. Em crianças pequenas pode ser disseminada pela pele fina.

Tratamento

- *Impetigo leve:* mupirocina 3× ao dia por 5 dias ou ácido fusídico. Limpeza e remoção das crostas.
- *Impetigo e ectima:* cefalexina 50 mg/kg/dia dividida em 3 ou 4 doses por 7 dias. Em todos os casos de infecções de pele, se houver suspeita de MRSA, usar clindamicina 20 mg/kg/dia dividida em 3 doses ou sulfametoxazol-trimetoprim.
- *Foliculite:* mupirocina 3× ao dia por 5 dias, se lesão extensa de pele ou refratária ao tratamento tópico, cefalexina 50 mg/kg/dia dividida em 3 ou 4 doses por 7 dias.
- *Furunculose:* cefalexina 50 mg/kg/dia dividida em 3 ou 4 doses por 10 a 14 dias e cuidados locais.
- *Carbúnculo:* cefalexina 50 mg/kg/dia dividida em 3 ou 4 doses por 10 a 14 dias. Lesões grandes, especificamente > 5 cm, devem ser incisadas e drenadas, e a cultura deve ser feita em todos os casos para confirmar o teste de suscetibilidade.
- *Erisipela:* oxacilina 200 mg/kg/dia dividida em 4 tomadas por 7 a 10 dias, podendo completar com cefalexina assim que a infecção regredir. Amicacina 15 mg/kg/dia 1× ao dia por 5 dias pode ser associada para potencializar o efeito do betalactâmico.
- *Celulite:* para celulite pré-orbitária pré-septal com porta de entrada na pele usar cefalexina 50 mg/kg/dia dividida em 3 ou 4 tomadas por 10 dias, e com antecedente de quadro respiratório usar amoxicilina + clavulanato de potássio 50 mg/kg/dia por 10 dias. Crianças menores de 1 ano, ou, pacientes gravemente doentes, iniciar antibioticoterapia endovenosa por 3 a 5 dias e trocar para esquema oral conforme melhora clínica. Na celulite pós-septal, o tratamento se dá com oxacilina e ceftriaxone por 21 dias. A drenagem cirúrgica é indicada para alguns abscessos identificados radiologicamente, sobretudo se > 10 mm de diâmetro e caso não respondam ao tratamento endovenoso.
- *Abscesso:* pacientes com sintomas sistêmicos/toxemia e/ou sem melhora após 48 h de uso de antibiótico por via oral, e/ou menores de 5 anos com abscesso de face, mão ou períneo e/ou múltiplos abscessos de idade e/ou abscessos > 3 a 4 cm: antibioticoterapia endovenosa (oxacilina e clindamicina), avaliar exploração cirúrgica com colocação de dreno.
- *Fasciíte necrosante:* antibiótico para terapia agressiva (penicilina e clindamicina ou vancomicina e ceftriaxone) e abordagem cirúrgica imediata. Suporte hemodinâmico e imunoglobulina.
- *TSS:* estabilização hemodinâmica, antibioticoterapia precoce e adequada (penicilina e clindamicina por 14 dias), imunoglobulina, avaliação cirúrgica, corticoide em choque refretário.
- *Dermatovirose:* aciclovir tópico interferindo pouco na intensidade e frequência dos sintomas, aciclovir 400 mg 3×/dia ou 200 mg 5×/dia;

terapia ceratolítica com ácido salicílico nas verrugas; regressão espontânea ou remoção mecânica dos moluscos.

- *Dermatofitoses:* lesões localizadas de *Tinea corporis*, *faciei*, *pedis* e *cruris* geralmente respondem a um curso de 2 a 4 semanas de antifúngicos tópicos, como clotrimazol, cetoconazol ou terbinafina. Doença grave ou refratária pode exigir medicamentos antifúngicos orais. A griseofulvina e a terbinafina, grânulos ou comprimidos, são os únicos medicamentos antifúngicos orais aprovados pela Food and Drug Administration (FDA) dos EUA para uso em crianças. Outros agentes, como itraconazol e fluconazol, têm sido utilizados com sucesso como alternativas *off-label*.
- *Dermatozoonose:* permetrina 5% em maiores de 2 meses, deixar por 8 a 14 horas; e em menores de 2 meses, deixar 10 minutos reaplicando em 7 dias, monossulfiran diluição 1:2 ou 1:3 por 3 dias repetindo depois de 7 dias. Benzoato de benzila para maiores de 12 anos 1×/dia por 4 dias repetindo em 4 dias, ivermectina para crianças com peso > 15 kg.

Literatura sugerida

Adalat S et al. Toxic shock syndrome surveillance in UK children. Archives of Disease in Childhood. 2014; 99(12):1078-82.

Brito AS. Manual de terapêutica pediátrica. 4. ed. Elsevier; 2018; 6.

Evangelista SS, Oliveira AC. Community-acquired methicillin-resistant Staphylococcus aureus: a global problem. Rev Bras Enf. 2015; 68(1):136-43.

Feigin and Cherrys's: Textbook of Pediatric Infectious Diseases. 8. ed. 2018.

Gonçalves R et al. Periorbital cellulitis in children: analysis of outcome of intravenous antibiotic therapy. Orbit. 2016; 35(4):175-80.

Kimberlin DW, Brady MT, Jackson MA, Long SS. American Academy of Pediatrics. Red Book: 2018 Report of the Committee on Infectious Diseases. 31. ed. Itasca, IL. Am Acad Ped. 2018.

Okonkwo ACO et al. A review of periorbital cellulitis guidelines in Fifty-One Acute Admitting Units in the United Kingdom. Clin Otol. 2017.

Paediatrics and child health, 2015.

Capítulo 51

Reação Vacinal

Haline Suelma Sousa Aragão
Silvia Maria Balieiro Nigro
Maria Zilda de Aquino

Definição

- Evento adverso pós-vacinação (EAPV) é qualquer ocorrência clínica indesejada depois da vacinação e que, não necessariamente, apresenta uma relação causal com o uso de uma vacina ou outro imunobiológico (imunoglobulinas e soros heterólogos).
- As reações podem ser classificadas como:
  - *Local:* as mais frequentes são dor, eritema, enduração e enfartamento ganglionar.
  - *Sistêmica:* febre, mal-estar, anafilaxia, síncope, entre outras.

Notificação e investigação

Quando é necessário notificar e investigar um evento adverso relacionado com a imunização?

- Todo caso de abscesso (quente ou frio).
- Casos de reações locais muito intensas (edema e/ou vermelhidão extensas, limitação de movimentos).
- Aumento exagerado de determinadas reações locais, relacionadas, eventualmente, com erros técnicos ou operacionais na aplicação, ou a determinados lotes de vacinas.
- Casos que tenham apresentado febre alta (> 39°C) nas primeiras 48 horas depois da vacina, sem a presença de lesões locais exacerbadas ou patologias associadas.
- Casos que apresentem sonolência, anorexia ou vômitos persistentes.
- Episódio hipotônico-hiporresponsivo (EHH).
- Convulsão e encefalopatia.
- Apneia.
- Reações importantes de hipersensibilidade.

Conceito de evento adverso grave

Todo evento ocorrido depois da imunização, que cause:

- Hospitalização por pelo menos 24 horas ou prolongamento de hospitalização já existente.
- Disfunção significativa e/ou incapacidade persistente (sequela) de algum órgão ou sistema.
- Anomalia congênita.
- Risco de morte, ou seja, induz à necessidade de uma intervenção clínica imediata para evitar o óbito.
- Óbito.

Reações adversas conhecidas e mais frequentes das vacinas disponíveis

BCG

- Granuloma: abscessos subcutâneos frios e quentes; úlceras > 1 cm que não cicatrizam em 12 semanas; linfonodos > 3 cm, flutuantes e fistulizados; linfadenopatia regional supurada; cicatriz queloide; reação lupoide e BCGite.

Hepatite B

- Púrpura trombocitopênica.

Vacina oral contra a poliomielite (VOP)

- Paralisia aguda flácida: poliomielite associada à vacina (VAPP), meningite asséptica/encefalite, reações de hipersensibilidade.

Vacina inativada, intramuscular, contra a poliomielite (VIP)

- *Reações locais:* hiperemia.
- *Reações sistêmicas:* febre.

Vacina contra difteria, tetano e coqueluches, celular e acelular (DTP e DTPa)

- *Reações locais:* eritema e enduração locais, abcessos frios e quentes.
- *Reações sistêmicas:* febre, sonolência, anorexia, vômitos, choro persistente, episódio hipotônico hiporresponsivo (EHH), convulsões/encefalopatia, anafilaxia, urticária, síndrome de Guillan-Barré, neurite braquial.

Haemophilus influenzae tipo B (HIB)

- *Reações locais:* dor, enduração e eritema.
- *Reações sistêmicas:* febre, irritabilidade e sonolência.

Tríplice viral – sarampo, caxumba e rubéola (SCR)

- *Reações locais:* dor, eritema, enduração e linfadenopatia regional.

- *Reações sistêmicas:* febre (39,5°C ou mais, que pode surgir entre o 5º e o 12º dia após, durando até 5 dias), convulsão febril, cefaleia, irritabilidade, conjuntivite, sintomas catarrais (5º ao 12º dia), exantema (7º ao 14º dia), linfadenopatia (7º ao 21º dia), meningite (11º ao 32º dia), encefalite (15º ao 30º dia), panencefalite esclerosante subaguda pós-vacinal (PEESA), síndrome de Guillan-Barré (SGB), ataxia, neurite óptica, mielite transversa, paralisia oculomotora, púrpura trombocitopênica (1º ao 83º dia), artrite, parotidite, pancreatite, ooforite e orquite.

Febre amarela

- *Reações locais:* dor e eritema local.
- *Reações sistêmicas:* mialgia, cefaleia, reações de hipersensibilidade, encefalite e/ou meningite, doença desmielinizante, doença viscerotropica aguda.

Vacina conjugada contra o pneumococo – 13 valente

- *Reações locais:* eritema, enduração, dor e hiperestesia.
- *Reações sistêmicas:* febre baixa, astenia, mialgia, artralgia e cefaleia que duram < 24 h.

Vacina contra o meningococo C e ACWY

- *Reações locais:* eritema, enduração, dor e hiperestesia.
- *Reações sistêmicas:* febre baixa, astenia, mialgia, artralgia e cefaleia que duram < 24 h.

Vacina contra meningococo B

- *Reações locais:* dor, hiperemia e ardor.
- *Reações sistêmicas:* febre, irritabilidade e cefaleia.

Vacina contra vírus influenza

- *Reações locais:* eritema, enduração e dor no local da aplicação.
- *Reações sistêmicas:* síndrome de Guillan-Barré, febre, mal-estar e mialgia.

Hepatite A (muito rara e pouco reatogênica)

- *Reações locais:* hiperemia.
- *Reações sistêmicas:* fadiga, febre, inapetência, diarreia e vômitos.

Varicela

- *Reações locais:* dor e eritema.
- *Reações sistêmicas:* herpes-zóster grave, meningite/encefalite, convulsões, síndrome de Guillan-Barré, ataxia, eritema multiforme, pneumonia e trombocitopenia.

Raiva

- *Reações locais:* dor, prurido, edema, enduração e pápulas urticariformes, abscesso no local da injeção e linfadenopatia regional.
- *Reações sistêmicas:* febre, mal-estar, cefaleia, náuseas, dor, síndrome de Guillan-Barré, esclerose múltipla e neurite óptica.

HPV

- *Reações locais:* hiperemia leve e dor local.
- *Reações sistêmicas:* febre, reações de hipersensibilidade e astenia.

Rotavírus

- Irritabilidade, vômitos e diarreia e invaginação intestinal.

Tratamento

Tabela 51.1. Tratamento/conduta

Tipos de reações	Manejo inicial
Reações locais: hiperemia, calor, edema e dor local	Analgésicos + compressas frias Não contraindica doses subsequentes
Abscessos quentes	Antibioticoterapia e/ou drenagem, se indicado avaliação pelo infectologista
Febre	Repouso em ambiente bem ventilado + administração de líquidos antitérmicos, se necessário, se > 39,5°C avaliar cuidadosamente outras causas para febre
Urticária	Anti-histamínicos
Anafilaxia	Adrenalina Condutas em anafilaxia (vide capítulo específico)
Manifestações neurológicas: Síndrome de Guillan-Barré (SGB), encefalomielite aguda (ADEM), esclerose múltipla (EM), mielite transversa, encefalite/meningite	Avaliação pelo neurologista Internação e tratamento adequado
Paralisia aguda flácida	Avaliação pelo neurologista + próximas doses com VIP
Abscessos frios na vacinação com BCG	Profilaxia para tuberculose com isoniazida: 10 mg/kg/dia. Avaliação pelo infectologista
Úlceras > 1 cm que não cicatrizam em 12 semanas depois da BCG	Profilaxia para tuberculose

Continua...

Tabela 51.1. Tratamento/conduta – continuação

Tipos de reações	Manejo inicial
Linfonodos > 3 cm flutuantes e fistulizados depois da BCG	Profilaxia para tuberculose
BCGite – disseminação do bacilo vacinal	Tratamento para tuberculose: rifampicina, isoniazida e etambutol Avaliação pelo infectologista Investigar imunodeficiência
Púrpura trombocitopênica	Avaliação pelo hematologista Contraindica vacinação posterior
Episódio hipotônico: hiporresponsivo (EHH) depois da DPT	Medidas de suporte + completar esquema com DTPa
Convulsão pós-DPT	Medidas de suporte + anticonvulsivantes, se necessário: completar esquema com DTPa
Encefalopatia pós-DPT	Avaliação do neurologista + completar esquema com dT
Neurite braquial	Avaliação pelo neurologista
Doença viscerotrópica aguda	Internação para tratamento de suporte em Unidade de Tratamento Intensivo (UTI)
Invaginação intestinal	Avaliação clínico-cirúrgica Contraindica dose subsequente

Literatura sugerida

Calendário Nacional de Vacinação (2018) [Internet]. [cited 2018 Oct 20]. Disponível em: https://saude.es.gov.br/Media/sesa/Vacinação/Calendario Nacional de Vacinacao - 2018.pdf

Departamento de Imunizações, Departamento de Infectologia. Calendário de Vacinação da SBP 2018 [Internet]. Documento Científico. 2018 p. 1-5. Disponível em: http://www.sbp.com.br/fileadmin/user_upload/21273e- DocCient-Calendario_Vacinacao_2018-final2.pdf

Guetsop Zafack J, De Serres G, Kiely M, Gariépy M-C, Rouleau I, Anne- Marie Top K. Risk of recurrence of adverse events following immunization: A Systematic Review [Internet]. Pediatrics. 2017. Disponível em: www.aappublications.org/news.

Lessa S de C, Schramm FR. Proteção individual versus proteção coletiva: análise bioética do programa nacional de vacinação infantil em massa. Cien Saúde Colet [Internet]. ABRASCO – Associação Brasileira de Saúde Coletiva; 2015 Jan ;20(1):115–24.

Ministério da Saúde Secretaria de Vigilância em Saúde Departamento de Vigilância das Doenças Transmissíveis B. Biblioteca Virtual em Saúde do Ministério da Saúde www.saude.gov.br/bvs [Internet]. Disponível em: http://editora.saude.gov.br.

Safety of Vaccines Used for Routine Immunization of US Children: A Systematic Review [Internet]. Disponível em: www.aappublications.org/news.

52 Capítulo

Mononucleose Infecciosa

Alberto Carame Helito

Etiologia

- 90% dos casos são causados pelo vírus Epstein-Barr.
- 10% dos casos podem ser causados por citomegalovírus (CMV), toxoplasma, adenovírus, vírus da hepatite, HIV, rubéola e herpes-vírus 6.

Epidemiologia

- 90 a 95% dos indivíduos serão EBV-soropositivos.
- Países desenvolvidos: são EBV-soropositivos 25 a 50% de indivíduos com até 4 anos de idade, 70% aos 18 anos de idade.
- Países em desenvolvimento:
  - *Dados brasileiros:* são EBV-soropositivos 80% aos 12 anos de idade.
  - *Países da África:* são EBV-soropositivos 100% até 4 anos de idade.

Transmissão

- Pela saliva ou, mais raramente, por contato sexual.
- Período de incubação longo: 30 a 50 dias.
- Eliminação do vírus é maior no primeiro ano depois da infecção, mas permanece, em menor grau, por toda a vida.

Quadro Clínico

- Tríade: febre (80 a 95% dos casos), faringite (65 a 85% dos casos) e linfadenopatia (até 94% dos casos).
- Queixas comuns: dor de garganta (80 a 85% dos casos), mal-estar e fadiga (90 a 100% dos casos), cefaleia (40 a 70% dos casos), náusea (50 a 70% dos casos), dor abdominal e mialgia (12 a 30% dos casos).
- Achados de exame físico (além da tríade clássica): esplenomegalia (50 a 60% dos casos), edema periorbital (25 a 40% dos casos), enantema no palato (25 a 35% dos casos), hepatomegalia (15 a 25% dos casos) e exantema (10% dos casos).

- Em lactentes e pré-escolares, a mononucleose infecciosa pode ter quadro clínico menos específico, semelhante a infecções respiratórias ou intestinais comuns da infância.

Diagnóstico

- Quadro clínico compatível.
- Hemograma:
  - Leucócitos usualmente entre 12.000 e 18.000/microL (podendo ser maior).
  - Linfocitose marcada (> 4.500/microL ou > 50% dos leucócitos).
  - Linfócitos atípicos > 10% (92% de especificidade).
- Aumento de AST e ALT em mais de 50% dos casos.
- Teste de anticorpos heterófilos: bons valores preditivos positivos e negativos para infecção por EBV em crianças > 4 anos de idade, depois da primeira semana de evolução da doença.
- Testes de anticorpos específicos para EBV:
  - Contra antígenos do capsídeo viral (anti-VCA):
    - IgM é positivo 5 dias após apresentação da doença.
    - Negativam entre 4 e 8 semanas.
    - IgG positiva próximo ao início do quadro (devido ao longo período de incubação do EBV).
    - Permanece em títulos menores posteriormente.
  - Contra proteínas expressadas pelo vírus (IgG EA):
    - Positivo do início do quadro até 3 a 6 meses.
  - Contra antígenos nucleares do vírus (IgG EBNA):
    - IgG se torna positivo 6 a 12 semanas depois do início do quadro.
    - Sua ausência no quadro agudo reforça a hipótese de MI.
- Testes sorológicos para citomegalovírus (CMV) e toxoplasmose devem ser solicitados para diagnóstico diferencial, sempre depois do 5º dia de evolução da doença.

Tratamento

- Consiste fundamentalmente em suporte: analgésicos, antitérmicos e anti-inflamatórios não hormonais.
- Orientações quanto ao repouso, boa hidratação e boa nutrição (dieta adaptada para faringite).
- Afastamento de atividades físicas e esportes de contato por pelo menos 3 semanas.
- Não é necessária notificação compulsória.
- Não é necessária tomada de precauções de contato ou respiratória.
- O uso de corticosteroides é reservado para casos que apresentem complicações, sobretudo de obstrução de via respiratória.
- Não há indicação do uso de antivirais.

Evolução e prognóstico

- A recuperação é espontânea e geralmente sem sequelas.
- A normalização clínica e laboratorial ocorre usualmente em 1 mês.
- Em alguns casos, a linfadenopatia e a fadiga podem durar de 2 a 3 meses.

Complicações

- É comum a ocorrência de exantema morbiliforme generalizado depois do uso de beta-lactâmicos em pacientes infectados com EBV. Pode ocorrer em até 95% dos pacientes que usam amoxicilina ou ampicilina e em até 60% dos pacientes que usam outros beta-lactâmicos.
- Complicações hematológicas (25 a 50%): anemia hemolítica, trombocitopenia, anemia aplásica, PTT, SHU ou CIVD.
- Complicações neurológicas (1 a 5%): síndrome de Guillain-Barré, paralisia de Bell, meningoencefalite, meningite asséptica, mielite transversa, neurite periférica, cerebelite ou neurite óptica.
- Obstrução de via respiratória superior (1%).
- Ruptura de baço (0,5 a 1%).

Literatura sugerida

Cohen JI. Clinical aspects of Epstein-Barr virus infection. In: Robertson ES (ed). Epstein-Barr virus. Norfolk, England: Caister Academic Press. 2005: 35-54.

Ebell MH. Epstein-Barr virus infectious mononucleosis. Am Fam Physician. 2004; 70:1279-87.

Hurt C, Tammaro D. Diagnostic evaluation of mononucleosis-like illnesses. Am J Med. 2007; 120(10):911.e1-911.e8.

Luzuriaga K, Sullivan 1. JL. Epstein-Barr virus. In: Richman DD, Whitley RJ, Hayden FG. Clinical virology. 3. ed. Washington, DC: ASM Press. 2009: 521-36.

SEÇÃO 8
REUMATOLOGIA

COORDENADORA

Adriana Maluf Elias

CAPÍTULOS

53 Capítulo

Vasculite por IgA (Púrpura de Henoch-Schönlein)

Izabel Mantovani Buscatti

Katia Kozu

Clarissa Omori

Definição

- A púrpura de Henoch-Schönlein (PHS), atualmente denominada vasculite por IgA, é a vasculite primária mais comum na faixa etária pediátrica. Acomete predominantemente os vasos de pequeno calibre com deposição de imunocomplexos com IgA. Mais de 90% dos pacientes têm idade < 10 anos. O comprometimento renal é o principal determinante prognóstico.

Diagnóstico

- O diagnóstico da PHS é baseado nos critérios clínicos observados na fase aguda da doença, conforme descrito na Tabela 53.1.

Tabela 53.1. Critérios da EULAR/PRINTO/PRESS (2010)

Critério mandatório: púrpura ou petéquia com predomínio em membros inferiores (não relacionada com trombocitopenia) + um dos critérios: 1. Dor abdominal (pode ser considerado: intussuscepção ou sangramento gastrintestinal) 2. Artrite ou artralgia 3. Comprometimento renal (proteinúria > 0,3 g/24 h ou hematúria > 5 hemácias/campo) 4. Biópsia: vasculite leucocitoclástica ou glomerulonefrite proliferativa – IF com depósito de IgA

Fonte: EULAR/PRINTO/PRES: The European League Against Rheumatism, The Paediatric Rheumatology International Trials Organization and The Paediatric Rheumatology European Society.

Etiologia e patogênese

- O mecanismo patogênico não é conhecido. Geralmente verifica-se história prévia de infecção inespecífica de vias respiratórias superiores em 50% dos casos, sendo o *Streptococcus pyogenes* identificado em 30% dos envolvidos.

Quadro Clínico

- Cerca de 90% dos pacientes apresentam púrpura palpável localizada em membros inferiores e nádegas (Figura 53.1); petéquias, equimoses, úlceras e bolhas hemorrágicas em face, mãos e membros superiores também podem ocorrer. As lesões são indolores, às vezes pruriginosas e, em geral, não deixam cicatriz. Com frequência, há edema de subcutâneo no dorso de mãos e pés. Dor abdominal difusa, em cólica, às vezes acompanhada de náuseas e vômitos; assim como hemorragia gastrintestinal (hematêmese e melena), perfuração ou invaginação intestinal podem estar presentes. Alguns pacientes apresentam artralgia e/ou artrite. Nefrite se manifesta como hematúria microscópica, proteinúria leve, síndrome nefrítica aguda, síndrome nefrótica, hipertensão ou insuficiência renal. Pode haver envolvimento escrotal com dor e/ou edema de bolsa testicular (Figura 53.2). Cerca de 30% dos pacientes apresentam febre.

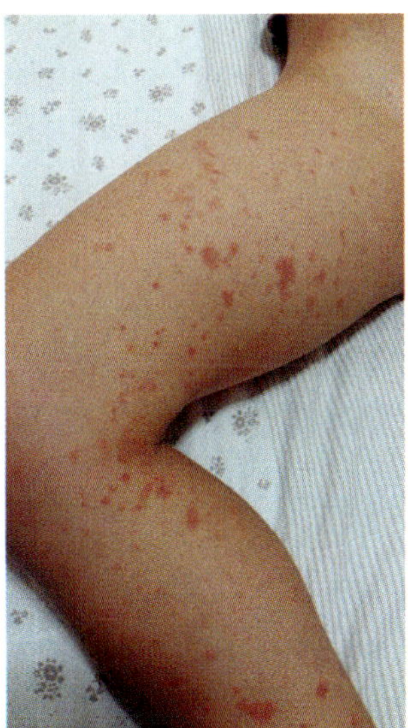

Figura 53.1. Lesões purpúricas e petéquias em membros inferiores.

Fonte: arquivo pessoal.

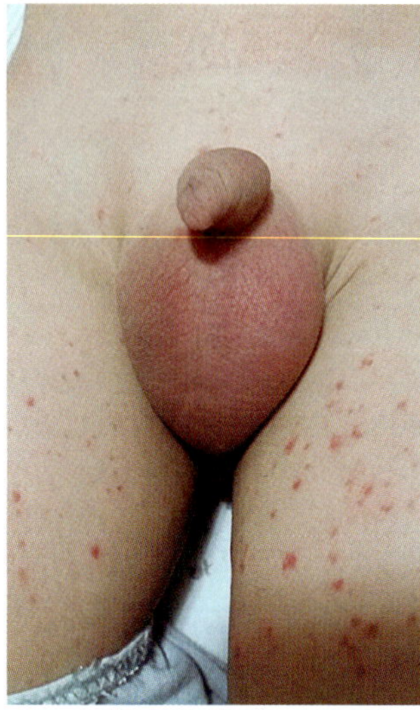

Figura 53.2. Hiperemia e edema em bolsa escrotal, lesões purpúricas em coxas.

Fonte: arquivo pessoal.

Exames complementares

- Não há alterações laboratoriais específicas, o que se observa são plaquetas normais ou aumentadas e coagulograma normal. Pode haver anemia, leucocitose, aumento de PCR e VHS e, em caso de nefrite, as alterações urinárias podem ser: hematúria, cilindros hemáticos, leucocitúria, proteinúria leve a nefrótica e diminuição da função renal.
- A ultrassonografia do abdome pode evidenciar: espessamento, invaginação ou perfuração de alça intestinal e ultrassonografia testicular: orquite e/ou orquiepididimite.

Diagnóstico diferencial

- O diagnóstico diferencial é apresentado na Tabela 53.2.

Tabela 53.2. Diagnóstico diferencial

• Púrpura trombocitopênica imune • Microangiopatias trombóticas • Vasculites infecciosas • Glomerulonefrite pós-estreptocócica aguda • Septicemia • Coagulação intravascular disseminada • Meningococcemia • Lúpus eritematoso sistêmico juvenil • Poliarterite nodosa • Doença de Kawasaki

Fonte: autoria própria.

Abordagem e condução clínica

- O Fluxograma 53.1 apresenta a tomada de decisão em caso de suspeita de PHS.

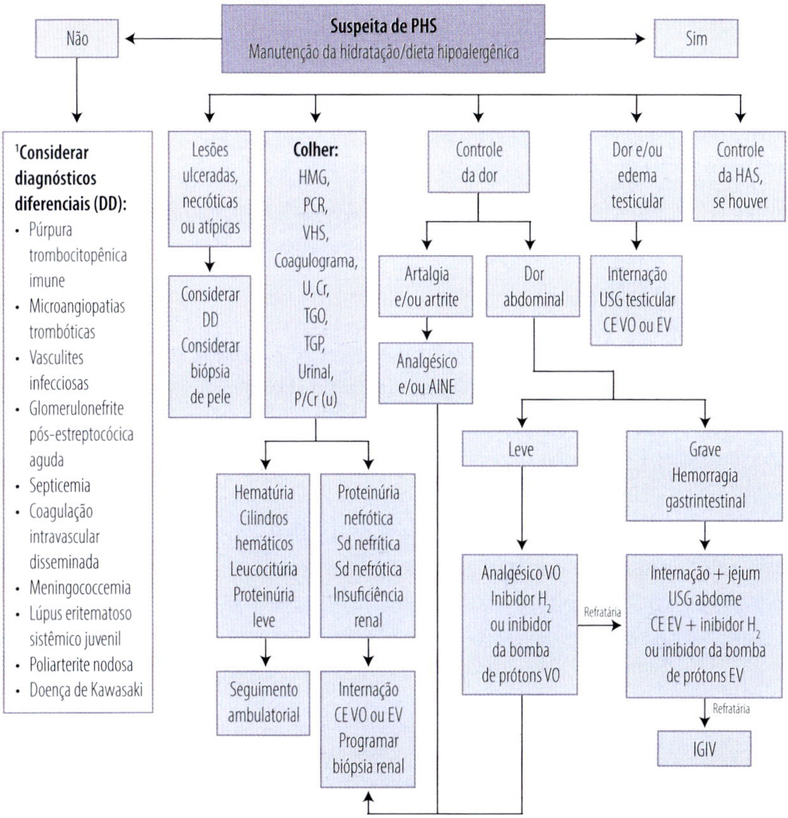

Fluxograma 53.1. Fluxograma de tomada de decisão em caso de suspeita de PHS. P/Cr (u): proteína/creatinina em urina amostra isolada. CE: corticoide. AINE: anti-inflamatório não esteroidal. IGIV: imunoglobulina intravenosa.

Fonte: Eleftheriou D, Brogan PA. Therapeutic advances in the treatment of vasculitis. Pediatr Rheumatol Online J. 2016; 14:26.

Literatura sugerida

Albaramki J. Henoch-schonlein purpura in childhood a fifteen-year experience at a tertiary hospital. J Med Liban. 2016; 64:13-7.

Almeida JL, Campos LM, Paim LB, Leone C, Koch VH, Silva CA. Renal involvement in Henoch-Schönlein purpura: a multivariate analysis of initial prognostic factors. J Pediatr. 2007; 83:259-66.

Chan H, Tang YL, Lv XH, Zhang GF, Wang M, Yang HP, Li Q. Risk factors associated with renal involvement in childhood Henoch-Schönlein purpura: a meta-analysis. PLoS One. 2016; 11:e0167346.

Chen JY, Mao JH. Henoch-Schönlein purpura nephritis in children: incidence, pathogenesis and management. World J Pediatr. 2015; 11:29-34.

Eleftheriou D, Brogan PA. Therapeutic advances in the treatment of vasculitis. Pediatr Rheumatol Online J. 2016; 14:26.

Feng D, Huang WY, Hao S, Niu XL, Wang P, Wu Y, Zhu GH. A single-center analysis of Henoch--Schonlein purpura nephritis with nephrotic proteinuria in children. Pediatr Rheumatol Online J. 2017; 15:15.

Hetland LE, Susrud KS, Lindahl KH, Bygum A. Henoch-Schönlein purpura: a literature review. Acta Derm Venereol. 2017; 97:1160-6.

Ozen S, Pistorio A, Iusan SM, Bakkaloglu A, Herlin T, Brik R et al. Paediatric Rheumatology International Trials Organisation (PRINTO). EULAR/PRINTO/PRES criteria for Henoch-Schönlein purpura, childhood polyarteritis nodosa, childhood Wegener granulomatosis and childhood Takayasu arteritis: Ankara 2008. Part II: Final classification criteria. Ann Rheum Dis. 2010; 69:798-806.

Song M, Jianhua Z. Risk factors for renal damage in Henoch-Schonlein purpura: a meta analysis. Int J Clin Exp Med. 2016; 9:3607-13.

Wang X, Zhu Y, Gao L, Wei S, Zhen Y, Ma Q. Henoch-Schonlein purpura with joint involvement: analysis of 71 cases. Pediatric Rheumatology. 2016; 14:20.

Capítulo 54

Doença de Kawasaki

Alberto Carame Helito

Lúcia Maria de Arruda Campos

Definição

- Trata-se de uma vasculite sistêmica aguda, com comprometimento predominante em vasos de médio calibre.
- É a vasculite mais comum na faixa etária pediátrica, ao lado da púrpura de Henoch-Schönlein (vasculite por IgA).
- Sua causa é desconhecida. Há evidências de haver um componente genético, com possível gatilho infeccioso.
- Afeta principalmente meninos (razão M:F = 1,6:1), < 5 anos de idade (75 a 85% dos casos), com pico de incidência entre 18 e 24 meses de idade.
- Ocorre com maior frequência em crianças de descendência asiática.
- Em países ocidentais, estima-se incidência de 20 casos para cada 100.000 habitantes, 10 vezes menor do que a incidência estimada no Japão.
- Há variação da incidência, que acompanha a sazonalidade das viroses respiratórias, ou seja, há aumento do número de casos diagnosticados nos meses de outono e inverno.

Diagnóstico

- O diagnóstico é clínico.
- Tem como critério obrigatório febre por 5 dias ou mais.
- Confirma-se o diagnóstico de Kawasaki completo na presença de no mínimo 4 dos seguintes critérios:
  - Exantema cutâneo polimorfo, principalmente maculopapular (mais de 90% dos casos).
  - Conjuntivite bilateral não purulenta (80 a 90% dos casos).
  - Alterações em orofaringe como língua em framboesa, enantema difuso de mucosa oral, sem exudato, ou fissuras labiais (80 a 90% dos casos).

- ○ Alterações de extremidades como eritema e edema de palmas e plantas na fase aguda e/ou descamação periungueal na fase subaguda (80% dos casos).
- ○ Linfonodomegalia cervical, usualmente maior que 1,5 cm, unilateral (50 a 60% dos casos).

- Os critérios podem se apresentar de forma sequencial.

Outras manifestações clínicas

- Irritabilidade talvez seja a mais comum, atribuída a algum grau de meningite asséptica.
- Sintomas gastrintestinais como diarreia, vômitos ou dor abdominal (60% dos casos).
- Sintomas respiratórios como coriza, tosse ou rouquidão (35% dos casos).
- Mais raramente: artrite ou artralgia, piúria estéril, vesícula biliar hidrópica, alterações oculares, otite, inflamação no local de aplicação da vacina BCG.

Alterações laboratoriais

- Não existe exame laboratorial específico para o diagnóstico de doença de Kawasaki.
- Em algumas situações, nas quais o paciente apresenta febre por 5 dias ou mais, mas apenas 2 ou 3 dos demais critérios clínicos, situação conhecida como Kawasaki incompleto (15 a 20% dos casos), os resultados de exames laboratoriais, apesar de inespecíficos, podem ajudar na condução do caso:
  - ○ Devem ser tratadas crianças $<$ 6 meses de idade apresentando febre por 7 dias ou mais, alteração de marcadores laboratoriais de inflamação (PCR ou VHS) e alteração de artérias coronárias ao ecocardiograma.
  - ○ Crianças $>$ 6 meses de idade, com febre por pelo menos 5 dias e aumento das provas inflamatórias (PCR ou VHS) devem passar por *screening* laboratorial e devem ser tratadas se houver a presença de alterações coronarianas ao ecocardiograma ou pelo menos três alterações laboratoriais: anemia para a idade; leucocitose $\geq$15.000/mm^3; plaquetose $\geq$ 450.000/mm^3; aumento de TGP; hipoalbuminemia $\leq$ 3,0 g/dL; leucocitúria asséptica $>$10 leucócitos/campo.

Fases clínicas

- Fase aguda: é delimitada pelo início e fim da febre. Dura em média 10 dias se o tratamento adequado não for estabelecido.
- Fase subaguda: é o período entre o término da febre e o fim de todos os sintomas clínicos, durando em média 2 semanas. É caracterizada pela trombocitose típica da DK e por descamação periungueal.
- Fase de convalescência: vai do fim dos sintomas até a normalização das plaquetas e das provas inflamatórias. Tem duração de 4 a 8 semanas.

Frequentemente nessa fase ocorrem algumas alterações nas unhas, como linhas de Beau e depressões lineares transversas nas lâminas ungueais.

Complicações

- Até 25% dos casos não tratados podem evoluir para tortuosidades, dilatações e aneurismas de artérias coronárias.
- Nos casos que recebem o tratamento específico, o risco de desenvolvimento de coronarite é de cerca de 4%.
- Apesar de serem mais típicas da fase subaguda da doença, há descrições de alterações de artérias coronárias a partir do terceiro dia de evolução do quadro.
- Trata-se da principal causa de doença cardíaca adquirida em países desenvolvidos.
- São complicações mais raras: derrame pericárdico, pericardite, miocardite, incompetência valvar, insuficiência cardíaca, alterações eletrocardiográficas e infarto agudo do miocárdio.
- Outras artérias podem sofrer processo inflamatório, como as artérias axilares, ilíacas e renais, mas raramente na ausência de acometimento de coronárias.
- A mortalidade pode chegar a 3% em casos que não recebam tratamento adequado e cai para até 0,026% se for instituído tratamento.

Tratamento

- Todo paciente com diagnóstico de doença de Kawasaki deve ser internado para receber o tratamento específico com gamaglobulina 2 g/kg EV, em dose única, preferencialmente indicada nos primeiros 7 a 10 dias de evolução do quadro.
- Uma segunda dose de gamaglobulina (2 g/kg) pode ser indicada se houver manutenção da febre após 48 h do término da infusão da primeira dose (até 10% dos casos).
- Doses anti-inflamatórias de AAS (60 a 80 mg/kg/dia) são recomendadas do momento do diagnóstico até 48 horas depois da cessação da febre.
- Na fase subaguda da doença, AAS deve ser prescrito em dose anti-agregante plaquetária (3 a 5 mg/kg/dia) e mantido até a normalização das plaquetas e das provas inflamatórias, desde que o ecocardiograma seja normal.
- Em casos nos quais houver manutenção de evidência ecocardiográfica de alterações coronarianas, o uso do AAS em dose antiagregante deve ser mantido.
- Corticosteroides: opção terapêutica na forma de pulso de metilprednisolona em casos refratários a duas doses de gamaglobulina endovenosa.

Também podem ser utilizados em associação ao uso da gamaglobulina, como primeira linha de tratamento, nos casos graves ou considerados como de pior prognóstico. No entanto, essa indicação ainda não está bem estabelecida na população ocidental.
  - Clinicamente, são considerados casos de pior prognóstico os pacientes do sexo masculino, com menos de 3 meses de vida ou com mais de 5 anos, os casos incompletos, aqueles refratários ao tratamento inicial e com febre prolongada.
  - Do ponto de vista laboratorial, pacientes com aumento persistente das provas inflamatórias ou com anemia, leucocitose, plaquetopenia e hipoalbuminemia acentuadas.
- Infliximab (antagonista do fator de necrose tumoral α) está sendo estudado como possibilidade terapêutica para a doença de Kawasaki refratária.

Seguimento

- Devem ser realizados pelo menos três ecocardiogramas:
  - Ao diagnóstico.
  - Depois da segunda semana de progressão.
  - Entre a sexta e a oitava semana da doença.
- Em caso de evidência de dilatação ou aneurisma de coronárias, ecocardiogramas sequenciais devem ser realizados e a necessidade de exames invasivos como angiografia deve ser considerada por especialistas, a depender da gravidade.
- Mais de 50% das alterações coronarianas regridem dentro de 2 anos.
- Os pacientes devem ser submetidos a avaliação de risco cardiovascular à médio/longo prazos, de acordo com a gravidade do acometimento coronariano.

Literatura sugerida

Harnden A, Tulloh R, Burgner D. Kawasaki disease. BMJ. 2014 Sep; 17:349:g5336.

Kawasaki T. Kawasaki disease. Int J Rheum Dis. 2014 Jun; 17(5):597-600.

Rossi FS, Silva MF, Kozu KT, Camargo LF, Rossi FF, Silva CA, Campos LM. Extensive cervical lymphadenitis mimicking bacterial adenitis as the first presentation of Kawasaki disease. Einstein (São Paulo). 2015 Jul-Sep; 13(3):426-9.

Shulman ST, Rowley AH. Kawasaki disease: insights into pathogenesis and approaches to treatment. Nat Rev Rheumatol. 2015 Aug; 11(8):475-82.

SEÇÃO 9
IMUNOLOGIA

COORDENADOR

Antonio Carlos Pastorino

CAPÍTULOS

55 Capítulo

Dermatite Atópica

Ana Paula Beltran Moschione Castro
Antonio Carlos Pastorino
Déborah Geraldi Rezende de Oliveira
Deborah Nascimento Lo Russo

Definição

- Doença inflamatória cutânea crônica e recidivante, de etiologia multifatorial, que se manifesta clinicamente sob forma de eczema e cursa com prurido intenso, xerodermia, eritema, exsudação, formação de crostas e liquenificação.
- Em torno de 60% dos pacientes desenvolvem a doença no primeiro ano de vida e 90% antes dos 5 anos. Até 45% dos casos persistem na idade adulta.
- Fatores desencadeantes: água quente, detergentes, poeira, tecidos sintéticos, substâncias alergênicas, infecções, estresse emocional, tabaco, entre outros.

Quadro Clínico

- Apresentações essenciais:
  - Prurido:
    - Eczema de forma crônica ou recidivante, pode variar de formas localizadas a disseminadas.
      - Agudo: exsudato e/ou microvesículas crostosas.
      - Subagudo: espessamento, palidez, descamação, placas eritematosas escoriadas.
      - Crônico: liqueinificação, ressecamento, descamação, pápulas com escoriações, ausência de pelos.
  - Distribuição das lesões:
    - De 0 a 2 anos: raramente antes dos 3 meses de vida, prurido intenso e lesões cutâneas com eritema, pápulas, vesículas e crostas,

predomínio em superfícies extensoras, tronco e face, poupando o maciço central. É comum dermatite seborreica associada.

- De 2 a 16 anos: lesões mais liquenificadas, com predomínio em flexuras, fossas antecubital e poplítea, face volar de punhos, tornozelos e pescoço.

- Apresentações importantes: início precoce da doença, histórico familiar ou pessoal de atopia, IgE elevada e xerose cutânea.
- Manifestações associadas:
  - Palidez centro-facial.
  - Dermografismo branco.
  - Queratose pilar.
  - Hiperlinearidade palmoplantar, dermatite crônica inespecífica de mãos e pés.
  - Ptiríase alba.
  - Eczema palpebral, escurecimento periorbital.
  - Fissuras retroauriculares, queilites.
  - Linhas de Dennie-Morgan.
  - Afinamento ou ausência da porção lateral das sobrancelhas (sinal de Hertoghe).
  - Eczema mamilar.
  - Ictiose vulgar.
  - Prurigo.
- Diagnóstico é clínico.
- Pode evoluir com infecção bacteriana secundária, principalmente por *S. aureus*, eczema herpético ou erupção variceliforme de Kaposi.
- Podem apresentar maior incidência de molusco contagioso e infecção por fungos.

Tabela 55.1. Classificação da gravidade da dermatite atópica

	Leve	Moderada	Grave
Prurido	Esporádico	Frequente	Incessante
Hiperemia	Com ou sem	Presente	Abundante
Escoriações	Com ou sem	Com ou sem	Geralmente presente
Espessamento	Não	Localizado	Extenso, podendo ter sangramento e exsudação
Sono	Inalterado	Perturbado frequentemente	Perturbado muito frequentemente
Atividades cotidianas	Pouco impacto	Impacto moderado	Limitação importante
Psicossocial	Pouco impacto	Impacto moderado	Limitação importante

Fonte: adaptada de Carvalho VO, Solé D et al. Guia prático de atualização em DA – Parte 1. Arq Asma Alerg Imunol.

Exames

- Geralmente não são necessários exames subsidiários para o diagnóstico.
- Biópsia cutânea de pele (indicada quando houver dúvidas no diagnóstico): espongiose, formação de vesículas, exocitose de linfócitos, paraceratose e, eventualmente, acantose.
- Eosinofilia e níveis elevados de IgE sérica são frequentes.

Diagnóstico diferencial

- Dermatite de contato alérgica ou irritativa.
- Psoríase.
- Dermatite seborreica.
- Escabiose.
- Eczema numular (pode estar ou não associado à dermatite atópica – DA).

Tratamento

- Afastar fatores desencadeantes.
- Restauração da barreira cutânea:
  - Hidratação: no mínimo duas aplicações diárias. Os hidratantes desenvolvidos especificamente para DA são os mais indicados (ceramidas, glicerina, ácidos graxos e ésteres de colesterol).
  - Banhos mornos de 5 a 10 minutos, sabonetes com pH 5 a 6.
- Controle da inflamação:
  - Corticosteroides tópicos: aplicar nas lesões eczematosas, 1 a 2×/dia, evitar região genital, face, axila e virilha (ou usar de baixa potência). Evitar corticoides orais ou sistêmico pela chance de piora com a sua retirada.
  - Inibidores de calcineurina: principalmente nos casos de restrição ao uso ou efeitos colaterais dos corticosteroides, 2×/dia.
    - Pimecrolimo 1%: a partir de 3 meses de idade, lesões leves a moderadas. Boa opção para pálpebra.
    - Tacrolimo: a partir de 2 anos de idade, pode ser usado em face e genitais, lesões graves:
      - 0,03% uso pediátrico e em face de adulto.
      - 0,1% em maiores de 16 anos.
- Controle do prurido:
  - Anti-histamínicos, de preferência os de ação sedativa (1ª geração), mas para escolares e adolescentes, preferir os de 2ª geração (ver Tabela 56.1).

- Se infecção:
  - Bacteriana: antibiótico tópico (mupirocina 2% – 2×/dia por 1 a 2 semanas ou ácido fusídico). Se lesões extensas, iniciar cefalosporinas por via oral por 2 semanas. A depender de culturas e antibiogramas podem ser úteis sulfametoxazol+trimetoprima (SMZ-TMP) ou clindamicina por via oral.
  - Viral (eczema herpético ou erupção variceliforme de Kaposi): iniciar terapia antiviral oral.
- Pacientes com DA graves refratários a tratamento básico podem necessitar de tratamento imunossupressor sistêmico (ciclosporina, azatioprina, metotrexate) para alcançar o controle adequado da doença e, em casos selecionados, a fototerapia.

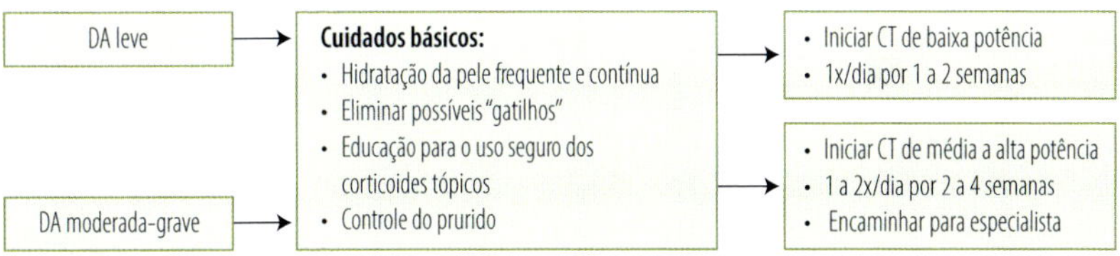

Fluxograma 55.1. Esquema de tratamento para DA de acordo com sua gravidade.

CT: corticoide tópico.

Fonte: adaptado de Castro APBM, Brandão AC. Dermatite atópica e outras dermatoses alérgicas.

Tabela 55.2. Classificação dos CT de acordo com a potência

Grupo I (superpotente)	• Dipropionato de betametasona (p/c) • Propionato de clobetasol (p/c) • Propionato de halobetasol (p/c)
Grupo II (potentes)	• Furoato de mometasona (0,1%) (p) • Fluocinonida (0,05%) (p/c) • Halcionida (0,1%) (c)
Grupo III (potentes)	• Valerato de betametasona (0,1%) (p) • Halcionida (0,1%) (p) • Propionato de fluticasona (0,005%) (p)
Grupo IV (potência média)	• Fuorato de mometasona (0,1%) • Acetonida de triancinolona (0,1%) (p/c) • Acetonida de fluocinolona (0,025%) (p)
Grupo V (potência média)	• Acetonida de fluocinolona (c) • Valerato de hidrocortisona (0,2%)
Grupo VI (potência leve)	• Desonida (p/c/l) • Prednicarbato
Grupo VII (potência leve)	• Hidrocortisona (1%) (p/c) • Dexametasona • Metilprednisolona (1%)

CT: corticoide tópico; p: pomada; c: creme; l: loção.

Fonte: adaptada de Castro APBM, Brandão AC. Dermatite atópica e outras dermatoses alérgicas.

Literatura sugerida

Antunes AA, Solé D, Carvalho VO et al. Guia prático de atualização em dermatite atópica – Parte 1: etiopatogenia, clínica e diagnóstico. Posicionamento conjunto da Associação Brasileira de Alergia e Imunologia e da Sociedade Brasileira de Pediatria. Arq Asma Alerg Imunol. 2017; 1(2):131-56.

Carvalho VO, Solé D, Antunes AA et al. Guia prático de atualização em dermatite atópica – Parte 2: abordagem terapêutica. Posicionamento conjunto da Associação Brasileira de Alergia e Imunologia e da Sociedade Brasileira de Pediatria. Arq Asma Alerg Imunol. 2017; 1(2):157-82.

Castro APBM, Brandão AC. Dermatite atópica e outras dermatoses alérgicas. In: Pastorino AC, Castro APBM, Carneiro-Sampaio M. Alergia e imunologia para o pediatra. 3. ed: Manole. 2018: 290-311.

Capítulo 56

Urticária e Anafilaxia

Ana Paula Beltran Moschione Castro

Antonio Carlos Pastorino

Cristiane de Jesus Nunes dos Santos

Déborah Geraldi Rezende de Oliveira

Mayra de Barros Dorna

Urticária

Definição

- Placas eritematosas, algumas vezes com palidez central, isoladas ou agrupadas, intensamente pruriginosas.
- Cada lesão desaparece em menos de 24 horas e não deixa lesão residual.
- Prevalência de 2,1 a 6,7% da população pediátrica, sem diferença entre os sexos.

Classificação

- Urticária espontânea:
  - Aguda: duração < 6 semanas.
  - Crônica: duração ≥ 6 semanas.
- Urticária induzida por estímulos físicos: frio, pressão tardia, calor, solar, dermografismo e vibratória.
- Outros tipos: aquagênica, colinérgica, contato, induzida por exercício físico.

Quadro Clínico

- As lesões urticariformes podem acometer qualquer superfície do corpo, incluindo palmas das mãos e plantas dos pés, onde geralmente são dolorosas.
- Podem ter angioedema associado em até 50% das vezes.

Diagnóstico

- O diagnóstico é clínico, com base na lesão de pele característica.
- Avaliar possibilidade de a urticária ser parte de uma reação anafilática em curso.
- A presença de urticária por si só não demanda realização de exames complementares no pronto atendimento. Diagnósticos associados devem ser avaliados conforme protocolo específico.

Etiologia

- *Infecções:* correspondem a mais de 80% dos casos agudos, principalmente das vias respiratórias superiores, gastrintestinais, urinárias; na maioria virais, mas podendo ser bacterianas ou até parasitárias.
- *Medicamentos:* segunda maior causa, principalmente antibióticos (especialmente os betalactâmicos) e AINE. Vancomicina e opioides causam liberação direta de histamina.
- *Alimentos:* menos de 7% dos casos, principalmente leite de vaca, ovo, trigo, soja e amendoim. Alguns alimentos com altas concentrações de aminas vasoativas (queijos amarelos, berinjela, tomate, morango, cidra, vinhos, frutos do mar, conservantes, corantes, adoçantes), podem desgranular mastócitos diretamente.
- *Outros:* picadas de insetos, látex e idiopática.
- *Contato:* alguns vegetais, frutos do mar ou saliva de animais.

Tratamento

A maior parte dos episódios de urticária aguda é autolimitada:

- Anti-histamínicos de 2ª geração são a primeira linha de tratamento (Tabela 56.1).
- Casos mais extensos:
  - Podem requerer tratamento sistêmico – difenidramina (10 mg/mL): 5 mg/kg/dia, EV ou IM profunda, dividida em 3 ou 4 doses. Dose máxima de 50 a 400 mg/dia.
  - Associação de corticosteroides para os casos persistentes ou associados a angioedema significativos (3 a 7 dias).
    - Prednisolona (xarope 3 mg/mL): 0,5 a 1 mg/kg/dia, VO, dividida em 1 a 2 doses.
    - Solumedrol: 2 mg/kg/dia a 4 mg/kg/dia, dividido em 2 a 4 doses.
  - Associação de anti-histamínicos H2 (evidências limitadas).
- Afastar fatores desencadeantes.

Tabela 56.1. Principais anti-histamínicos H1 disponíveis no Brasil para uso em pediatria

Fármaco	Nome comercial (referência)	Dose criança	Dose adulto	Apresentação	Idade de liberação
Anti-H1 de primeira geração					
Clorfeniramina	Resfenol® (associações)	0,15 mg/kg/dia, dividida em 3 a 4×/dia	2 a 8 mg/dia (em 3 a 4 doses)	Gotas: 2 mg/40 gotas Solução oral: 0,6 mg/mL Cápsulas: 4 mg	2 anos
Difenidramina	Benadryl®	5 mg/kg/dia, dividida em 3 a 4×/dia	50 a 400 mg/dia	Solução oral: 12,5 mg/5 mL Solução injetável: 50 mg/mL	2 anos
Hidroxizine	Hixizine®	1 a 2 mg/kg/dia dividida em 3 a 4×/dia	25 a 100 mg/dia	Solução oral: 2 mg/mL Comprimido: 25 mg	*em bula a partir de 6 kg de peso
Anti-H1 de segunda geração					
Cetirizina	Zyrtec®	• 2 a 6 anos: 2,5 mg, 2×/dia • 6 a 12 anos: 5 mg, 2×/dia, ou 10 mg, 1×/dia	10 mg, 1×/dia	Solução oral: 1 mg/mL Comprimido: 10 mg	2 anos
Ebastina	Ebastel®	• 2 a 5 anos: 5 mg, 1×/dia • 6 a 11 anos: 10 mg, 1×/dia	10 mg, 1×/dia	Solução oral: 1 mg/mL Comprimido: 10 mg	2 anos
Epinastina	Talerg®	• 6 a 12 anos: 5 a 10 mg, 1×/dia	10 a 20 mg, 1×/dia	Solução oral: 10 mg/5 mL Comprimido: 10 e 20 mg	6 anos
Fexofenadina	Allegra®	• 6 meses a 2 anos: 15 mg, 2×/dia • 2 a 11 anos: 30 mg, 2×/dia	180 mg, 1×/dia	Solução oral: 6 mg/mL Comprimido: 60, 120 e 180 mg	6 meses
Loratadina	Claritin®	• 2 a 12 anos: 5 mg (se peso < 30 kg) ou 10 mg (se peso > 30 kg), 1×/dia	10 mg, 1×/dia	Solução oral: 1 mg/mL Comprimido: 10 mg	2 anos

Continua...

Tabela 56.1. Principais anti-histamínicos H1 disponíveis no Brasil para uso em pediatria – continuação

Fármaco	Nome comercial (referência)	Dose criança	Dose adulto	Apresentação	Idade de liberação
Desloratadina	Desalex®	• 6 a 11 meses: 1 mg, 1×/dia • 12 meses a 5 anos: 1,25 mg, 1×/dia • 6 a 11 anos: 2,5 mg, 1×/dia	5 mg, 1×/dia	Solução oral: 0,5 mg/mL Comprimido: 5 mg	6 meses
Levocetirizina	Zyxem®	• 2 a 6 anos: 1,25 mg, 2×/dia • 6 a 12 anos: 5 mg, 1×/dia	5 mg, 1×/dia	Solução oral (gotas): 5 mg/mL (20 gotas) Comprimido: 5 mg	2 anos
Rupatadina	Rupafin®	N/A	10 mg, 1×/dia	Comprimido: 10 mg	12 anos

Fonte: adaptada de Beck CML, Ferreira LB, Castro APBM. Urticária agudas e crônica. 2018; 312-27.

Anafilaxia

Definição

- Grave reação de hipersensibilidade generalizada ou sistêmica, que pode causar risco de vida.
- Início rápido dos sintomas (máximo 2 a 3 h) com predomínio de alterações da pele e mucosas (80 a 90%), respiratórios (70%), gastrintestinais e circulatórios (45%) e, mais raramente, do sistema nervoso central (15%), nem sempre com todos os sistemas envolvidos.
- Prevalência estimada de 0,05 a 2% da população geral.

Quadro Clínico

A avaliação do paciente deve ser realizada rapidamente, com base na história e no exame físico:

- Cutâneos/subcutâneos/mucosas:
  - Rubor, prurido, urticária, angioedema, *rash* morbiliforme e ereção pilosa.

- Prurido dos lábios, da língua e do palato, prurido palmoplantar e no couro cabeludo.
- Edema dos lábios, da língua e da úvula.
- Prurido periorbital, eritema e edema, eritema conjuntival, lacrimejamento.
- Palidez, sudorese, cianose labial e de extremidades.

- Sistema respiratório:
  - Laringe: prurido e aperto na garganta, disfagia, disfonia, rouquidão, tosse seca, estridor, sensação de prurido no canal auditivo externo.
  - Pulmões: respiração curta, dispneia, aperto no peito e sibilância.
  - Nariz: prurido, congestão, rinorreia e espirros.
- Sistema cardiovascular:
  - Hipotensão, sensação de fraqueza, taquicardia, vertigem, síncope e estado mental alterado.
  - Dor no peito, arritmia.
- Sistema gastrintestinal:
  - Náuseas, dor abdominal em cólica, vômitos e diarreia.
- Outros:
  - Contrações uterinas em mulheres, convulsões, perda de visão, zumbido, sensação de morte iminente e perda de controle de esfíncteres.

Diagnóstico

A anafilaxia é altamente provável quando qualquer um dos três critérios abaixo for preenchido:

- Doença de início agudo (minutos a horas) com envolvimento da pele, tecido mucoso ou ambos (p. ex., urticária generalizada, prurido ou rubor facial, edema de lábios, língua e úvula) e pelo menos um dos seguintes:
  - Comprometimento respiratório (p. ex., dispneia, sibilância, broncospasmo, estridor, redução do pico de fluxo expiratório [PFE], hipoxemia).
  - Redução da pressão arterial ou sintomas associados de disfunção terminal de órgão (p. ex., hipotonia [colapso], síncope e incontinência).
- Dois ou mais dos seguintes sintomas que ocorrem rapidamente depois de exposição à *provável alérgeno* para um determinado paciente (minutos a horas):
  - Envolvimento de pele-mucosa (urticária generalizada, prurido e rubor, edema de lábio-língua-úvula).
  - Comprometimento respiratório (dispneia, sibilância-broncospasmo, estridor, redução do pico de fluxo expiratório (PFE), hipoxemia).

- Redução da pressão sanguínea ou sintomas associados (p. ex., hipotonia [colapso], síncope, incontinência).
- Sintomas gastrintestinais persistentes (p. ex., cólicas abdominais, vômitos).

- Redução da pressão sanguínea depois de exposição a alérgeno conhecido para determinado paciente (minutos a horas):
  - Lactentes e crianças: pressão sistólica baixa (idade específica) ou > 30% de queda na pressão sistólica.*
  - Adultos: pressão sistólica < 90 mmHg ou queda > 30% do seu basal.

Etiologia

Em crianças, os principais alérgenos são alimentos – em especial leite de vaca, picada de formiga e abelha, anti-inflamatórios não hormonais.

- Alimentos: amendoim, leite de vaca, clara de ovo, nozes, peixes, soja, trigo e crustáceos.
- Insetos: abelhas, vespas e formigas.
- Medicamentos: qualquer fármaco tem potencial de induzir reação alérgica. Os mais comuns são: soros heterólogos, hormônios e outros produtos de origem animal, penicilina e outros beta-lactâmicos, anti-inflamatórios não hormonais, opiáceos, polimixina B, anestésicos locais, relaxantes musculares, contrastes iodados.
- Látex.
- Outras causas: vacinas, exercícios físicos, idiopáticas.

Exames

- Triptase sérica, colhida entre 15 minutos e 3 horas do início dos sintomas, pode estar elevada, mas não é uma alteração exclusiva da anafilaxia. Considere comparar o nível com a triptase sérica basal.

  A rapidez no diagnóstico e no tratamento são fundamentais e a dosagem de triptase nem sempre é necessária e facilmente obtida.

Diagnóstico diferencial

- Manifestações frequentes: urticária; angioedema; asma; reação vasovagal; disfunção de corda vocal; distúrbios de ansiedade; choque hemorrágico; cardiogênico; endotóxico; infarto do miocárdio; acidente vascular cerebral; outras causas de insuficiência respiratória.

---

*Na criança, pressão sistólica baixa é definida como inferior a 70 mmHg para a idade de 1 mês a 1 ano; menor do que 70 mmHg + (2 × idade) para a de 1 a 10 anos e abaixo de 90 mmHg para a criança entre 11 e 17 anos.

- Condições raras: anisaquíase, síndromes de restaurante chinês: glutamato monossódico, sulfitos, escombroidose, anafilaxia associada à menstruação, mastocitose e outras afecções de mastócitos, ruptura de cisto hidático – síndromes de *Flushing** (rubor) griseofulvina; niacina; levodopa; bromocriptina; álcool; menopausa; tumores; feocromocitoma, e outros.

Tratamento

Seguir fluxograma de atendimento:

- Adrenalina:
  - IM: 0,01 mg/kg (0,01 mL/kg), 1:1.000 (1 mg/mL). Dose máxima: 0,5 mg (adulto).
  - EV: 1 mcg/min, 1:10.000.
- Soro fisiológico: 20 mL/kg.
- Difenidramina:
  - Em menores de 50 kg: 1 mg/kg (máximo de 50 mg/dose até 200 mg em 24 horas)
  - Em maiores de 50 kg: 25 a 50 mg/dose máximo de 400 mg/dia.
- Ranitina: 1 mg/kg. Dose máxima de 50 mg.
- Metilprednisolona: 1 a 2 mg/kg. Dose máxima de 50 mg ou hidrocortisona: 5 a 10 mg/kg de 4/4 h.
- Glucagon: 20 a 30 mcg/kg (máximo de 1 mg) EV lento em 5 minutos. Adultos máximo de 5 mg. Para pacientes não responsivos à adrenalina, especialmente aos usuários de betabloqueadores.

**Flushing* pode ser causado por: vancomicina e outros antibióticos.

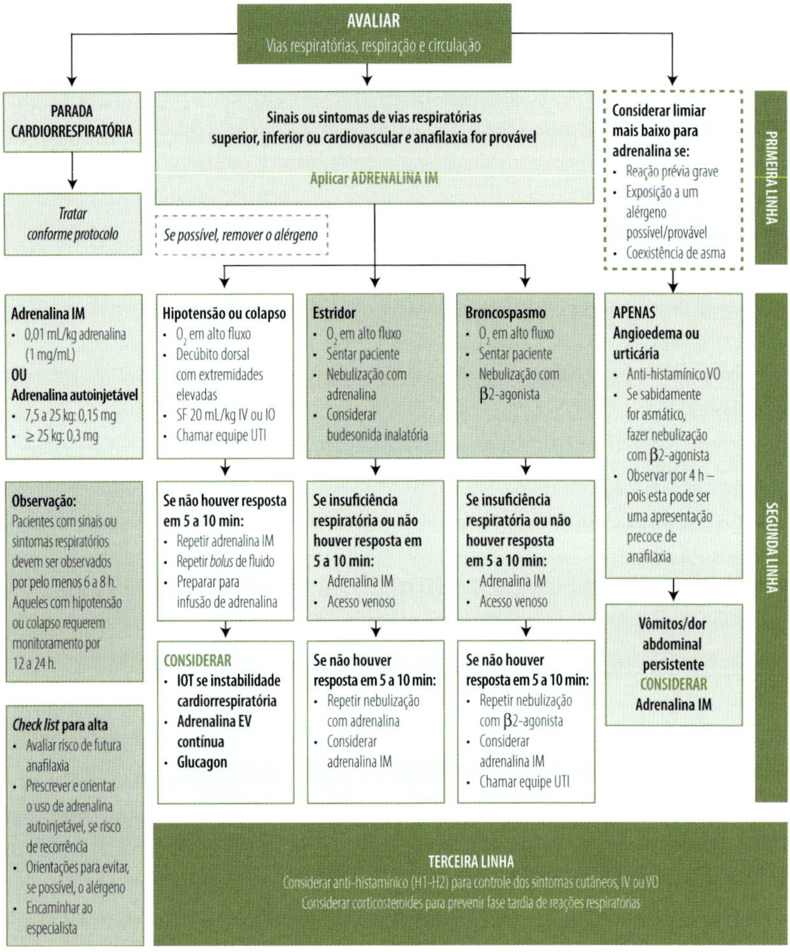

Fluxograma 56.1. Ilustração esquemática do manejo inicial da anafilaxia.

Fonte: Muraro A et al. Anaphilaxis: guidelines from the European Academy of Allergy and Clinical Immunology. Allergy. 2014; 69:1026-45.

Literatura sugerida

Beck CML, Ferreira LB, Castro APBM. Urticária agudas e crônica. In: Pastorino AC, Castro APBM, Carneiro-Sampaio M. Alergia e imunologia para o pediatra. 3. ed. Manole. 2018; 312-27.

Bernd LAG et al. Guia prático para manejo da anafilaxia – 2012. Rev. Bra. Alerg. Immunopatol. 2012; 35(2).

Bernstein JA et al. The diagnosis and management of acute and chronic urticaria: 2014 update. J Allergy Clin Immunol. 2014 May; 133(5):1270.

Bingham CO. New-onset urticaria. UptoDate, outubro de 2016.

Filho NAR, Neto HJC. Anafilaxia. In: Pastorino AC, Castro APBM, Carneiro-Sampaio M. Alergia e Imunologia para o pediatra. 3. ed. Manole. 2018; 379-92.

Muraro A et al. Anaphilaxis: guidelines from the European Academy of Allergy and Clinical Immunology. Allergy. 2014; 69:1026-45.

Simons FER et al. World Allergy Organization Guidelines for Assessment and Management of Anaphylaxis. WAO Journal. 2011; 4:13-37.

Zuberbier T et al. The EAACI/GA^{2}LEN/EDF/WAO Guideline for the definition classification, diagnosis, and management of urticarial: the 2013 revision and update. Allergy. 2014 Jul; 69(7):868-87.

SEÇÃO 10
GASTRENTEROLOGIA

COORDENADORES

Marcos Jiro Ozaki

Marcio Miasato

CAPÍTULOS

57 Capítulo

Dor Abdominal

Ana Carolina Dias Ferreira Calháu

Marcio Miasato

Definição

- Dor abdominal é um sintoma frequente e inespecífico na faixa etária pediátrica.
- O paciente pode apresentar quadro de dor abdominal crônica: 3 episódios de dor, suficientemente fortes para interferir nas atividades habituais da criança, por um período mínimo de 3 meses.
- Na avaliação de emergência do quadro de dor abdominal, serão avaliados, na história clínica e no exame físico, os sinais de alerta que definirão os exames subsidiários a serem solicitados.
- Causas diversas, tanto de quadro gastrintestinal como não gastrintestinal são mostradas na Tabela 57.1.
- A criança pequena tem dificuldade de localizar a dor, então para quadro de dor abdominal com queda do estado geral é necessário avaliação/reavaliação cuidadosa (se necessário deixar paciente de observação hospitalar para avaliar evolução do quadro álgico).

Tabela 57.1. Causas de dor abdominal relacionada com a idade

Neonato	1 mês a 2 anos	2 a 5 anos	> 5 anos
Adesão	Adesão	Adesão	Adesão
Enterocolite necrotizante	Ingesta de corpo estranho	Apendicite	Apendicite
Volvo	Síndrome hemolítico-urêmica	Ingestão de corpo estranho	Cetoacidose diabética
Cólica	Doença de Hirschsprung	Intussuscepção	Síndrome hemolítico-urêmica
Alergia alimentar	Hérnia encarcerada	Síndrome hemolítico-urêmica	Miocardite
Torção testicular	Intussuscepção	Peritonite bacteriana primária	Pericardite
			Úlcera perfurada
			Pneumonia

Continua...

Tabela 57.1. Causas de dor abdominal relacionada com a idade – continuação

Neonato	1 mês a 2 anos	2 a 5 anos	> 5 anos
	Trauma Gastrenterite Doenças virais Alergia alimentar Hepatites Doença inflamatória intestinal Divertículo de Meckel Intoxicação Crise álgica (anemia falciforme) Tumor Infecção do trato urinário	Trauma Gastrenterite Doenças virais Faringites Constipação Hepatites Púrpura de Henoch-Schönlein Doença inflamatória intestinal Abscesso intra-abdominal Divertículo de Meckel Infecção do trato urinário Torção de ovário Pancreatite Pneumonia Crise álgica Intoxicação Tumor	Trauma Constipação Gastrenterite Faringite Doença viral Cefaleia abdominal Colecistite/Colelitíase Hepatites Púrpura de Henoch-Schönlein Dismotilidade gastrintestinal Doença inflamatória intestinal Abscesso intra-abdominal Divertículo de Meckel Torção ovariana Torção testicular Ruptura de cisto ovariano Crise álgica Peritonite bacteriana primária Infecção do trato urinário Urolitíase Gravidez ectópica Dismenorreia Abortamento

Fonte: autoria própria.

Quadro Clínico

- **Anamnese:**
  - Idade.
  - Características da dor: frequência, duração, intensidade, fatores de melhora e piora; tipo ou qualidade da dor; local de início e irradiação; e repetição. Lembrar que menores de 2 anos não conseguem descrever ou caracterizar a dor, e que apenas as crianças escolares têm capacidade de caracterizar melhor a dor abdominal.

- História de trauma.
- Sintomas associados: febre, náusea e/ou vômito, disúria, diarreia, constipação, hábito intestinal.
- História médica pregressa: cirurgias, uso de medicações de forma recorrente ou crônica e comorbidades.

- **Exame físico:**
  - Aparência do paciente, grau de hidratação, sinais vitais, exame abdominal, exame retal (quando indicado), exame geral.
- **Critérios de gravidade:**
  - Alteração dos sinais vitais.
  - Fácies de dor associada à palidez.
  - Sudorese.
  - Prostração.
  - Hipotermia.

Abordagem diagnóstica

- Afastar emergências cirúrgicas.
- Descartar causas obstrutivas.
- Avaliar possibilidade de infecções:
  - Qualquer doença infecciosa com sintomas gerais pode estar relacionado com cólica, náusea ou dor abdominal difusa.
- Investigar doenças hepatobiliares: história de icterícia, biliúria, acolia, história familiar e pessoal de doenças hepáticas. Dor na região epigástrica ou hipocôndrio direito.
- Identificar possíveis doenças funcionais:
  - Geralmente relacionadas com episódios semelhantes anteriores de menor intensidade.

Tabela 57.2. Sinais indicativos para avaliação cirúrgica em dor abdominal aguda

• Dor de forte intensidade com sinais clínicos de deterioração do estado geral • Vômitos biliosos ou fecaloides • Rigidez abdominal involuntária (abdome em "tábua") • Sinal de descompressão brusca positiva • Distensão abdominal com timpanismo difuso • Líquido livre ou sangue na cavidade abdominal • História de trauma abdominal com distensão difusa e dor de forte intensidade

Fonte: autoria própria.

Investigação diagnóstica

- Em casos de dor abdominal crônica em que já se sabe a causa de base para a dor (p. ex., constipação intestinal com impactação fecal atual, paciente com diagnóstico prévio de dispepsia crônica com dor epigástrica aguda) não é necessário nenhum exame subsidiário, desde que história clínica minuciosa e exame físico, excluindo sinais de alerta, sejam realizados.

- Exames subsidiários serão direcionados pela história clínica e exame físico.
- Em pacientes com quadro de dor abdominal aguda a esclarecer é indicado realizar a investigação básica em avaliação de pronto atendimento (Tabela 57.3), a depender da anamnese/exame físico, realizar exames adicionais.

Tabela 57.3. Exames para pacientes com quadro de dor abdominal aguda a esclarecer

Investigação básica	Investigação secundária
• Hemograma • Coagulograma • Análise do sedimento urinário • Radiografia simples de abdome • Ultrassonografia de abdome	• Radiografia de abdome • Testes hepáticos • Função renal • Outros exames séricos • Enema opaco • Tomografia de abdome • Manometria esofágica e pHmetria • Endoscopia digestiva alta

Tratamento

- Devido a variedade de causas, o tratamento deve ser avaliado caso a caso.
- Analgesia se necessário. Geralmente é evitado uso de analgesia em crianças pelo receio de se mascarar os resultados no exame físico; todavia, estudos demonstram segurança de uso inclusive de opiáceos para controlar a dor abdominal e realização de exame físico com mais exatidão.
- Seguimento clínico é de extrema importância para os casos de dor abdominal crônica, evitando assim repetidas visitas ao pronto atendimento.

Literatura sugerida

Recomendações da Sociedade de Pediatria de São Paulo. Número 43. Avaliação clínica da dor abdominal aguda.

Tratado de Pediatria Sociedade Brasileira de Pediatria. 4. edi. 2017; 12(12):770-4.

58 Capítulo

Diretriz de Doença Diarreica Aguda

Lucas Siqueira da Silva

Jorge Luiz da Silva Rezende

Definição

- Ocorrência de três ou mais evacuações amolecidas ou líquidas nas últimas 24 horas, com duração de até 14 dias.

Epidemiologia

- As gastrenterites agudas são uma das principais causas de morbidade e mortalidade infantil em países em desenvolvimento.
- O norovírus é a causa de diarreia epidêmica viral mais comum. O rotavírus era a principal causa de gastrenterites em crianças, antes da vacinação.

Etiologia

- Viral: norovírus, rotavírus, Norwalk vírus, adenovírus, calicivírus, echovírus.
- Bacteriana: Shigela, Salmonela, *E. coli* enteropatogênica, *Clostridium difficile*, *Vibrio Cholerae*, Campilobacter.
- Parasitária: Giardia, ameba, *Criptosporidium*.

Patogênese

- Osmótica: é causada quando um soluto não é adequadamente absorvido pelo intestino, por exemplo a lactose.
- Secretória: ocorre quando há secreção ativa de água no lúmen do intestino.
- Invasora: o microrganismo coloniza o epitélio intestinal e adere ao enterócito. Há destruição de células vilosas e/ou disfunção dos transportadores,

levando à perda de fluidos e eletrólitos. Pode ocorrer exudação de muco, proteína e sangue na luz intestinal.

Apresentação clínica

- Manifestações clínicas: diarreia, vômitos, febre, anorexia, cefaleia, dor abdominal em cólica, mialgia e desidratação.
- Avaliação da desidratação pela OMS, conforme Tabela 58.1.

Tabela 58.1. Grau previsto de desidratação

Clínica	Nenhuma (< 5% do peso)	Alguma desidratação (5 a 10% do peso)	Desidratação grave (>10 % do peso)
Estado geral	Bem, alerta	Irritado	Letárgico, inconsciente
Olhos	Normais	Fundos	Fundos
Sede	Ingestão normal, sem sede	Sedento	Bebe pouco, não bebe
Pele	Volta rapidamente	Volta lentamente	Volta muito lentamente
Déficit estimado	< 50 mL/kg	50 a 100 mL/kg	> 100 mL/kg

Fonte: Morais MB et al. World Health Organization; Médecins Sans Frontières.

Tratamento

- O tratamento deve ser estabelecido conforme o grau de desidratação da criança, conforme as Tabelas 58.2 a 58.4.

Tabelas 58.2. Plano A: crianças sem desidratação – tratamento domiciliar

A criança deve receber mais líquidos (sais de reidratação oral, água, água de coco, chás não adoçados, sucos naturais não adoçados, água de arroz, caldos, sopas) que o habitual para repor as perdas e evitar a desidratação, conforme a seguir:

Idade	Quantidade de líquidos que a criança deve ingerir depois de cada evacuação diarreica
< 2 anos	50 a 100 mL
2 a 10 anos	100 a 200 mL
> 10 anos	Quantidade que o paciente aceitar

Fonte: Morais MB et al.; World Health Organization; Médecins Sans Frontières.

Tabela 58.3. Plano B: crianças com algum grau de desidratação – tratamento hospitalar

Devem receber o tratamento com a solução de reidratação oral (SRO) no período de 4 a 6 horas, conforme a seguir:

Idade	Peso	Volume de SRO
< 4 meses	< 5 kg	200 a 400 mL
4 a 12 meses	5 a 8 kg	400 a 600 mL
1 a 2 anos	8 a 11 kg	600 a 800 mL
2 a 4 anos	11 a 16 kg	800 a 1.200 mL
5 a 14 anos	16 a 30 kg	1.200 a 2.200 mL
> 14 anos	> 30 kg	2.200 a 4.400 mL

- A criança deve ser reavaliada regularmente durante o período de reposição de volumes.
- Depois de 4 a 6 horas:
  - Se não apresentar desidratação: proceder como crianças sem desidratação.
  - Se mantiver algum grau de desidratação: tratamento com a SRO até melhora.
  - Se apresentar desidratação grave: proceder para terapia intravenosa.

Fonte: Morais MB et al.; World Health Organization; Médecins Sans Frontières.

Tabela 58.4. Plano C: crianças com desidratação grave – tratamento hospitalar

Ministério da Saúde do Brasil	**Fase rápida:** • < 5 anos: 20 mL/kg de SF em 30 min – repetir até a criança ficar hidratada • 5 anos: 30 mL/kg de SF em 30 min + 70 mL/kg de RL em 2,5 h **Fase de manutenção:** • SG 5% + SF (4:1) + KCl 10% 2 mL/100 mL de solução (volume calculado conforme Holiday e Segar) **Fase de reposição:** • SG 5% + SF (1:1) 50 mL/kg/dia e reavaliar de acordo com as perdas.
ESPGHAN, 2014	• Se apresentar choque: 20 mL/kg SF em 20 min 2× • Se desidratação grave: 20 mL/kg/h por 2/4 h • Depois da reparação: soro de manutenção com concentração de sódio de pelo menos 77 mmoL/L para prevenção de hiponatremia
OMS, 2005	**Lactentes e crianças: 100 mL/kg de Ringer Lactato:** • < 12 meses: 30 mL/kg em 1 h e 70 mL/kg em 5 h • > 12 meses: 30 mL/kg em 30 min e 70 mL/kg em 2,5 h

Fonte: Morais MB et al.; World Health Organization; Médecins Sans Frontières; Guarino A, Ashkenazi S, Gendrel D et al.

Nutrição

- A reintrodução precoce da alimentação é recomendada. Ela está associada ao aumento da regeneração de enterócitos.
- O aleitamento materno deve ser mantido para os lactentes durante a fase de reidratação e manutenção.

- As dietas restritivas exclusivas (pão, arroz, maçã e torrada – BRAT) e as bebidas com grandes quantidades de açúcar (refrigerantes, néctares) devem ser evitadas.
- As dietas sem lactose estão indicadas para crianças internadas.

Antieméticos

- A ondansetrona pode ser efetiva no tratamento dos vômitos.
- Metoclopramida e dimenidrato são contraindicados.

Probióticos

- O uso de probióticos é recomendado como tratamento adjuvante das gastrenterites agudas:
    - *Saccharomyces boulardii:* dose de 250 a 750 mg/dia por 5 a 7 dias.
    - *Lactobacillus rhamnosus* GG: dose de $\geq 10^{10}$ UFC/dia por 5 a 7 dias.
    - *Lactobacillus reuteri* DSM 17938: dose de $10^8 - 4 \times 10^8$ UFC/dia por 5 a 7 dias.

Antissecretório

- A racecadotrila pode ser usada nas diarreias em que o mecanismo secretório está presente e as perdas diarreicas são grandes. Ela reduz as perdas fecais e a chance de internação.

Zinco

- A suplementação do zinco diminui a gravidade da doença e previne novos episódios nos 2 a 3 meses subsequentes:
    - $<$ 6 meses: 10 mg/dia, mantendo por 10 a 14 dias.
    - $>$ 6 meses: 20 mg/dia, mantendo por 10 a 14 dias.

Antibióticos

- O uso de antibióticos para tratamento da diarreia normalmente não é necessário.
- O uso indiscriminado de antibióticos leva a depleção da microbiota intestinal, que é um importante mecanismo de defesa.
- O uso de antibióticos é indicado em casos suspeitos ou comprovados de diarreia sanguinolenta causada por *Shigella*.
    - Ciprofloxacino: 10 a 15 mg/kg/dose 2× ao dia por 5 dias (OMS).
    - Azitromicina: 12 mg/kg no 1º dia e 6 mg/kg por mais 4 dias.
    - Ceftriaxone: 50 a 100 mg/kg/dia por 2 a 5 dias.

Literatura sugerida

Guarino A, Ashkenazi S, Gendrel D et al. European Society for Pediatric Gastroenterology, Hepatology, and Nutrition/European Society for Pediatric Infectious Diseases evidence- based guidelines for the management of acute gastroenteritis in children in Europe: update 2014. J Pediatr Gastroenterol Nutr. 2014 Jul; 59(1):132-52.

Médecins Sans Frontières. Clinical guidelines – Diagnosis and treatment manual. 2019 edition. Paris: Médecins Sans Frontières, 2019. 85-89. Disponível em: https://medicalguidelines.msf.org/msf--books-hosting/14385582-English.pdf. Acesso em: 17 de fevereiro de 2020.

Morais MB et al. Diarreia aguda: diagnóstico e tratamento. Sociedade Brasileira de Pediatria. 2017 Mar. Disponível em: http://www.sbp.com.br/fileadmin/user_upload/2017/03/Guia-Pratico-Diarreia--Aguda.pdf. Acesso em: 17 de fevereiro de 2020.

Teles E, Moscovici L, Monteiro RA et al. The effectiveness of a rotavirus vaccine in preventing hospitalizations and deaths presumably due to acute infectious diarrhea in Brazilian children: a quasi-experimental study. Rev Soc Bras Med Trop. 2015; 48(2):129-35.

World Health Organization. The treatment of diarrhoea: a manual for physicians and other senior health workers. 4th rev. 2005. Disponível em: https://apps.who.int/iris/bitstream/handle/10665/43209/9241593180.pdf?sequence=1. Acesso em: 17 de fevereiro de 2020.

Capítulo 59

Constipação Intestinal

Lucas Siqueira da Silva
Marcio Miasato

Definição

- Definir constipação continua a ser um desafio porque os padrões de fezes são altamente variáveis na infância. Em geral, bebês têm uma média de três a quatro fezes por dia e uma criança pode ter duas a três fezes por dia.
- Critérios de Roma IV (2016): usado para diagnóstico de constipação intestinal funcional tanto em crianças que ainda não adquiriram controle esfincteriano como crianças que já estão desfraldadas (Tabela 59.2)
- Constipação intestinal funcional: mais de 90% dos casos, não há sinais de alerta na história clínica e no exame físico.
- Constipação intestinal orgânica: menos de 10% dos casos, tem sinais de alerta na história clínica e no exame físico.
- Causas orgânicas de constipação (Tabela 59.1) incluem distúrbios metabólicos (hipotireoidismo, fibrose cística,hipercalcemia e hipocalemia), neuropáticos (doença de Hirschsprung, mielomeningocele, espinha bífida, paralisia cerebral) e imunológicos (alergia à proteína do leite de vaca, doença celíaca), além do uso de medicamentos, como sais de ferro, antiácidos, anti-inflamatórios e opioides.
- As complicações da constipação intestinal incluem dor abdominal recorrente, impactação fecal, incontinência fecal, sangramento retal, enurese e infecção/retenção urinária.

Epidemiologia

- A constipação intestinal é um achado muito frequente em crianças, corresponde a cerca de 3% das consultas nos ambulatórios de pediatria geral e 25% das consultas em gastrenterologia pediátrica.

Tabela 59.1. Causas de constipação intestinal crônica em pediatria

Constipação crônica funcional • Simples • Complicada • Oculta **Anormalidades estruturais anorretais e do cólon** • Estenose retal ou anal • Maformação anorretal ○ Ânus imperfurado ○ Ânus ectópico anterior ○ Ânus anteriorizado ○ Aganglionose congênita (doença de Hirschsprung) ○ Adquirida	**Anormalidades extraintestinais** • Endócrina e metabólica ○ Hipotireoidismo ○ Diabetes melito ○ Hipercalcemia ○ Hipocalemia • Neurológica ○ Encefalopatia crônica ○ Lesão da medula espinal ○ Paralisia cerebral • Drogas ○ Sais de ferro ○ Antiácidos ○ Anticonvulsivantes ○ Anticolinérgicos ○ Codeína

Fonte: autoria própria.

Achados no exame físico

- O exame físico deve explorar tanto a gravidade da constipação quanto as possíveis causas.
- Distensão abdominal, sensibilidade à palpação e presença de massa e fissuras perianais.
- A inspeção anal externa pode avaliar a atresia e o deslocamento anal e pode identificar fissuras anais, marcas na pele ou hemorroidas externas.
- Examinar as costas em busca de covinhas sacrais ou deformidades da coluna vertebral e avaliar os tônus motores, a força e os reflexos dos tendões profundos da extremidade inferior podem indicar se a avaliação adicional para patologia neurológica está indicada.
- O exame retal digital é importante em circunstâncias específicas, mas nem sempre é necessário. Em uma avaliação em unidade de pronto atendimento o exame de toque retal é importante para definir se há impactação fecal (fecaloma) e malformação anatômica.
- A palpação de uma massa de fezes retal firme ou grande no exame retal frequentemente confirma suspeitas clínicas.

Diagnóstico

- Utilização dos Critérios de Roma IV (2016) para definição de diagnóstico de constipação intestinal crônica funcional (Tabela 59.2).
- Avaliação laboratorial não se justifica, a menos que exista presença de sinais de alarme (Tabela 59.3)
- Embora a presença ou a ausência de massa fecal e a determinação da carga de fezes sejam importantes para direcionar a terapia, a radiografia abdominal geralmente não é necessária (porém, é útil quando o

exame físico abdominal e o toque retal não podem ser realizados de forma adequada).

- A presente abordagem diagnóstica reconhece a biópsia de sucção retal como padrão-ouro para o diagnóstico de doença de Hirschsprung.
- A manometria anorretal é um teste de rastreamento útil em crianças que apresentam constipação e outros sintomas sugestivos de doença de Hirschsprung (ampola retal vazia, não responsividade à terapia padrão, constipação precoce).

Tabela 59.2. Criterios de Roma IV

Crianças até os 4 anos de idade	**Crianças com idade de desenvolvimento de pelo menos 4 anos**
Pelo menos dois dos seguintes critérios durante pelo menos um mês	**Pelo menos dois dos seguintes critérios pelo menos uma vez por semana durante pelo menos um mês**
Pelo menos duas defecações por semana	Duas ou menos evacuações por semana
História de retenção fecal	Pelo menos um episódio de incontinência fecal/semana
Evacuações dolorosas/com esforço evacuatório	Postura retentiva/excessiva retenção voluntária
Fezes calibrosas	Evacuação dolorosa/com esforço evacuatório
Impactação fecal em reto	Impactação fecal no reto
Em crianças com treinamento esfincteriano os seguintes critérios adicionais podem ser utilizados	Fezes calibrosas que obstruem o vaso sanitário
Pelo menos um escape fecal por semana	Os sintomas não podem ser explicados por outra condição médica e as crianças não podem preencher critérios diagnósticos para síndrome do intestino irritável.
Fezes calibrosas que obstruem o vaso sanitário	

Fonte: autoria própria.

Tabela 59.3. Sinais de alarme

- Atraso na eliminação de mecônio
- Dificuldade de ganho ponderal
- Fezes com sangue
- Distensão abdominal grave
- Fístula perianal
- Ausência de reflexo anal
- Depressão sacral

Fonte: autoria própria.

Tratamento

- No atendimento de pronto-socorro os cuidadores geralmente levam os pacientes para atendimento pelo quadro de dor abdominal, dificuldade para evacuar (pacientes estão há dias sem conseguir eliminar as fezes) e pelas complicações da constipação intestinal crônica (fecaloma, distensão abdominal importante, incontinência fecal, vômitos e inapetência).
- O protocolo de atendimento pode ser dividido em quatro componentes principais do tratamento:
  - Desimpactação ou limpeza das fezes: paciente geralmente está com impactação de fezes no reto na avaliação inicial em pronto atendimento (Tabela 59.4):
    - Laxantes orais em altas doses, enemas, desimpactação manuais ou internação hospitalar para administração nasogástrica de um agente de limpeza intestinal.
    - Laxantes orais de alta dose e enemas são igualmente eficazes.
  - Manutenção da terapia com laxantes e estabelecimento de evacuações regulares (Tabela 59.5):
    - Tal manutenção pode eliminar a defecação dolorosa e prevenir a recorrência da impactação fecal.
    - As evidências mostram que o polietilenoglicol (PEG) é mais eficaz em comparação com lactulose, leite de magnésia, óleo mineral ou placebo.
    - Quando a evacuação completa do reto ocorre consistentemente com a evacuação por dois meses (pelo menos) sem nenhum desenvolvimento de fezes endurecidas ou comportamentos de retenção, a medicação laxante pode ser gradualmente reduzida.
    - O efeito adverso mais comum do tratamento é a diarreia.
  - Treinamento de toalete e modificações comportamentais:
    - É importante recompensar o paciente pela cooperação com os componentes do regime de tratamento e NÃO apenas pela eliminação adequada das fezes no banheiro.
    - Uma parte importante do tratamento médico-comportamental é mudar o padrão de mecanismo de retenção (recusa de sentar-se no vaso sanitário por medo).
    - Sistemas de recompensa ou incentivos são usados para encorajar as crianças a dar o próximo passo em direção ao bem-sucedido comportamento de higiene.
  - Orientação dietética adequada: consumo adequado de fibras e ingestão diária hídrica adequada.

Tabela 59.4. Terapia de desimpactação

Oral (preferido)
• Solução de polietilenoglicol (3.350 ou 4.000) 1,5 g/kg/dia por 3 a 5 dias consecutivos
Retal
• Supositório de sorbitol (lactentes/crianças < 2 anos) • Fosfoenema – 4 a 10 mL/kg, até 135 mL (1 frasco) • Solução de glicerina 10 a 12% – 10 mL/kg, até 200 mL

Fonte: autoria própria.

Tabela 59.5. Terapia de manutenção

Osmóticos laxativos
• Polietilenoglicol (PEG 3.350 ou PEG 4.000) 0,5 a 0,8 g/kg/dia (diluição correta: 10 g para 100 mL de líquido) • Lactulose 1 a 3 mL/kg/dia dividido em 1 ou 2 doses (máximo de 60 mL/dia) • Hidróxido de magnésio dose: 1 a 3 mL/kg/dia, máx. 60 mL/dia (restrição em nefropatas crônicos)
Lubrificantes fecais
• Óleo mineral 1 a 3 mL/kg/dia dividido em 2 doses (contra-indicado em < 2 anos)
Laxativos estimulantes do peristaltismo (pode ser usado na falha da terapia convencional – com acompanhamento de especialista)
• Senna alexandrina (sene/naturetti) • Picossulfato de sódio (guttalax/dulcolax/bisacordil) 3 a 12 anos: 5 a 10 mg/dia > 12 anos: 5 a 15 mg/dia

Fonte: autoria própria.

Literatura sugerida

Benninga M, Nurko S et al. Childhood functional gastrointestinal disorders: neonate/Toddler. Gastroenterology. 2016; 150:1443-55.

Hyams J, Di Lorenzo C, Saps M et al. Childhood functional gastrointestinal disorders: child/adolescents. Gastroenterology. 2016; 150:1456-68.

Tabbers MM, DiLorenzo C, Berger MY, Faure C et al. Evaluation and treatment of functional constipation in infants and children: evidence-based recommendations from ESPGHAN and NASPGHAN. JPGN. 2014; 58:258-74.

Vieira MC, Negrelle ICK, Webber KU, Gosdal M et al. Conhecimento do pediatra sobre o manejo da constipação intestinal funcional. Rev Paul Pediatr. 2016; 34(4):425-31.

60 Capítulo

Sangramento Digestivo Agudo

Ana Carolina Dias Ferreira Calháu

Marcos Jiro Ozaki

Definição

- Perda de sangue por meio do trato gastrintestinal.
- Pode manifestar-se por via alta ou baixa, em pequena ou grande quantidade.
- Pode manifestar-se de forma oculta.

Classificação

- Alto: hematêmese, secreção gástrica sanguinolenta e/ou melena.
- Baixo: fezes com sangue, sangramento retal, hematoquesia ou melena.
- Na história clínica tentar obter dados como quantidade de sangue no vômito ou nas fezes, aspecto, fatores de piora, quantidade de episódios, recorrência, patologias de base.

Tabela 60.1. Principais causas de hemorragia digestiva alta por faixas etárias

0 a 30 dias	1 mês a 2 anos	3 a 5 anos	> 5 anos
Ingestão de sangue materno Gastrite esofagite Úlcera gastroduodenal Coagulopatias Malformações vasculares Idiopáticas	Úlcera péptica Corpo estranho Duplicações tubulares Úlcera de estresse Esofagite de refluxo Gastrite Ingestão cáustica Estenose hipertrófica de piloro Síndrome de Mallory-Weiss	Úlcera péptica Gastrite Esofagite Varizes (esofágicas/gástricas/duodenais) Epistaxe Síndrome de Mallory-Weiss Ingestão cáustica Malformações vasculares Hemofilia	Varizes (esofágicas/gástricas/duodenais) Úlcera (péptica/estresse) Coagulopatia Síndrome de Mallory-Weiss Hemofilia

Fonte: Burns DA, Júnior DC, Silva LR, Borges WG. Tratado de Pediatria - Sociedade Brasileira de Pediatria. 4. ed. 2017; 5(16):2129-32.

Tabela 60.2. Principais causas de hemorragia digestiva baixa por faixas etárias

0 a 30 dias	1 mês a 2 anos	3 a 5 anos	> 5 anos
Ingestão de sangue materno Enterocolite necrozante Colite alérgica Coagulopatias Fissuras anorretais Má rotação intestinal Doença de Hirschsprung Hemorragia gastrintestinal alta	Fissuras anorretais Colite alérgica Intussuscepção Má rotação intestinal Divertículo de Meckel Síndrome hemolítico-urêmica Púrpura de Henoch-Schönlein Hiperplasia linfonodular Duplicações gastrintestinais Enterocolite infecciosa Anomalias vasculares Hemorragia gastrintestinal alta	Enterocolite infecciosa Fissuras anorretais Pólipos juvenis Intussuscepção Divertículo de Meckel Síndrome Hemolítico-urêmica Púrpura de Henoch-Schönlein Doença inflamatória intestinal Anomalias vasculares Duplicações gastrintestinais Hemorragia digestiva alta	Enterocolite infecciosa Doença inflamatória intestinal Pólipos juvenis Síndrome hemolítico-urêmica Hemorroidas Fissura anorretais Anomalias vasculares Hemorragia gastrintestinal alta

Fonte: Burns DA, Júnior DC, Silva LR, Borges WG. Tratado de Pediatria - Sociedade Brasileira de Pediatria. 4. ed. 2017; 5(16):2129-32.

Quadro Clínico

- Avaliar hemodinâmica do paciente e verificar repercussão clínica (pulso, enchimento capilar, frequência cardíaca, pressão arterial, nível de consciência).
- Passagem de sonda nasogástrica ou orogástrica para verificar presença de sangue.
- Confirmar presença de sangue: o teste da água oxigenada pode ajudar; porém, tem alto índice de falso-negativo. No período neonatal pode ser realizado o teste de Apt-Downey (diferencia hemoglobina fetal da materna nos casos de deglutição de sangue materno).
- Hemorragias de grande porte (> 10% da volemia) merecem cuidados intensivos. A taquicardia é o melhor indicador de perda sanguínea importante.

Exames

- Hemoglobina/hematócrito (ou hemograma completo que avalia também as plaquetas).
- Tipagem sanguínea e prova cruzada (para necessidade de transfusões).

- Coagulograma (atividade da protrombina e tempo de tromblopastina parcial ativado).
- Avaliar função hepática (AST, ALT, bilirrubina total e frações, glicemia, proteínas totais e frações, amônia).
- Ureia e creatinina para avaliação da função renal.
- Endoscopia digestiva alta (método de escolha):
  - Classificação de Forrest.
- Colonoscopia.
- Cápsula endoscópica.

Tratamento

- Suporte clínico e estabilização:
  - Monitoramento, garantir permeabilidade da via respiratória e oferta de O_2.
  - Reposição volêmica.
- Hemorragias varicosas:
  - Somatostatina (1 a 20 mcg/kg/h)/octreotide (1 mcg/kg dose de ataque, seguida de infusão de 1 mcg/kg/h).
  - Bloqueador de H2 (ranitidina), inibidor de bomba de prótons (omeprazol, pantoprazol), agentes citoprotetores (sucralfato).
  - Prevenção secundária de sangramento.
  - Tratamento endoscópico: preferência por ligadura elástica.
  - Tamponamento mecânico: balão de Sengstaken-Blakemore. Indicado em hemorragias maciças não controladas com tratamento endoscópico ou farmacológico.
  - Tratamento cirúrgico.
- Hemorragia não varicosa:
  - Agentes citoprotetores, bloqueador de H2, antiácidos e inibidores de bomba de protóns.
  - Tratamento endoscópico.
  - Arteriografia.
  - Tratamento cirúrgico (principais indicações: hemorragia por rompimento arterial, perfurações ou obstruções intestinais).
- Hemorragia digestiva baixa:
  - O tratamento medicamentoso depende da etiologia do sangramento.
  - Terapia endoscópica.
  - Cirurgia.

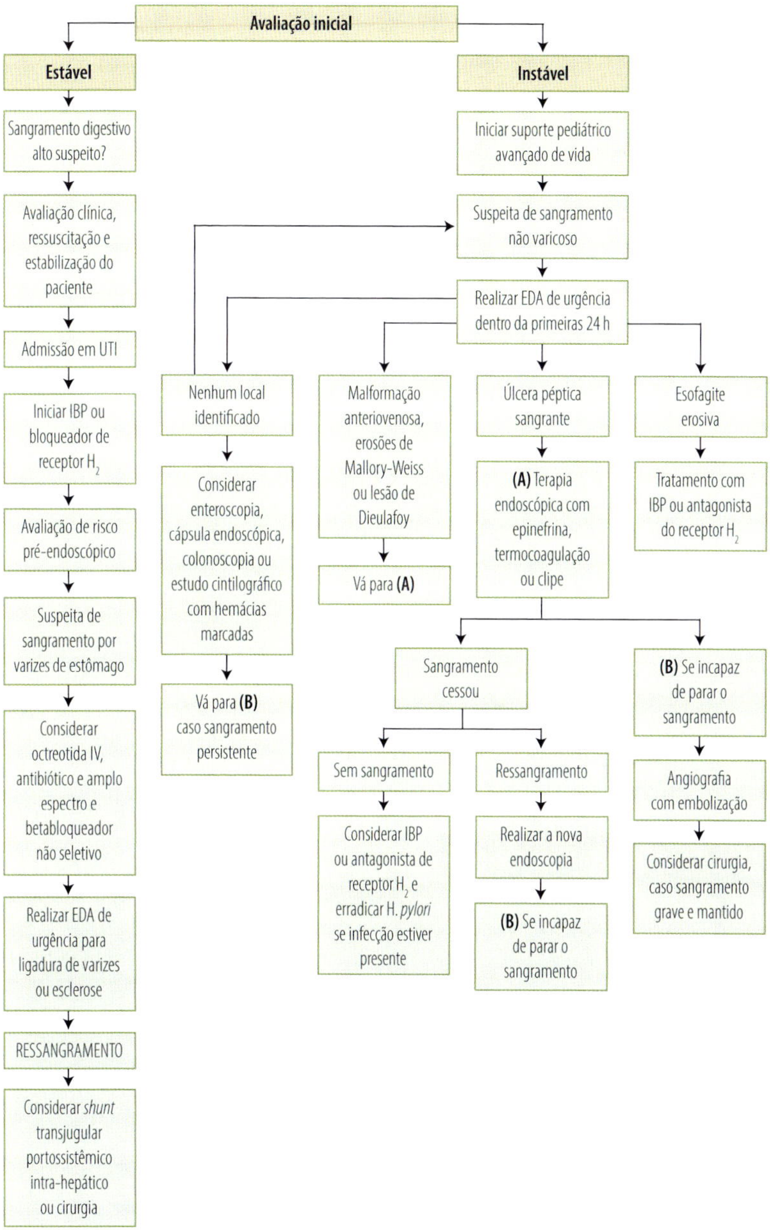

Fluxograma 60.1. Avaliação e manejo do paciente com HDA.

IBP: inibidor da bomba de Próton; EDA: endoscopia digestiva alta.

Fonte: Tortori C. Hemorragia digestiva em crianças: uma visão geral. Revista de Pediatria SOPERJ. 2017; 17(Suppl 1):72-84.

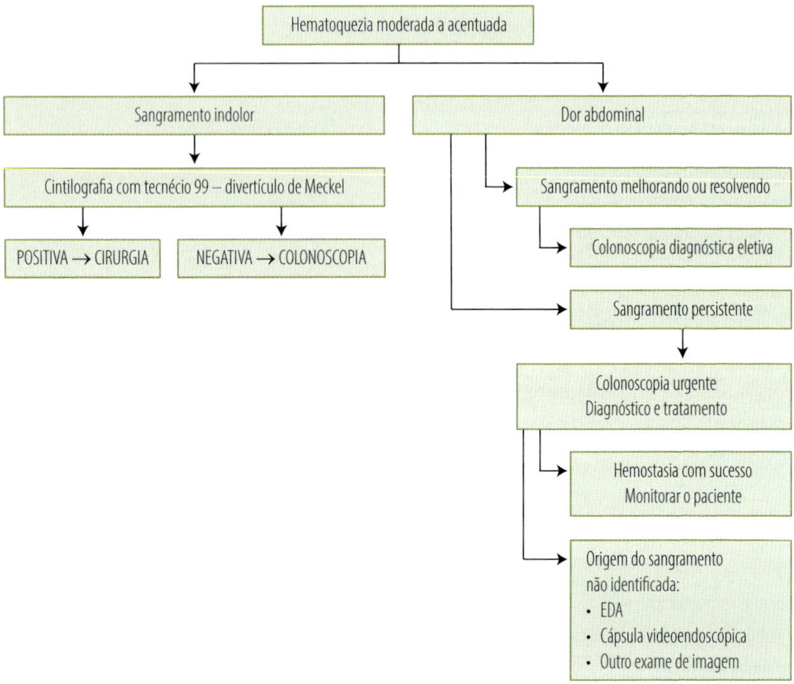

Fluxograma 60.2. Avaliação e manejo do paciente com HDB.

EDA: endoscopia digestiva alta.

Fonte: Tortori C.

Literatura sugerida

Burns DA, Júnior DC, Silva LR, Borges WG. Tratado de Pediatria – Sociedade Brasileira de Pediatria. 4. ed. 2017; 5(16):2129-32.

Tortori C. Hemorragia digestiva em crianças: uma visão geral. Revista de Pediatria SOPERJ. 2017; 17(Suppl 1):72-84.

SEÇÃO 11
HEPATOLOGIA

COORDENADORA

Gilda Porta

CAPÍTULOS

61 Capítulo

Hepatites Virais

Gilda Porta

Paula Sachetim Marçal Rigo

Adriana Porta Miche Hirschfeld

Teresa Cristina Guimarães

Definição

- São infecções causadas por diferentes agentes etiológicos, de distribuição universal e têm em comum o hepatotropismo.
- Os principais vírus hepatotrópicos são hepatite A, B, C, Delta e E, apresentam semelhanças clínicas e bioquímicas e diferenças epidemiológicas e evolutivas (Tabela 61.1).
- Alguns vírus não hepatotrópicos cursam com quadro clínico e laboratorial semelhante ao das hepatites virais, como vírus Epstein-Barr, citomegalovírus, herpes-simplex, dengue, febre amarela, entre outros.

Tabela 61.1. Características dos vírus e dos diferentes tipos de hepatite

	Hepatite A	Hepatite B	Hepatite C	Hepatite D	Hepatite E
Vírus	HAV	HBV	HCV	HDV	HEV
Família	Picornavírus	Hepadnavírus	Flavivírus	Satélite	Calicivírus
Genoma	RNA	DNA	RNA	RNA	RNA
Transmissão	Fecal-oral	Parenteral sexual	Parenteral esporádica	Parenteral sexual	Fecal-oral
Incubação	15 a 45 dias	30 a 180 dias	15 a 150 dias	30 a 180 dias	15 a 60 dias
Antígenos (Ag)	Ag HAV	Ag HBs Ag HBc Ag HBe	Ag HCV	Ag HDV	Ag HEV
Diagnóstico	IgM anti-HVA	IgM anti-HBc HBsAg DNA-HBV	RNA-HCV	IgM anti-VHD	IgM anti-HVE

Continua...

Tabela 61.1. Características dos vírus e dos diferentes tipos de hepatite – continuação

	Hepatite A	Hepatite B	Hepatite C	Hepatite D	Hepatite E
Forma crônica	Não	Sim	Sim	Sim	Sim (somente em pacientes imunossuprimidos)
Câncer hepático	Não	Sim	Sim	Sim	Não
Vacina	Sim	Sim	Não	Sim (hepatite B)	Sim

Fonte: WHO. Global Hepatitis Report 2017. Geneva: World Health Organization; 2017. World Health Organization, 2017 Contract No.: Licence: CC BY-NC-SA 3.0 IGO.

Quadro Clínico

Quadro clínico variável, desde assintomático até sintomas leves ou evolução para insuficiência hepática aguda grave.

Período prodrômico

- Sintomas inespecíficos, que podem durar até 7 a 10 dias.
- Principais sintomas: náuseas, vômitos, diarreia, anorexia, febre, fadiga, dor abdominal e mialgia.

Período ictérico

- Duração varia dependendo da etiologia de 15 a 150 dias.
- Principais sintomas: icterícia, colúria, hipocolia ou acolia fecal.

Esta fase pode durar alguns dias, e dependendo da etiologia a evolução é variável desde benigna, sem sequelas, até evolução para hepatite crônica.

Exames

- Investigação laboratorial (Fluxograma 61.1).

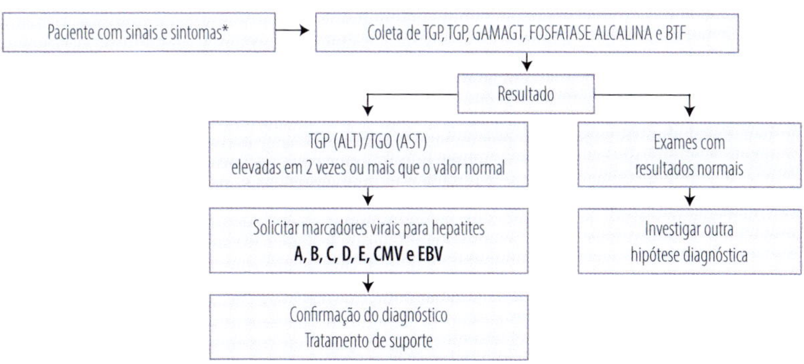

Fluxograma 61.1. Investigação de hepatite aguda.

*Sinais e sintomas: febre, mal-estar, vômitos, náuseas, icterícia, colúria, acolia fecal, dor abdominal, mialgia.

Fonte: desenvolvido com informações da bibliografia sugerida.

- Aminotransferases séricas elevadas, maior que duas vezes o valor de referência (TGO, TGP, GGT, FA), podendo chegar a níveis maiores que 100 vezes o valor normal.
- Bilirrubinas totais aumentadas, à custa de bilirrubina direta.
- Albumina e coagulograma completo devem ser solicitados para avaliação de função hepática.
- Hepatite A: sorologia para VHA IgM e IgG. O IgG anti-HAV aparece ainda na primeira semana da doença e permanece indefinidamente. O IgM anti-HAV é o primeiro marcador de infecção aguda e pode permanecer positivo por até 6 a 12 meses.
- Hepatite B: marcadores de infecção aguda:
  - AgHBs: primeiro marcador: precede elevação de aminotransferases séricas e sintomas clínicos, detectável na fase sintomática (ictérica) e, posteriormente, na forma crônica. Na cura, ele desaparece e surge o anti-HBs.
  - Anti-HBs: detectável depois do desaparecimento do HBsAg (mesmo que haja janela ou lacuna imunológica, período em que nenhum dos dois aparece), e permanece positivo indefinidamente. Encontra-se positivo isoladamente nos pacientes vacinados.
  - Anti-HBc IgG: detectável depois de algumas semanas do aparecimento de AgHBs, precedendo anti-HBs. Persiste indefinidamente.
  - Anti-HBc IgM: detectável na fase inicial da hepatite aguda. Pode permanecer positivo por 6 meses ou na reagudização.
  - AgHBe: aparece no início da doença, quando há altos níveis de replicação viral. Pode negativar depois das elevações máximas das aminotransferases e antes do desaparecimento do AgHBs ou permanecer positivo indefinidamente (um dos marcadores de cronicidade).
  - **Anti-HBe:** aparece depois do desaparecimento de Ag HBe.
- Hepatite B: marcadores de infecção crônica:
  - Ag HBs: se permanecer positivo depois de seis meses de infecção aguda, fica indefinidamente.
  - Anti-HBs: indetectável.
  - Anti-HBc IgG: positivo e permanece positivo indefinidamente.
  - Anti-HBc IgM: negativo, mas pode se positivar quando há reagudização.
  - Ag HBe: pode ser positivo e indica alta replicação viral.
  - Anti-HBe: pode surgir quando a fase de replicação estiver diminuída, coincidindo com elevação das ALT (eliminação imune dos hepatócitos infectados).
- Hepatite C: na infecção aguda o RNA-VHC aparece positivo 7 dias depois do início dos sintomas e o anti-VHC depois de 30 dias, e persiste por toda a vida. Na forma crônica o anti-VHC está sempre positivo e a carga viral do RNA-VHC pode flutuar.

- Hepatite D (delta): na hepatite aguda o IgM VHD é positivo. O antígeno pode, também, ser detectado no tecido hepático por técnicas imuno-histoquímicas e no soro (RNA-HDV).
- Hepatite E: na hepatite aguda o IgM VHE é positivo. Na fase de resolução aparece IgG VHE.
- Citomegalovírus: na doença aguda o IgM CMV é positivo. Na fase de resolução aparece IgG para CMV.
- Epstein-Barr (mononucleose infecciosa): na doença aguda o IgM-EBV é positivo. Na fase de resolução aparece IgG para EBV.

Tratamento

- Não há tratamento específico nas formas agudas.
- Deve-se realizar tratamento de suporte: medicações sintomáticas para vômitos e febre, hidratação e repouso.
- Entretanto, é necessária a máxima atenção quanto às medicações utilizadas, já que se deve evitar o emprego de substâncias que tenham potencial hepatotóxico.
- Aproximadamente, 1% das infecções virais podem evoluir para insuficiência hepática aguda grave com ou sem encefalopatia, com necrose celular maciça, encefalopatia e coagulopatia.
- Nesses casos, há alta mortalidade e o transplante hepático pode-se fazer necessário.

Literatura sugerida

Dhawan A, Shanmugam N. Acute liver failure in children. Pediatric Hepatology and Liver Transplantation 2019:145-53.

Indolfi G, D'Antiga L. Chronic viral hepatitis. Pediatric Hepatology and Liver Transplantation 2019:155-73.

Shanmugam NP et al. Neonatal liver failure: aetiologies and management–state of the art. Eur J Pediatr. 2011; 170(5):573-81.

WHO. Global Hepatitis Report 2017. Geneva: World Health Organization; 2017. World Health Organization, 2017 Contract No: Licence: CC BY-NC-SA 3.0 IGO.

62 Capítulo

Insuficiência Hepática Aguda

Adriana Porta Miche Hirschfeld

Definição

- Condição complexa multissistêmica relativamente rara em crianças; porém, associada a altas morbidade e mortalidade se não diagnosticada e tratada precocemente.
- Presença de encefalopatia nas primeiras 8 semanas depois do início dos sintomas em pacientes sem evidência de lesão hepática prévia (Trey Davidson).
- Aparecimento de encefalopatia hepática (EH) dentro de 4 semanas depois do início dos sintomas (Associação Americana para o Estudo do Fígado).
- Subclassificação utilizada:
  - Insuficiência hepática (IH) hiperaguda: dentro de 10 dias.
  - Insuficiência hepática aguda (IHA) fulminante: 10 a 30 dias.
  - Insuficiência hepática (IH) subaguda: ascite e/ou EH de 5 a 24 semanas depois do início dos sintomas.
- Difícil reconhecimento de encefalopatia em crianças pequenas, o aparecimento pode ser mais tardio ou sem sinais/sintomas de EH.
- A IHA pode ser a primeira manifestação de doença metabólica (como doença de Wilson) ou hepatite autoimune.

Tabela 62.1. Etiologias da insuficiência hepática

	Doenças infecciosas	Cardiovascular	Fármacos/ toxinas	Metabólica/imune
Recém-nascido (RN)	Herpes-simples, Eritrovírus, Adenovírus, Enterovírus, HVB, HHV6	Asfixia ao nascimento, Miocardite, Cardiopatia congênita, Cirurgia cardíaca	Valproato, SMZ/TMP, Paracetamol	Galactosemia, Tirosinemia, Defeitos de oxidação de AG, Mitocondriopatias Frutosemia

Continua...

Tabela 62.1. Etiologias da insuficiência hepática – continuação

	Doenças infecciosas	Cardiovascular	Fármacos/ toxinas	Metabólica/imune
Crianças	HVA, HBV, HVC, HDV, HEV, Leptospirose, EBV, Dengue, Febre amarela	Miocardiopatia, S. Budd-Chiari, Miocardite	Rifampicina, SMZ/TMP, Valproato, INH, Halotano, Paracetamol	HAI, D. Wilson, Leucemia, S. hematofagocítica, Mitocondriopatias
Adolescentes	HVA, HBV, HVC, HDV, HEV, Dengue, Febre amarela	ICC, Choque	Paracetamol, Inibidor MAO, Tetraciclina, Cogumelo	D. Wilson, HAI, Esteatose gravidez, Niemann-Pick C

Fonte: adaptada de Dhaliwal MS, Raghunathan V, Mohan N, Deep A. Acute Liver Failure in children – A constant challenge for the treating intensivist – Journal of Pediatric Critical Care. 2016; 3:37-51.

Quadro Clínico

- Depende da etiologia da IHA e pode se desenvolver de forma gradual ou abrupta, acometendo múltiplos órgãos.
- Pródromos, como mal-estar, mialgia, náuseas, vômitos, diarreia e, posteriormente, icterícia.
- Os graus da icterícia e da encefalopatia variam nos estágios precoces: porém, todas as crianças apresentam coagulopatia.
- Escala para avaliar encefalopatia em crianças menores de 4 anos de idade foi desenvolvida pela PALFSG:
  - Estágio precoce (I e II): choro inconsolável, reversão do sono, falta de atenção para tarefas, hiper-reflexia e sinais neurológicos não testáveis.
  - Estágio intermediário (III): sonolência, estupor, combatividade, hiper--reflexia e sinais neurológicos com maior probabilidade de serem não testáveis.
  - Estágio IV: comatoso, responde a estímulos dolorosos (IVa) ou não (IVb), reflexos ausentes, posição em descerebração ou decorticação.
- Exame físico avaliar o estado de consciência e o grau de coma. Podemos encontrar icterícia, hepatomegalia ou fígado diminuído de tamanho, *fetor hepaticus*, *asterixis*, hiperventilação, sinais de sangramento nos locais de punção, nas narinas ou no trato gastrintestinal. A presença de esplenomegalia sugere hepatopatia crônica prévia. Deve-se procurar sinais que indiquem a etiologia da IHA, como anéis de Kayser-Fleischer, catarata e sinais de picada de agulha.

Exames

- Enzimas hepáticas (AST, ALT) muito elevadas na necrose hepática maciça e pouco elevadas em doenças metabólicas. Seus níveis tendem a cair com a progressão da doença.

- Aumento da bilirrubina direta na fase precoce e indireta na fase tardia.
- Hipoglicemia, sobretudo na infância.
- Albumina sérica normal e tende a cair com a progressão da doença. Caso albumina baixa inicial suspeitar de doença hepática prévia.
- Amônia geralmente elevada.
- Gasometria e lactato.
- Tempo de protrombina prolongado e não responde à administração de vitamina K. Há queda dos fatores sintetizados pelo fígado (I, II, V, VII, IX e X).
- Distúrbios eletrolíticos: hipomagnesemia, hipopotassemia, hipofosfatemia, hipocalemia, hiponatremia.
- Exames de investigação: sorologias (VHA IgM, AgBHs, IgM anti-HBc, IgM CMV, IgM EBV), autoanticorpos (FAN, AAML, KLM1) ceruloplasmina, cobre sérico, cobre urinário 24 h, eletroforese de proteínas, exames específicos para doenças metabólicas.
- Biópsia hepática: pouco realizada pelo risco de sangramento.
- EEG e TC de crânio, avaliar hipertensão craniana e grau de encefalopatia.

Tratamento

- Medidas de suporte.
- Introduzir terapias específicas de acordo com a etiologia.
- Vitamina K e avaliar melhora do INR.
- Evitar dar transfusões de sangue e plaquetas, plasma fresco congelado, crioprecipitado, a não ser que tenha sinais de sangramento ou antes de procedimentos.
- Prevenir as complicações:
  - Antibioticoterapia (ATB) empírica, em EH grau III/IV, ou se tiver sinais de infecção, piora da EH.
  - Antifúngico, em uso de ATB prolongado, uso de nutrição parenteral (NPP), não resposta ao ATB.
- Considerar precocemente o transplante hepático:
  - Critérios de King's College modificado: INR $>$ 6,5 ou 3 dos seguintes: idade $<$ 10 ou $>$ 40 anos, duração da icterícia $>$ 7 dias antes do início da EH, etiologia não VHA, VHB, INR $>$ 3,5 e bilirrubina total $>$ 17 mg/dL.
  - Critérios de Clichy: em presença de encefalopatia graus III/IV: idade $\leq$ 30 anos – fator V $<$ 20%; idade $>$ 30 anos – fator V $<$ 30%. (Resolução SS – 151, de 13 de agosto de 2010, www.saude.sp.gov.br).

- Exames gerais (eletrólitos, Ur, Cr, glicemia, lactato, gasometria, enzimas hepáticas, amônia, TAP, fator V e VII).
- Exames de investigação (sorologias, autoanticorpos, ceruloplasmina, eletroforese de proteínas.
- Exames de imagem (EEG e TC de crânio)
- Definir grau de encefalopatia.

Encefalopatia graus I/II

- Manter ambiente silencioso
- Vitamina K
- Evitar sedação (evitar midazolan)
- Evitar PFC/Crio (exceto em sangramentos ou antes de procedimentos)
- Monitorar glicemia (2 a 4 horas)
- Dieta proteica normal
- Cabeça elevada a 30 graus
- N-acetilcisteína (etiologia acetominofen)
- Terapia osmótica se tiver aumento PIC

Encefalopatia graus III/IV

- Intubar e ventilar, fentanil para analgesia
- Proporfol intermitente para sedação, cuidado com queda de PA
- Manter $PaCO_2$ 30 a 35 mmHg, evitar PEEP alto
- Manitol (se normotenso) osmolalidade < 320 mOsmL ou NaCL 3% – Na 145 a 155 (se hipotenso)
- Cabeça na linha média ou a 30 graus
- Evitar febre
- Manter glicemia nl e normoxemia
- ATB empírica (cefalosporina de 3ª geração/piperacilina – tazobactam)
- Cateter central femoral/jugular. Evitar subclávia
- Manter PAN > p75 para idade/altura
- Usar norepinefrina como vasopressor

Situações especiais

- Hipertensão intracraniana refratária
  - Monitoramento da PIC
  - Coma barbitúrico
  - Hipotermia
- Convulsões – fenitoína/levetiracetam
- Procedimentos invasivos – alvos: INR 1,5 e plaquetas 50.000
- I renal – terapia renal substitutiva
- Antifúngicos – fluconazol em ATB prolongada, NPP ou ausência de resposta aos ATB

Encaminhamento precoce para transplante hepático

Critérios para transplante hepático:
King's College modificado ou de Clichy

Fluxograma 62.1. Manejo da IHA em crianças.

Fonte: Dhaliwal MS, Raghunathan V, Mohan N, Deep A. Acute liver failure in children – a constant challenge for the treating intensivist – Journal of Pediatric Critical Care. 2016; 3:37-51.

Literatura sugerida

Acute liver failure in children: etiology and evaluation. Literature review current through: Jul 2015. This topic last updated: Nov 07, 2014. Acessível em: www.uptodate.com.

Dhaliwal MS, Raghunathan V, Mohan N, Deep A. Acute liver failure in children – a constant challenge for the treating intensivist – Journal of Pediatric Critical Care. 2016; 3:37-51.

EASL Clinical Practical Guidelines on the management of acute (fulminant) liver failure – Clinical Practice Guidelines. Journal of Hepatology. 2017; 66:1047-81.

Squires J, McKierman P, Squires R. Acute liver failure – an update. Clin Liver Dis. 2018 Nov; 22(4): 773-805.

63 Capítulo

Emergências no Paciente Transplantado de Fígado

Gilda Porta

Paula Sachetim Marçal Rigo

Adriana Porta Miche Hirschfeld

Definição

- O transplante hepático em pediatria é o tratamento de escolha para pacientes com cirrose hepática descompensada, insuficiência hepática aguda grave, erro inato do metabolismo cuja deficiência enzimática possa ser corrigida pelo transplante ou como tratamento de tumores hepáticos malignos com impossibilidade de serem tratados com hepatectomia ou quimioterapia.
- As principais causas de atendimento de urgência nos pacientes pós-transplante hepático são: infecções, complicações cirúrgicas e rejeição do enxerto.
- As infecções invasivas permanecem como a principal causa de morte em pacientes transplantados de fígado.
- As infecções nos transplantados, particularmente as oportunistas, dependem da interação de dois fatores: a exposição aos agentes infecciosos e o estado imunológico dos pacientes.
- A ocorrência de infecções nas crianças transplantadas é maior nos primeiros três meses pós transplante, sobretudo no primeiro mês, quando as doses de imunossupressores tendem a estar mais altas, mas podem acontecer em qualquer momento.
- As infecções bacterianas são as mais frequentes no pós-operatório recente, seguidas pelas infecções virais e, por último, as fúngicas.

Quadro Clínico

- Febre.
- Icterícia.

- Dor abdominal.
- Diarreia.
- Vômitos.
- Adenomegalia.
- Hepatoesplenomegalia.
- Prurido.
- Acolia fecal/biliúria.
- Exantema.
- Ascite.

Exames

- Hemograma + plaquetas.
- PCR.
- Urina 1.
- Culturas (sangue, urina, liquor e líquido ascítico, se necessário).
- Aminotransferases séricas (AST, ALT, GGT, FA).
- Bilirrubinas totais e frações.
- Albumina e coagulograma (TP, TTPA).
- Ureia e creatinina.
- Eletrólitos.
- Gasometria venosa e lactato (dependendo do quadro clínico).
- Pesquisa de vírus: PCR-CMV e PCR-EBV quantitativo.
- Coprocultura, pesquisa de rotavírus e adenovírus, pesquisa de atípicos nas fezes (*Clostridium*, *Criptosporidium*, *Campylobacter*, Yersínia e Isospora) se tiver diarreia.

Tratamento

- A depender do estado geral – indicar internação hospitalar.
- Infecções leves, em pacientes sem sinais de gravidade, podem ser tratadas em ambiente domiciliar, com medicação por via oral.
- Evitar o uso de anti-inflamatórios não esteroides e demais medicações hepatotóxicas.
- O tratamento específico depende do foco infeccioso e da etiologia.
- Na suspeita de infecções virais, deve-se utilizar medicações analgésicas, antieméticas, hidratação e monitoramento do paciente.
- Aguardar resultado de pesquisa de vírus para tratamento específico.
- Antibioticoterapia empírica na suspeita de infecções bacterianas invasivas. Em geral, inicia-se com cefalosporina de 2ª a 4ª geração. Até resultado de culturas, associar ampicilina se suspeita de foco abdominal.
- Em quadros infecciosos graves, suspender a imunossupressão.

Literatura sugerida

McKiernan P, Mitchell E. Immunosuppression in pediatric liver transplant. Pediatric Hepatology and Liver Transplantation. 2019; 555-64.

Muiesan P, Vergani D, Mieli-Vergani G. Liver transplantation in children. J Hepatol. 2007; 46:340-8.

Sonzogni A, Licini L, D'Antiga L. Pathology of allograft liver dysfunction. Pediatric Hepatology and Liver Transplantation. 2019; 565-83.

SEÇÃO 12
URLOGIA

COORDENADOR

Marcos Giannetti Machado

CAPÍTULOS

64 Capítulo

Litíase Urinária

Marcos Giannetti Machado

Wendy Serra Oliveira Nozela

Definição

- Consiste na formação de pedras, também chamadas cálculos, nas vias urinárias. Sua principal manifestação clínica é a cólica nefrética.
- Entre os pacientes com litíase, 2 a 3% são crianças e a incidência tem aumentado ao longo dos últimos anos, principalmente por conta das mudanças dietéticas ocorridas e falta de hidratação adequada.
- Dois terços das crianças com um episódio de litíase apresentarão nova crise em 5 anos.
- A composição dos cálculos urinários em crianças, em sua maioria, é feita de oxalato e fosfato de cálcio. Menos frequentes são os cálculos de ácido úrico, fosfato amoníaco magnesiano e cistina.
- Anormalidades metabólicas são mais frequentemente diagnosticadas na população pediátrica. Destacam-se: hipercalciúria, hipocitratúria, hiperoxalúria e cistinúria, que podem ser identificadas em torno de 30 a 70% dos pacientes.
- Crianças com anormalidades urológicas congênitas, normalmente associadas à infecção urinária de repetição, também podem apresentar incidência aumentada de litíase.
- Bactérias presentes nas infecções urinárias, especialmente as gram-negativas como o *Proteus*, *Providencia*, *Klebsiella*, *Staphylococcus* e alguns tipos de *E. coli* favorecem a formação dos cálculos de estruvita (fosfato amoníaco magnesiano).
- O uso de medicamentos pode estar associado à litíase urinária. Temos como exemplos diuréticos (furosemida), anticonvulsivantes (topiramato), antirretrovirais (indinavir), hormônio tireoidiano, inibidores do apetite, entre outros.

Quadro Clínico

- Dor em cólica de início súbito e intensa, geralmente lateralizada, em que o paciente tenta achar alívio em posições múltiplas sem sucesso, acompanhada frequentemente de náuseas e vômitos, distensão abdominal, eventualmente hematúria macroscópica. Sinal de Giordano geralmente positivo.
- Importante pesquisar antecedentes de litíase, infecção e cirurgias prévias do trato urinário.

Exames

- Urina tipo I buscando hematúria, cristalúria e para avaliar o pH urinário.
- Urocultura se febre associada.
- Opcional: hemograma, proteína C reativa (PCR), ureia e creatinina séricas.
- Ultrassonografia de rins e vias urinárias: limitado na detecção dos cálculos migrando em trajeto ureteral, é importante no quadro clínico geral e na avaliação de complicações como hidronefrose e coleções. A sensibilidade do ultrassom chega a 90% para o diagnóstico de cálculos urinários renais e ureterais distais próximos a bexiga.
- Tomografia computadorizada: a TC sem contraste tem maiores sensibilidade e especificidade para identificação de cálculos em todo o seu trajeto. Além disso, a medição das unidades Hounsfield do cálculo permite inferir sobre sua composição e densidade, ajudando a orientar o seu tratamento.
- No entanto, deve-se levar em consideração os riscos da exposição à radiação na criança e necessidade de sedação anestésica para realização do exame.
- Avaliação metabólica completa deve ser realizada a nível ambulatorial.

Tratamento

- Fatores importantes: nível de dor, obstrução, toxemia, desidratação, êmese e doenças associadas.
- Analgesia: manejo inicial com dipirona (15 a 25 mg/kg/dose, VO ou IV até de 4/4 h); escopolamina (1 g/kg, VO, até de 6/6 h); anti-inflamatório não hormonal oral ou intravenoso, deve ser evitado devido à possível nefrotoxidade; opioides (tramadol 1 mg/kg/dose até de 6/6 h ou morfina 0,015 a 0,2 mg/kg/dose até de 4/4 h) usados em quadro álgico severo.
- Hidratação: corrigir desidratação para manter estado de euvolêmia, principalmente nos pacientes que apresentaram vômitos e jejum prolongado.
- Tratamento da êmese: dimenidrato (1 a 1,5 mg/kg/dose, VO ou IV de 6/6 h ou 8/8 h) ou ondasetrona (0,15 mg/kg/dose, VO, IV ou IM de 8/8 h).

- Uso de protetor gástrico: avaliar tempo de jejum, uso de outras medicações concomitantes, história prévia de agressão a mucosa gástrica. Opções: omeprazol 1 mg/kg/dose, VO ou IV uma vez ao dia ou de 12/12 h ou ranitidina 2 a 4 mg/kg/dia, VO ou IV de 6/6 h a 12/12 h – dose máxima 200 mg/dia.
- Terapia medicamentosa expulsiva (MET): alfa-bloqueadores tipo doxasozina 1 mg/dia ou tansulosina por 3 a 6 semanas ou até a expulsão do cálculo. Estudos pediátricos demonstram que o tratamento com MET resulta em aumento da chance de passagem espontânea de cálculos ureterais e uma baixa taxa de eventos adversos.

Recomendações de alta

- Explicar que crianças têm maior chance de eliminação espontânea de cálculos que os adultos – 70 a 80% eliminam espontaneamente o cálculo em até 3 semanas.
- Sinais de alerta: febre (emergência médica relativa). Nesse caso, retorno imediato ao serviço de saúde pois pode ser sinal de obstrução ou infecção que demanda conduta cirúrgica.
- Os cálculos eliminados ou obtidos por meio cirúrgico devem ser encaminhados para análise química. Esse resultado pode guiar a terapêutica preventiva de novos episódios.

Literatura sugerida

Colleran GC, Callahan MJ, Paltiel HJ et al. Imaging in the diagnosis of pediatric urolithiasis. Pediatr Radiol. 2017 Jan; 47(1):5-16.

Roberson NP, Dillman JR, O'Hara SM, DeFoor WR Jr et al. Comparison of ultrasound versus computed tomography for the detection of kidney stones in the pediatric population: a clinical effectiveness study. Pediatr Radiol. 2018 Jul; 48(7):962-72.

Türk C, Petrík A, Sarica K et al. EAU Guidelines on diagnosis and conservative management of urolithiasis. Eur Urol. 2016 Mar; 69(3):468-74.

Velazquez N, Zapata D, Wang HS, Wiener JS, Lipkin ME, Routh JC. Medical expulsive therapy for pediatric urolithiasis: systematic review and meta-analysis. J Pediatr Urol. 2015; 11(6):321-7.

Capítulo 65

Afecções Penianas Agudas

Marcos Giannetti Machado

Introdução

- As afecções penianas ou genitais pediátricas mais comuns em pronto-socorro são relacionadas com o prepúcio, como a balanopostite e a parafimose. Mais raramente podemos ter o priapismo. Importante também mencionar a torção de testículo.

Balanopostite

Definição

- É a inflamação da glande e do prepúcio em meninos não circuncisados, portadores ou não de fimose. Etiologia multifatorial sendo frequentemente associada a má higiene e infecção por fungos ou bactérias. Pode estar associada a dermatite de fraldas e ser fator de risco para infecção do trato urinário.

Quadro Clínico

- Dor, eritema e secreção subprepucial. A criança pode referir dor ao urinar ou até retenção urinária voluntária por dor.

Exames

- Diagnóstico é clínico. Pode-se fazer exame da secreção para pesquisa de fungos e cultura bacteriana.

Tratamento

- Higiene local com limpeza mecânica e irrigação.

- Tratamento tópico com creme antifúngico associado ou não a antibióticos. Nos casos de inflamação muito intensa, pode-se associar corticoide tópico.
- Em casos com inflamação muito intensa associa-se antibioticoterapia oral para agentes cutâneos. Entre as opções: cefalexina 50 mg/kg/dia.

Parafimose

Definição

- Fimose é a impossibilidade de retração completa do prepúcio. Parafimose é o encarceramento do prepúcio em posição retraída. É uma emergência, pois o anel fimótico funciona como torniquete, comprometendo a vascularização da glande, podendo em casos extremos levar a sua necrose.

Quadro Clínico

- Dor e edema progressivo da glande e do prepúcio distal à compressão.

Exames

- Diagnóstico é clínico.

Tratamento

- Pode necessitar analgesia oral, endovenosa ou até bloqueio peniano.
- Redução forçada do prepúcio. Técnica: compressão da grande e prepúcio no sentido distal para proximal visando diminuir o edema. Na sequência, posicionar os polegares na glande e os dedos index e médio em torno do prepúcio garroteado. Aplicar pressão nos polegares ao mesmo tempo que se traciona distalmente o prepúcio com os dedos index e médio. Pode-se usar lubrificante tipo xilocaína gel para auxiliar a manobra.
- No caso de insucesso, incisão do anel fibrótico: postetomia.

Priapismo

Definição

- Ereção dolorosa e prolongada não associada a estímulo genital. Pode ser isquêmico de baixo fluxo (mais frequentemente relacionado com doenças hematológicas como anemia falciforme) ou de alto fluxo (mais frequentemente relacionado com trauma genital com fístula arteriovenosa).

Quadro Clínico

- Ereção sustentada, mas com glande e corpo esponjoso sem intumescimento.
- Dor intensa, principalmente no priapismo isquêmico.
- Pode ocorrer dificuldade miccional pela dor ou pela ereção.

Exames

- Avaliação hematológica buscando etiologia (anemia falciforme).
- Gasometria de punção cavernosa para diferenciar alto ou baixo fluxo.

Tratamento

- No caso de anemia falciforme, hidratação vigorosa e oxigenioterapia.
- Punção esvaziadora de corpo cavernoso, com agulha calibrosa, via lateral ou transglandar.
- Lavagem com solução salina pura ou associada a adrenalina 1:1.000.000.
- Curativo compressivo.

Torção de testículo

Definição

- O testículo é um órgão que possui mobilidade crânio-caudal de acordo com a temperatura e a contração do músculo cremaster. A torção de testículo é uma emergência quando nessa movimentação crânio-caudal ocorrer rotação do cordão espermático com comprometimento do suprimento vascular do testículo. Essa isquemia, se não revertida precocemente, pode levar a perda testicular.

Quadro Clínico

- Dor aguda que pode ser seguida de edema local. Início súbito, frequentemente durante o sono. Náusea, vômito e febre baixa podem estar presentes.
- Elevação e horizontalização do testículo torcido e perda do reflexo cremastérico podem estar presentes.

Exames

- Ultrassonografia de bolsa testicular com doppler é o exame de escolha.

- Pode ser realizado o escore de torção testicular TWIST (Testicular Workup for Ischemia and Suspected Torsion) que pontua o quadro clínico:
  - Edema testicular .... 2 pontos
  - Testículo endurecido .... 2 pontos
  - Ausência do reflexo cremastérico .... 1 ponto
  - Náusea e vômito .... 1 ponto
  - Elevação do testículo .... 1 ponto

  Interpretação:
  - Escore 0 a 2: risco baixo de torção, sem necessidade de exame de imagem.
  - Escore 3 a 4: risco intermediário, recomendado exame de imagem.
  - Escore 5 a 7: risco alto de torção, recomendado cirurgia.

Tratamento

- O tratamento é eminentemente cirúrgico, incluindo fixação preventiva do testículo contralateral
- Pode-se tentar manobras de destorção, que mesmo quando bem-sucedidas, não evitam a necessidade cirúrgica para fixação testicular. Como a rotação da torção normalmente tem sentido medial, a contrarrotação é lateral. Dessa forma, na torção esquerda se roda o testículo no sentido horário e na torção direita se roda o testículo no sentido anti-horário.

Literatura sugerida

Barbosa JA1, Tiseo BC, Barayan GA et al. Development and initial validation of a scoring system to diagnose testicular torsion in children. J Urol. 2013 May; 189(5):1859-64.

Donaldson JF, Rees RW, Steinbrecher HA. Priapism in children: a comprehensive review and clinical guideline. J Pediatr Urol. 2014 Feb; 10(1):11-24.

Edwards SK, Bunker CB, Ziller F, van der Meijden WI. 2013 European guideline for the management of balanoposthitis. Int J STD AIDS. 2014 Aug; 25(9):615-26.

Ludvigson AE1, Beaule LT2. Urologic emergencies. Surg Clin North Am. 2016 Jun; 96(3):407-24.

SEÇÃO 13
ONCOLOGIA

COORDENADORA

Lilian Maria Cristofani

CAPÍTULOS

66 Capítulo

Neutropenia Febril

Maria Zilda de Aquino

Ana Lucia Beltrati Cornacchioni

Definição

- Neutropenia febril (NF) é uma complicação considerada como risco de vida em pacientes submetidos à terapia do câncer.
- A neutropenia diminui a capacidade do paciente de resolver infecção durante o tratamento, que pode alterar tanto as barreiras de proteção (pele, mucosa e trato gastrintestinal) como as adaptativas (imunidade específica às células B e T), predispondo a criança a patógenos comuns, assim como infecções oportunistas.
- Neutropenia febril é uma emergência médica e que requer avaliação completa do paciente e início imediato de antibiótico empírico de largo espectro.
- A neutropenia aguda: é a contagem absoluta de neutrófilos periféricos $\leq$ 500 cél./mm^3 ou $<$ 1.000 cél./mm^3 com perspectiva de queda nas próximas 48 a 72 h subsequentes.
- Neutropenia profunda: neutrófilos $\leq$ 100 cél./mm^3.
- Neutropenia prolongada: neutropenia com duração $>$ 7 dias.
- Febre: dois ou mais episódios de temperatura axilar $\geq$ 37,8°C em 24 h ou 1 episódios de temperatura axilar $>$ 38,5°C.

Etiologia

- Patógenos são identificados em aproximadamente 15 a 30% de episódios de NF.
- Bactérias gram-positivas são as mais comuns.
- As bactérias gram-negativas também são comuns, sobretudo em pacientes com mucosite significativa, e estão associadas a maior mortalidade.
- Bacteremia é a causa mais comum de infecção microbiológica documentada em pacientes com NF, sobretudo naqueles receberam

combinações mielotóxicas e pacientes portadores de leucemia com doença em atividade na medula (indução e recaída).
- Fungos são isolados com menos frequência e ocorrem com maior regularidade em pacientes com neutropenia profunda.

Fatores de risco

- Neutropenia profunda (neutrófilos < 100 céls./mm^3) e com duração prevista > 7 dias.
- Presença de qualquer comorbidade ou problema clínico, incluindo, mas não se limitando a:
  - Instabilidade hemodinâmica.
  - Mucosite grau 3 ou 4 que interfira na deglutição ou que cause diarreia significativa.
  - Sintomas gastrintestinais incluindo dor abdominal, náuseas vômitos ou diarreia.
  - Alterações neurológicas ou de comportamento, de início recente.
  - Infecções de cateter venoso central.
  - Infiltrado pulmonar ou hipoxia.
- Evidência de insuficiência hepática ou insuficiência renal.

Quadro Clínico

- Febre: dois ou mais episódios de temperatura axilar ≥ 37,8°C em 24 h ou um episódio de temperatura axilar > 38,5°C.
- Avaliação de instabilidade hemodinâmica por meio de parâmetros hemodinâmicos não invasivos: temperatura axilar, frequência cardíaca, frequência respiratória, oximetria de pulso.
- Avaliação de mucosa: presença ou ausência de mucosite.
- Avaliação de períneo.
- Avaliação nível de consciência: alerta ou sonolento.

Exames

- Hemograma.
- Proteína C-reativa.
- Função renal.
- Função hepática.
- Eletrólitos.
- Hemocultura: sangue periférico e cateter.
- Urina I.
- Urocultura: jato médio ou saco coletor.
- Radiografia de tórax.

Tratamento

- Monoterapia:
  - Cefepime: 50 mg/kg/dose de 8/8 h. Deve ser introduzido em todas as crianças neutropênicas febris à admissão exceto naqueles que devem receber esquema 2 ou 3.
- Biterapia:
  - Cefepime: 50 mg/kg/dose de 8/8 h.
  - Teicoplanina: 10 mg/kg/dose de 12/12 h e modificar para uma dose depois de 24 h. Deve ser utilizado sempre que houver evidência de infecção por germes gram-positivos: infecção de pele ou partes moles, evidência de infecção relacionada com o cateter, mucosite grave, presença de lesão perianal, pneumonia.
- Biterapia quando paciente com sinais de instabilidade hemodinâmica:
  - Teicoplanina: 10 mg/kg/dose de 12/12 h e modificar para uma dose depois de 24 h.
  - Meropenem: 40 mg/kg/dose de 8/8 h.

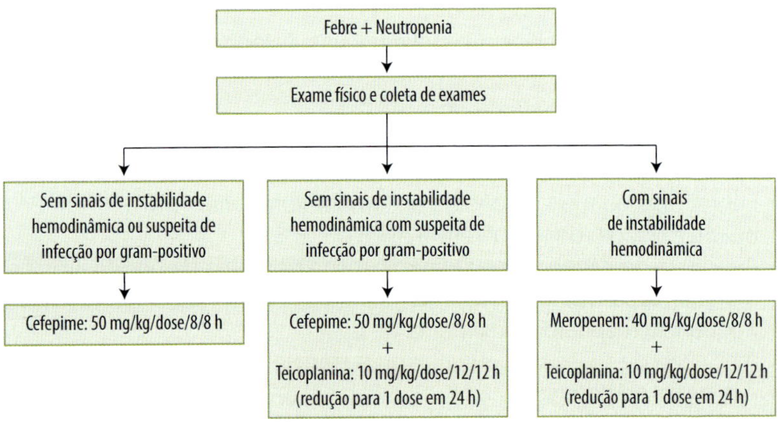

Fluxograma 66.1. Tratamento inicial.

Fonte: Thomas L, Paula R, Brian F et al. Sung guideline for the management of fever and neutropenia in children with cancer and hematopoietic stem-cell transplantation recipients. Journal of Clinical Oncology. 2017; 35(18):2082-94.

Literatura sugerida

Campbell ME, Friedman DL, Dulek DE et al. Safety of discharge for children with cancer and febrile neutropenia off antibiotics using absolute neutrophil count threshold values as a surrogate marker for adequate bone marrow recovery. Pediatr Blood Cancer. 2017; 268-75.

Maxwell RR, Egan-Sherry D, Gill JB et al. Management of chemotherapy-induced febrile neutropenia in pediatric oncology patients: a North American survey of pediatric hematology/oncology and pediatric infectious disease physicians. Pediatr Blood Cancer. 2017 Dec; 64(12).

Miedema KG, Tissing WJ, Abbink FC et al. Risk-adapted approach for fever and neutropenia in paediatric cancer patients--a national multicentre study. Eur J Cancer. 2016 Jan; 53:16-24.

Thomas L, Paula R, Brian F et al. Sung guideline for the management of fever and neutropenia in children with cancer and hematopoietic stem-cell transplantation recipients. Journal of Clinical Oncology. 2017; 35(18):2082-94.

Whittle SB, Williamson KC, Russell HV. Incidence and risk factors of bacterial and fungal infection during induction chemotherapy for high-risk neuroblastoma. Pediatr Hematol Oncol. 2017 Dec; 4:1-12.

67 Capítulo

Síndrome de Lise Tumoral

Lilian Maria Cristofani

Ana Lucia Beltrati Cornacchioni

Definição

- A síndrome de lise tumoral (SLT) descreve os distúrbios metabólicos que ocorrem como consequência da lise celular espontânea ou induzida depois do início da terapia citotóxica.
- A SLT resulta da rápida destruição de células malignas e da liberação abrupta de íons intracelulares, ácidos nucleicos, proteínas e seus metabólitos no espaço extracelular. Esses metabólitos podem sobrecarregar os mecanismos homeostáticos normais do corpo e causar hiperuricemia, hipercalemia, hiperfosfatemia, hipocalcemia, uremia e insuficiência renal aguda.
- O reconhecimento precoce de pacientes em risco e o início da terapia para SLT são essenciais.

Etiologia

- Maior incidência em tumores com alta taxa proliferativa e carga tumoral.
- Linfoma de Burkitt.
- Linfoma linfoblástico.
- Leucemia linfoblástica aguda.
- Outras doenças oncológicas: menor risco.

Quadro Clínico

- Hiperuricemia: náuseas, vômitos, letargia, oligúria, azotemia, dores em flancos, hematúria, cristalúria.
- Hipercalemia: fraqueza, parestesia, cãibra, paralisia flácida ascendente, bradicardia, alterações no ECG (onda P de baixa amplitude/depressão ST).

- Hiperfosfatemia: oligúria, anúria, insuficiência renal.
- Hipocalcemia: espasmo muscular, tetania, parestesias, convulsão, hipotensão, arritmias ventriculares, bloqueio cardíaco.

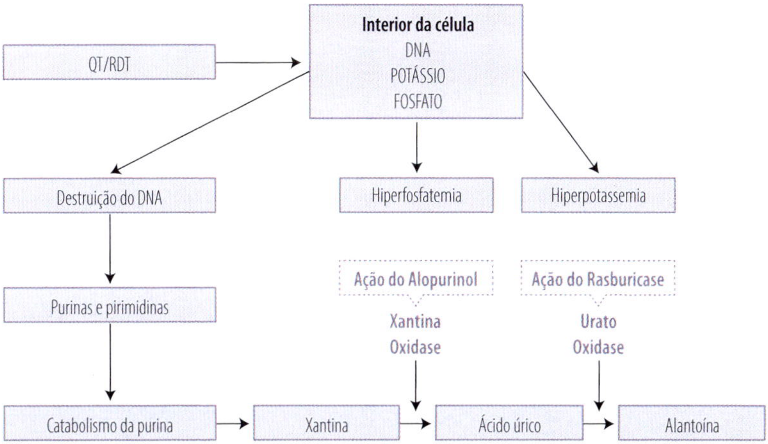

Fluxograma 67.1. Síndrome de lise tumoral.

Fonte: Coiffier B, Altman A, Pui CH et al. Guidelines for the management of pediatric and adult tumor lysis syndrome: an evidence-based review. J Clin Oncol 2008; 26:2767-78.

Exames

- Laboratoriais:
  - Eletrólitos: Na, K, cálcio, cálcio iônico, fósforo.
  - Gasometria venosa.
  - Função renal: Ur, Cr.
  - DHL.
  - Ácido úrico.
  - Urina I.
- Outros:
  - ECG.
  - Radiografia de tórax.
  - US de abdome.

Critérios de risco para SLT

- Parâmetros laboratoriais que indicam alto risco para SLT:
  - Ácido úrico: > 8,0 de mg/dL ou aumento 25% do valor normal.
  - Potássio: > 5,5 de mmol/L ou aumento 25% do valor normal.
  - Fósforo: > 8,0 de mg/dL ou aumento 25% do valor normal.
  - Cálcio: < 8,0 de mg/dL ou aumento 25% do valor normal.

Tratamento

- A característica principal no manejo bem-sucedido da SLT é identificar os pacientes com alto risco de desenvolver SLT e instituir agressivamente uma estratégia para prevenir e/ou reduzir a gravidade das manifestações clínicas da SLT.
- Considerar fatores de risco para SLT na instituição das medidas terapêuticas.
- Pacientes de alto risco para SLT devem receber as medidas imediatamente após os resultados de exames:
  - Hidratação: 2 a 3 vezes o volume diário do soro de manutenção basal: 2.500 a 3.000 mL/m^2/d ou 200 mL/kg/d (crianças < 10 kg).
  - Débito urinário esperado: > 100 mL/m^2/h (3 mL/kg/h).
  - Diuréticos: se diurese < 70 mL/m^2/h.
  - Redução do nível de ácido úrico:
    - Alopurinol: 400 mg/m^2/dia.
    - Rasburicase: 0,1 mg/kg/dose: pacientes de alto risco, antes do início de QT naqueles de risco intermediário e se houver incremento nos níveis de ácido úrico.
- Hidróxido de alumínio: redução do nível sérico de fósforo.
- Coleta de exames a cada 4 a 6 horas.
- Controle rigoroso de diurese.
- Monitoramento: cardíaco, pressão arterial e saturação de O_2.

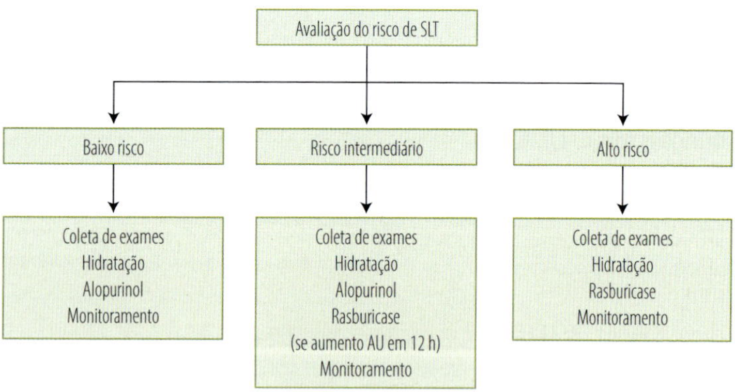

Fluxograma 67.2. Condutas baseadas no risco.

Fonte: Coiffier B, Altman A, Pui CH et al. Guidelines for the management of pediatric and adult tumor lysis syndrome: an evidence-based review. J Clin Oncol. 2008; 26:2767-78.

Literatura sugerida

Ahn YH, Kang HJ, Shin HY et al. Tumour lysis syndrome in children: experience of last decade. Hematol Oncol. 2011; 29:196-201.

Bosly A, Sonet A, Pinkerton CR et al. Rasburicase (recombinant urate oxidase) for the management of hyperuricemia in patients with cancer. Report of an international compassionate use study. Cancer. 2003; 98:1048-54.

Cairo MS, Coiffier B, Reiter A et al. Recommendations for the evaluation of risk and prophylaxis of tumour lysis syndrome (TLS) in adults and children with malignant diseases: an expert TLS panel consensus. Br J Haematol. 2010; 149:578-86.

Coiffier B, Altman A, Pui CH et al. Guidelines for the management of pediatric and adult tumor lysis syndrome: an evidence-based review. J Clin Oncol. 2008; 26:2767-78.

Marsh A, Agrawal AK, Feusner JH. Supportive care in pediatric oncology a practical evidence-based approach. Tumor Lysis Syndrome. Springer Berlin Heidelberg. 2015; 3:45-58.

68 Capítulo

Síndromes Compressivas

Ana Lucia Beltrati Cornacchioni

Alessandra Araújo Gomes

Definição

- Compressão da medula espinal por massas tumorais, com envolvimento do epidural ou espaço subaracnoide.
- É uma complicação neurológica grave das neoplasias, ocorrendo em 3 a 5% das crianças com tumores sólidos.
- Ocorre mais frequentemente como um sintoma relacionado com metástases, mas pode ser manifestação inicial da neoplasia.
- As neoplasias pediátricas em que mais frequentemente ocorre compressão medular são: neuroblastoma, sarcoma de Ewing, osteossarcoma, rabdomiossarcoma, linfoma não Hodgkin, tumor de células germinativas. Pode ocorrer, com menor frequência, em leucemias agudas, linfoma de Hodgkin e tumor de Wilms.

Quadro Clínico

- Dor em região dorsal é o sintoma mais comum.
- Déficit motor.
- Diplegia ou tetraplegia.
- Déficit sensorial.
- Alterações esfincterianas.
- Incontinência ou retenção urinária.

Exames

- O diagnóstico precoce é essencial para a manutenção da função motora e sensorial. Na suspeita clínica de compressão medular, devemos solicitar:
  - Ressonância magnética (RM) da coluna.

    ○ Se não for possível realizar RM na urgência, iniciar com radiografia da coluna e/ou tomografia computadorizada da coluna.
- Na RM, podemos observar: deslocamento e edema da medula espinal; presença de massa epidural ou paraespinal.

Tratamento

- Analgesia.
- Dexametasona (1 a 2 mg/kg).
- Abordagem neurocirúrgica para descompressão (laminectomia).
- Quimioterapia e/ou radioterapia.

Apesar dessas medidas, alguns pacientes podem apresentar déficits neurológicos persistentes, como sequelas motoras, alterações esfincterianas, escoliose e deformidades espinais.

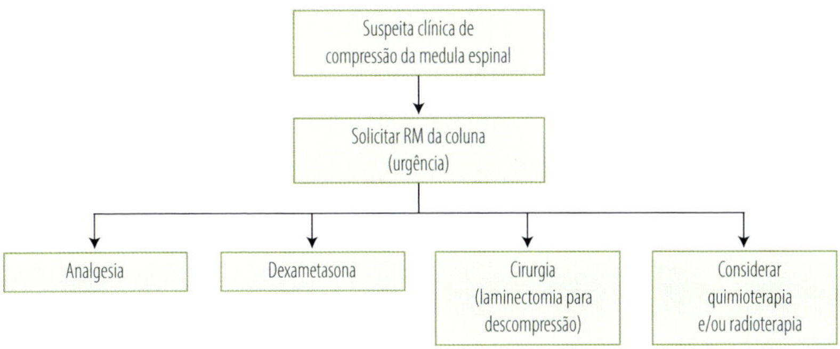

Fluxograma 68.1. Síndromes compressivas.

Fonte: Henry M, Sung L. Supportive care in pediatric oncology: oncologic emergencies and management of fever and neutropenia. Pediatric Clinics of North America. 2015; 62(1):27-46.

Literatura sugerida

Henry M, Sung L. Supportive care in pediatric oncology: oncologic emergencies and management of fever and neutropenia. Pediatric Clinics of North America. 2015; 62(1):27-46.

Prusakowski MK, Cannone D. Pediatric Oncologic Emergencies. Hematology/Oncology Clinics of North America. 2017; 31(6):959-80.

Scott BJ. Neuro-oncologic emergencies. Seminars in Neurology. 2015; 35:675-82.

SEÇÃO 14
HEMATOLOGIA

COORDENADOR

Paulo Taufi Maluf

CAPÍTULOS

69 Capítulo

Distúrbios Hemorrágicos

Daniele Martins Celeste

Camila Mariano Rêgo

Definição

- Hemostasia é o conjunto de mecanismos responsável pela manutenção do fluxo sanguíneo dentro dos vasos. Inclui o controle da hemorragia e a dissolução do coágulo por meio do equilíbrio entre as funções da parede vascular (endotélio), das plaquetas e dos sistemas de coagulação e fibrinólise.
- Clinicamente, as doenças hemorrágicas podem ser decorrentes de alterações na hemostasia primária ou secundária. As primeiras estão relacionadas com a formação do tampão plaquetário: plaquetopenia, alterações da função plaquetária e doença de von Willebrand (DVW). Já as alterações de hemostasia secundária originam-se de distúrbios na formação de fibrina e dependem dos fatores de coagulação.

Quadro Clínico

- História médica cuidadosa (pessoal e familiar):
  - Tipo de sangramento: petéquias, hematomas, epistaxes, hemartroses, hematúria, sangramento do trato gastrintestinal, sangramento em local de vacina.
  - Duração e padrão do sangramento: espontâneo, relacionado a trauma, repetitivo, agudo, crônico.
  - Idade e início dos sintomas.
  - Uso de medicamentos.
  - História familiar: hereditariedade.
- Exame físico minucioso.
- Estado geral da criança: em geral, nas doenças hemorrágicas congênitas e na trombocitopenia imune a criança encontra-se em bom

estado geral e sem outros sintomas. Já na coagulação intravascular disseminada, hepatopatias, nefropatias, entre outras, há acometimento no estado geral da criança.

- A Tabela 69.1 elucida as principais manifestações clínicas dos distúrbios das hemostasias primária e secundária.

Tabela 69.1. Manifestações clínicas dos distúrbios hemorrágicos

Alteração da hemostasia	• Hemostasia primária: ◦ Número de plaquetas ◦ Função plaquetária ◦ Fator de von Willebrand	• Hemostasia secundária: ◦ Fatores de coagulação
Manifestações clínicas	• Sangramentos cutâneo-mucosos são frequentes: equimoses, petéquias, epistaxe, gengivorragia, sangramento conjuntival • Sangramentos dos tratos gastrintestinal e urinário são raros • Com relação ao sistema ginecológico, podem ocorrer metrorragia e/ou hipermenorragia • Sangramento depois de pequenos cortes, pós-cirúrgico e extração dentária: geralmente imediatos, de intensidade leve à moderada	• Petéquias e púrpuras são infrequentes, bem como demais sangramentos de mucosas • Hemartrose e hematomas em grandes músculos costumam estar presentes • Sangramentos cavitários (pleural, peritoneal e retroperitoneal) podem ocorrer, assim como dos sistemas gastrintestinal e urinário • Sangramentos pós-cirúrgicos e decorrentes de extração dentária são tardios e graves

Fonte: autoria própria.

Exames

- Os exames iniciais incluem: tempo de protrombina (TP)/atividade de protrombina (AP); tempo de tromboplastina parcial ativada (TTPA); tempo de trombina (TT) e hemograma com contagem de plaquetas.
- Se a contagem plaquetária estiver diminuída, a avaliação da lâmina de sangue periférico torna-se mandatória, a fim de excluir pseudoplaquetopenia.
- A triagem laboratorial com os exames acima permite direcionar as possibilidades diagnósticas e a solicitação de exames mais específicos.
- Distúrbios plaquetários serão abordados no Capítulo 69.
- A doença de von Willebrand (DVW), pela forte associação com a hemostasia secundária, será descrita a seguir.
- As hemofilias (hemostasia secundária) serão elucidadas adiante.
- O Fluxograma 69.1 mostra a representação gráfica para solicitação de exames laboratoriais na abordagem da criança com sangramento.

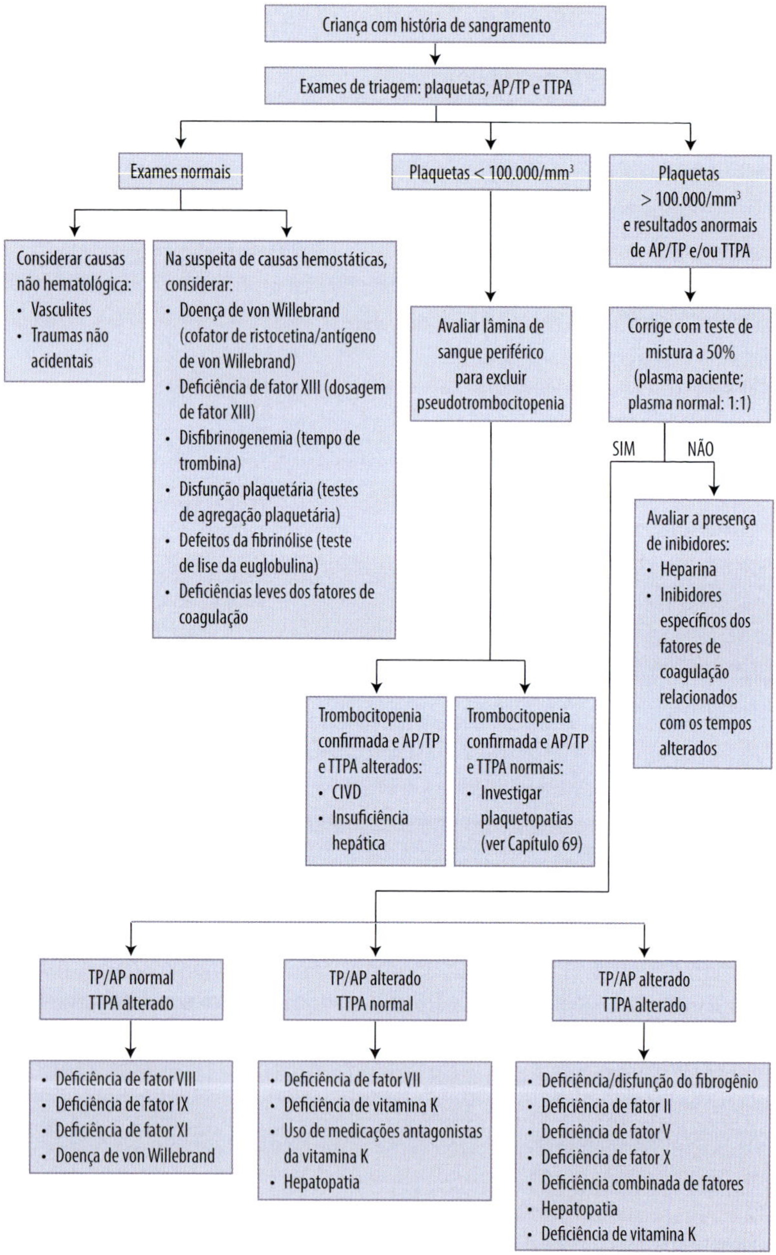

Fluxograma 69.1. Exames laboratoriais na abordagem da criança com sangramento.

Fonte: adaptado de Blanchette VS, Brandão LR, Breakey VR, Revel-Vilk S. Sickkids Handbook of Pediatric Thrombosis and Hemostasis. Basel: Karger. An Approach to the Bleeding Child. 2017:3.

Doença de von Willebrand

Definição

- Das doenças hemorrágicas hereditárias, a DVW é a mais comum, com prevalência em cerca de 1% da população. Pode ser adquirida, sendo esta forma rara, secundária a doenças linfoproliferativas e autoimunes.
- É um distúrbio hemorrágico resultante do defeito quantitativo e/ou qualitativo do fator von Willebrand (FVW), que tem duas funções principais: (1) mediar adesão plaquetária em sítios de lesão tecidual; e (2) estabilizar o fator VIII, protegendo-o da degradação do sistema fibrinolítico.
- O FVW é uma glicoproteína produzida pelas células endoteliais e pelos megacariócitos. Encontra-se presente no plasma e nas plaquetas.

Classificação

- Pode ser classificada em: tipo 1 (deficiência quantitativa parcial de FVW); tipo 2 (deficiência qualitativa de FVW e pode ser subdividida em 2A, 2B, 2M e 2N); tipo 3 (deficiência quantitativa severa do FVW, indetectável).

Manifestações clínicas

- Aproximadamente 60 a 80% dos pacientes apresentam o tipo 1 da DVW. As manifestações mais comuns são hematomas cutâneos, petéquias, epistaxe e sangramento gengival.

Diagnóstico

- O diagnóstico é complexo e depende das avaliações clínica e laboratorial.
- Nas formas leves, predominam equimoses a pequenos traumas, epistaxe, sangramento menstrual abundante e sangramento excessivo depois de extrações dentárias. Nas formas graves, podem ocorrer sangramentos musculares, hemorragia pós-trauma e pós-cirurgia, como também há interferência na hemostasia secundária devido à ligação com o fator VIII. No entanto, o surgimento de hemartroses não é comum.
- Na avaliação laboratorial, os testes específicos necessários são: antígeno do fator de von Willebrand (FVW:Ag); cofator de ristocetina (FVW:RCo); ligação do FVW ao colágeno (FVW:CB), atividade coagulante do fator VIII (FVIII:C) e agregação plaquetária induzida por ristocetina (RIPA). A relação entre alguns desses fatores auxilia no diagnóstico dos subtipos de DVW (ver Tabela 69.2).

Tabela 69.2. Resultados laboratoriais em vários tipos de DVW

Teste	Tipo 1	Subtipo 2A	Subtipo 2B	Subtipo 2M	Subtipo 2N	Tipo 3
FVW:Ag	↓	↓	↓	↓	N	↓↓↓
FVW:RCo	↓	↓↓	↓↓	↓↓	N	↓↓↓
FVIII:C	↓	↓ ou N	↓ ou N	↓ ou N	5 a 30 UI/dL	0,05 a 0,1 UI/dL
FVW:RCo/ FVW:Ag	> 0,7	< 0,7	< 0,7	< 0,7	> 0,7	-
FVW:CB	↓	↓	↓	↓ ou N	N	↓↓↓
RIPA	N	↓	↑	↓	N	↓↓↓
Multmeros	N	Ausência dos MAPM	Ausência dos MAPM		N	Ausentes

FVW:Ag, antígeno do fator de von Willebrand; FVW:RCo, cofator de ristocetina; FVIII:C, atividade coagulante do fator VIII; FVW:RCo/FVW:Ag, relação entre cofator de ristocetina e antígeno do fator de von Willebrand; FVW:CB, ligação do FVW ao colágeno; RIPA, agregação plaquetária induzida por ristocetina; MAPM, multímero de alto peso molecular; N, normal.

Fonte: Ministério da Saúde, Secretaria de Atenção à Saúde. Departamento de Atenção Especializada. Manual de diagnóstico e tratamento da doença de von Willebrand. Brasília: Ministério da Saúde. 2008; 44:25. (Série A. Normas e Manuais Técnicos.)

Tratamento

- Medidas locais: compressão prolongada.
- Desmopressina (DDAVP): produz aumento da concentração plasmática do fator VIII e do FVW autólogos. É mais efetiva nos pacientes portadores de DVW tipo 1. Nos outros tipos, a resposta é variável e não é indicada no tipo 3 e subtipo 2B. Pode ser administrada por vias intravenosa, subcutânea ou intranasal. A dose endovenosa utilizada é de 0,3 mcg/kg de peso, diluídos em 50 mL de solução salina. Infusão de 20 a 30 minutos. A dose pode ser repetida a cada 12 ou 24 horas. O número de doses aplicadas não deve ultrapassar três. A dose recomendada para uso subcutâneo é a mesma (0,3 mcg/kg), porém empregando-se a apresentação de desmopressina de alta concentração (15 a 20 mcg/ampola). Para aplicação intranasal, a dose recomendada é de 150 mcg para crianças. É contraindicado em crianças com história pregressa de convulsões, portadores de hipertensão arterial ou cardiopatia. Atenção para o risco de hiponatremia dilucional.
- Tratamento de reposição com concentrado de fator: indicado para pacientes que não respondem à desmopressina ou em casos de cirurgia de grande porte. As dosagens encontram-se descritas na Tabela 69.3.
- Ácido tranexâmico: 10 a 20 mg/kg/dose, 3/4×/dia, por via endovenosa ou oral. Está contraindicado na presença de hematúria.
- Estrógenos e progestógenos são úteis no tratamento da menorragia, por diminuírem a proliferação endometrial, controlando hemorragias leves.

Tabela 69.3. Doses recomendadas de concentrados de FVIII/FVW em pacientes não responsivos à desmopressina e/ou em caso de procedimentos cirúrgicos

Tipo de sangramento	Dose (UI/kg)	Frequência	Objetivos
Cirurgia de grande porte*	40 a 50	Diária	Pico de FVIII:C de 100%, com níveis mínimos de > 50%, por 5-10 dias de acordo com o tipo e gravidade de cada caso
Cirurgia de pequeno porte**	30	Diária ou em dias alternados	Pico de FVIII:C de 60%, com níveis mínimos de > 30%, por 2 a 4 dias
Exodontia	20	Dose única	Pico de FVIII:C de 40%
Sangramento espontâneo	25	Diária	Pico de FVIII:C > 50%, até cessar o sangramento (2 a 4 dias)
Parto e puerpério	40	Diária	Pico de FVIII:C > 80%, com níveis mínimos de > 30%, por 3 a 4 dias

*Cirurgias abdominais, torácicas, neurológicas ou ortopédicas que necessitam de anestesia geral por mais de 30 minutos.

**Cirurgias envolvendo órgãos não vitais, com dissecação limitada de curta duração.

Fonte: Ministério da Saúde, Secretaria de Atenção à Saúde. Departamento de Atenção Especializada. Manual de diagnóstico e tratamento da doença de von Willebrand. Brasília: Ministério da Saúde. 2008; 44:32. (Série A. Normas e Manuais Técnicos.)

Hemofilia

Definição

- É uma doença hereditária hemorrágica, caracterizada pela deficiência dos fatores de coagulação VIII (FVIII) e IX (FIX). A deficiência de fator VIII corresponde a 80 a 85% dos casos e denomina-se hemofilia A, enquanto a deficiência o fator IX é denominada hemofilia B.
- É a segunda causa de doenças hereditárias hemorrágicas, atrás apenas da DVW.
- Apesar da herança genética de padrão recessivo ligado ao cromossomo X, 30 a 40% dos pacientes com hemofilia A não apresentam familiares com doenças hemorrágicas, caracterizando-se novas mutações. Na hemofilia B, a maioria dos pacientes cursa com antecedentes familiares.

Classificação

- Clinicamente, tanto a hemofilia A quanto a hemofilia B são indistinguíveis: sangramentos após mínimos traumas, hemartroses, sangramentos musculares. As articulações mais acometidas são joelhos, cotovelos, tornozelos, quadril e punho.

- A frequência e a gravidade do quadro hemorrágico, em geral, são proporcionais ao grau de deficiência dos fatores de coagulação. Assim, classifica-se hemofilia A ou B em:
  - Grave: < 1%.
  - Moderada: 1 a 5%.
  - Leve: 5 a 40%.

Manifestações clínicas

- Hemorragias espontâneas, principalmente em músculos e articulações, são comuns na hemofilia grave e aparecem ocasionalmente nas hemofilias moderadas. Nas hemofilias leves, as hemorragias ocorrem principalmente depois de traumas graves ou cirurgias.
- Sangramento de sistema nervoso central é a manifestação hemorrágica mais temida. Assim, em caso de cefaleia não habitual ou traumatismos cranianos, a terapêutica com reposição de fator deve ser instituída rapidamente, seguida da investigação com tomografia computadorizada de encéfalo.

Diagnóstico

- O diagnóstico exige história detalhada e antecedentes familiares. O exame deve ser minucioso em relação às manifestações hemorrágicas já descritas.
- A contagem plaquetária, o tempo de protrombina (TP) e o tempo de trombina (TT) são normais; o tempo de tromboplastina parcial ativado (TTPA) está prolongado.
- O diagnóstico confirmatório exige a dosagem dos fatores VIII e IX. É necessário ainda fazer o diagnóstico diferencial com doença de von Willebrand, deficiência hereditária de outros fatores de coagulação (principalmente XI, X, VII, V e afibrinogenemia) e disfunções plaquetárias.

Tratamento

- Medidas locais: compressas geladas no local do sangramento, elevação do membro acometido e repouso.
- Desmopressina (DDAVP): utilizada em indivíduos com hemofilia A leve ou moderada, como tratamento de hemorragias menores e no preparo de pequenos procedimentos. As vias de administração e posologia são as mesmas descritas anteriormente para terapêutica em casos de sangramentos em indivíduos portadores de doença de von Willebrand.

- Concentrados de fatores de coagulação: podem ser de dois tipos – derivados do plasma humano (hemoderivados) e concentrados recombinantes (biologia molecular, altamente purificados). Segundo resolução da Anvisa em 2002, plasma fresco congelado e crioprecipitado são proibidos no tratamento de pacientes com hemofilia ou DVW, exceto em situações de ausência ou inexistência de concentrados.
- A terapia de reposição nas hemofilias depende do quadro clínico e baseia-se nas seguintes fórmulas:
  - Hemofilia A:

$$\text{Unidades internacionais (UI) de fator VIII} = \frac{\text{peso (kg)} \times \Delta}{2}$$

  - Hemofilia B:

$$\text{Unidades internacionais (UI) de fator IX} = \text{peso (kg)} \times \Delta$$

em que: Δ = % de fator a ser elevado – % de fator basal

- A terapia de reposição para as diversas situações clínicas é descrita na Tabela 69.4.
- Antifibrinolíticos (ácido tranexâmico e o ácido épsilon-aminocaproico) são medicações coadjuvantes, recomendados no tratamento de sangramentos de mucosas e em procedimentos odontológicos, em casos individualizados. Podem ser utilizados por via oral, via endovenosa e em forma de curativo. Estão contraindicados nos casos de hematúria.
- Por volta de 10 a 30% dos pacientes com hemofilia A e 1 a 5% dos pacientes com hemofilia B vão desenvolver inibidores de fator da coagulação. São anticorpos da classe IgG contra o fator infundido, capazes de inibir a atividade coagulante do fator reposto. Os pacientes mais afetados são aqueles portadores de hemofilia grave. Suspeita-se da presença de inibidores em pacientes que não respondem adequadamente ao tratamento de reposição de fatores nos episódios hemorrágicos. Indivíduos com altas doses de inibidores (títulos acima de 5 UB) devem ser tratados com agentes de *bypass* (concentrado de complexo protrombínico ativado ou fator VII ativado recombinante).

Tabela 69.4. Níveis hemostáticos mínimos de fator VIII e fator IX para diferentes sangramentos e duração do tratamento em pacientes hemofílicos

Local de sangramento	Nível do fator VIII em % (ou UI/dL) Doses iniciais	Nível do fator IX em % (ou UI/dL) Doses iniciais	Duração (dias)
Hemartrose	30 a 50 (15 a 25)	30 a 50 (30 a 50)	1 a 3 (prolongar se necessário)
Hematoma do músculo iliopsoas sem comprometimento neurológico	50 a 80 (25 a 40)	50 a 80 (50 a 80)	1 a 2 + manutenção
Hematoma do músculo iliopsoas com comprometimento neurológico	80 a 100 (40 a 50)	60 a 80 (60 a 80)	1 a 2 + manutenção
Sangramento cutâneo ou mucoso (epistaxe, equimoses)	0 a 30 (0 a 15)	0 a 30 (0 a 30)	Dose única
Hemorragia digestiva	80 a 100 (40 a 50)	60 a 80 (60 a 80)	1 a 7 + manutenção
Região cervical	80 a 100 (40 a 50)	60 a 80 (60 a 80)	1 a 7 + manutenção
Sistema nervoso central	80 a 100 (40 a 50)	60 a 80 (60 a 80)	1 a 7 + manutenção
Hematúria	30 a 50 (15 a 25) – após ter iniciado hidratação vigorosa*	30 a 50 (30 a 50) – após ter iniciado hidratação vigorosa	1 a 3 + hidratação e repouso até controle da hematúria
Ferimento corto-contuso	0 a 50 (0 a 25)	0 a 40 (0 a 40)	Dose única
Ferimento profundo	30 a 50 (15 a 25)	30 a 50 (30 a 50)	1 a 5

*Após 48 h/72 h de hidratação vigorosa.

Fonte: Ministério da Saúde, Secretaria de Atenção à Saúde. Departamento de Atenção Especializada e Temática. Manual de Hemofilia; Brasília: Ministério da Saúde. 2015; 80:29. (Série A. Normas e Manuais Técnicos.)

Literatura sugerida

Blanchette VS, Brandão LR, Breakey VR, Revel-Vilk S. Sickkids handbook of pediatric thrombosis and hemostasis. Basel: Karger; 2017.

Carneiro JDA. Hematologia pediátrica. São Paulo: Manole; 2013.

Ministério da Saúde, Secretaria de Atenção à Saúde. Departamento de Atenção Especializada e Temática. Manual de Hemofilia; Brasília: Ministério da Saúde; 2015; 80. (Série A. Normas e Manuais Técnicos.)

Ministério da Saúde, Secretaria de Atenção à Saúde. Departamento de Atenção Especializada. Manual de diagnóstico e tratamento da doença de von Willebrand. Brasília: Ministério da Saúde. 2008; 44. (Série A. Normas e Manuais Técnicos.)

Revel-Vilk S. Clinical and laboratory assessment of the bleeding pediatric patient. Semin Thromb Hemost. 2011; 37:756-62.

Capítulo 70

Distúrbios Plaquetários e Plaquetopenia Imune na Criança

Daniele Martins Celeste

Camila Mariano Rêgo

Introdução

- Os distúrbios plaquetários são divididos em alterações quantitativas (contagem plaquetária < 150.000/mm^3 em qualquer faixa etária) ou qualitativas (disfunções plaquetárias).
- As manifestações clínicas estão relacionadas com sangramentos oriundos de defeitos na hemostasia primária. Assim, prevalecem hematomas, petéquias, epistaxe, sangramento gengival, menorragia.
  - Hemorragia intracraniana é rara, bem como sangramentos pulmonares.
  - Hematomas musculares profundos e hemartroses não ocorrem espontaneamente.
- As plaquetopenias são mais frequentes no pronto atendimento, quando comparadas às doenças de disfunção plaquetária.
- O Fluxograma 70.1 resume as principais causas de plaquetopenia na infância.
- Este capítulo aprofundará o diagnóstico e o manejo clínico da plaquetopenia imune na criança (PTI), uma vez que este é o distúrbio quantitativo adquirido mais comum em pediatria.

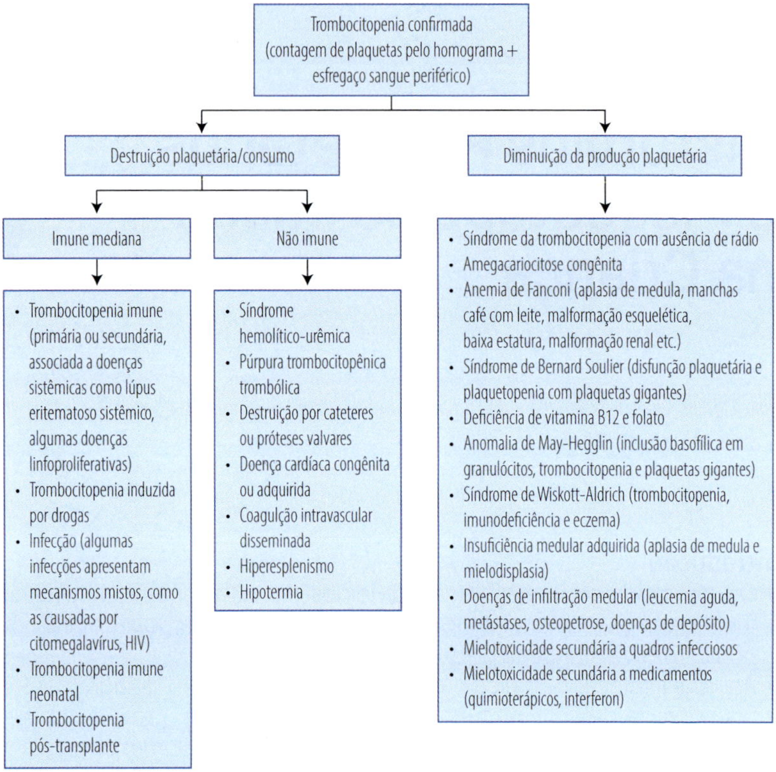

Fluxograma 70.1. Principais causas de plaquetopenia na infância.

Fonte: Blanchette VS, Brandão LR, Breakey VR, Revel-Vilk S. Sickkids Handbook of Pediatric Thrombosis and Hemostasis. Basel: Karger; 2017.

Plaquetopenia imune na criança

Definição

- Doença autoimune caracterizada por trombocitopenia isolada (plaquetas < 100.000/mm^3); como consequência à ação de anticorpos que levam à destruição precoce das plaquetas, além de inibirem a sua produção pelos megacariócitos.
- Os anticorpos mais comumente encontrados na PTI pertencem a classe IgG e são dirigidos contra as glicoproteínas dos complexos IIb/IIIa e Ib/IX/V. Pode ocorrer produção de anticorpos contra vários antígenos simultaneamente (Figura 70.1). A amplificação da resposta imune se dá por meio de macrófagos ativados, que funcionam como células apresentadoras de antígeno, além da função de fagocitose.

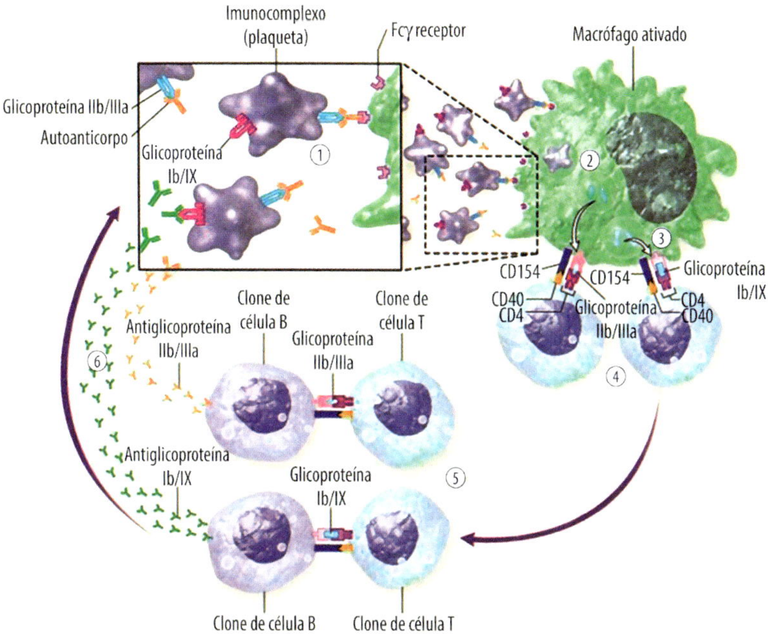

Figura 70.1. Fisiopatologia da plaquetopenia imune.

Fonte: New Engl J Med, Vol. 346, Nº 13.

Classificação

- Primária × secundária (infecções virais, medicamentos, doenças linfoproliferativas).
- Classificação da doença:
  - Recém diagnosticada: plaquetopenia* do momento do diagnóstico até 3 meses.
  - Persistente: plaquetopenia* entre 3 e 12 meses do diagnóstico.
  - Crônica: plaquetopenia* por mais de 12 meses do diagnóstico.

Diagnóstico

- O diagnóstico é de exclusão: história clínica detalhada, afastando outras causas de trombocitopenia.

---

*< 100.000 plaquetas/mm^3.

Quadro Clínico

- Quadro típico:
  - Criança em bom estado geral.
  - Plaquetopenia isolada e aguda.
  - Petéquias, equimoses, hematomas, epistaxe, sangramento da mucosa oral.
  - História prévia (7 dias a 1 mês) de infecção viral ou vacina.
- A presença de alguns sinais e sintomas sugere quadro atípico e indica a investigação de outras possíveis causas de plaquetopenia. São elas: febre intermitente, perda ponderal, fadiga, infecções recorrentes, dor óssea, hepatoesplenomegalia, linfadenopatia, icterícia, eczema e manchas café com leite na pele.
- Estudo de medula óssea (mielograma):
  - Não é necessário para o diagnóstico em crianças e adolescentes com quadro clínico típico de PTI.
  - Está indicado se sinais, sintomas ou alterações do hemograma (além de plaquetopenia) sugerirem outra possibilidade diagnóstica.

Tratamento

- O tratamento adequado de crianças e adolescentes com quadro recém-diagnosticado de PTI é ainda motivo de debate, já que não há evidências definitivas da superioridade do tratamento medicamentoso sobre a observação criteriosa.
- O Consenso da Sociedade Americana de Hematologia de 2019 sugere que o tratamento medicamentoso seja indicado apenas em casos em que haja sangramento considerado relevante e/ou com risco de vida, mesmo com plaquetas $< 20.000/mm^3$. Observação clínica deve ser instituída na criança assintomática ou com sangramentos menores, independentemente do número de plaquetas. Além disso, se necessária terapêutica, devem ser preconizadas medicações por via oral e em ambiente domiciliar.
- A Associação Brasileira de Hematologia, Hemoterapia e Terapia Celular, em parceria com a Associação Médica Brasileira publicou, em 2013, a recomendação de tratamento medicamentoso para crianças com plaquetopenia imune, forma recém-diagnosticada, com plaquetas $< 20.000/mm^3$ e sangramento ativo.
- Os possíveis esquemas terapêuticos são elucidados na Tabela 70.1. No Brasil, a maioria dos protocolos institucionais preconiza o uso de metilprednisolona ou de imunoglobulina humana endovenosa como medicações de primeira linha.
- Esplenectomia, apesar de fortemente indicada em pacientes com a forma crônica da doença, pode ser uma opção na fase recém-diagnosticada apenas quando há sangramento grave persistente.
- Outras terapias imunomoduladoras e os agonistas dos receptores de trombopoetina não devem ser considerados na urgência.

Tabela 70.1. Possíveis esquemas terapêuticos (medicamentos) para o tratamento da PTI recém-diagnosticada

Medicação	Dose
Imunoglobulina humana IV	0,8 a 1,0 g/kg dose única. Dois dias consecutivos podem ser considerados
Imunoglobulina anti-D IV	75 mcg/kg dose única OU 25 mcg/kg/dia por 2 dias seguidos
Prednisona oral	1 a 2 mg/kg/dia por 7 a 21 dias, seguido de desmame OU 4 mg/kg/dia por 4 dias
Metilprednisolona IV	30 mg/kg/dia (máximo de 1 g/dia) por 3 dias

IV, intravenosa.

Fonte: Loggeto SR. Trombocitopenia/imune primária em pediatria: novas diretrizes. Recomendações: Atualização de Conduta em Pediatria SPSP 81, Agosto 2015.

Disfunções plaquetárias

Definição

- Defeitos qualitativos das plaquetas, relacionados com as funções de adesão, secreção, agregação e ativação.
- Síndrome de Bernard-Soulier:
  - Plaquetopatia congênita, caracterizada pela deficiência da glicoproteína (GLP) Ib/IX/V. A lâmina de sangue periférico apresenta plaquetas gigantes e em número reduzido. Há ainda hipoagregação com ristocetina e dosagem reduzida da glicoproteína.
- Trombastenia de Glanzmann:
  - Também uma causa congênita, caracterizada pela deficiência da GLP IIb/IIIa. A confirmação diagnóstica se faz pela dosagem da glicoproteína que é deficiente.
- Doenças de estoque plaquetário (congênitas):
  - Resultam da deficiência de um ou mais grânulos intraplaquetários. Classicamente, o laboratório apresenta hipoagregação com colágeno, ausência de segunda onda de agregação com ADP e adrenalina.
- Disfunções plaquetárias adquiridas:
  - Uso de medicamentos (sobretudo ácido acetilsalicílico, anti-inflamatórios não hormonais e bloqueadores de canais de cálcio), uremia, infecções, síndromes mieloproliferativas, doenças hepáticas.
- Em geral, o arsenal terapêutico das disfunções plaquetárias inclui ácido tranexâmico, desmopressina, transfusão de concentrado de plaquetas e fator VII ativado recombinante.
- Com relação às disfunções plaquetárias adquiridas, seu manejo envolve principalmente a resolução da condição de base associada.

Literatura sugerida

Blanchette VS, Brandão LR, Breakey VR, Revel-Vilk S. Sickkids Handbook of Pediatric Thrombosis and Hemostasis. Basel: Karger; 2017.

Carneiro JDA. Hematologia pediátrica. São Paulo: Manole; 2013.

Loggeto SR. Trombocitopenia /imune primária em pediatria: novas diretrizes. In: Recomendações: Atualização de Conduta em Pediatria SPSP 81. Agosto 2015.

Loggetto SR, Braga JA, Veríssimo MP, Bernardo WM, Medeiros L, Hoepers AT. Guidelines on the treatment of primary immune thrombocytopenia in children and adolescents. Associação Brasileira de Hematologia, Hemoterapia e Terapia Celular Guidelines Project: Associação Médica Brasileira. 2013.

Neunert C, Terrell DR, Arnold DM et al. American Society of Hematology 2019 guidelines for immune thrombocytopenia. Blood Adv. 2019; 3(23):3829-66.

Capítulo 71

Eventos Tromboembólicos na Infância

Daniele Martins Celeste

Camila Mariano Rêgo

Definição

- Eventos de crescente incidência em crianças, devido principalmente aos avanços em cuidados intensivos pediátricos, com maior sobrevida de pacientes graves e uso de cateteres centrais.
- Caracterizam-se pela formação de trombo e diminuição ou perda de fluxo intravascular. Isso ocorre quando há quebra do equilíbrio entre mecanismos que reparam lesões teciduais e inibem extravasamento de sangue para fora dos vasos. Quando a atividade pró-coagulante prevalece, forma-se o trombo.
- Os fatores essenciais para a formação do trombo são: hipercoagulabilidade, estase sanguínea e dano endovascular (tríade de Virchow).
- Tromboses venosas são mais prevalentes comparadas a eventos arteriais.
- Diferente da faixa etária adulta, na qual grande parte das tromboses são idiopáticas, os eventos tromboembólicos na criança são, em sua maioria, associados a fatores de risco determinados (Tabela 71.1), sendo os principais: presença de cateter venoso central, infecção e cardiopatia congênita.
- As trombofilias hereditárias são diagnosticadas em uma minoria das crianças com trombose e são frequentemente associadas a outros fatores de risco. Sua pesquisa não interfere no manejo da fase aguda dos eventos tromboembólicos, ficando sua investigação sob responsabilidade do especialista no seguimento.

Tabela 71.1. Fatores de risco para o desenvolvimento de trombose

Adquiridos
• Obstrução do fluxo • Cateteres • Próteses vasculares • Gestação
Hiperviscosidade (policitemia e desidratação)
• Imobilização prolongada • Trauma (incluindo exercício e cirurgia) • Inflamação ◦ Doenças autoimunes (doença inflamatória intestinal, doença de Behçet, lúpus eritematoso sistêmico, artrite idiopática juvenil, entre outras) • Infecção • Vasculites
Estados de hipercoagulabilidade
• Gestação • Neoplasias malignas • Síndrome do anticorpo antifosfolipídeo • Síndrome nefrótica • Uso de anticoncepcionais orais • Medicamentos (L-asparaginase) • Elevação de fator VIII
Congênitos
• Deficiência de anticoagulantes naturais – Proteína C, proteína S, antitrombina III e plasminogênio • Resistência ao cofator de proteólise – Mutação do fator V de Leiden • Aumento de substâncias pró-coagulantes – Mutação da protrombina (G20210A) – Elevação do fator VIII – Disfibrinogenemias hereditárias • Lesão endotelial – Homocistenemia
Outros
• Hemoglubinúria paroxística noturna

Fonte: Campos LR, Sztajnbok FR. Tromboses em crianças – quem, quando e como investigar? Resid Pediatr. 2014; 4(1):10-3.

Quadro Clínico

- Assintomático em uma parcela significativa dos casos pediátricos.
- Clínica determinada pela localização, extensão e persistência da obstrução, sendo dor e edema sinais clássicos. Sinais e sintomas de acordo com a localização estão listados a seguir.

Trombose venosa profunda de membros

- Dor difusa do membro acometido, pior com movimento.
- Empastamento muscular local.
- Edema – pior nas extremidades.
- Aumento de temperatura do membro.
- Distensão venosa superficial.
- Dor à dorsiflexão do pé (membros inferiores).
- Febre (ocasional).
- Dor inguinal ou abdominal (rara).
- Alteração de coloração da pele: rósea ou branca (TVP proximais extensas).
- Cianose – sinal de evolução grave para gangrena.

Veia renal

- Trombose importante no período neonatal, levando a sintomas nos primeiros dias de vida.
- Massa abdominal, hematúria, proteinúria, plaquetopenia, disfunção do rim acometido.

Veia cava inferior

- Membros inferiores frios, cianóticos e edemaciados – trombose aguda.
- Circulação colateral em abdome e coxas – trombose crônica.

Relacionada com cateterismo umbilical

- Dependem de onde o cateter foi locado.
- Sinais sugestivos de trombose do sistema portal (ascite, varizes de esôfago, hepato e esplenomegalia) e trombose intracardíaca são comuns.

Tromboembolismo pulmonar (TEP)

- Dispneia súbita, dor torácica do tipo pleurítica, tosse, hipoxemia, hemoptise, taquicardia, febre e dor abdominal. Em alguns quadros de tromboembolismo maciço, pode haver hipotensão arterial sistêmica e síncope. Não há critérios validados para diagnóstico de TEP em crianças, diferentemente dos adultos.

Síndrome da veia cava superior

- Dilatação das veias do pescoço, pletora facial, edema de membros superiores, cianose. Pode haver ainda dispneia, tosse, cefaleia, disfagia.

Síndrome pós-trombótica

- Dor, edema, circulação colateral visível, alterações cutâneas: desde hiperpigmentação e empastamento a úlceras de estase.

Diagnóstico

- Deve ser considerado em crianças com fatores de risco presentes, ainda que quadro assintomático.
- Confirmação do diagnóstico deve ser feita por exames de imagem.

Exames

- USG com doppler.
- Ecodopplercardiograma.
- Tomografia computadorizada (TC)/Angio-TC.
- Ressonância Magnética/Angio – Ressonância Magnética.
- Com relação aos exames laboratoriais: não são específicos para o diagnóstico de trombose. Porém, são úteis para a avaliação de contraindicações para a anticoagulação, além de servirem de base para avaliar a evolução do tratamento:
    - Hemograma completo.
    - Tempos de coagulação: tempo de trombina (TT), tempo de protrombina (TP) e tempo de tromboplastina parcial ativada (TTPA).
    - Dosagem de fibrinogênio.
    - Dímero-D, embora não validado como marcador específico para trombose aguda em crianças, deve ser solicitado para controle evolutivo

Tratamento

- Objetivos: prevenir extensão local do trombo e a embolização. Em casos específicos, induzir aumento de fibrinólise.
- Embora eventos tromboembólicos sejam uma preocupação crescente em pediatria, estudos ainda são necessários para consenso de tratamento dessa faixa etária. A maioria das recomendações, portanto, são extrapoladas dos estudos em adultos.
- A utilização de terapia farmacológica leva em consideração a análise individual de cada caso, aspectos relacionados com o paciente, com o serviço e com a possibilidade de seguimento.

Medicações

- Heparina não fracionada (HNF):
    - Atua como um cofator da antitrombina. Inibe a geração de fator Xa e trombina.
    - Administrada por via endovenosa.
    - É o fármaco de escolha para crianças graves e monitoramento rigoroso.
    - Dose:
        - Ataque: 75 U/kg a 100 U/kg.

        - Manutenção: 18 a 28 U/kg/h. A dose deve ser ajustada até atingir um TTPA em faixa terapêutica:
            - TTPA: 60 a 85 s (rTTPA: 1,5 a 2,5).
            - Anti-Xa: 0,35 a 0,7 U/mL.
- Heparina de baixo peso molecular (HBPM) - Enoxaparina:
    - Vantagens em relação a HNF: menor risco de sangramento, uso subcutâneo e menor número de exames necessários para monitoramento; alta especificidade pelo fator Xa e menor atividade contra a trombina.
    - Dose:
        - RNPT: 2 mg/kg/dose 2×/dia.
        - RNT: 1,7 mg/kg/dose 2×/dia.
        - Menores de 2 meses: 1,5 mg/kg/dose 2×/dia.
        - Maiores de 2 meses: 1 mg/kg/dose 2×/dia.
        - Faixa terapêutica: a dose deve ser ajustada até atingir Anti-Xa em faixa terapêutica – 4/6 h depois da dose: 0,5 a 1 U/mL (a dose deve ser ajustada em pacientes com disfunção renal).
- Anticoagulantes cumarínicos: não devem ser utilizados em casos emergenciais de trombose em crianças. Sua utilização fica a critério do especialista na evolução.
- Terapia trombolítica: sua utilização é reservada para pacientes com complicações tromboembólicas, venosa ou arterial, sendo considerada em unidades de cuidados intensivos.

Literatura sugerida

Blanchette VS, Brandão LR, Breakey VR, Revel-Vilk S. Sickkids Handbook of Pediatric Thrombosis and Hemostasis. Basel: Karger; 2017.

Campos LR, Sztajnbok FR. Tromboses em crianças – quem, quando e como investigar? Resid Pediatr. 2014; 4(1):10-3.

Monagle P, Chan AKC, Goldenberg NA et al. Antithrombotic therapy in neonates and children: antithrombotic therapy and prevention of thrombosis. 9th ed. American College of Chest Physicians Evidence-Based Practice Guidelines. Chest. 2012; 141:e737S-e801S.

Young G. How I treat pediatric venous thromboembolism. Blood. 2017; 130(12):1402-08.

72 Capítulo

Emergências em Doença Falciforme

Andrea Midori Mizioka
Daniele Martins Celeste
Leonardo Cavallari Bielecki

Introdução

- Condição genética, autossômica recessiva, caracterizada por hemoglobina mutante designada hemoglobina S.
- Doença falciforme (DF) define os indivíduos duplo heterozigotos para o gene S (Sβ, SC, SD), em que a presença de hemoglobina S representa mais de 50% das hemoglobinas na eletroforese. Anemia falciforme define os indivíduos homozigotos para o gene S.
- A DF tem comprometimento sistêmico e as manifestações são decorrentes dos processos de hemólise crônica e vaso-oclusão.

Crise álgica

Definição

- Dor aguda decorrente de vaso-oclusão.

Quadro Clínico

- Latejante ou em pontada.
- Precipitantes: infecções, hipoxemia, mudanças de temperatura, poluição, desidratação, álcool e período menstrual.
- Mais comum no tórax, na região lombar e nos ossos lombares.
- Atentar para outros diagnósticos se: mudança no padrão da dor, quadro arrastado ou que recorre no mesmo local, outros sintomas associados, alterações de sinais vitais e de hemograma.

- Dactilite é uma crise vaso-oclusiva em ossos de mãos e pés que ocorre em menores de dois anos. Frequentemente pode ocorrer edema e outros sinais flogísticos.

Exames

- Hemograma.
- Para uso seguro de anti-inflamatórios não hormonais (AINHs): função renal, eletrólitos, gasometria venosa e urina tipo 1/microalbuminúria.
- A depender da necessidade de exclusão de outros diagnósticos: reticulócitos, provas inflamatórias, exames de imagem, entre outros.

Tratamento

- Escalas validadas para a dor: escala de Wong-Baker e escala visual analógica (Figuras 72.1 e 72.2).

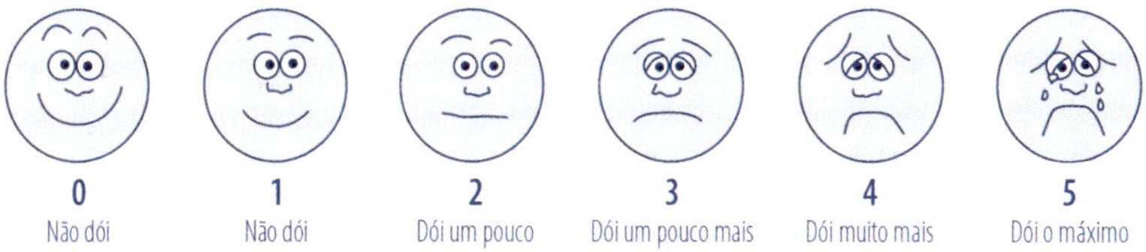
0
Não dói
1
Não dói
2
Dói um pouco
3
Dói um pouco mais
4
Dói muito mais
5
Dói o máximo

Figura 72.1. Escala de Wong-Baker para avaliação de dor em crianças.

Fonte: Wong DL, Hockenberry-Eaton M, Wilson D et al. Wong´s Essentials of Pediatric Nursing. 6th ed. Mosby, St. Louis, 2001: 301.

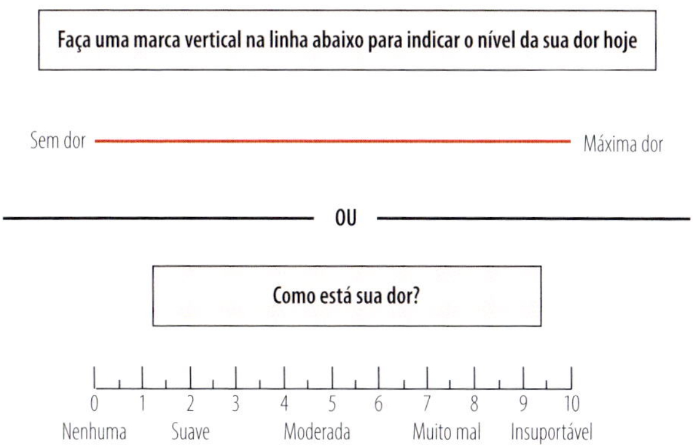

Figura 72.2. Escala visual analógica para crianças maiores e adolescentes.

Fonte: Williamson A, Hoggart B. Pain: a review of three commonly used pain rating scales. J Clin Nurs. 2005 Aug; 14(7):798-804.

- O tratamento inicial depende da resposta aos esquemas analgésicos pelo paciente em crises anteriores e do nível de dor: em pacientes com dor leve ou moderada, analgésicos simples e/ou AINHs podem ser considerados. Nos demais, o tratamento é realizado com opioides em regime hospitalar.
- O opioide parenteral mais usado é a morfina. Uma opção é administração de doses iniciais de 0,1 mg/kg (máximo inicial de 5 mg) a cada 4 h, com doses adicionais/de resgate de 10% da dose diária total conforme necessidade. As doses de resgate dadas ao longo de 24 h devem ser somadas para que se aumente a dose de morfina de horário nas 24 h seguintes.
- É importante a introdução precoce de laxativos com os opioides. Outros sintomáticos se houver necessidade.
- Com bom controle álgico por 24 h, reduzir dose de morfina a cada 8/12 h (redução de 20%). Quando reduzida até 0,05 mg/kg/dose, mudar para via oral, com alta se bom controle álgico por mais 12/24 h.
- O uso de tramadol deve ser criterioso: considerar em pacientes que já fizeram uso sem efeitos adversos significativos; caso contrário, administrar a medicação sob monitoramento em regime hospitalar.
- Os analgésicos simples e os AINHs podem ser usados em associação aos opioides.
- A hidratação parenteral é indicada de rotina nos pacientes hidratados e ingerindo líquidos normalmente.
- A transfusão de hemácias não deve ser rotineira: pode ser indicada nos casos de piora da anemia com anemia sintomática e em alguns casos de dor refratária, com a consulta de um hematologista.

Síndrome torácica aguda

Definição

- Início súbito de sinais e sintomas de acometimento das vias respiratórias inferiores e um novo infiltrado pulmonar à radiografia de tórax.

Quadro Clínico

- Tosse.
- Falta de ar.
- Broncospasmo.
- Taquipneia.

Etiologia

- Infecciosa: viral, bacteriano (*Streptococcus pneumoniae*, *Mycoplasma pneumoniae* e *Chlamydia pneumoniae*).

- Não infecciosa: embolia gordurosa, atelectasia, edema pulmonar, agregados de células falciformes intrapulmonares.

Exames

- Radiografia de tórax.
- Cintilografia cardíaca (se radiografia de tórax normal).
- Laboratoriais: hemograma, culturas, gasometria arterial, pesquisa de *M. pneumoniae* e *C. pneumoniae* (cultura e PCR), pesquisa viral.

Tratamento

- Hospitalização.
- Oxigenioterapia: se $SatO_2 < 95\%$.
- Concentrado de hemácias: 10 mL/kg se Hb < 9 mg/dL.
- Antibioticoterapia: cefalosporina endovenosa e macrolídeo oral; oseltamivir (em caso de síndrome gripal).
- Tratamento sintomático (dor, broncospasmo).

Infecção

Quadro Clínico

- Sintoma principal: febre.
- Síndrome torácica aguda: tosse, falta de ar, retrações, hipoxemia, broncospasmo.
- Meningite: cefaleia, alteração do nível de consciência, quadro neurológico focal, rigidez de nuca.
- Osteomielite: dor localizada, sinais flogísticos.
- Artrite séptica: dor intensa, hiperemia e calor local, edema articular com grande limitação do movimento.

Etiologia

- Portadores de doença falciforme têm risco aumentado de infecção bacteriana grave devido função esplênica reduzida ou ausente.
- Principal agente: *Streptococcus pneumoniae*.
- Síndrome torácica aguda: *Mycoplasma pneumoniae*, *Chlamydia pneumoniae*, vírus.
- Infecção do trato urinário e do trato hepatobiliar: gram-negativos entéricos.
- Osteomielite: *Staphylococcus aureus*, *Salmonella*, bacilos gram-negativos, *Mycobacterium tuberculosis*.

Exames

- Gerais: hemograma, contagem de reticulócitos, hemocultura.
- Infecção do trato urinário: urina 1, urocultura.
- Síndrome torácica aguda: radiografia de tórax, pesquisa de vírus respiratórios, pesquisa para *Mycoplasma*.
- Osteomielite: VHS, PCR e cultura de aspirado ósseo; tomografia ou ressonância magnética.
- Diarreia: pesquisa de vírus nas fezes, coprocultura.
- Meningite: exame de liquor (citológico, bioquímico e cultura).

Tratamento

- Iniciar antibioticoterapia empírica para cobertura de *S. pneumoniae* e gram-negativos entéricos (p. ex., ceftriaxona, cefuroxima).
- Se febre ≥ 39,5°C, leucócitos séricos > 30.000/mm³ ou < 5.000/mm³, "aparência doente", internação por bacteremia há menos de 1 ano, menores de 1 ano de idade, considerar hospitalização para antibioticoterapia endovenosa.
- Em osteomielite, manter cobertura para *Salmonella* ou *S. aureus* por 4 a 6 semanas.
- Em síndrome torácica aguda, associar macrolídeos para cobertura de bactérias atípicas e oseltamivir para cobertura de influenza.
- Prevenção de doença bacteriana grave: penicilina profilática, imunização com vacina conjugada pneumocócica.

Sequestro esplênico

Definição

Queda do valor basal de hemoglobina em pelo menos 2 g/dL e aumento dos reticulócitos.

- Mais prevalente em crianças entre 6 meses e 2 anos de vida. Recorrência de 50%, todavia a mortalidade nesses casos pode chegar a 20%.

Quadro Clínico

- Piora da palidez (exacerbação da anemia), fadiga, dor abdominal com esplenomegalia, taquicardia e taquipneia. Choque hipovolêmico.

Exames

- Hemograma: queda de hemoglobina e, frequentemente, de plaquetas (hiperesplenismo).
- Reticulócitos: elevados.

Tratamento

- Internação.
- Correção volêmica com cristaloides até que o concentrado de hemácias esteja disponível.
- Concentrado de hemácias 10 mL/kg.
- Vigilância para hipervolemia (sangue aprisionado no baço tende a voltar para a circulação periférica).
- Esplenectomia: raramente indicado na urgência. Recomenda-se que o procedimento cirúrgico seja realizado em casos de recorrência ou depois de episódio único grave.

Priapismo

Definição

- Ereção dolorosa e sustentada com duração maior que 4 h, não relacionada a desejo ou estímulo sexual.

Quadro Clínico

- Ereção restrita ao corpo cavernoso, com flacidez da glande e do corpo esponjoso. Pode ser de alto fluxo (menos rígido, coloração rósea, pulsátil na compressão da fístula) ou de baixo fluxo (rígido, muito doloroso, aspecto isquêmico, sem pulso, pálido/acinzentado e frio).

Etiologia

- Trauma.
- Infecção.
- Drogas (cocaína, sildenafila, testosterona, álcool).

Exames

- O diagnóstico é clínico. Não necessita de exames complementares.

Tratamento

- Medidas iniciais: analgesia; aumento da hidratação oral ou parenteral; estimular diurese precoce.
- Se refratário ao tratamento inicial ou duração $>$ 2 h, considerar avaliação do urologista, aspiração do corpo cavernoso e irrigação com soluções α-adrenérgicas.

Crise aplásica

Definição

- Queda do nível de hemoglobina para < 6 g/dL ou 2 g/dL da hemoglobina basal do paciente, associado à baixa contagem de reticulócitos, na vigência de infecção por eritrovírus B19.

Quadro Clínico

- Fadiga, falta de ar, síncope, taquicardia, palidez, inapetência.

Exames

- Hemograma e contagem de reticulócitos. Se possível, confirmar a infecção pelo eritrovírus.

Tratamento

- Concentrado de hemácias: 10 mL/kg.
- Tratamento sintomático.

Acidente vascular cerebral

Epidemiologia e etiologia

- O risco relativo de acidente vascular cerebral (AVC) é 200 a 400 vezes maior em crianças com doença falciforme em comparação com as crianças sem anemia falciforme.
- Acidentes vasculares isquêmicos são mais comuns na faixa etária pediátrica. No entanto, pode haver transformação hemorrágica principalmente em adolescentes.

Tratamento

- O manejo na fase aguda é abordado no Fluxograma 72.1.
- Deve-se evitar que a hemoglobina, depois da transfusão do concentrado de hemácias, seja > 10 a 10,5 g/dL, a fim de evitar hiperviscosidade. O hemocomponente deve ser prescrito na dose de 10 mL/kg.
- Convulsões devem ser tratadas com anticonvulsivantes, pois o controle inadequado pode causar danos maiores.

- Depois da fase aguda, manter transfusão crônica para manter a hemoglobina S < 30% por pelo menos 5 anos. Alguns estudos recentes admitem hemoglobina S < 50%, depois de 5 anos do evento agudo e por tempo indeterminado, se não houver associação a estenoses vasculares cerebrais.

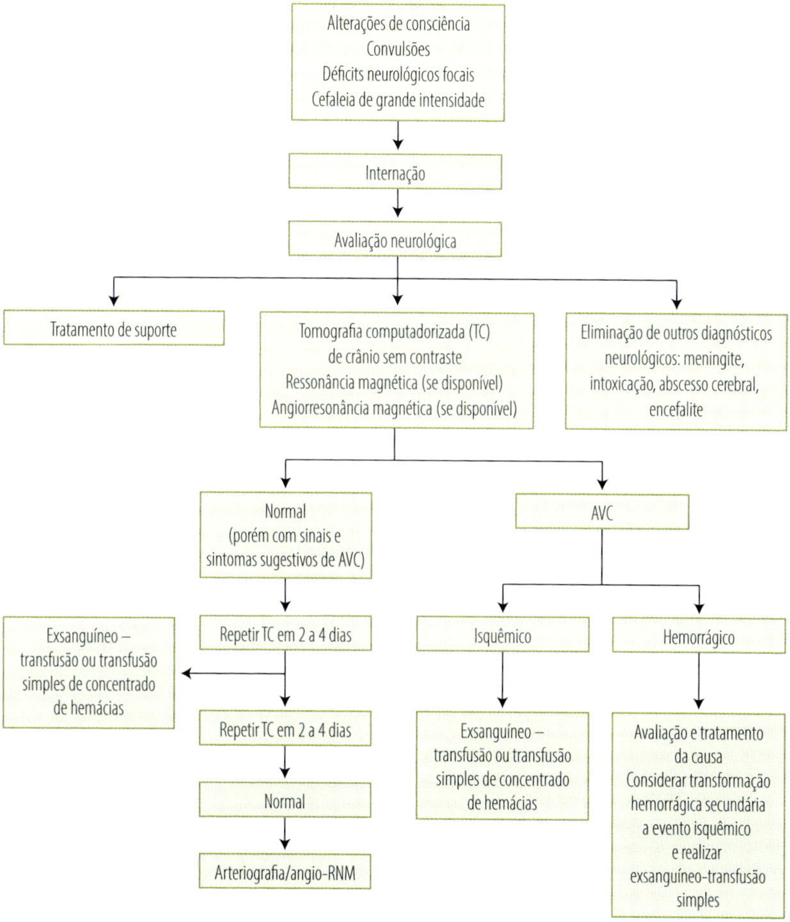

Fluxograma 72.1. Abordagem e tratamento iniciais para AVC em pacientes com doença falciforme.

Fonte: adaptado de National Heart, Lung, and Blood Institute. Evidence-Based Management of Sickle Cell Disease: Expert Panel Report, 2014. Bethesda, MD: National Heart, Lung, and Blood Institute, US Department of Health and Human Servies; 2014. Disponível em: http://www.nhlbi.nih.gov/health-pro/guidelines/sickle-cell-disease-guidelines/

Literatura sugerida

Azar S, Wong TE. Sickle cell disease: a brief update. Med Clin N Am. 2017; 101:375-93.

McCavit TL. Sickle cell disease. Pediatr Ver. 2012; 33(5):195-206.

Ministério da Saúde. Secretaria de Atenção à Saúde. Departamento de Atenção Especializada. Doença falciforme: condutas básicas para tratamento/Ministério da Saúde, Secretaria de Atenção à Saúde, Departamento de Atenção Especializada. Brasília: Ministério da Saúde, 2012.

Ministério da Saúde. Secretaria de Atenção à Saúde. Secretaria de Ciência, Tecnologia e Insumos Estratégicos. Portaria Conjunta n. 0, de 19 de fevereiro de 2018. Protocolo Clínico e Diretrizes Terapêuticas da Doença Falciforme.

National Heart, Lung, and Blood Institute. Evidence-Based Management of Sickle Cell Disease: Expert Panel Report, 2014. Bethesda, MD: National Heart, Lung, and Blood Institute, US Department of Health and Human Servies; 2014. Disponível em: http://www.nhlbi.nih.gov/health-pro/guidelines/sickle-cell-disease-guidelines/

Piel FB, Steinberg MH, Rees DC. Sickle cell disease. N Engl J Med. 2017; 376:1561-73.

Ronald Hoffman et al. Hematology: basic principles and practice. 5th ed. Part IV, Chapter 43; Sickle Cell Disease. Clinical Features and Management. Elsevier; 2010.

Ware RE, Montalembert M, Tshilolo L. Sickle cell disease. The Lancet. 2017. Disponível em: http://dx.doi.org/10.1016/S0140-6736(17)30193-9.

SEÇÃO 15
DERMATOLOGIA

COORDENADORA

Silmara da Costa Pereira Cestari

CAPÍTULO

73 Capítulo

Farmacodermias

Silmara da Costa Pereira Cestari

Bruno Simão dos Santos

Introdução

- Erupções cutâneas são a manifestação clínica mais comum das reações adversas a fármacos.
- Incidência de 2 a 3% das crianças internadas e 10% das crianças em uso de antibióticos.
- Medicamentos envolvidos mais frequentemente na infância:
  - Antibióticos (mais frequentes), anticonvulsivantes, antitérmicos, anti-inflamatórios não hormonais.
- Fatores de risco:
  - História pessoal e familiar de reação adversa a fármacos.
  - Infecção viral ativa.
- Espectro clínico amplo e variável, desde lesões solitárias até quadros generalizados, por vezes, fatais.

Exantema

Definição

- Sinônimo: erupção maculopapular.
- Apresentação clínica mais comum das farmacodermias na infância.
- Substâncias mais frequentes:
  - Antibióticos (penicilinas, sulfonamidas, amoxacilina, ampicilina).
  - Anticonvulsivantes (carbamazepina, clorpromazina, fenitoína, fenobarbital).
- Alta incidência (33%) nos pacientes com infecção pelo vírus Epstein-Barr (EBV) que fazem uso de penicilinas (ampicilina).
- Importante: pode prenunciar o início de uma síndrome de hipersensibilidade a droga (DRESS).

Quadro Clínico

- Início de 7 a 14 dias depois do início da medicação em pacientes não sensibilizados, e de 6 a 12 horas se reexposição ao fármaco em pacientes previamente sensibilizados.
- Pode surgir após o término do tratamento e retirada do fármaco.
- Prurido de intensidade variável, podendo ser ocasional.
- Máculas e/ou pápulas eritematosas, confluentes e simétricas.
- Aspecto escarlatiniforme, rubeoliforme ou morbiliforme (Figura 73.1).
- Início geralmente na parte superior do tronco ou segmento cefálico, seguido de disseminação distal e, em geral, simétrica.
- Involução, geralmente, em 1 a 2 semanas sem sequelas ou complicações.
- Pode evoluir com descamação e discromia pós-inflamatórias.
- Invariavelmente se repete na reexposição ao fármaco.
- Diagnóstico diferencial com doenças exantemáticas infecciosas virais (EBV, HHV6, enterovírus, adenovírus, citomegalovírus, HIV, parvovírus B19, sarampo) e bacterianas (escarlatina, infecção por *Mycoplasma* e toxinas estreptocócicas ou estafilocócicas). Outros diferenciais: eritema multiforme, artrite sistêmica juvenil (doença de Still), síndrome de Kawasaki, GVHD em pacientes receptores de transplante de medula óssea e eritema multiforme.

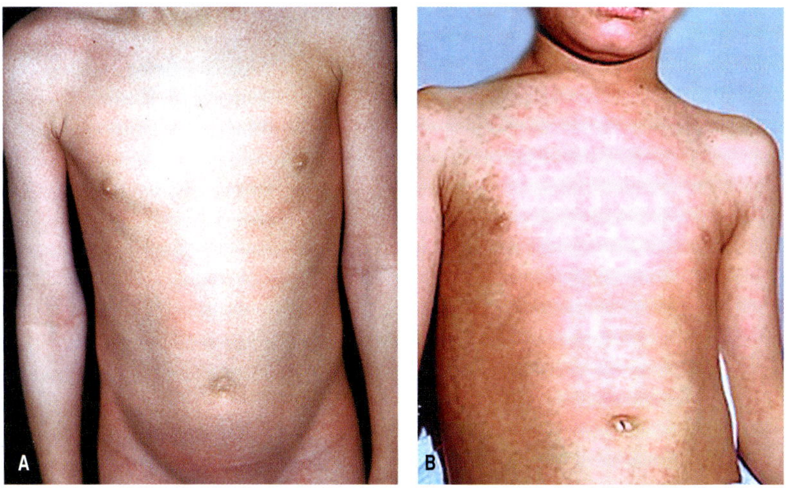

Figura 73.1. A. Exantema escarlatiniforme. **B.** Exantema rubeoliforme ou morbiliforme.

Fonte: acervo pessoal dos autores.

Exames

- Diagnóstico: geralmente clínico.
- Exame histopatológico: inespecífico.
- Hemograma pode apresentar eosinofilia.
- Sorologias (se suspeita de etiologia viral).

Tratamento

- Interrupção da medicação suspeita.
- Anti-histamínicos orais (desloratadina ou hidroxizina) podem ajudar a diminuir o prurido associado.
- Emolientes não sensibilizantes podem proporcionar algum conforto.
- Corticosteroides tópicos de média potência podem ser úteis no alívio sintomático.
- Em geral, corticosteroides sistêmicos não são indicados, mas podem ser utilizados nos casos mais extensos e intensos. Prednisolona na dose de 0,5 a 1 mg/kg/dia por via oral durante cinco dias.

Urticária

Definição

- Reação inflamatória cutânea mediada por mastócitos da derme, a partir da ativação direta pelo agente causal (não imunológica) ou mediada por IgE (hipersensibilidade imediata).
- Nas crianças, 80% das urticárias agudas (duração < 6 semanas) são desencadeadas por infecções, geralmente, do trato respiratório ou gastrintestinal.
- Até 10% dos episódios de urticária são induzidos por medicamentos.
- Substâncias mais frequentes:
  - Antibióticos: sulfas, betalactâmicos (mais comum).
  - Anti-inflamatórios não hormonais.
  - Opioides.
  - Contraste radiológico.

Quadro Clínico

- Aparecimento súbito de pápulas ou placas eritemato-edematosas (urticas), pruriginosas, de tamanho e morfologia variáveis, podendo formar lesões circinadas de grandes dimensões (urticária gigante) (Figura 73.2).

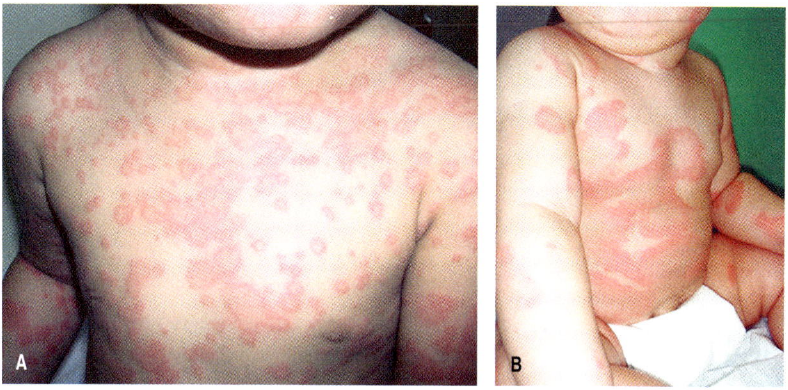

Figura 73.2. A. Urticária – múltiplas urticas de tamanhos e formas variadas. **B.** Urticária gigante.

Fonte: acervo pessoal dos autores.

- As lesões são transitórias, migram e duram menos de 24 h.
- Podem ou não ser acompanhadas de angioedema.
- Diagnósticos diferenciais:
  - Urticária vasculite (suspeitar se as lesões permanecerem por mais de 24 h).
  - Urticárias físicas.
  - Exantemas.
  - Eritema polimorfo.
  - Síndrome de Sweet.
  - Síndromes autoinflamatórias.

Tratamento

- Interrupção do fármaco suspeito.
- Escolha: anti-histamínicos bloqueadores H1 de segunda geração (loratadina, desloratadina, fexofenadina, cetirizina, levocetirizina).
- Anti-histamínicos bloqueadores H1 de primeira geração: hidroxizina, difenidramina e dexclorfeniramina.
- Outras opções terapêuticas:
  - Anti-histamínicos bloqueadores H2: ranitidina, cimetidina.
  - Corticoides sistêmicos por curto período em casos refratários.
  - Adrenalina IM, se há angioedema concomitante.

Reação a fármacos com eosinofilia e sintomas sistêmicos (*Drug Reaction with Eosinophilia and Systemic Symptoms* – DRESS)

Definição

- Sinônimo: síndrome de hipersensibilidade induzida por drogas.
- Febre, eosinofilia, exantema e acometimento de órgãos internos.
- Fatores de risco: antecedentes pessoais ou familiares de DRESS, imunodeficiências primárias ou adquiridas, neoplasias.
- Fármacos responsáveis pela maioria das reações cutâneas na infância:
  - Anticonvulsivantes aromáticos.
  - Antibióticos (sulfonamidas, betalactâmicos).
  - Antirretrovirais (abacavir, nevirapina).

Quadro Clínico

- Em geral, os sintomas surgem entre 1 e 8 semanas após o início da primeira exposição ao fármaco.
- Febre alta e queda do estado geral, seguida de edema facial e exantema na região superior do tronco, que logo se generaliza.
- Exantema morbiliforme, com lesões maculopapulosas, pruriginosas, é o mais frequente (Figura 73.3).
- Vesículas, bolhas, pústulas, lesões purpúricas e eritrodermia.
- Pode evoluir para forma mais grave com desprendimento da pele semelhante à síndrome de Stevens-Johnson ou necrólise epidérmica tóxica.
- Acometimento de órgãos internos pode ocorrer associado ao aparecimento do exantema ou em 1 a 4 semanas depois do seu início.
- Hepatite é a manifestação visceral mais frequente, podendo evoluir para insuficiência hepática. Hepatite fulminante é a principal causa de morte.
- Linfadenomegalia periférica (frequente).
- Outras manifestações sistêmicas podem incluir nefrite intersticial, insuficiência renal, pneumonite intersticial, colite, pancreatite, meningoencefalite, tireoidite, hipotireoidismo, miocardite e manifestações hematológicas como eosinofilia, leucocitose, linfocitose atípica, anemia, leucopenia ou plaquetopenia.
- Pode persistir por semanas a meses, mesmo depois da suspensão do medicamento causador. Novo acometimento visceral pode surgir tardiamente.

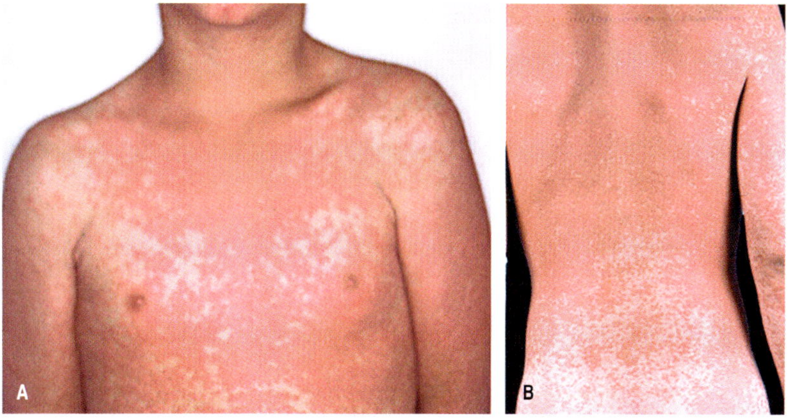

Figura 73.3. A e **B.** DRESS – Exantema morbiliforme com início na região superior do tronco.

Fonte: acervo pessoal dos autores.

Diagnóstico

- Estabelecido com base nos achados clínicos e laboratoriais.
- Exame anatomopatológico da lesão cutânea auxilia no diagnóstico.
- Critérios diagnósticos propostos por Bocquet *et al*. (todos os três critérios presentes, pelo menos um hematológico e um sistêmico são necessários):
  - Erupção cutânea associada ao uso de droga.
  - Alteração hematológica (eosinofilia > 1.500/mm^3 e/ou linfócitos atípicos).
  - Manifestações sistêmicas (linfadenomegalia ≥ 2 cm, hepatite com transaminases ≥ 2 vezes o limite superior da normalidade, nefrite intersticial, pneumonite intersticial e/ou cardite).
- Diagnósticos diferenciais:
  - Infecções virais, outras farmacodermias, síndrome de Stevens-Johnson/ necrólise epidérmica tóxica, pustulose exantemática generalizada aguda (PEGA), vasculites, lúpus eritematoso sistêmico, doença de Kawasaki, doença linfoproliferativa.
- Recidivas leves podem ocorrer em 3 a 4 semanas depois da melhora clínica.
- Reexposição ao fármaco ocasiona aparecimento imediato dos sintomas.

Tratamento

- Internação hospitalar.
- Unidade de terapia intensiva de acordo com a gravidade.
- Suspensão imediata do fármaco suspeito.
- Corticoide sistêmico (1 a 2 mg/kg/dia de prednisona) – tratamento de eleição.
- Outros tratamentos:
  - Imunoglobulina intravenosa: 1 g/kg/dia por 3 dias com infusão por 4 h.
  - Ciclosporina: 3 a 5 mg/kg/dia por 3 a 4 semanas.
  - Ciclofosfamida.
  - Talidomida.

Síndrome de Stevens-Johnson e necrólise epidérmica tóxica

Definição

- Espectros de doença mucocutânea aguda grave, potencialmente fatal, que cursa com necrose e desprendimento da epiderme.
- A extensão da necrose epidérmica é estimada pelo cálculo da área de superfície corporal (ASC) acometida:
  - Síndrome de Stevens-Johnson (SSJ): < 10%.
  - Sobreposição SSJ-NET: 10 a 30%.
  - Necrólise epidérmica tóxica (NET): > 30%.
- Em geral, induzidas por reação adversa ao uso de medicamentos, principalmente anticonvulsivantes, antibióticos, anti-inflamatórios não hormonais e antirretrovirais.
- Fatores não medicamentosos como infecções por HIV, herpes-simples vírus ou *Micoplasma pneumoniae* e colagenopatias também têm sido envolvidos na etiopatogenia. No entanto, quanto maior a gravidade do quadro, maior a probabilidade de ser causado por medicamento.
- A porcentagem de mortalidade aumenta com o grau de comprometimento cutâneo, sendo > 40% na NET.

Quadro Clínico

- Início em 7 a 28 dias depois da administração contínua do medicamento.
- Febre, mal estado geral, mialgias, ardência ocular e odinofagia podem preceder as manifestações dermatológicas.

- Lesões cutâneas surgem como máculas eritematosas, polimorfas e dolorosas no tronco, pescoço, face, regiões proximais dos membros e palmoplantares (Figura 73.4).
- Evoluem para necrose da epiderme, formando bolhas flácidas, que se rompem, com exposição da derme (Figuras 73.5 e 73.6).
- Hiperemia e erosões nas mucosas bucal, genital e ocular (pelo menos dois locais acometidos).
- Acometimento da mucosa gastrintestinal e dos epitélios respiratório e geniturinário.
- Comprometimento de órgãos internos.
- Complicações: infecciosas (septicemia, choque tóxico, CIVD), pulmonares, gastrintestinais (hemorragias) e renais (nefrite, insuficiência renal).
- Causas de óbito: infecções ou alterações hidreletrolíticas.

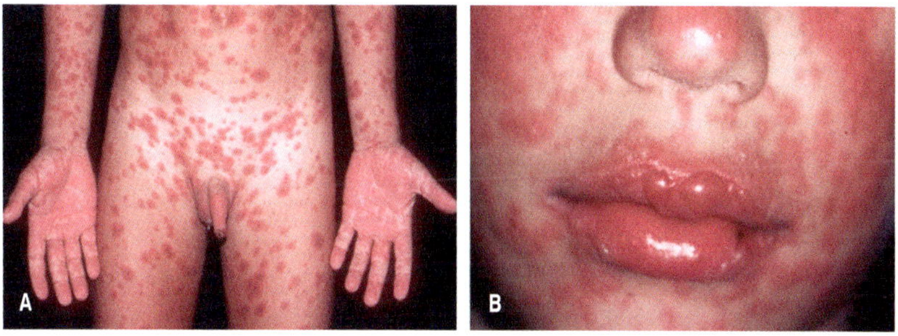

Figura 73.4. A. Síndrome de Stevens-Johnson – lesões no tronco e MMSS. **B.** Síndrome de Stevens-Johnson – lesões na face e bolhas nos lábios.

Fonte: acervo pessoal dos autores.

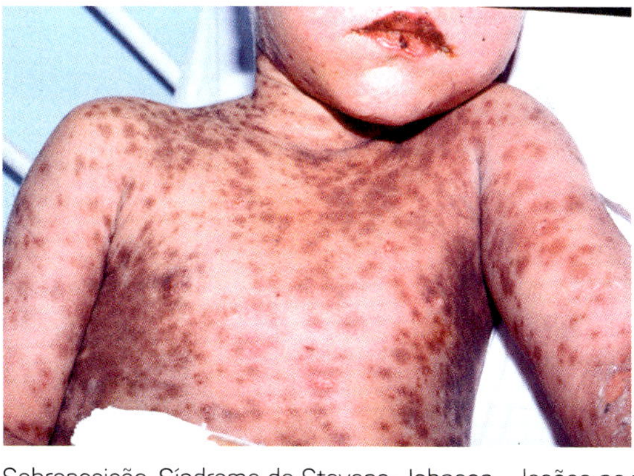

Figura 73.5. Sobreposição. Síndrome de Stevens-Johnson – lesões no tronco e nos lábios. Descolamento da epiderme em áreas do tronco e braço.

Fonte: acervo pessoal dos autores.

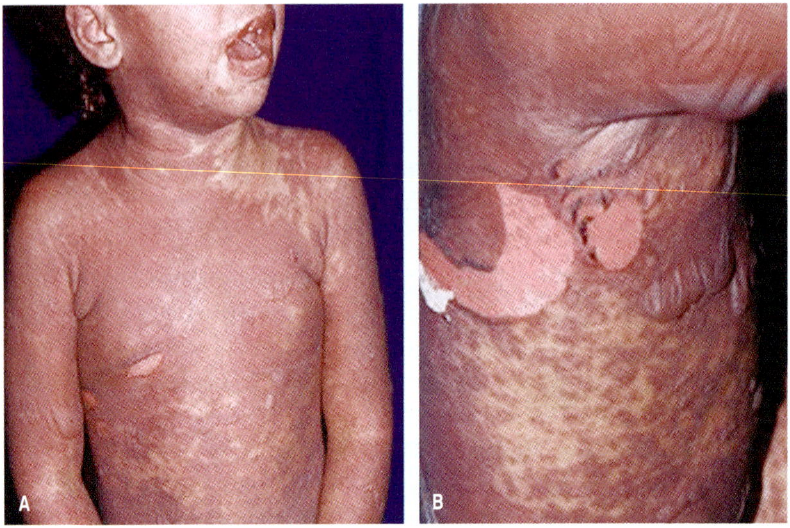

Figura 73.6. A. Necrólise epidérmica tóxica – necrose epidérmica com desprendimento da pele. **B.** NET – detalhe de bolhas e desprendimento da epiderme.

Fonte: acervo pessoal dos autores.

Diagnóstico

- Clínico.
- Exame anatomopatológico de lesão cutânea auxilia no diagnóstico.
- Podem ocorrer: elevação da VHS, leucocitose, eosinofilia, anemia, elevação de transaminases e hematúria.
- Diagnósticos diferenciais:
  - Eritema polimorfo.
  - Síndrome da pele escaldada estafilocócica.
  - Síndrome do choque tóxico.
  - Lúpus eritematoso sistêmico bolhoso.
  - Doença do enxerto contra o hospedeiro aguda grave.
  - Doença de Kawasaki.
- SCORTEN (escala prognóstica empregada nos adultos): não tem utilidade na infância.

Tratamento

- Internação hospitalar (unidade de terapia intensiva ou unidade de queimados, se mais de 10% da ASC de perda da epiderme).

- Suspensão imediata do fármaco suspeito e medidas de suporte são as prioridades iniciais.
- Manutenção do equilíbrio hidreletrolítico, da temperatura e suporte nutricional.
- Corticoides sistêmicos iniciados nos primeiros 2 a 3 dias de doença (controverso).
- Imunoglobulina intravenosa 1 g/kg/dia por 3 dias, com infusão por 4 h, iniciada nas 24 a 48 h do início do quadro. Se passadas 72 h, e ainda estiver aparecendo lesões, imunoglobulina IV ainda pode ser indicada.
- Ciclosporina: 3 a 5 mg/kg/dia por 3 a 4 semanas, tem demonstrado reduzir tempo de doença e mortalidade.
- Outras possibilidades terapêuticas: inibidores do TNF-alfa, ciclofosfamida e plasmaferese.
- Analgesia.
- Cuidados diários das lesões cutâneas e das mucosas.
- Avaliação oftalmológica.
- Vigilância infecciosa.
- Antimicrobiano sistêmico profilático não tem sido recomendado.

Literatura sugerida

Cervini AB, Buján MM, Pierini AM. Farmacodermias en la infância. Dermatol Argent. 2011; 17(2):100-9.

Cestari SCP. Dermatologia pediátrica: diagnóstico e tratamento – farmacodermias. São Paulo: Editora dos Editores, 2018: 345-73.

Ensina LF, Fernandes FR, Di Gessu G, Malaman MF, Chavarria ML, Bernd, LAG. Reações de hipersensibilidade a medicamentos. Rev Bras Alerg Imunopatol. 2009; 32(2):42-7.

Santos BS, Abdalla CMZ. Emergências em dermatologia. In: Ganem F, Cardoso LF. Manual de emergências clínicas. Rio de Janeiro: Atheneu; 2018: 350-6.

Waldman R, Whitaker-Worth D, Grant-Kels JM. Cutaneous adverse drug reactions: kids are not just little people. Clin Dermatol. 2017; 35(6):566-82.

SEÇÃO 16
CIRURGIA

COORDENADOR

Ricardo Frank Coelho da Rocha

CAPÍTULOS

74 Capítulo

Atendimento Inicial da Criança Politraumatizada

Humberto Salgado Filho

Definição

- O entendimento que o trauma é uma entidade nosológica e que segue os mesmos modelos de epidemiologia, prevenção, tratamento e reabilitação, possibilitou a organização de sistemas de atendimento, capacitação profissional, hierarquização dos centros hospitalares e de recuperação.

Avaliação inicial

Considerações gerais

- O ATLS estabelece de forma prioritária a sequência da avaliação inicial obedecendo uma sequência mnemônica:
  - A: via respiratória e restrição de movimentação da coluna cervical.
  - B: respiração.
  - C: sistema cardiovascular.
  - D: estado neurológico.
  - E: extremidades.
- Entretanto diferenças anatômicas e fisiológicas tornam o atendimento pediátrico peculiar. A complementação ao exame clínico pode ser feita na sala de emergência com o uso da radiografia simples e da USG.

Anamnese dirigida

- Tempo decorrido entre o trauma e o atendimento.
- Mecanismo do trauma (queda de altura, incêndio, colisão, atropelamento).
- Informação da cena (colisão com mais vítimas).

- Início de reposição e volume ofertado.
- Grau de consciência.
- Sinais vitais na cena e no transporte.
- Comorbidade anteriores, uso de medicação e vacinação.

A. Via respiratória e restrição de movimentação da coluna cervical

- A prioridade do atendimento inicial é estabelecer uma via respiratória pérvia. Diferente do adulto, a parada cardíaca na criança traumatizada é, na maioria das vezes, secundária à falta de oxigenação, consequência de uma via respiratória não adequadamente permeabilizada.
- Criança alerta e chorando, sem esforço respiratório, provavelmente tem a via respiratória pérvia.
- Diferenças anatômicas, podem levar a uma dificuldade de manter a via respiratória.
- A desproporção entre o segmento cefálico e o corpo pode levar ao colapso da coluna aérea em crianças com alteração do nível de consciência. A primeira medida é colocá-la na posição de cheirar, retificando a coluna área.
- Secreção e corpos estranhos obstruem facilmente a via respiratória e, portanto, devem ser removidos.
- Recursos temporários de otimização das vias respiratórias devem ser empregados, como a tração da mandíbula e a elevação do mento (Figura 74.1), com a manutenção da coluna cervical em posição neutra.

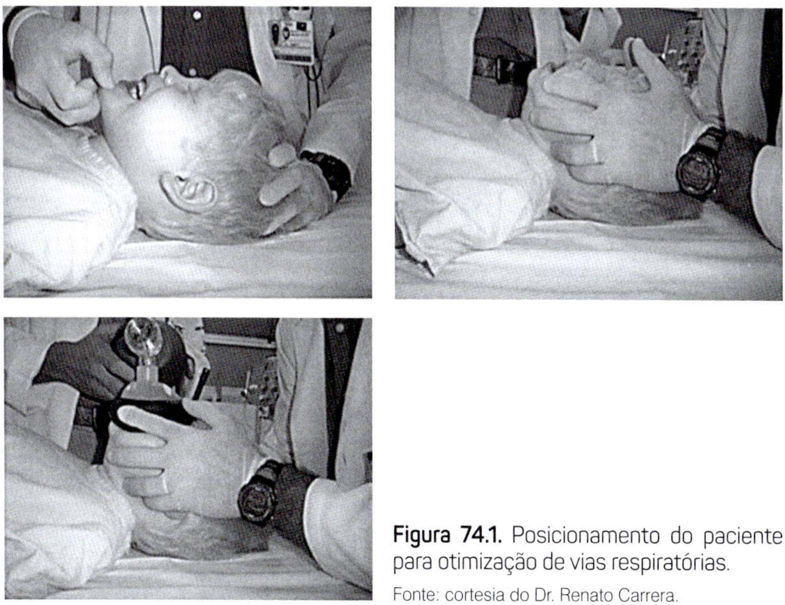

Figura 74.1. Posicionamento do paciente para otimização de vias respiratórias.

Fonte: cortesia do Dr. Renato Carrera.

- Em crianças com alteração do estado neurológico, métodos mecânicos são utilizados, sempre associados a oxigenação a 100%, com uso de cânulas orofaríngeas e, menos frequentemente, a nasofaringea.
- A canula nasofaringea é bem tolerada na criança traumatizada, porém esbarra na dificuldade de tamanho para crianças menores.
- A via definitiva para a criança é a intubação orotraqueal, atualmente com o adicional do balão (*cuff*) em crianças maiores que seis meses.
- A indicação clássica da intubação é a parada respiratória, traumatismo craniano grave, manutenção da hipoxemia, choque hemorrágico de tratamento cirúrgico e via respiratória instável.
- Embora possível, a intubação nasotraqueal no trauma, deve ficar em segundo plano.
- A obtenção da via respiratória definitiva é precedida de pré-oxigenação e sedação.
- A utilização da sequência rápida de intubação (SRI), hoje chamada de intubação assistida por fármacos, vem sendo usada na maioria dos centros de trauma (ver capítulo específico).
- A manobra de Sellick, compressão da traqueia (cricoide) sobre o esôfago, possibilita a intubação com o aumento da segurança contra aspiração de conteúdo gástrico.
- Somente depois da passagem do tubo e insuflação do balão (que não deve exceder 30 mmHg), retira-se a pressão da cricoide.
- Em raríssimas ocasiões em que a intubação não for possível, pode-se realizar a cricotireoidostomia por punção em crianças abaixo de 10 anos, pelo risco de desabamento, e sustentação da traqueia e cricotireoidostomia cirúrgica em crianças acima dessa idade (Figura 74.2).

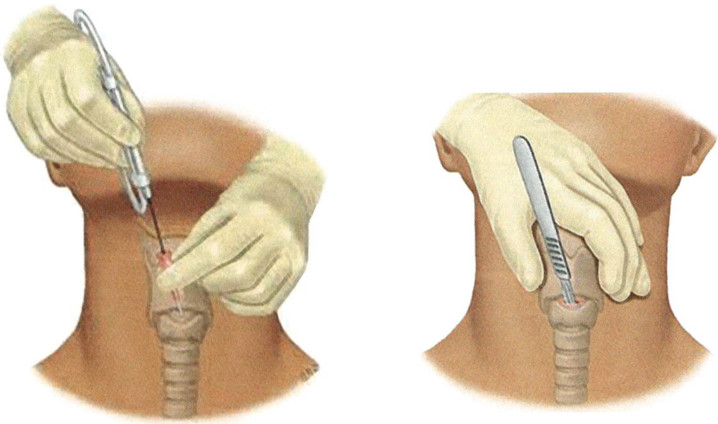

Figura 74.2. Técnicas para cricotireoidostomia.

Fonte: Moreira AEB, Gonçalves R, de Sousa Filho JL, de Sales Chagas JF, Pascoal MBN, da Silva RAM. Cricothyroidostomy. In: de Farias T. (eds) Tracheostomy. Springer. 2018.

B. Respiração

- Tendo a via respiratória segura, a observação de parâmetros clínicos e o exame do tórax passa a ser a próxima necessidade.
- Inspeção, ausculta e percussão, aliadas à oximetria de pulso, com o objetivo de reconhecer o comprometimento ventilatório.
- A inspeção e a observação da frequência respiratória (variando em função da idade), além de esforço respiratório e cianose, já dão sinais de comprometimento ventilatório.

Tabela 74.1. Principais sinais, diagnóstico possível e conduta

Pneumotórax hipertensivo	**Ausculta abolida, hipertimpanismo e estase jugular**	**Punção aliviadora (2EIC), drenagem torácica em selo d'água**
Pneumotórax aberto	Ferimento torácico, ausculta diminuída ou abolida, hipertimpanismo	Curativo de três pontas, drenagem torácica
Tórax flácido	Assincronismo ventilatório Múltiplas fraturas de arcos costais	Suporte ventilatório Oxigenação Sedação da dor IOT Fisioterapia
Hemotórax maciço	Ausculta diminuída Percussões com macicez Estase jugular Comprometimento circulatório sistêmico	Drenagem torácica Reposição volêmica Cirurgia
Tamponamento cardíaco	Estase jugular, abafamento de bulhas Choque, hipotensão	Punção de Marfan

IOT: intubação orotraqueal.
Em pacientes já intubados com piora da função ventilatória, outro auxílio mnemônico criado foi o DOPE (desloamento, obstrução, pneumotórax, equipamento).

C. Sistema cardiovascular

- A avaliação de parâmetros circulatórios é fundamental para uma adequada reposição volêmica. Em crianças, a resposta a perda volêmica é feita basicamente pelo aumento da frequência cardíaca e é necessário ter o conhecimento de que a dor, o desconhecido e o ambiente hospitalar podem também ser fatores que desempenham adjuvantes ao aumento da frequência.
- Sinais do comprometimento circulatório podem ir além da taquicardia, com pulsos finos, pele fria, torpor, ausência de diurese (Tabela 74.2).

Tabela 74.2. Sinais de comprometimento circulatório

Sistemas	Perda sanguínea < 25%	Perda sanguínea entre 25 e 45%	Perda sanguínea > 45%
Cardiovascular	Pulso filiforme, aumento da frequência cardíaca	Aumento da frequência cardíaca	Hipotensão, taquicardia ou braquicardia
Sistema nervoso	Letárgico, irritado, confuso	Alteração no nível de consciência, pouca resposta a dor	Comatoso
Pele	Fria	Fria, cianótica, diminuição do enchimento capilar	Fria e pálida
Rins	Diminuição do débito urinário	Redução maior do débito urinário	Não há diurese

- No exame físico, a procura de foco aparente de sangramento deve ser realizada e, se evidente, deve ser controlada com a compressão ou alinhamento, no caso de fratura de membros.
- Dois acessos calibrosos devem ser obtidos em curto espaço de tempo e no máximo em três tentativas, sendo indicada então a punção intraóssea, até que se assegure uma boa via de infusão.
- Punção intraóssea pode ser realizada em tíbia proximal, tíbia distal, fêmur proximal, crista ilíaca ou até mesmo no úmero proximal..
- A reposição volêmica, preconizada pelo ATLS nona edição, segue a orientação de três alíquotas de 20 mL de cristaloide (Ringer lactato ou soro fisiológico) aquecido, sempre checando a resposta a cada etapa da infusão. Não havendo resposta satisfatória, o uso de hemoderivado se impõe, na dose de 10 mL/kg de concentrado de hemácias ou 20 mL/kg de sangue total. A décima edição do ATLS, ainda sem tradução em português, estabelece uma alíquota de cristaloide de 20 mL seguido de concentrado de hemácias e, posteriormente, de plasma. No entanto, essa abordagem ainda gera controvérsia.
- Obviamente que uma criança que necessite de tamanha expansão volêmica sinaliza hemorragia severa em curso. Os principais sítios de sangramento podem ser partes moles, tórax, abdome e ossos longos.
- Nessa fase do atendimento, alguns procedimentos são facilitadores (a descompressão gástrica alivia a distensão provocada pela aerofagia ou pela ventilação com pressão, além de evitar vômitos. Já a sondagem vesical, facilita também o exame do abdome, além de auxiliar a aferição do estado de volemia com a mensuração segura da diurese.

- Lembrar, no entanto, as contraindicações para sondagem nasogástrica, trauma craneano com suspeita de fratura de base do crânio. A equimose perinial e a uretrorragia são contraindicações da sondagem vesical. Além de espícula óssea e alteração da posição da próstata, quando do toque retal em crianças maiores.

D. Estado neurológico

- O crânio é sede frequente de traumatismo na criança. O cérebro apresenta déficit de mielina, tornando mais homogêneo e muito mais suscetível às lesões difusas (edema e lesão axonal difusa).
- É sempre importante lembrar que uma adequada oxigenação e reposição volêmica, diminui o risco de lesão cerebral secundária.
- A visualização das reações pupilares, desvios, assimetria são imperativos ao exame.
- A avaliação do estado de consciência pode ser obtida com a utilização da escala de coma de Glasgow para crianças grandes ou modificadas para menores de quatro anos (Tabela 78.1).

E. Extremidades

- Nesta fase, se expõe a criança, procurando lesões que possam ter passado despercebidas, dando atenção ao controle da temperatura. A hipotermia que advém da exposição continuada, em ambiente não controlado, pode ser deletério, acarretando liberação de catecolamina, aumentando o consome de O_2, favorecendo a acidose metabólica. Hipotermia, não intencional colabora ainda para presença de coagulopatia. Recomenda-se então o uso de mantas e aquecedores.
- Merece atenção o abuso infantil, trauma peculiar que corresponde 3 a 4% das crianças que dão entrada em pronto atendimentos. Abuso infantil deve ser suspeitado quando a história, ou a falta dela, não apresentar uma correlação com o achado clínico.
- Além dos aspectos anatômicos e fisiológicos da criança, o trauma acomete órgãos em crescimento, acarretando outras morbidades, além do aspecto emocional da criança e da família. Essas interferências no desenvolvimento não podem ser negligenciadas, devendo ser acompanhadas por equipe multiprofissional durante todas as fases.

Literatura sugerida

ATLS Advanced Trauma Life Support®, Tenth Edition, Student Course Manual, 2018 Library of Congress Control Number: 2017907997 ISBN 78-0-9968262-3-5.

Fallat ME. Redefining Ladd's path. J Pediatr Surg. 2017 Jan; 52(1):3-15. doi: 10.1016/j.jpedsurg.2016.10.012.

Mattox KL, Feliciano DV, Moore EE. Trauma. 10th ed. McGraw-Hill Medical; 2008.

Pereira Jr. GA. Trauma no paciente pediátrico. Revista Medicina, Ribeirão Preto. Disponível em: revista.fmrp.usp.br/1999/vol32n3

Schvartsman C, Carrera R, Abramovici S. Avaliação e transporte da criança traumatizada. J. Pediatr. (Rio J.) [Internet]. 2005 Nov [cited 2019 Jan 21]; 81(5 Suppl.):s223-s229. Available from: http://www.scielo.br/scielo.php?script=sci_arttext&pid=S0021-75572005000700013&lng=en.

Troster EJ et al. Trauma na criança, da prevenção a reabilitação. Roca; 2013.

Capítulo 75

Abdome Agudo

Ricardo Frank Coelho da Rocha

Definição

- Dor abdominal de forte intensidade, início súbito e frequentemente com menos de 24 h de duração. Representa potencial urgência médica e requer atenção rápida para alívio dos sintomas e investigação. Em muitos casos, o tratamento é cirúrgico.

Peculiaridades na criança

- A idade da criança é muito importante ao se considerar possíveis diagnósticos diferenciais.
- Durante o exame físico da criança com dor abdominal, nunca esquecer de examinar a região genital para descartar possíveis hérnias e, em meninos, doenças dos testículos.
- Em adolescentes do sexo feminino com vida sexual ativa, possíveis diagnósticos incluem a moléstia inflamatória pélvica aguda e complicações da gestação (gestação ectópica).
- Uma vez indicado tratamento cirúrgico, com poucas exceções, é fundamental a correção prévia de distúrbios hidreletrolíticos.
- Analgesia *não* prejudica o diagnóstico das doenças cirúrgicas abdominais da criança.

Apendicite aguda

Definição

- Na maioria das vezes, a inflamação do apêndice cecal é desencadeada pela obstrução do lúmen do órgão. É a urgência cirúrgica abdominal mais frequente no mundo que, apesar dos grandes avanços em termos de diagnóstico e tratamento, ainda tem elevados índices de morbidade, sendo potencialmente fatal.

Quadro Clínico

- Pode ser inespecífica na fase inicial, com desconforto periumbilical.
- Anorexia, febre baixa e hipoatividade.
- Náuseas e poucos episódios de vômitos.
- Dificuldade e dor à deambulação.
- A criança permanece deitada e se move pouco por causa da dor.
- Dor persistente com localização em fossa ilíaca direita com descompressão brusca dolorosa.

Importante

- Atenção especial a crianças < 5 anos de idade, que podem ter apresentações atípicas.
- Ausência de descompressão brusca ao exame físico não afasta o diagnóstico.
- A diarreia pode estar presente, gerando confusão no diagnóstico.
- Sintomas urinários e alteração do sedimento urinário são achados em até 30% dos casos pela proximidade ao processo infeccioso.

Exames

Laboratoriais

- Hemograma, proteína C-reativa inflamatória e urina tipo I são, em geral, suficientes para casos mais simples.
- Na, K, ureia, creatinina, glicemia, gasometria venosa, lactato, coagulograma e hemocultura são adicionados para casos complicados.

Radiológicos

- Ultrassonografia para casos sem distensão abdominal.
- Em casos duvidosos nos quais é justificada a progressão da investigação, a tomografia computadorizada do abdome é indicada, preferencialmente com contraste intravenoso. Particularmente útil na menina pré-púbere, quando a chance de doenças anexiais é maior.

Tratamento

Antibioticoterapia

- Profilática: doença confinada ao apêndice.
- Terapêutica: presença de secreção purulenta, coleções e necrose e/ou perfuração do apêndice.
- Considerar cobertura para enterococos em casos complicados.

Cirurgia

- Apendicectomia aberta.
- Apendicectomia laparoscópica.

Invaginação intestinal

Definição

- Doença na qual um segmento intestinal penetra a luz do segmento intestinal imediatamente a jusante. É a urgência cirúrgica abdominal mais comum em crianças com até 2 anos de idade. Apesar de na maioria dos casos não ser identificada uma causa, alguns casos são desencadeados por diarreias, divertículo de Meckel, pólipos intestinais ou hiperplasia das placas de Peyer do íleo terminal. Existe uma possível associação entre a vacina para rotavírus e as invaginações intestinais.

Quadro Clínico

- Lactente entre 3 e 12 meses, hígido.
- Crises de cólicas abdominais com choro forte, flexão das pernas sobre o tronco e palidez cutânea.
- Letargia e vômitos durante as crises, com períodos de acalmia durante os quais a criança pode parecer normal.
- Nos períodos de acalmia é o melhor momento para se fazer o exame do abdome, visto que pode-se palpar massa em epigastro em forma de salsicha ("chouriço"), e fossa ilíaca direita vazia ("sinal de Dance").
- Fezes com aspecto de "geleia de morango" é um sinal mais tardio.
- Casos mais graves com diagnóstico tardio frequentemente cursam com choque e sepse.

Importante

- Invaginação intestinal em crianças maiores pode ser manifestação de linfomas ou púrpura de Henoch-Schönlein (geralmente > 10 anos).

Exames

- Ultrassonografia.
- Enema opaco tanto para diagnóstico como para tratamento em casos selecionados.

Tratamento

- Redução com enema pode ser tentada em crianças com bom estado geral e quadro recente. Incidência de recorrência entre 10 e 20%.

- Tratamento cirúrgico para casos nos quais a redução por enema está contraindicada, não é possível ser realizada, foi incompleta ou sem sucesso.

Volvo do intestino médio

Definição

- Torção do intestino delgado e cólon direito sobre o eixo dos vasos mesentéricos superiores, decorrente de defeito de rotação e fixação intestinal durante a vida embrionária. Tem pico de incidência nos primeiros 30 dias de vida e representa uma verdadeira emergência cirúrgica.

Quadro Clínico

- Lactente previamente hígido.
- Vômitos biliosos de início súbito, com crises de cólicas abdominais.
- Abdome escavado ou discretamente distendido e doloroso.
- Enterorragia indica comprometimento vascular com sofrimento intestinal.
- Progressão rápida com abdome distendido e tenso, piora do estado geral e choque.

Exames

Importante

- Realiza-se exames complementares apenas quando as condições clínicas da criança assim permitirem.
- Em alguns casos a cirurgia é indicada após breve período de reanimação volêmica.

Laboratoriais

- Hemograma, proteína C-reativa inflamatória, Na, K, ureia, creatinina, glicemia, gasometria venosa e lactato.

Radiológicos

- Radiografia simples do abdome.
- Exame contrastado do estômago e duodeno por sonda gástrica.

Literatura sugerida

Coran AG, Adzick NS, Krummel TM et al. Pediatric Surgery. 7th ed. Philadelphia, PA: Elsevier; 2012.

Capítulo 76

Escroto Agudo

Henrique de Mattos Canto

Definição

- Trata-se de uma emergência urológica pediátrica que se manifesta por meio de dor escrotal de caráter intenso, que pode estar associada a outros sinais e sintomas locais e sistêmicos. Sua incidência pode atingir até 0,5% dos atendimentos em um pronto atendimento.
- Embora existam vários diagnósticos diferenciais (Tabela 76.1), torção testicular, torção de apêndices testiculares e orquiepididimite são responsáveis por quase a totalidade deles.
- O diagnóstico deve ser rápido devido ao tratamento urgencial potencialmente cirúrgico objetivando a preservação testicular. Por isso, um quadro de escroto agudo (mesmo com história relacionada de pequenos traumas locais), até que se prove o contrário, deve ser considerado como torção testicular.

Tabela 76.1. Causas de escroto agudo

• Torção de testículo
• Torção de apêndices testiculares
• Torção de mesórquio (TT propriamente dita)
• Epididimite/orquite
• Abscesso escrotal, piocele
• Vasculite testicular
• Edema escrotal idiopático
• Trauma, hematocele
• Hidrocele
• Estrangulamento herniário
• Infecções de partes moles
• Tecido ectópico no cordão (adrenal, baço)
• Tumor de testículo (neonatos, formas tardias)
• Peritonite meconial (neonatos)

Torção testicular

- Trata-se de torção das estruturas do cordão espermático, que ocorre de maneira espontânea, em um testículo que apresenta sua fixação incompleta ou anômala. A torção resulta em oclusão dos vasos sanguíneos espermáticos com consequente isquemia e necrose testicular.
- A torção testicular tem uma prevalência de 1:4.000 crianças e jovens, podendo ser classificada em:
  - Intravaginal: ocorre dentro da túnica vaginal, neste caso longa, recobrindo completamente o testículo e com implantação anômala. Corresponde a 90% das torções e manifesta-se depois de a criança completar 2 anos de idade, tendo seu pico de incidência na puberdade (Figura 76.1).
  - Extravaginal: ocorre antes da túnica vaginal tornar-se aderente à parede escrotal, propiciando maior mobilidade do testículo dentro da bolsa escrotal. É aquela caracteristicamente detectada no recém-nascido (embora a maioria dos eventos já tenham ocorrido no período pré-natal) ou no testículo criptorquídico (Figura 76.2).
- Os sintomas tipicamente se apresentam por meio de dor escrotal de início abrupto, que pode ocorrer inclusive em repouso ou durante o sono. A dor pode ser referida também na coxa, na região inguinal ou até no flanco abdominal ipsilateral, além de poder vir acompanhada por náuseas e vômitos em até 25% dos casos.

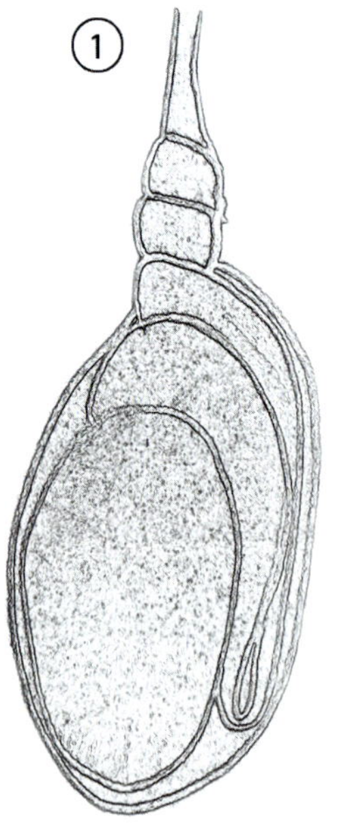

Figura 76.1. Torção testicular intravaginal.

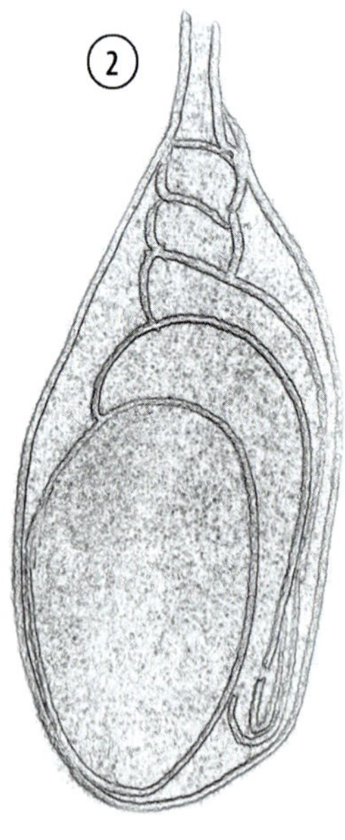

Figura 76.2. Torção testicular extravaginal.

- No exame físico, é possível detectar o escroto com edema e hiperemia de parede somado ao testículo doloroso e aumentado. Ele também pode encontrar-se elevado e horizontalizado na bolsa, além de hidrocele reacional (associada em 50% dos casos). O reflexo cremastérico (elevação reflexa do testículo provocada por estímulo na face interna da coxa ipsilateral), de realização simples e com alta sensibilidade, geralmente está ausente.
- É importante lembrar que no período neonatal, a clínica se apresenta habitualmente de maneira distinta já que a torção foi, na maioria das vezes, pré-natal. Nesse período, o testículo apresenta-se aumentado, endurecido, indolor e com a pele escrotal de coloração azulada, consequências tardias da necrose testicular.
- Os exames laboratoriais pouco auxiliam no diagnóstico além de postergar o tratamento cirúrgico de urgência. A cintilografia (Tecnésio 99m) e, mais atualmente, a ressonância magnética escrotal, podem demonstrar ausência de fluxo testicular porém têm suas limitações quanto a sua disponibilidade nos serviços e agilidade em sua execução.
- A ultrassonografia com doppler colorido é o exame de imagem mais utilizado pois é pouco invasiva, de custo acessível, com maior disponibilidade, rápida e com elevada acurácia diagnóstica. Tal exame identifica ausência de fluxo testicular assim como avalia a ecogenicidade gonadal, que pode variar de acordo com o tempo de sofrimento vascular (habitualmente alterada depois de 6 horas de evolução).
- O tratamento consiste na exploração cirúrgica escrotal de urgência. Durante o procedimento, de acordo com a viabilidade do órgão destorcido, deve-se proceder com a orquidopexia (fixação testicular no escroto) ou com a orquiectomia (exérese do testículo necrótico). Na maioria dos casos realiza-se também a orquidopexia contralateral, já que 40% dos pacientes podem evoluir com torção metacrônica do outro testículo.

Torção de apêndices testiculares

- Existem 4 tipos de apêndices testiculares, que são remanescentes embrionários dos ductos de Muller ou de Wolff (Figura 76.3). Sua torção, com consequente isquemia, acontece mais comumente na hidátide de Morgagni, responsável por 60% dos casos de escroto agudo. Seu pico de incidência ocorre nos pré-adolescentes.
- Em geral, o quadro clínico se caracteriza por dor escrotal menos intensa e sem sinais reflexos sistêmicos. Ao exame físico podem ser encontrados edema e hiperemia de parede escrotal, hidrocele reacional (2/3 dos casos) além de nódulo endurecido e doloroso à palpação do polo superior do testículo (*blue dot*), ponto este que pode ser visualizado como escurecido na transiluminação escrotal.

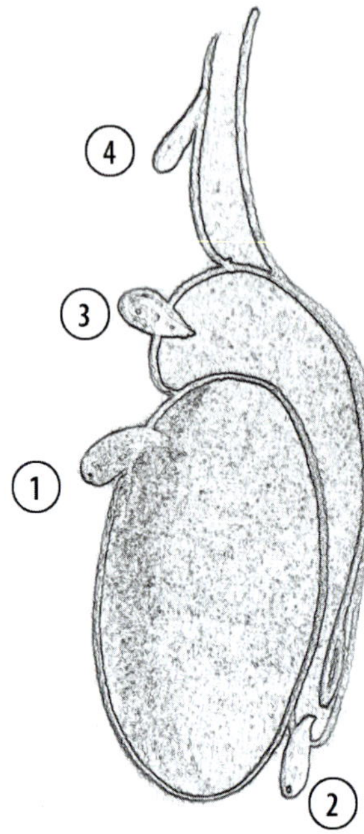

Figura 76.3. Apêndices testiculares.

(1) Hidátide de Morgagni. (2) Órgãos de Haller (3) Hidátide epididimária. (4) Órgão de Giraldés.

- A ultrassonografia com doppler colorido habitualmente identifica massa avascular separada do testículo (este com fluxo preservado), além do aumento do fluxo vascular das estruturas adjacentes (secundário ao processo inflamatório reacional periapendicular).
- O tratamento é predominantemente clínico, por meio do uso de anti-inflamatório não esteroidal (AINE), analgésicos e da restrição para atividades físicas. Os sintomas costumam desaparecer em 1 semana. As indicações cirúrgicas, quando não há dúvida diagnóstica, ficam restritas a uma minoria dos casos em que a dor é incapacitante, recorrente ou prolongada.

Orquiepididimite

- Trata-se de processo inflamatório e/ou infeccioso que, em geral, inicia-se no epidídimo e, posteriormente, atinge o testículo. Tem incidência de 1,2:1.000 crianças. Pode ter etiologia viral, bacteriana assim como estar associada a doenças sistêmicas (sarcoidose, doença de Kawasaki, púrpura de Henoch-Schönlein).
- Um quarto dos casos que atinge as crianças no período pré-puberal apresenta anomalias genitourinárias, que podem propiciar outra via de

contaminação (que não só a hematogênica), como o fluxo retrógrado de urina da uretra prostática ao epidídimo. Os picos de incidência ocorrem nas crianças menores de 1 ano de idade e nas maiores de 10 anos, embora tal afecção possa atingi-las em qualquer idade.

- O quadro clínico consiste em dor escrotal de caráter mais insidioso, que pode vir acompanhada de sintomas urinários (disúria, piúria, urgência) em até 50% dos casos. No exame físico nota-se aumento doloroso do epidídimo (posteriormente também testicular com a progressão do processo inflamatório), edema e hiperemia da parede escrotal, presença do reflexo cremastérico e diminuição da dor local durante a elevação testicular (sinal de Prehn).
- Naqueles poucos casos em que o exame de urina e urocultura podem demonstrar infecção urinária, a investigação para anormalidade genitourinária deve ser obrigatória.
- A ultrassonografia com doppler colorido demonstra aumento do epidídimo e/ou testículo com hipoecogenicidade desses órgãos somado ao aumento de fluxo vascular intraparenquimatoso.
- Como a etiologia de tal afecção no período prepuberal ainda é incerta e habitualmente sua evolução é autolimitada, o tratamento consiste essencialmente em medidas clínicas, por meio do uso de AINE, do repouso e da elevação testicular (com o uso de suspensório escrotal). A antibioticoterapia fica reservada para aqueles casos em que a análise urinária revela infecção bacteriana.

Literatura sugerida

Buicko JL, Satahoo SS, Rao KA et al. Disparities in pediatric gonadal torsion: does gender, race and insurance status affect outcomes? Journal of Pediatric Surgery. 2018; 1392-5.

Dénes FT, Souza NCLB, Souza AS. Escroto agudo: diagnóstico e tratamento. Projeto Diretrizes Associação Médica Brasileira e Conselho Federal de Medicina. 2006.

Jesus LE. Escroto agudo. Revista do Colégio Brasileiro de Cirurgiões. 2000; 271-8.

Souza JSK. Escroto agudo. In: Souza JSK, Salle JLP. Cirurgia pediátrica – teoria e prática. São Paulo: Roca. 2007; 583-9.

Tekgül S, Dogan HS, Kocvara R et al. Acute scrotum. European Association of Urology Guidelines on Paediatric Urology. 2018; 19-20.

77 Capítulo

Hérnia Inguinal e Suas Complicações

Guilherme de Freitas Paganoti

Definição

- Hérnia inguinal é a persistência do conduto peritônio vaginal possibilitando a passagem de uma víscera intra-abdominal para região inguinal.
- Hérnia inguinal encarcerada é definida pela não redução manual do conteúdo herniado pelo canal.
- Hérnia estrangulada ocorre quando há sofrimento das alças intestinais aprisionadas no canal inguinal.

Quadro Clínico

Hérnia inguinal simples

- Abaulamento inguinal intermitente, mais notado quando a criança faz movimentos de prensa abdominal (choro, evacuação e brincadeiras).

Hérnia inguinal encarcerada

- Abaulamento irredutível na região inguinal.
- Dor.
- Em casos mais graves pode evoluir para quadros abdominais obstrutivos com vômitos, distensão abdominal e parada da eliminação de gases e fezes.

Hérnia estrangulada

- Abaulamento irredutível da região inguinal acompanhado de sinais inflamatórios locais (dor, calor e hiperemia).
- Sinais sistêmicos: taquicardia, desidratação e sepse.

Exames

- O exame físico bem feito a beira leito é, em sua grande maioria, suficiente para o rápido e preciso diagnóstico da hérnia inguinal e suas complicações.
- Para a complementação ou para elucidar dúvidas diagnósticos podemos usar exames complementares:
  - Radiografia simples de abdome.
  - Ultrassonografia inguinal.

Diagnóstico

- Hidrocele.
- Cisto de cordão.
- Tumores testiculares.
- Tumores paratesticulares.
- Linfonodomegalias.

Tratamento

Hérnia inguinal simples (redutível)

- Herniorrafia inguinal eletiva.

Hérnia inguinal encarcerada

- Tentativa de redução manual: caso haja sucesso, encaminhar para correção cirúrgica eletiva.
- Tentativa de redução manual: caso haja falha, encaminhar para correção cirúrgica de urgência.

Hérnia inguinal estrangulada

- Estabilização clínica.
- Cirurgia de urgência.

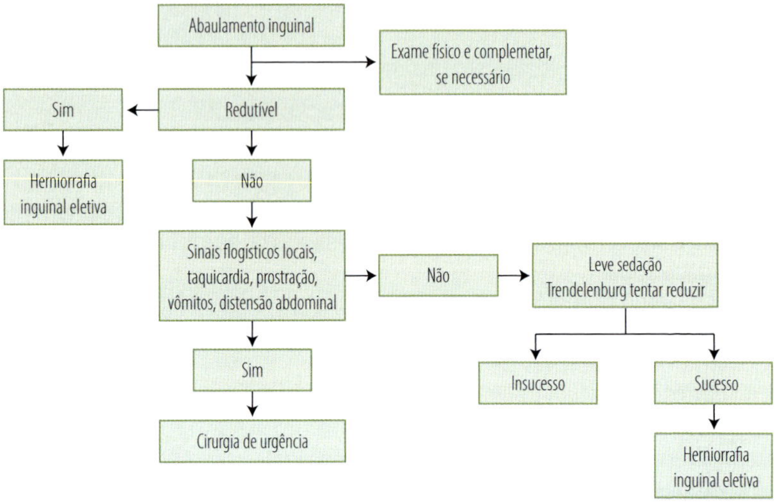

Fluxograma 77.1. Avaliação e condutas em casos de abaulamento inguinal.

Literatura sugerida

Tannuri U. Doenças cirúrgicas da criança e do adolescente (Coleção Pediatria – Instituto da Criança HC-FMUSP). Barueri, São Paulo: Manole; 2010.

Souza JCK, Salle JLP. Cirurgia pediátrica: teoria e prática. São Paulo: Roca; 2007.

Gama-Rodrigues JJ, Machado MCC, Rasslan S. Clínica cirúrgica. Barueri: Manole; 2008.

Maksoud JG. Cirurgia pediátrica. 2 ed. Tijuca: Revinter; 2003.

Capítulo 78

Traumatismo Cranioencefálico

Marcello Creado Pedreira

Introdução

- O traumatismo cranioencefálico (TCE) é uma das causas mais frequentes de atendimentos em unidades de emergência e o que apresenta maior probabilidade de levar à morte ou incapacidade permanente. Isto porquê:
  - Crianças apresentam a cabeça proporcionalmente maior e mais pesada em relação ao resto do corpo e, portanto, mais suscetível aos danos provocados pela inércia.
  - Crianças pequenas apresentam menor tonicidade da musculatura cervical, aumentando as chances de lesões encefálicas.
  - O crânio apresenta maiores plasticidade e deformidade (ossos menos rígidos e suturas ainda abertas), possibilitando a distribuição da força do trauma entre o crânio, o cérebro e as veias corticais, ampliando as chances de lesão.
  - Regiões ainda não mielinizadas absorvem menos as forças do trauma.
  - O couro cabeludo é altamente vascularizado e pode gerar hemorragias graves.

Definição

- *Traumas focais sem fraturas:* mais comuns em menores de um ano de idade, devido à maior elasticidade da caixa óssea. As deformações do tipo bola de pingue-pongue raramente danificam a dura-máter e podem reduzir-se espontaneamente em recém-nascidos.
- *Traumas focais com fraturas:* nos exames de imagem, as fraturas apresentam aspecto serrilhado complexo, enquanto as suturas mostram sinais de ossificação. A maioria pode ser tratada de forma conservadora. Apesar de mais raras em crianças, fraturas da base do crânio podem estar associadas a equimose periorbital (olhos de guaxinim) ou retroauricular (sinal de Battle).
- *Disjunção traumática de suturas (fraturas diastáticas):* mais comuns em menores de quatro anos, manifesta-se como uma saliência pulsátil

adjacente a uma falha óssea. Como pode progredir, deve ser reavaliada em dois a três meses.

- *Hematomas subgaleais ou céfalo-hematomas:* o trauma causa apenas um sangramento da gálea aponeurótica ou atinge o subperiósteo (geralmente por tocotraumatismos).
- *Hematomas extradurais:* sangramento entre o osso e a dura-máter, causado por laceração da artéria meníngea média ou do seio venoso, promovendo o descolamento da dura-máter. Ocorre mais frequentemente na região temporal ou temporoparietal. ATENÇÃO: como a dura-máter de crianças é mais aderida à tábua óssea, o hematoma pode se manifestar mais tardiamente.
- *Hematomas subdurais:* sangramentos volumosos das veias corticais, podendo comprimir estruturas e causar desvio da linha média, são mais comuns do que os extradurais.
- *Hemorragia intraventricular:* frequentemente causada por "vazamentos" de hematomas próximos aos ventrículos ou por rompimento dos vasos do corpo caloso.
- *Hematomas intraparenquimatosos:* mais comuns em traumas graves, causam efeito de massa nos lobos frontal e temporal. Podem ser necessárias 24 horas ou mais para haver alterações tomográficas. Atentar sempre para possíveis alterações pupilares.
- *Contusões:* lesões necro-hemorrágicas focais que, em horas ou dias, podem se expandir ou coalescer e formar um hematoma intraparenquimatoso com efeito de massa.
- *Concussão:* não há alterações anatômicas; geralmente é leve e totalmente reversível, sem alteração da consciência ou orientação, embora possa haver amnésia. Entretanto, existe um tipo onde ocorre perda de consciência e amnésia, a chamada concussão clássica. A síndrome pós-concussão (déficit de memória, tontura, náuseas, anosmia e/ou depressão) é uma possível consequência temporária.
- *Lesão axonal difusa:* lesão isquêmica ou com efeito de massa que pode causar coma prolongado, decorticação, descerebração ou disfunção autonômica (hipertensão arterial, hiperidrose e hiperpirexia).
- *Edema cerebral:* lesão secundária que leva à hipertensão intracraniana (vasodilatação pós-isquêmica ou comprometimento da autorregulação do fluxo encefálico). Pode ser difuso (rápida deterioração neurológica e coma) ou hemisférico (em geral, após hematomas subdurais). Está entre as complicações com maior risco à vida da criança e é comumente vista em vítimas de maus-tratos.
- *Comoção labiríntica:* muito frequente após um TCE em crianças, levando a sintomas como vômitos ou sonolência após choro intenso. É benigna e geralmente não se relaciona com gravidade.

Exames

- *RX de crânio:* não deve ser solicitado, pois apresenta especificidade e sensibilidade muito variáveis (53 a 97% e 50 a 100%, respectivamente).

Como lesões intracranianas podem ocorrer na ausência de fraturas, apresenta baixo valor preditivo.

- *Ultrassom de crânio:* pouco invasivo, apresenta alta especificidade para lesões em recém-nascidos e lactentes com fontanelas ainda abertas.
- *Tomografia computadorizada (TC) de crânio (sem contraste):* é o exame mais sensível para o diagnóstico de hemorragias agudas; alta especificidade, principalmente em crianças abaixo de 2 anos de idade. Entretanto, *como não há evidências que a realização imediata da TC reduza a morbimortalidade em crianças assintomáticas, recomenda-se observação até que a criança apresente qualquer alteração sugestiva de comprometimento neurológico*.
- *Ressonância nuclear magnética (RNM):* apesar de fornecer informações mais detalhadas, incluindo o estado de mielinização e a extensão da lesão, a RNM ainda não foi amplamente validada. Atualmente, está bem indicada na suspeita de lesões axonais difusas, em geral ainda não visíveis na TC.

Tratamento

- Juntamente com os possíveis fatores de risco envolvidos no trauma, a escala de coma de Glasgow (ECG) permite classificar o TCE de forma rápida, segundo a gravidade e o prognóstico, orientando as condutas iniciais a serem adotadas. Existem escalas adaptadas para aplicação pediátrica, sendo a de James a mais difundida atualmente (Tabelas 78.1 e 78.2).

Tabela 78.1. Escala de coma de Glasgow e a adaptação de James

Parâmetros	Escala de Glasgow (> 5 anos)	Escala adaptada de James (< 5 anos)	Pontuação
Abertura ocular	Espontânea	Espontânea	4
	Ao chamado	Ao chamado	3
	À dor	À dor	2
	Ausente	Ausente	1
Resposta verbal	Orientado	Balbucio	5
	Confuso	Choro irritado	4
	Palavras inapropriadas	Choro à dor	3
	Palavras incompreensíveis	Gemido à dor	2
	Nenhuma	Nenhuma	1
Resposta motora**	Obedece a comandos espontâneos	Movimentos	6
	Localiza dor	Retirada ao toque*	5
	Retirada inespecífica à dor	Retirada à dor*	4
	Flexão à dor (decorticação)	Flexão anormal	3
	Extensão à dor (descerebração)	Extensão anormal	2
	Nenhuma	Nenhuma	1

*Para avaliar a retirada inespecífica, orienta-se estímulos na região supraocular ou o uso de um objeto pontiagudo.

**Na escala de James, a avaliação da resposta motora costuma ser mais fiel se aplicada a partir dos 9 meses de idade.

Fonte: adaptada de Stape, 2013.

Tabela 78.2. Fluxograma de condutas de acordo com a gravidade e fatores de risco do TCE

ECG e tipo de TCE		Fatores de risco				Conduta inicial
			Idade e tipo do trauma	Tipos de lesões	Alterações neurológicas	
Glasgow 14-15	TCE leve	Baixo risco	• > 2 anos • < 2 anos, mas com trauma bastante trivial	• Hematomas subgaleais leves • Lacerações leves	• Sem alterações neurológicas • Cefaleia leve não progressiva • Tontura passageira	• Glasgow 15: alta + observação em casa • Glasgow 14, vômitos significativos e/ou amnésia: TC de crânio (se normal ou alta)
		Médio risco	• < 2 anos (trauma pouco trivial) • Acidentes graves/obscuros • Perda breve de consciência • Convulsão pós-trauma • Suspeita de álcool ou drogas	• Lesão significativa do couro cabeludo • Lesão penetrante ou lesão facial grave • Sinais de fratura de base de crânio • Fratura de crânio ao RX • Politrauma	• Cefaleia progressiva • Vômitos intensos e náuseas • Distúrbio do comportamento • Desorientação/amnésia	• TC de crânio (se normal, observar no hospital por 12 a 24 h)
		Alto risco	• Crianças espancadas • Ferimento por arma branca • Distúrbios da coagulação	• Fístula liquórica • Petéquias (embolia gordurosa?) • Lesão vascular cervicocraniana	• Piora da consciência • Irritação meníngea • Distúrbios motores • Déficit da acuidade visual	• TC de crânio e internar, independentemente do resultado da TC
Glasgow 9-13	TCE moderado	Considerar possíveis déficits neurológicos e rápida evolução para lesões secundárias, devido à baixa oxigenação cerebral. Por isso, monitorar continuamente a Escala de Glasgow em busca de melhoras ou rebaixamentos.				• Cabeça em posição neutra • Decúbito a 30°-45° • ECG ≤ 8 ou sinais de HIC: IOT (hiperventilação leve em casos refratários) • Evitar hipoglicemia • Solução salina a 3% (0,1-1 mL/kg/h intravenosa) preferencialmente a manitol (0,25-1 g/kg intravenoso)
Glasgow 3-8	TCE grave					

Fonte: adaptada de American Academy of Pediatrics, 1999; Stape, 2013; Gentile, 2011; Andrade, 2001.

- Crianças com TCE leve que necessitem ser mantidas em observação podem permanecer no hospital ou liberadas para a residência, caso tenham condições de retornar rapidamente na eventualidade de piora do nível de consciência, cefaleia progressiva, alterações motoras ou visuais, vômitos constantes ou ainda sonolência ou irritabilidade excessivas.
- Apesar da possibilidade dos sintomas surgirem até vários dias após o trauma, existem poucos relatos de sangramento intracerebral ou extradural que se desenvolveram depois de uma TC de crânio normal.

Literatura sugerida

American Academy of Pediatrics. Commission on Clinical Policies and Research, American Academy of Family Physicians. The Management of Minor Closed Head Injury in Children. Committee on Quality Improvement. Pediatrics. 1999; 104:1407.

Araki T, Yokota H, Morita A. Pediatric traumatic brain injury: characteristic features, diagnosis, and management. Neurol Med Chir (Tokyo). 2017; 57:82-93.

Gentile JKA et al. Condutas no paciente com trauma cranioencefálico. Rev Bras Clin Med. São Paulo, 2011 jan-fev; 9(1):74-82.

Stape A, Troster EJ, Abramovici S, Pinus J et al. Traumatismo cranioencefálico na Infância. In: Trauma na criança. Da prevenção à reabilitação. 2013: 89-96.

Andrade AF, Marino Jr R, Miura FK, Carvalhaes CC, Tarico MA, Lázaro RS et al. Sociedade Brasileira de Neurocirurgia. Diagnóstico e Conduta no Paciente com Traumatismo Cranioencefálico Leve. Projeto Diretrizes da Associação Médica Brasileira e do Conselho Federal de Medicina, 2001. Disponível em: https://diretrizes.amb.org.br/_BibliotecaAntiga/traumatismo-craniencefalico-leve.pdf. Acesso em: 20 de outubro de 2018.

Verive MJ. Pediatric head trauma. Disponível em: https://emedicine.medscape.com/article/907273. Acesso em: 20 de outubro de 2018.

SEÇÃO 17
ORTOPEDIA

COORDENADOR

Roberto Guarniero

CAPÍTULOS

79 Capítulo

Pioartrites e Osteomielites

Roberto Guarniero

José Roberto Bevilacqua Guarniero

Daiane Rodrigues de Oliveira

Pioartrites

Sinonímia

- Artrite piogênica.
- Pioartrite.
- Artrite séptica.
- Artrite infecciosa.
- Artrite bacteriana.

Definição

- A artrite piogênica é um processo inflamatório articular causado por microrganismos produtores de pus.

Quadro Clínico

Sinais e sintomas

- Febre: geralmente alta ($\geq$ 38°C).
- Quadro articular: dor, aumento de volume (edema, eritema e calor locais).
- Dor na região metafisária de um osso longo.
- Limitação funcional da articulação e do membro acometido.
- Quando a articulação atingida estiver situada nos membros inferiores a criança andará com dificuldade ou não conseguirá andar.
- A movimentação do membro, quer ativa, quer passiva, será extremamente dolorosa e não é incomum o achado de pseudoparalisias.

- Sinais sistêmicos estarão presentes: prostração, irritação e anorexia.
- Lembrar que nos recém-nascidos os sinais clínicos sistêmicos podem ser frustos.
- A pioartrite no recém-nascido é considerada uma lesão grave.

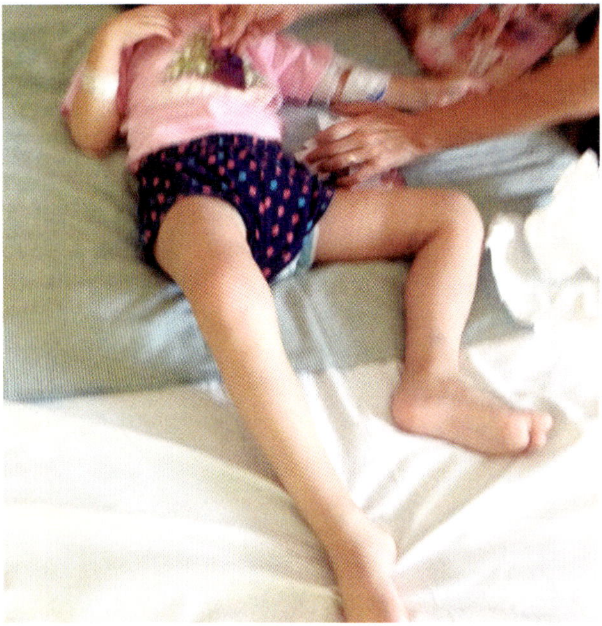

Figura 79.1. Paciente com artrite séptica do joelho esquerdo. Atitude antálgica. Aumento de volume articular e limitação de movimentos.

Fonte: arquivo pessoal e HMIMJ.

Agentes etiológicos

- *Staphylococcus aureus.*
- *Streptococcus haemolyticus* (Grupo B).
- *Haemophylus influenzae*.
- *Streptococcus pneumoniae*.
- *Neisseria gonorrhoeae*.
- *Neisseria meningitidis*.
- Enterobactérias.
- Salmonella sp.
- Brucella sp.

Nos últimos anos, a *Candida albicans* tem sido responsável por artrite séptica, sobretudo nas crianças imunodeprimidas ou com doenças sistêmicas graves.

Exames complementares

- Laboratório 1: hemograma completo – VHS – PCR – hemoculturas.
- Laboratório 2: exame do líquido de punção articular – bacterioscopia. direta + cultura + antibiograma.
- Imagem:
  - Radiografia simples: normal ou mostra distensão capsular.
  - Ultrassonografia da articulação comprometida: buscar presença de derrame (líquido) intra-articular; presença de líquido subperiosteal.
  - Ressonância magnética: afastar ou confirmar presença concomitante de osteomielite (Figura 79.2).

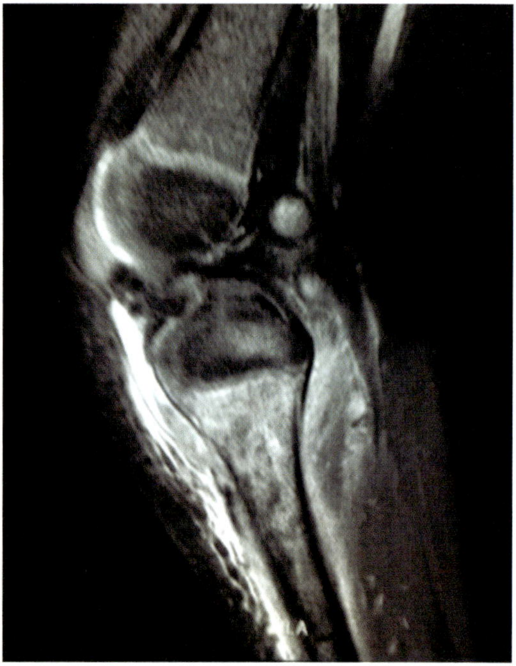

Figura 79.2. Ressonância magnética do joelho esquerdo. Observar a coleção líquida.

Fonte: arquivo pessoal e HMIMJ.

Diagnóstico

- O diagnóstico da pioartrite é fortemente sugerido pelo quadro clínico característico (descrito acima).
- Na criança menor (menos de um ano de idade) ou no recém-nascido poderá ser muito difícil, pois os sinais e sintomas nesta faixa etária são escassos e inconsistentes.

- O diagnóstico definitivo será então realizado pela punção/aspiração da articulação acometida.
- A punção articular será realizada sob condições rigorosas de antissepsia e assepsia, na sala de cirurgia, sob anestesia. A suspeita de pioartrite ocorre quando existir a presença de mais de 50.000 leucócitos no líquido aspirado, com mais de 75% de neutrófilos e com cultura positiva do material.
- Podemos usar o critério de Kocher *et al*. para o diagnóstico da artrite séptica: presença de febre, o paciente não apoia o membro inferior acometido ou apresenta limitação funcional importante e, no hemograma, temos a presença de leucocitose com elevação da velocidade de hemossedimentação (VHS) e, também, da proteína C-reativa (PCR).

Tratamento

- Seis diretrizes básicas orientam o tratamento:
  - Diagnóstico precoce.
  - Determinação do agente etiológico.
  - Antibioticoterapia específica – parenteral no início.
  - Drenagem operatória quando indicado e urgente, combinada à antibioticoterapia.
  - Tempo adequado de antibioticoterapia.
  - Tratamento ortopédico apropriado.
- Diagnóstico diferencial: artrite reumatoide juvenil (ARJ), febre reumática, celulite, abscesso, sarcoma de Ewing, leucemia, granuloma eosinófilo.

Diferentes articulações

- Quadril:
  - Na pioartrite do quadril a drenagem operatória está formalmente indicada pelos altos riscos de complicações ortopédicas como a necrose da cabeça do fêmur e a luxação patológica da articulação. Indicado descompressão e limpeza articular.
  - Não utilizar drenos.
  - Imobilização da região acometida está indicada para alívio da dor e conforto do paciente, sempre na posição funcional da articulação.
- Joelho:
  - Pode ser utilizada a artroscopia do joelho no tratamento operatório, desde que realizada por profissional experiente.
- Tornozelo:
  - Não deixar de realizar a drenagem operatória da articulação fibulotalar (distal).

- Ombro:
  - Geralmente no recém-nascido é acompanhada por osteomielite. Melhor conduta é a artrotomia.
- Cotovelo:
  - Melhor conduta é a artrotomia.
- Punho:
  - Aspiração difícil, principalmente nas crianças menores.

Resumo – artrite séptica na criança

- *Etiologia:* principalmente *S. aureus*.
- *Quadro clínico:* febre, geralmente alta; dor localizada na região metafisária; edema, calor; limitação funcional.
- *Diagnóstico diferencial:* artrite reumatoide juvenil; febre reumática; celulite, abscesso partes moles; tumores; granuloma eosinófilo.
- *Prognóstico:* depende do microrganismo; presença concomitante de osteomielite; idade do paciente; articulação acometida; tempo decorrido para a confirmação diagnóstica.
- *Laboratório:* hemograma (leucócitos); VHS; PCR.
- *Exames:* radiografia; ultrassonografia; RM.
- *Diagnóstico definitivo:* punção – aspiração articular.
- *Tratamento:* urgência ortopédica; antibioticoterapia; drenagem operatória.
- *Imobilização.*
- *Acompanhamento:* controle do hemograma, VHS, PCR.

Osteomielites

Definição

- Inflamação do tecido ósseo, com destruição óssea e que quando não diagnosticada e tratada precocemente pode evoluir de modo crônico com sequestro ósseo, destruição articular e fístulas, causando graves deformidades e incapacidade permanente.

Classificação

- Quanto ao tempo de duração:
  - *Aguda:* quando o início dos sintomas até o diagnóstico é inferior a duas semanas.
  - *Subaguda:* infecção com duração superior a duas ou três semanas.
  - *Crônica:* duração maior do que seis semanas.

Mecanismos de infecção

- *Hematogênico:* via corrente sanguínea de um foco localizado à distância.

- *Contiguidade:* infecção de partes moles circunjacentes
- *Implantação direta:* ferimentos, fratura exposta, procedimento operatório.

Epidemiologia

- Média de idade: 6 anos. Incidência 1:5.000 em crianças. Mais comum em meninos. Não há predileção por raça. Incidência elevada em pacientes com doença falciforme e em portadores de imunodeficiência.
- O fêmur e a tíbia são os locais mais frequentes de osteomielite.
- Em geral, somente uma região é acometida, porém 5 a 20% das crianças podem apresentar osteomielite multifocal.

Etiologia

- Fatores associados que interferem na distribuição dos agentes etiológicos: faixa etária, esquema de imunização, traumas, ferimentos perfurantes, doença falciforme e varicela. O agente etiológico mais frequente nas infecções osteoarticulares é o *Staphylococcus aureus* meticilino-sensível (MSSA) e *S. aureus* meticilino-resistente (MRSA). *Haemophilus* tipo B era o segundo agente mais isolado antes da era vacinal, hoje é raro. O agente gram-negativo *Kingella Kingai* é o segundo agente mais isolado na atualidade.

Manifestações clínicas

- Os primeiros sinais da osteomielite são sutis e inespecíficos e geralmente dependentes da idade do paciente. Os mais comuns incluem febre, irritabilidade, dor localizada na região infectada, edema, eritema e redução da motilidade local.
- RNs podem exibir pseudoparalisia ou dor com o movimento da extremidade (p. ex., troca de fraldas); metade deles não apresenta febre e não parece doente.
- Lactentes e crianças apresentam maior probabilidade de febre, dor e sinais localizados como edema, eritema e calor. Se envolvimento dos membros inferiores observa-se claudicação ou recusa em deambular.
- A trombose venosa profunda e tromboembolismo pulmonar por êmbolo séptico podem ocorrer em 30% dos casos de osteomielite aguda. Ainda como complicações podem ocorrer rigidez de membro, encurtamento, deslocamento e necrose vascular.

Exame físico

- *Inspeção:* aumento de volume local. Presença de fístulas nos casos mais tardios.
- *Palpação:* dor ou aumento de sensibilidade no local comprometido, sobretudo quando o osso atingido for superficial, como é o caso da tíbia proximal ou do fêmur distal.

- *Grau de movimentação:* limitação global dos movimentos da articulação adjacente ao processo infeccioso.

Diagnóstico

- O diagnóstico de osteomielite é clínico.

Exames complementares

- Não existem testes laboratoriais específicos para osteomielite.
- É recomendada a coleta de hemograma completo, VHS, PCR e pró-calcitonina no momento do diagnóstico e para seguimento do tratamento.
- Hemocultura deve ser realizada em todos os casos suspeitos (apesar da baixa positividade ~ 40%).
- Se possível e dependendo dos resultados de estudo de imagem: aspiração ou biópsia do osso ou do abscesso subperiostial para coloração por Gram, cultura e histologia óssea (aumenta possibilidade de identificação etiológica).

Exames de imagem

- *Radiografia simples:* registra a imagem inicial para acompanhamento. Pode ser útil no diagnóstico depois de 2 a 3 semanas da doença. Permite correlação com gravidade. As radiografias iniciais podem somente evidenciar um aumento de partes moles locais; entretanto, são úteis para fornecer uma linha de base para a avaliação por imagem.
- *Ultrassonografia:* útil na osteomielite crônica para coleção periosteal. Útil para evidenciar efusões articulares, principalmente da articulação do quadril.
- *Tomografia:* útil para o diagnóstico e para avaliar presença de ar, sequestro, destruição cortical; porém, a grande exposição à radiação deve ser considerada no momento da indicação.
- *Ressonância magnética:* elevadas sensibilidade e especificidade. A RM é a técnica atualmente mais potente para a avaliação da infecção no tecido musculoesquelético. Pode ajudar na localização de um abscesso intraósseo.
- *Cintilografia:* elevadas sensibilidade e especificidade na fase inicial, quando os sintomas não são localizados. Devido à alta exposição à radiação, solicitar somente em casos complexos. É um exame pouco específico, sendo necessário correlação com os dados clínico-laboratoriais para a confirmação diagnóstica.

Tratamento

Antibioticoterapia empírica

- A antibioticoterapia inicial intravenosa é empírica e deve ser introduzida precocemente no intuito de evitar complicações. Fatores como faixa etária, história de traumatismo e doenças associadas podem direcionar para os agentes etiológicos mais frequentes. A terapia antibiótica inicial deve incluir uma cobertura potente para MSSA e *Streptococcus* grupo A, além de *K. kingae* em crianças maiores.
- Na escolha do antibiótico temos de considerar a idade do paciente, a presença de comorbidades, a via de acesso da infecção e o padrão de resistência local.
- Os antibióticos betalactâmicos são agentes de escolha para *K. kingae*, *S. pyogeses* e *S. pneomoniae. K. kingae* são resistentes a clindamicina e vancomicina. A maioria das cepas MRSA é sensível a clindamicina. Em casos graves, a vancomicina deve ser iniciada. Em casos de osteomielite por suspeita de Salmonela, como em pacientes falciformes, a cefalosporina de terceira geração, como ceftriaxona deve ser indicada.

Agentes etiológicos x antibióticos recomendados*

- Neonatos a 3 meses:
  - Agentes: *Streptococcus* grupo A, *Staphylococcus aureus* meticilino--sensível (MSSA), *E. coli* e outros gram-negativos, Candida.
  - Antibiótico recomendado: cobertura MSSA/MRSA
  - Cefalosporina 3ª geração.
- 3 meses a 5 anos de idade:
  - Agentes: *Staphylococcus aureus* meticilino-sensível (MSSA), *K. kingae*, *S. pneumoniae*, *H. influenzae* tipo B e não tipável, *E. coli*.
  - Antibiótico recomendado: cobertura MSSA/MRSA.
- Acima de 5 anos de idade:
  - Agentes: *Staphylococcus aureus* meticilino-sensível (MSSA).
  - Antibiótico recomendado: cobertura MSSA/MRSA.

Duração do tratamento

- Tempo total de tratamento para osteomielite não complicada é de 3 semanas, com tratamento intravenoso por 2 a 4 dias, seguido de tratamento por via oral, de acordo com melhora clínica e queda do PCR, VHS e leucograma.

---

*Cobertura MSSA: oxacilina, celazotina, ampicilina sulbactram ou clindamicina. Cobertura MRSA: clindamicina, vancomicina, linezolina (dependente da sensibilidade local). *K. kingae*: cefalosporina de 2ª e 3ª gerações, ou ampicilina ou ampicilina/sulbactam. Considerar *H. influenzae* tipo B em pacientes com imunização incompleta.

Tratamento cirúrgico

- Na maioria dos casos, com um diagnóstico precoce apenas a administração de antibiótico será suficiente como medida terapêutica. Entretanto, quando ocorrer alterações visíveis na radiografia poderemos pensar em tratamento operatório com drenagem cirúrgica do local da infecção.
- Consideramos indicações para a drenagem operatória:
  - Presença de um abscesso subperiostal confirmado pela punção/aspiração ou por biópsia.
  - Falha de resposta terapêutica à medicação antibiótica.
  - Evidência radiográfica de um abscesso ou uma cavidade intraóssea.

Evolução

- Quando a terapia antibiótica apropriada é fornecida, a melhora dos sinais e sintomas é rápida. A falha na melhora ou piora em 72 horas requer a revisão da terapia antibiótica, a necessidade de intervenção cirúrgica ou a revisão do diagnóstico.

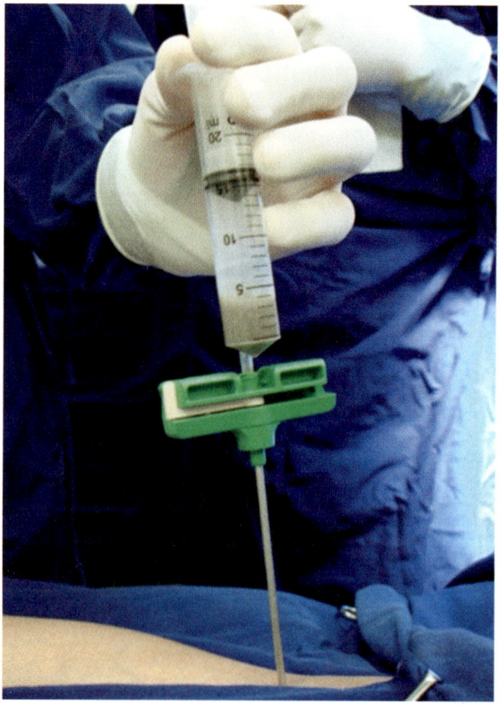

Figura 79.3. Punção – aspiração óssea na osteomielite. Realizada com todo rigor no centro cirúrgico. Observar o líquido de aspiração francamente purulento.

Fonte: arquivo pessoal e HMIMJ.

- A recorrência da doença e o desenvolvimento de infecção crônica, depois do tratamento adequado na fase aguda, ocorrem em menos de 10% dos pacientes.

Literatura sugerida

Guarniero R. Pioartrites comunitárias. In: Lima ALLM, Oliveira PRD, Carvalho VC. Infecções ortopédicas abordagem multidisciplinar. São Paulo: Atheneu; 2013.

Herring JA. Tachdjian's pediatric orthopedics. 5th ed. Philadelphia: Elsevier Saunders; 2014.

Kocher MS, Zurakowski D, Kasser JR. Differentiating between septic arthritis and transient synovitis of the hip in children: an evidence-based clinical prediction algorithm. J Bone Joint Surg Am. 1999; 81(12):1662-70.

Staheli LT. Ortopedia pediátrica na prática. 2. ed. Porto Alegre: Artmed; 2008.

80 Capítulo

Sinovite

Roberto Guarniero

José Roberto Bevilacqua Guarniero

Terminologia

Anormalidades da sinóvia – membrana sinovial

- Efusão articular: "derrame articular":
  - Aumento da pressão intra-articular pela presença aumentada de líquido na articulação (líquido sinovial).
  - Quantidade anormal de líquido no interior da articulação.
  - Confirmação diagnóstica auxiliada por tomografia computadorizada (TC) ou ressonância magnética (RM).
- Hemartrose:
  - Acúmulo de líquido hemorrágico no interior da articulação.
  - Geralmente resultante de traumatismo articular.
  - Também: sinovite vilonodular, hemofilia, tumores intra-articulares, osteodistrofia renal.
  - Confirmação diagnóstica pela TC ou RM.
- Sinovite:
  - Tecido sinovial inflamado.
  - Importante a diferenciação entre o tecido sinovial inflamado e o fluido articular normal.
  - Pode ocorrer como consequência a traumatismos articulares.
  - Pode ocorrer na artrite reumatoide e doenças congêneres.
- Plica sinovial:
  - "Dobra" da membrana sinovial intra-articular.
  - Ocorre no joelho.
- Ganglion
  - Cistos – coleção de fluido periarticular.
  - Pode ocorrer também intra-articular.

Definição

- Reação inflamatória na membrana sinovial que acarreta formação aumentada de líquido intra-articular (derrame), não ocorrendo infecção. As membranas sinoviais estão presentes nas denominadas *articulações sinoviais* que são as articulações que possuem um amplo espaço articular para permitir um grau variado de movimentação.

Manifestações clínicas

- As manifestações clínicas são as típicas do processo inflamatório articular ou seja, dor, limitação de movimentos, aumento de volume local e, às vezes, rubor e calor.

Exame físico

- Dor.
- Aumento de volume articular – derrame – presença de líquido intra-articular.
- Limitação funcional.
- Calor e rubor locais.

Diagnóstico

- O diagnóstico diferencial entre a sinovite e a artrite séptica é muito importante.
- Também tem importância a diferenciação entre gota e pseudogota.

Localização

- Mais frequente na articulação do joelho.
- Pode ocorrer também: tornozelo, mão (articulação interfalângica proximal dos dedos da mão) e punho.

Exames complementares

- Exames de laboratório para excluir processo infeccioso.
- Hemograma completo com VHS.
- PCR.

Exames de imagem

- Podemos utilizar as radiografias convencionais da articulação acometida; a radiografia mostra a distensão da cápsula articular indicativo da presença de líquido na articulação.
- Ultrassonografia diagnóstica para determinação do nível e da quantidade de líquido intra-articular.

- Ressonância magnética pode delinear a hipertrofia da membrana sinovial ou outras alterações das partes moles regionais.
- Raramente outros exames serão necessários, como hemoculturas e/ou cultura de material aspirado da articulação.

Tratamento

- Repouso e/ou imobilização da região acometida.
- Discutível a administração de anti-inflamatórios não hormonais.

Sinovite transitória do quadril

Definição

- A sinovite transitória do quadril é uma afecção que ocorre nas crianças pequenas com relativa frequência. Melhor definição: processo inflamatório asséptico de uma articulação.
- A causa do processo inflamatório não é bem determinada, mas certamente está relacionada com um processo viral que atinge a criança. A faixa etária está compreendida entre 2 e 9 anos de idade.

Quadro Clínico

- Dor ao redor da articulação coxofemoral.
- Às vezes, dor irradiada para o joelho no lado acometido.
- Claudicação e muita dificuldade para apoiar o membro inferior no solo.
- Dificuldade em grau variado para andar.
- Posição do quadril em flexão e rotação (externa) – "posição antálgica".
- Febre.

Diagnóstico

- Importante diagnóstico diferencial com a artrite séptica.
- A sinovite é uma afecção autolimitada.
- Ligeiramente mais frequente nos meninos (aproximadamente 2:1).
- Confirmação diagnóstica: ultrassonografia da articulação.
- Na Tabela 80.1, mostramos a diferenciação da análise do líquido sinovial nas diferentes afecções.

Tabela 80.1. Diferenciação da análise do líquido sinovial nas diferentes afecções ortopédicas

Afecção	Leucócitos/mL	Neutrófilos/mL
Normal	< 200	< 25
Efusão traumática	< 500 (eritrócitos presentes)	< 25
Sinovite	5.000 a 15.000	< 25
Febre reumática	10.000 a 15.000	50
Artrite reumatoide	15.000 a 80.000	75
Artrite séptica	> 50.000	> 75

Fonte: literatura sugerida.

Tratamento

- Repouso.
- Medicação sintomática.
- A criança com sinovite transitória tem uma recuperação completa, sem nenhuma sequela.

Literatura sugerida

Caird MS et al. Factors distinguishing septic arthritis from transiente synovitis of the hip in children. J Bone Joint Surg Am. 2006; 88:1251-7.

Kocher MS, Mandiga R, Murphy JM, Goldmann D et al. Validation of a clinical prediction rule for the differentiation between septic arthritis and transient synovitis of the hip in children. J Bone Joint Surg Am. 2004; 86:1629-35.

Luhmann SL, Jones A, Gordon EJ et al. Differentiation between spetic arthritis and transient synovitis of the hip in children with clinical prediction algorithms. J Bone Joint Surg Am. 2004; 86:956-62.

Nouri A et al. Transient synovitis of the hip: a comprehensive review. J Pediatr Orthop B. 2014; 23:32-6.

SEÇÃO 18
SITUAÇÕES ESPECIAIS

COORDENADORES

Alessandro Danesi

Alberto Carame Helito

CAPÍTULOS

81 Capítulo

Conjuntivites e Celulite Periorbitária

Alessandro Danesi

Francisco Max Damico

Conjuntivites

Definição

- Inflamação da conjuntiva, uma membrana fina, transparente, vascularizada e móvel, que recobre toda a superfície da esclera (a camada branca do olho) e continua na parte interna das pálpebras.
- Viral, bacteriana ou alérgica.
- Aguda se o início dos sintomas ocorrer em até 4 semanas.

Agentes etiológicos

- *Viral:* adenovírus.
- *Bacteriana: S. aureus*, *S. epidermidis*, *H. influenzae*, *S. pneumoniae*, *S. viridans*.
- *Neonatal: C. trachomatis*, *N. gonorrhoeae*, *S. aureus*, *Streptococcus* spp.

Quadro Clínico

Ver Tabela 81.1.

Sinais e sintomas

- Uni ou bilateral.
- Hiperemia ocular difusa (leve a grave, dependendo do agente etiológico).
- Prurido.
- Lacrimejamento.
- Secreção ocular incessante.
- Possível sensação de corpo estranho.
- Baixa visual dependente da intensidade dos sintomas.

Viral
- Intervalo de poucos dias até o acometimento do olho contralateral.
- Hiperemia ocular leve a moderada.
- Prurido leve a moderado.
- Lacrimejamento leve a moderado.
- Secreção mucosa (esbranquiçada ou amarela bem clara).
- Adenopatia pré-auricular.
- Associação com IVAS.
- Algumas cepas de adenovírus podem causar pseudomembranas na conjuntiva tarsal (parte interna da pálpebra) e infiltrados corneanos. Estes casos devem ser encaminhados ao oftalmologista.

Bacteriana
- Intervalo de poucos dias entre o acometimento do olho contralateral.
- Hiperemia ocular moderada a grave.
- Prurido leve ou ausente.
- Lacrimejamento moderado a grave.
- Secreção mucopurulenta (amarelada) em grande quantidade.

Alérgica
- Aparecimento simultâneo em ambos os olhos.
- Hiperemia ocular leve a moderada.
- Prurido moderado a grave.
- Lacrimejamento leve a moderado.
- Secreção mucosa (esbranquiçada).
- Edema da conjuntiva (aspecto gelatinoso).
- Episódios recorrentes.
- Frequentemente ocorre em indivíduos atópicos.

Exames
- Acuidade visual.
- Adenopatia pré-auricular.
- Exame ocular externo:
  - Hiperemia ocular e na parte interna das pálpebras superior e inferior.
  - Infiltrados corneanos subepiteliais ou pseudomembranas em algumas conjuntivites virais.
  - Edema palpebral.
- Biomicroscopia (caso haja disponibilidade de lâmpada de fenda):
  - Folículos tarsais (viral e alérgica) ou papilas tarsais (bacteriana).
- Confirmação de origem viral da IVAS (conjuntivite viral).
- Cultura de secreção conjuntival e citologia de impressão apenas em casos suspeitos de conjuntivite neonatal ou conjuntivites crônicas ou não responsivas ao tratamento.

Tratamento

Viral

- Autolimitada em até 3 semanas.
- Compressas geladas.
- Colírio lubrificante.
- Colírio anti-histamínico e vasoconstritor.

Bacteriana

- Autolimitada em até 3 semanas.
- Compressas geladas.
- Colírio lubrificante.
- Colírio antibiótico de amplo espectro (moxifloxacina, gatifloxacina ou ciprofloxacina) pode ser usado nos primeiros dias depois do aparecimento dos sintomas, em casos resistentes ou com cultura positiva.

Alérgica

- Colírio lubrificante.
- Colírio anti-histamínico e vasoconstritor.
- Antialérgicos por via oral.
- Colírio corticosteroide nos casos não autolimitados depois de 1 ou 2 semanas (sempre com acompanhamento de oftalmologista).

Tabela 81.1. Características clínicas das conjuntivites viral, bacteriana e alérgica

Sinal e sintoma	Viral	Bacteriana	Alérgica
Lateralidade	Inicialmente unilateral	Inicialmente unilateral	Bilateral desde o início
Hiperemia ocular	Leve a moderada	Moderada a grave	Leve a moderada
Lacrimejamento	Leve a moderado	Moderado a grave	Leve a moderado
Secreção	Mucosa (branca ou amarelo-clara)	Mucopurulenta (amarelada) em grande quantidade	Mucosa (esbranquiçada)
Prurido	Leve a moderado	Ausente ou leve	Moderado a grave
Presença de adenopatia	Comum	Incomum	Não
Associação com IVAS	Comum	Incomum	Não

Fonte: autoria própria.

Celulite periorbitária

Definição

- Infecção da pálpebra e dos tecidos moles palpebrais anteriores ao septo orbitário.
- Geralmente causada por bactéria exógena devido a perda da integridade da pele (trauma ou picada de inseto), conjuntivite ou hordéolo.
- Não afeta a visão.

Agentes etiológicos

- *S. aureus*, *S. epidermidis*, *Streptococcus* spp. e anaeróbios.

Quadro Clínico

Ver Tabela 81.2.

Sinais e sintomas

- Unilateral.
- Início agudo.
- Hiperemia, aumento de temperatura e edema palpebrais.
- Ptose palpebral.
- Visão pode estar embaçada devido à ptose e lacrimejamento.
- Ausência de dor ocular, hiperemia ocular, restrição de movimentação do globo ocular e proptose (estes sinais e sintomas são sugestivos de celulite orbitária).

Exames

- O diagnóstico é clínico.
- História de trauma ocular, picada de inseto, conjuntivite ou hordéolo.
- Tomografia computadorizada no caso de dúvida diagnóstica (diagnóstico diferencial com celulite orbitária).

Tratamento

Clínico

Regime ambulatorial

- Via oral:
    - Amoxacilina/clavulanato de potássio (50 mg/kg/dia de 12/12 h).
    - Se alergia, acetilcefuroxima (30 mg/kg/dia de 12/12 h).

Internação (suspeita de celulite orbitária ou abscesso)

- Via endovenosa:
  - Ceftriaxona (100 mg/kg/dia de 12/12 h).

Cirúrgico

- Abscesso ou corpo estranho.

Tabela 81.2. Características clínicas e tratamento das celulites periorbitária e orbitária

	Celulite periorbitária	Celulite orbitária
Tecidos acometidos	Pálpebra e tecidos moles palpebrais anteriores ao septo orbitário	Tecidos moles da órbita posteriores ao septo orbitário
Início	Súbito	Súbito
Lateralidade	Unilateral	Unilateral
Sinais e sintomas	Preservação da visão, hiperemia, aumento de temperatura e edema palpebrais	Embaçamento visual até perda visual grave, hiperemia, aumento de temperatura e edema palpebrais, dor ocular, restrição de movimentação do globo ocular e proptose
Fatores predisponentes	Trauma com perda da integridade da pele na região palpebral, picada de inseto, conjuntivite ou hordéolo	Sinusite ou infecção da face, cirurgia ou bacteremia
Tratamento	Antibioticoterapia por via oral ou sistêmica	Antibioticoterapia por via sistêmica

Fonte: autoria própria.

Literatura sugerida

Azari AA, Barney NP. Conjunctivitis: a systematic review of diagnosis and treatment. JAMA. 2013; 310:1721-9.

Rashed F, Cannon A, Heaton PA et al. Diagnosis, management and treatment of orbital and periorbital cellulitis in children. Emerg Nurse. 2016; 24:30-5.

Varu DM, Rhee MK, Akpek EK et al. American Academy of Ophthalmology Preferred Practice Pattern Cornea and External Disease Panel. Conjunctivitis Preferred Practice Pattern®. Ophthalmology 2018 Oct 23. pii: S0161-6420(18)32646-0.

Capítulo 82

Emergências Psiquiátricas

Juliana Davini Mori

Alberto Carame Helito

Definição

- Prevalência dos transtornos psiquiátricos em pediatria: em torno de 10 a 15%.
- Define-se emergência psiquiátrica como alteração aguda do pensamento ou das ações de um paciente, levando a um comportamento auto ou heteroagressivo, com ou sem associação a risco de morte.
- As emergências psiquiátricas na infância podem configurar um primeiro episódio de doença orgânica ou transtorno psiquiátrico, ou ainda exacerbação de quadros já existentes.
- Situações mais frequentes: agressividade, depressão e tentativa de suicídio, intoxicações, psicose, ansiedade, somatizações, alterações alimentares e abuso físico ou sexual.

Avaliação clínica e psíquica

- Se possível, a anamnese deve ser realizada com o paciente e seus responsáveis e o interrogatório visa elucidar:
  - Gravidade e duração dos sintomas.
  - Estado de ânimo, afeto, memória, concentração, controle de impulsos, juízo e percepção.
  - Presença de alucinações ou delírios.
  - Pensamentos suicidas ou homicidas.
  - Condições médicas prévias (orgânicas ou psiquiátricas).
  - Uso de substâncias, incluindo psicotrópicos ou drogas de abuso.
  - Mudança recente de dosagem ou interrupção do uso de medicações.
  - Estruturas de apoio disponíveis e expectativas do paciente e familiares sobre o tratamento.

- O exame clínico é fundamental e deve incluir:
  - Atenção aos sinais de agressividade, agitação psicomotora, rebaixamento do nível de consciência, tentativa de suicídio, *cutting*.
  - Observar sinais de intoxicação, abuso de substâncias ou abstinência.
  - Observar sinais de violência.
  - Avaliar critérios de internação, que englobam fatores sociais e risco próprio.
  - Considerar distúrbio metabólico associado e exames complementares.

Apresentações clínicas e manejo

- Ideação suicida:
  - O suicídio é causa frequente de morte em adolescentes e é comumente associado a transtornos psiquiátricos.
  - No pronto-socorro: evitar a censura, avaliar a necessidade de internação, avaliar as condições de segurança oferecidas no local de atendimento e sempre notificar a tentativa de suicídio.
  - O tratamento inicial: medidas gerais de suporte clínico. Tratar a causa da tentativa.
  - Fase aguda: neurolépticos com efeito sedativo (se agitação), como clorpromazina e levomepromazina.
  - Para alta: avaliação psiquiátrica para determinar o risco iminente de nova tentativa e identificar o provável desencadeante. Seguimento e suporte social.
- Crises de pânico ou transtornos ansiosos:
  - Englobam: transtorno do pânico, ansiedade generalizada, fobias específicas, fobia social, agorafobia (medo de lugares ou situações específicas, dos quais poderia ser difícil escapar caso o paciente apresentasse sintomas ansiosos) e transtorno obsessivo-complusivo.
  - Apresentação mais comum: ataque de pânico (período de intenso medo ou desconforto associado a pelo menos quatro dos seguintes sintomas: palpitação, sudorese, tremores, calafrios, tontura, dor torácica, náusea e ou dor abdominal, despersonalização, parestesias, medo de perder o controle e medo de morrer).
  - Diferenciais: quadros orgânicos como feocromocitoma, hipertireoidismo ou intoxicações exógenas.
  - Tratamento preferencial: benzodiazepínicos (midazolan, lorazepan), por VO ou EV, em especial os de meia-vida curta.

Tabela 82.1. Principais fármacos no tratamento do paciente ansioso

Medicação	Dose (mg/dia)	Via de administração	Idade	Observação/ dose máxima
Propranolol	10 a 100 mg/dia	VO	–	–
Lorazepam	0,02 a 0,06 mg/kg	IV	> 5 anos	10 mg
Midazolam	0,06 a 0,75 mg/kg (de acordo com a via de administração)	VO VR IV IN IM	>1 anos (FDA)	10 a 20 mg (de acordo com via de administração)

Fonte: Scivoletto S, Boarati MA, Turkiewicz G. Psychiatric emergencies in childhood and adolescence. Rev Bras Psiquiat. 2010 out; 32(Suppl II):S112.

- Paciente violento ou comportamento agressivo (auto ou heteroagressividade):
  - Pode ocorrer em pacientes portadores de autismo, transtorno bipolar, transtornos ansiosos, transtornos psicóticos, *delirium* ou até mesmo por doenças orgânicas (concussão cerebral, tumores do SNC, trauma cranioencefálico, doença de Wilson e distúrbios cerebrovasculares).
  - Conversar diretamente com o paciente e impor limites, na falha avaliar necessidade de contenção física e medicações.
  - Em caso de contenção física é necessário a ação conjunta de 5 membros da equipe para imobilizar o paciente e contê-lo na maca com ataduras de algodão específicas em regiões adequadas (membros superiores e inferiores, tronco/abdome).
  - Sempre orientar o paciente e os acompanhantes do motivo da contenção e desfazê-la depois de o paciente ter se acalmado, retirando as faixas de contenção de maneira intercalada, ou seja, um membro superior e o inferior contralateral.
  - Sempre registrar a contenção em prontuário, conter de maneira adequada para evitar lesões, supervisionar o paciente contido em tempo integral, monitorá-lo e realizar um exame físico completo buscando lesões.
  - Deve-se preferir medicações orais, exceto se paciente estiver extremamente agitado, pois medicações intramusculares alcançam nível sérico duas vezes maior que as administradas por via oral.
  - Podem ser utilizados benzodiazepínicos ou antipsicóticos neurolépticos.
  - Em situações de uso de benzodiazepínicos, deve ser levado em conta o risco de depressão respiratória.
  - As medicações neurolépticas podem causar liberação extrapiramidal. Se necessário, em caso de síndrome extrapiramidal causada por medicamento, administrar biperideno 0,04 mg/kg/dose e repetir a cada 30 minutos até a dose máxima de 4 doses/dia. Neurolépticos devem ser utilizados com cautela em pacientes portadores de doença hepática, cardíaca ou renal.
  - Não há embasamento para uso de anti-histamínicos.

Tabela 82.2. Principais fármacos no tratamento do paciente violento

Medicação	Dose (mg/dia)	Via de administração	Idade	Observação/ dose máxima
Clorpromazina	25 a 400 mg/dia	VO/IM	> 6 meses	40 mg (< 5 anos) 75 mg (> 5 anos)
Haloperidol	0,25 a 6 mg/dia PP* 1 a 16 mg/dia P**	VO/IM	> 3 anos	–
Risperidona	0,25 a 6 mg/dia	VO	> 6 anos	–
Levomepromazina	12,5 a 75 mg/dia	VO/IM	> 2 anos	–
Lorazepam	0,02 a 0,06 mg/kg	IV	> 5 anos	10 mg
Midazolam	0,06 a 0,75 mg/kg (de acordo com a via de administração)	VO VR IV IN IM	> 1 anos (FDA)	10 mg a 20 mg (de acordo com via de administração)

*PP: pré-púbere; **P: púbere.

Fonte: Scivoletto S, Boarati MA, Turkiewicz G. Psychiatric emergencies in childhood and adolescence. Rev Bras Psiquiat. 2010 out; 32(Suppl II):S112.

- Transtorno psicótico:
  - É caracterizado por prejuízo na percepção da realidade:
    - *Alucinações:* percepções sensoriais na ausência de um estímulo externo real.
    - *Delírios:* raciocínios lógicos, por vezes complexos, articulados sobre premissas falsas.
    - *Ilusões (não necessariamente manifestações de psicose):* percepções distorcidas de estímulos sensoriais reais.
  - Pode ser a primeira apresentação de um transtorno ou a recorrência dele.
  - A esquizofrenia é a principal representante, mas tem sua apresentação rara na infância.
  - Em casos abruptos considerar intoxicação exógena, causadas principalmente por substâncias sintéticas (LSD, MDMA), solventes, barbitúricos e benzodiazepínicos.
  - No pronto-socorro, deve-se reconhecer os sintomas, avaliar o risco ao paciente e a necessidade de internação e, se alta, a garantia do seguimento.
  - Procura-se evitar o uso de fármacos até a avaliação do especialista, mantendo o paciente apenas em ambiente calmo, exceto em casos de risco, mas, se necessário, considerar uso de neurolépticos.

Tabela 82.3. Principais fármacos no tratamento do paciente psicótico

Medicação	Dose (mg/dia)	Via de administração	Idade	Observação/ dose máxima
Clorpromazina	25 a 400 mg/dia	VO/IM	> 6 meses	40 mg (< 5ª) 75 mg (> 5ª)
Haloperidol	0,25 a 6 mg/dia PP* 1 a 16 mg/dia P**	VO/IM	> 3 anos	–
Risperidona	0,25 a 6 mg/dia	VO	> 6 anos	–
Levomepromazina	12,5 a 75 mg/dia	VO/IM	> 2 anos	–

*PP: pré-púbere; **P: púbere.

Fonte: Scivoletto S, Boarati MA, Turkiewicz G. Psychiatric emergencies in childhood and adolescence. Rev Bras Psiquiat. 2010 out; 32(Suppl II):S112.

- Transtornos alimentares:
  - O pico de incidência é na adolescência entre 15 e 19 anos.
  - As emergências estão relacionadas com a desnutrição, sobretudo em casos de anorexia nervosa.
  - É importante diferenciar o transtorno alimentar:
    - Anorexia nervosa é caracterizada por recusa em manter o peso dentro dos limites normais para idade e altura, medo intenso de engordar e alteração da percepção da imagem corporal. Os seguintes sinais podem sugerir o diagnóstico: lanugo, desidratação, intolerância ao frio, alopecia, bradicardia e hipotensão.
    - Bulimia nervosa é caracterizada por episódios de compulsão alimentar seguidos de comportamento compensatório inadequado para evitar ganho ponderal (purgação).
  - Durante a internação, deve-se visar a estabilização clínica e o tratamento das complicações, além de identificar e corrigir distúrbios hidreletrolíticos. Para isso deve-se sempre dosar glicemia, eletrólitos (sódio, potássio, cálcio, fósforo, magnésio) e considerar hemograma, gasometria venosa, função renal (ureia e creatinina), função hepática, perfil de ferro, vitamina B12 e ácido fólico.
  - Há risco de suicídio, transtorno de humor associado, intensa irritabilidade, agressividade, recusa alimentar e vômitos ou sintomas purgativos incontroláveis.
  - Sempre considerar comorbidades com doenças orgânicas e diagnósticos diferenciais, como doença celíaca ou síndrome consumptiva.
  - Durante o seguimento é necessário o acompanhamento nutricional e a realimentação de maneira gradual para evitar a síndrome de realimentação, além de garantia de acompanhamento psiquiátrico, psicológico e familiar por longo prazo.

- A síndrome de realimentação é uma condição potencialmente fatal depois da reintrodução do suporte nutricional em pacientes desnutridos. Cursa com distúrbios hidreletrolíticos, tais quais hipofosfatemia, hipocalemia, hiponatremia, hipomagnesemia, além de alterações do metabolismo da glicose e deficiência de tiamina.

- Transtornos conversivos
  - Podem ocorrer na infância e na adolescência e caracterizam intenso sofrimento psíquico.
  - Ocorre a alteração de uma função física, que sugere um distúrbio neurológico, mas é secundário a um conflito psicológico, por exemplo, na crise pseudoepiléptica.
  - Considerar eletroencefalograma e exame neurológico completo.
  - Considerar como diferencial a síndrome de Munchausen ou a ocorrência de simulação para ganhos secundários.
  - Durante o atendimento, não se deve afirmar ou deixar subentendido que o paciente "não tem nada". Além de não ser uma afirmação tecnicamente correta, invalida a queixa do paciente, que efetivamente a sente.
  - É importante garantir o seguimento para acompanhamento e tranquilizar os pais e a criança, além do suporte psicológico desde o início do quadro.

Literatura sugerida

Fleitlich-Bilyk B, Goodman R. Prevalence of child and adolescent psychiatric disorders in Southeast Brazil. Journal of the American Academy of Child and Adolescent Psychiatry. 2004; 43(6):727-34.

Scivoletto S, Boarati MA, Turkiewicz G. Psychiatric emergencies in childhood and adolescence. Rev Bras Psiquiat. 2010 out; 32(Suppl II):S112.

Technical Report – Pediatric and Adolescent Mental Health Emergencies in the Emergency Medical Services System. American Academy of Pediatrics Committee on Pediatric Emergency Medicine, American College of Emergency Physicians, Pediatric Emergency Medicine Committee. Pediatrics Oct 2011. DOI 10.1542/ peds.2011-0522.

Capítulo 83

Profilaxia do Tétano

Jorge Luiz da Silva Rezende

Definição

- O tétano acidental é uma doença infecciosa aguda, não contagiosa, causada pela ação de exotoxinas produzidas pelo *Clostridium tetani*.

Etiologia

- O *Clostridium tetani* é um bacilo gram-positivo esporulado e anaeróbio.

Epidemiologia

- O tétano acidental tem uma letalidade de cerca de 30%.
- Nos países desenvolvidos os casos são raros pelas altas taxas de vacinação e situação social e educacional.
- No Brasil, o número de casos vem caindo. Em 1982, ocorreram 1.312 casos, uma incidência de 1,8/100.000 habitantes. No período de 2007 a 2016, foram confirmados 2.939 casos, média de 294 casos ao ano. Houve redução de 52,6% dos casos no período (de 344 em 2007 para 163 em 2016). A taxa de incidência foi de 0,15/100.000 habitantes.

Manifestações clínicas

- Hipertonias musculares mantidas, localizadas ou generalizadas:
  - Trismo.
  - Disfagia.
  - Opistótono.
  - Rigidez de nuca.
  - Hipertonia da musculatura torácica, abdominal e de membros inferiores.
- Ausência de febre ou febre baixa.
- Hiper-reflexia profunda.
- Contraturas paroxísticas quando o paciente é estimulado.
- Insuficiência respiratória.

- Disautonomia:
  - Taquicardia.
  - Sudorese.
  - Hipertensão arterial.
  - Bexiga neurogênica.
  - Febre.

Diagnóstico

- Essencialmente clínico.
- Laboratoriais nos casos graves:
  - Transaminases.
  - Função renal.
  - Gasometria e eletrólitos.
- Imagens:
  - Radiografia de tórax, para diagnóstico de infecções pulmonares.
  - Radiografia de coluna vertebral para diagnóstico de fraturas.

Profilaxia

- O objetivo é reduzir o número de casos de tétano acidental.
- A vacinação é a principal medida de prevenção e deve seguir o calendário básico de vacinação.
- A conduta ante aos ferimentos suspeitos deve ser pelo risco de tétano, conforme a Tabela 83.1:
  - Ferimentos com risco mínimo de tétano:
    - Superficiais, limpos, sem corpos estranhos ou tecidos desvitalizados.
    - Realizar limpeza e desinfecção com soro fisiológico e substâncias oxidantes ou antissépticas e desbridar o foco de infecção.
  - Ferimentos com alto risco de tétano:
    - Ferimentos profundos ou superficiais sujos; com corpos estranhos ou tecidos desvitalizados; queimaduras; feridas puntiformes ou por armas brancas e de fogo; mordeduras; politraumatismos e fraturas expostas.
    - Realizar desinfecção com soro fisiológico e substâncias oxidantes ou antissépticas e remover corpos estranhos e tecidos desvitalizados. Realizar desbridamento do ferimento e lavagem com água oxigenada.

Tabela 83.1. Esquema de condutas profiláticas de acordo com o tipo de ferimento e situação vacinal

Situação vacinal	Ferimentos com risco mínimo de tétano		Ferimento com alto risco de tétano	
	Vacina	SAT/IGHAT	Vacina	SAT/IGHAT
Incerta ou < 3 doses	Sim[a]	Não	Sim[a]	Sim
≥ 3 doses, última há < 5 anos	Não	Não	Não	Não
≥ 3 doses, última entre 5 e 10 anos	Não	Não	Sim	Não[b]
≥ 3 doses, última > 10 anos	Sim	Não	Sim	Não[b]

[a]Realizar a vacinação e aprazar as próximas doses para completar o esquema básico. Se o profissional que realiza o atendimento suspeitar que os cuidados posteriores com o ferimento não serão adequados, deve considerar a indicação de imunização passiva com SAT (soro antitânico) ou IGHAT (imunoglobulina humana antitetânica). Quando indicado vacinação e SAT ou IGHAT, concomitantemente, devem ser aplicados em locais diferentes.

[b]Para pacientes imunodeprimidos, desnutridos graves ou idosos, além do reforço da vacina, está indicada administração de SAT ou IGHAT.

- As doses de soro antitetânico e imunoglobulina humana antitetânica devem ser dadas conforme a Tabela 83.2.

Tabela 83.2. Doses de doro antitetânico e imunoglobulina humana antitetânica

Imunobiológico	Dosagem profilática	Via de administração
SAT[a,b]	5.000 UI	Intramuscular ou intravenosa
IGHAT[b]	250 UI	Intramuscular

SAT: soro antitetânico; IGHAT: imunoglobulina antitetânica.

[a]Se realizar por via intravenosa, diluir em soro glicosado a 5%, com gotejamento lento.

[b]Realizar a aplicação em grupo muscular diferente daquele que foi aplicada a vacina antitetânica.

Literatura sugerida

Ministério da Saúde. Boletim epidemiológico. Situação do tétano acidental no Brasil, 2007-2016. 2018. Disponível em: http://portalarquivos2.saude.gov.br/images/pdf/2018/junho/11/2017-041-Tetano-publicacao.pdf. Acesso em: 21 mar. 2020.

Ministério da Saúde. Guia de bolso. Doenças infecciosas e parasitárias. Brasília: 2010; p. 381-8. Disponível em: http://portalarquivos2.saude.gov.br/images/pdf/2014/janeiro/23/doen-infecciosas--guia-bolso-8ed.pdf . Acesso em: 21 mar. 2020.

Ministério da Saúde. Guia de vigilância em saúde. Brasília: 2019; p. 169-79. Disponível em: https://bvsms.saude.gov.br/bvs/publicacoes/guia_vigilancia_saude_3ed.pdf. Acesso em: 21 mar. 2020.

84 Capítulo

Mordedura de Cão e Profilaxia da Raiva

Marcello Creado Pedreira

Deborah Nascimento Lo Russo

Definição

- A raiva é uma doença viral aguda transmitida ao homem exclusivamente depois da mordedura ou lambedura de mamíferos contaminados com o vírus rábico na saliva.
- No Brasil, caninos e felinos constituem as principais fontes de infecção nas áreas urbanas e começam a transmitir a doença de 2 a 5 dias antes dos sinais clínicos. A morte do animal costuma ocorrer entre 5 e 7 dias a partir do surgimento dos sinais.
- *Período de incubação em crianças:* tende a ser menor que a média de 45 dias em adultos, embora esteja diretamente relacionado com a extensão e a profundidade da mordedura e a distância entre o local do ferimento e o cérebro/plexos nervosos.
- Apesar de apresentar letalidade próxima de 100%, a raiva pode ser prevenida por meio de profilaxia vacinal pós-exposição ao vírus.

Quadro Clínico

- Uma vez na circulação, o vírus multiplica-se e atinge várias regiões, como as glândulas salivares e o sistema nervoso periférico, até chegar ao sistema nervoso central (SNC).
- Período prodrômico inespecífico: dura de 2 a 10 dias e caracteriza-se por mal-estar, anorexia, aumentos discretos da temperatura, cefaleia, náuseas, adenomegalia, parestesias, sensação de angústia e irritabilidade.
- Encefalite progressiva: caracterizada por febre, delírios, fotofobia, hiperexcitabilidade, espasmos musculares e/ou convulsões. O tratamento consiste na indução do coma e na administração de antivirais.

- Hidrofobia: quando o paciente vê ou tenta ingerir líquido, ocorre sialorreia intensa e espasmos da laringe, faringe e língua. Os espasmos evoluem para um quadro de paralisia com alterações cardiorrespiratórias, retenção urinária e obstipação.
- Coma e óbito: após 2 a 7 dias do início dos sintomas.

Profilaxia

- O uso da vacina está indicado em situações especiais, depois de a criança ter sido mordida, arranhada ou lambida em mucosas por cães potencialmente transmissores da raiva. Trata-se de uma vacina inativada, cultivada em ovos embrionados.
- Em algumas situações, a vacinação pode ser complementada com a administração do soro antirrábico ou da imunoglobulina antirrábica humana, dependendo do grau da lesão, das condições do animal ou em pacientes imunodeprimidos.
- Antes de se decidir pela necessidade de profilaxia, é necessário avaliar a gravidade do incidente, conforme descrito na Tabela 84.1.

Tabela 84.1. Classificação do acidente segundo a gravidade

Acidentes leves	• Mordeduras ou arranhaduras causadas por unha ou dente, desde que superficiais, pouco extensas e em região de tronco ou membros (exceto mãos, polpas digitais e plantas dos pés) • Lambeduras de pele sobre lesões superficiais de pele preexistentes
Acidentes graves	• Mordeduras causando ferimentos superficiais na cabeça, face, pescoço, mãos, polpas digitais e/ou plantas dos pés • Mordeduras causando ferimentos profundos, múltiplos ou extensos em qualquer região do corpo • Lambeduras de mucosas ou sobre lesões graves de pele • Ferimentos profundos causados pelas unhas dos animais • Qualquer ferimento provocado por morcego

Fonte: adaptada de Guia de Vigilância em Saúde, 2017.

Cuidados gerais

- Limpeza do ferimento: utilizar antissépticos (polvidine, clorexidina, álcool iodado), visando inativar a possível presença do vírus da raiva.
- Sutura dos ferimentos: não é recomendada. Todavia, quando absolutamente necessário, aproximar as bordas com pontos isolados; no caso de indicação de soro antirrábico, este deverá ser infiltrado uma hora antes do procedimento.
- Profilaxia do tétano: caso a criança esteja com o esquema vacinal incompleto, conforme descrito no Fluxograma 84.1.
- Antibióticos: a necessidade deve ser avaliada caso a caso.

Profilaxia

- Vacinas inativadas: quatro doses aplicadas por via IM; alternativamente, pode ser aplicada por via ID (volumes menores e a última dose aplicada do D28, em vez do D14) (Fluxograma 84.1).
- Soro antirrábico (SAR; 40 UI/kg) ou imunoglobulina humana antirrábica (IGHAR; 20 UI/kg):
  - A IGHAR é mais seguro; porém, de produção limitada e alto custo, sendo indicado em substituição ao SAR em situações especiais, como hipersensibilidade ao SAR e, por exemplo, em pessoas com contatos frequentes com equídeos (Fluxograma 84.1).

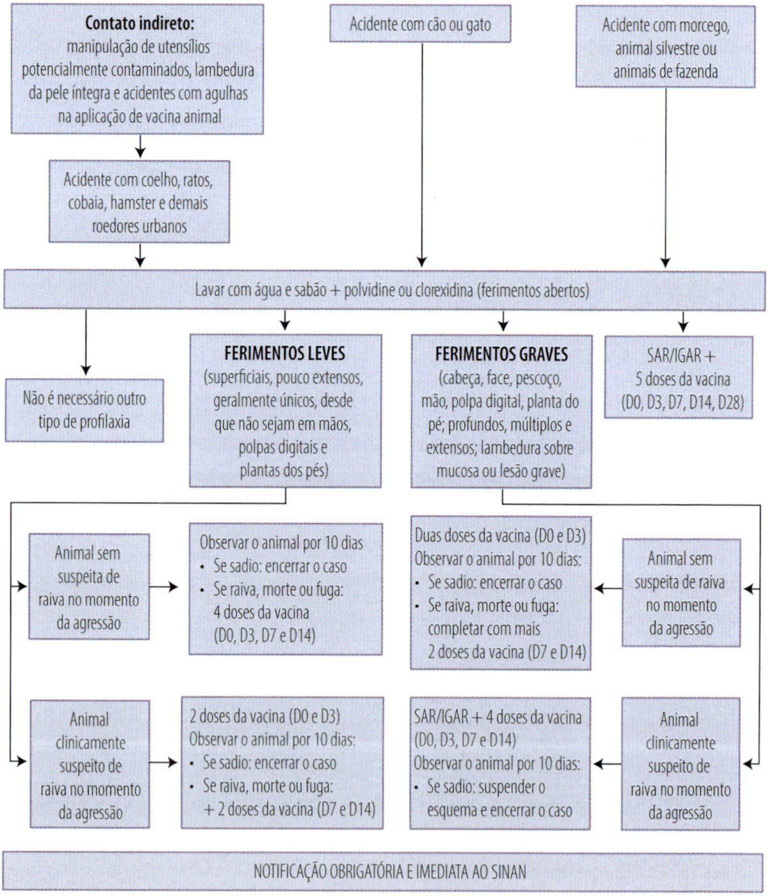

Fluxograma 84.1. Profilaxia da raiva após acidentes com animais.

SAR: soro antirrábico; IGHAR: imunoglobulina humana antirrábica; SINAN: sistema de informação de agravos de notificação.

Fonte: adaptado de Guia de Vigilância em Saúde, 2017; Nota Informativa 26/2017 do Ministério da Saúde.

- O máximo possível de volume do SAR ou da IGHAR deve ser infiltrado na região do ferimento.
- Em casos de ferimentos extensos ou múltiplos, pode-se diluir com soro fisiológico para possibilitar a infiltração de toda área lesionada.
- Se a lesão for pequena, infiltrar o maior volume possível e aplicar o restante por via IM, respeitando o volume máximo para cada grupo muscular.
- Se não for administrado no D0 da profilaxia, deve ser feito no máximo até 7 dias depois da primeira dose da vacina.

- Pacientes previamente imunizados com esquema vacinal completo devem receber 2 doses da vacina (D0 e D3), sem necessidade de SAR ou IGHAR.

Literatura sugerida

Ministério da Saúde, Secretaria de Vigilância em Saúde. Guia de Vigilância em Saúde. 2. ed. Volume único. Brasília, 2017.

Ministério da Saúde. Nota Informativa 26 - SEI/2017 - CGPNI/DEVIT/SVS/MS. Disponível em: http://portalarquivos.saude.gov.br/images/pdf/2017/agosto/04/Nota-Informativa-N-26_SEI_2017_CGPNI_DEVIT_SVS_MS.pdf. Acesso em: 8 de novembro de 2018.

Índice remissivo

D

E

F

G

H

I

K

L

M

N

O

P

Q

R

S

T

U

V

Z